國譯 皇漢醫學

第3卷 陽明病篇

湯本求眞 纂著

朱甲憲 譯

추천

의학박사 韓昇璉

교수 金最壽

교수 具本泓

𤣩丹文化社

목 차

I. 陽明病篇

II. 太陰病篇

III. 少陰病篇

IV. 厥陰病篇

V. 補遺篇

VI. 拾綴篇

I

陽明病篇

陽明病에 관한 師論 註釋

> 陽明의 병이라 하는 것은 胃家實을 말한다.
>
> (陽明之爲病, 胃家實是也－『傷寒論』)

(註) 吉益南涯 씨의 말.

'明'은 '離明'[1]의 明으로서 陽實을 말하며, 四方으로 照臨한다는 뜻이다. 熱氣가 充實하여 表裏 內外에 無所不在하므로 陽明이라 한다. 밖으로는 潮熱을 나타내고, 안으로는 譫語를 하는 것이 그 징후이다. 대변이 硬하며 或은 燥하고, 땀이 나지 않으면 黃色을 發한다.[2] 이 병은 內에서 생겨나 急迫發出하고 이로 인하여 水와 血이 鬱結한다. 이것이 陽氣明實의 狀이며, 그러므로 '陽明'이라 한다.

吉益羸齊 씨의 말

(상략) 陽明을 '離明'의 '明'이라고 說한 것은, 생각컨대 '明'이란 字를 해석한 것이며, 離의 卦에 配한다는 말은 아니다(이것은 南涯 씨의 말을 인용한 것이다－我註). '易'에 이르기를, 離는 明이며, 正南方의 卦라고 하였다. 南方은 여름에 해당한다. 여름은 內部의 陽氣를 충분히 外部로 나타낸 형상이며, 陽明의 潮熱을 나타내는 것 등은 陽症을 밖으로 나타낸 것이다. 그 형상이 여름의 陽氣를 충분히 나타낸 형상과 같으므로 明의 뜻을 빌어 陽實의 형상이 있음을 가리킨 것이다. 무릇 『傷寒論』 중에 三陰三陽으로 篇을 이룬 것은, 病이 變轉하는 데 條理가 있음을 가리킨 것이며, 病機를 보고 施治를 하도록 하기 위해서이다. 始初에 表部에서 발생한 것은 진행하여 裡部[3]에 이른다. 그러므로 上篇에 3일이란 日

---

1) '離明'의 2字는 易經에서 나온 말이다.

2) 黃色을 發한다는 것은 '黃疸'을 發한다는 뜻이다.

3) '裡'는 '裏'와 같다.

數를 두고, 中篇에 4, 5일, 5, 6일이란 日數를(上篇 中篇은 傷寒論을 두고 말한다－我註) 두는데, 表位의 병증이 진행하여 4, 5일의 裡症(4, 5일의 裡症은 半表半裡症을 가리킨다－我註)에 이르는 것을 가리키는 것이다. 5, 6일의 裡症[4)]은 아직도 血氣가 激하여 외부로 發하는 형상이 있는 것이다. 往來寒熱, 胸脇苦滿症이 있는 것으로 알 수 있다.

그러므로 柴胡湯을 써서 裡에서 表로 發하도록 하는 것이다. 이 柴胡湯은 외부로 發하게 하는 뜻이 있다. '與柴胡湯, 必蒸蒸而振, 却發熱汗出而解'(少陽病篇 小柴胡湯)라는 條項으로 참조할 것이다. 攻迫이 極하면 내부로부터 攻迫하는 상태를 초래한다. 그러므로로 下篇의 마지막에 大柴胡湯의 發熱汗出의 證을 들어서 그 意義를 가리키고 있다. 下篇에는 裡證으로서 혈기가 動하지 않는 것을 논술하였다. 結胸, 痞는 모두 血氣가 不動하는 증상이다. 太陽病 3篇에서, 表로부터 裡에 이르는 證狀을 들어 表裡間의 症變을 모두 論했지마는 裡證이 極度에 達한 後의 病狀을 알지 못하므로, 陽明, 厥陰의 2篇을 設定하여 病變이 극도에 달하는 바를 가리키는 것이다. 裡의 病位에서 충만하게 되면 實하게 된다. 實이란 나무열매가 熟實하듯이 내부에서 충실하여 밖으로 내미는 형상이다. 陽明의 형상은 내부에서 實하여 외부로 水氣를 배출하는 상태이다.

潮熱 腹滿의 병증을 보면 알 수 있다. 내부에서 외부로 내밀어도 發하지 않기 때문에 마침내 안으로 충만해서 內外가 모두 충만하게 된다. 이는 나무열매가 충실하여 그 모양이 커지는 것과 같다. 그러므로 "陽明病이란 胃家實이다"라고 일컬은 것이다(이것은 陽明病의 腹狀을 이해함에 있어서 매우 적절한 것이다. 熟讀思料할 것이다－我註). 이 때문에 太陽病篇 다음에 陽明篇을 두어, 表로부터 裡에 이르러 裡位가 극도에 달하면 實하게 됨을 가리키고 있다. 또한 實이 극도에 달하면 밖으로 내밀어 發하려는 상태를 나타내는 것이다. 그러므로 陽明篇 중에 小柴胡湯 2章, 桂枝湯, 麻黃湯 都合 4章을 설정하여 陽明의 實이 極하여 외부로 發하는, 즉 陽明이 實하여 極에 이르러 밖으로 發하려는 형상이 있음을 가리킨 것이다. '太陽'과 '陽明'의 두 篇에 대개 表位에 생긴 것이 裏에 이르러 極하면 內位가 實하고, '實'이 극에 달하면 表로 내밀게 됨을 가리키고 있다. 따라서, 表에 생긴 것은 내부에 미치고, 내부에서 생긴 것은 表部로 다가서는 것이다. 이것이 病의 大綱으로서 萬病이 모두 이와 같다.

---

4) "5, 6일의 裡症"이란 "4, 5일 5, 6일의 裡症"을 略한 것이다.

山田正珍 씨의 말

'陽明'[5]이란 裏部의 病變을 지칭하는 것이다. 무릇 病邪가 사람을 손상함에 있어서는 太陽으로 시작하여 少陽을 損傷하고 陽明으로 끝난다. 表로부터 裏, 輕病에서 重病으로 移行함은 病勢의 必然이다. (중략)

'實'이란 '邪實'을 말한다. 다시 말하자면 腹滿便結의 병증이다. 그러므로 '胃家實'이라고 한다. 대개 사람의 腸胃가 本來 虛한 경우에 病邪가 있어서 이를 침범하면 三陰의 下痢嘔吐, 諸 寒證[6]을 이루고, 胃腸이 本來 實한 경우에 病邪가 있어서 이를 침범하면 곧 陽明의 腹滿便結, 譫言妄語, 身熱自汗, 諸 實熱證이 發한다.

이는 病邪의 寒熱이 아니라, 사람마다의 虛하고 實한 素因에 따라 되는 것이다.

我說. 以上의 3說은 '장티푸스'의 症例를 설명한 것이라면 적절한 論證으로서 비판할 여지가 없는 것이지마는 이렇게 협의로만 해석할 것이 아니라, '장티푸스'이건 다른 질병이든간에 胃家實, 즉 위장 내에 病毒이 충실하여 만지면 堅硬하고 抵抗이 있는 것은 모두가 '陽明病'이라는 뜻이므로 이를 陽明病의 腹證으로 하여, 以下의 師論으로써 그 맥과 外證으로 삼아야 할 것이다.

陽明의 外證이란 무엇인가. 이에 답하여 신열이 있고 땀이 저절로 나며, 오한이 없고 도리어 惡熱이 있다.

(問曰. 陽明病, 外證云何. 答曰. 身熱, 汗自出, 不惡寒, 反惡熱也－『傷寒論』)

(註) 汪씨의 말

앞에서 陽明病의 胃家內實에 관한 것을 말하였으나 그 外證에 관해서는 아직 언급하지 않았기 때문에 이 條에서는 보충을 위해서 문답을 설정하였다. '身熱'과 '發熱'은 다르다. 신열은 열이 肌肉의 分肉間에 있는 것으로, 발열처럼 翕翕한 熱狀을 나타내며 肌膚의 외부에는 열이 적은 상태와는 다르다. '汗自出'이란 胃中이 實하고 熱하여 진액[7]이 蒸迫을

5) 동일한 세균에 侵襲되었더라도 病者의 체질여하에 따라 陰證 또는 陽證을 이룬다. 治方 역시 이에 따라야 한다.

6) 寒證이란 陰證과 同義이다.

받게 되므로 땀이 저절로 나온다는 말이다. 太陽中風도 땀이 나지마는 몸에 밸 정도가 아니고 汗出이 매우 적다. 그러나 此條의 병에는 땀이 內熱에 의하여 蒸出되는 것이므로 그 量이 많으며 그치지 않을 정도이다. 오한이 없다는 것은 病邪가 表部에 없음을 말하고 도리어 惡熱이 있다라고 함은, 그 熱이 裏部에 있음을 명백히 한 것이다. 傷寒病은 마땅히 惡熱이 있어야 하므로 도리어 惡熱이 있다고 하였다(도리어 惡熱이 있다고 한 것은, 表證의 오한발열, 半表半裏證의 寒熱往來에 있어서의 寒에 상대한 語句로서 一般傷寒에 대한 언급이 아니다－我註). 무릇 惡熱이 內部에 있는 증상이라 하더라도 그 상태는 반드시 外部에 나타나서, 혹은 손을 쳐들고 발버둥치며 이불을 걷어차는 증세를 반드시 이루게 된다. 이러한 外證을 살펴서 內證을 徵驗케 되면 陽明胃實의 證임에 틀림이 없다.

我說. 앞의 說은 대략 可하지만 다시 그 缺漏點을 보충하겠다. '身熱'이란 旣述한 바와 같다(제2권 小柴胡湯條를 참조). 땀이 저절로 나오는 것은 太陽의 '自汗이 있는' 것과, 少陽의 '大汗이 있고' 혹은 '頭汗이 나는' 것과는 비슷하지만 다르다. 왜냐하면 太陽의 自汗은 발열이 翕翕하여 나오는 것이며, 少陽의 '大汗'이나 '頭汗'은 往來寒熱에 起因하는 것으로서 여기서 땀이 저절로 나오는 것은 오한하지 않고 도리어 惡熱하기 때문이다. "오열이 없다"라는 것은 그 字義대로이지만, 깊은 뜻을 내포하고 있으므로 이를 상세히 논하자면, 대개 오열이 있다고 함은(陰證의 惡寒은 例外), 병독이 汗腺으로부터 遁走하려는 轉機가 있는 것으로서 表, 즉 한선 所在地에 위치하는 太陽病은 반드시 오한 혹은 發熱하여, 그 病位가 이것과는 약간 다르고, 少陽病은 본래 和解시켜야 할 것으로서 굳이 汗解를 필요로 하지 않지만, 왕왕 汗解할 轉機가 있는 것이기 때문에 往來 寒熱하는 것이다. 陽明病[8]의 위치는 멀리 한선과 相距하여 오히려 항문에 근접하였으므로 汗解의 가망이 絶無하며, 瀉下에 의해 解하는 수밖에 없으므로 惡熱하고 오한하는 일이 없다. 이로써 三陽病을 감별하여야 한다.

또한 惡熱이란, 傷寒의 雜病辨症에서,

생각컨대 '惡熱'의 '惡'의 뜻은 '오한', '惡心'의 '惡'와 같으며, 그 열이 分肉間에 있어서

7) 진액은 체액을 말한다.

8) 陽明病에 桂枝湯, 麻黃湯, 小柴胡湯證을 나타내어 汗解되는 일이 있더라도, 이것은 소위 太陽, 陽明 혹은 少陽 陽明의 合病인 경우이므로 예외이다.

㷄㷄하여 찌는 듯하며, 炎炎히 타는 듯하고, 병자로 하여금 항상 번민케 하는 것이다. 이를 本論[9]에서는 오한에 相對해서 말하였다. 調胃承氣湯條에 이르기를 "오한이 없이 다만 惡熱하는 자는 實함이라" 하였고, 陽明篇에서 이르기를 "오한이 없고 도리어 惡熱이 있다"고 하였다.

라고 논술한 바와 같이 表裏內外가 熱하지 않는 곳이 없기 때문에 懊惱煩悶케 하는 것이 바로 이것이다.

> 本來 太陽病을 처음 앓을 때에 먼저 땀을 발하되, 그 땀이 陽明으로 轉屬한다.
>
> (本太陽病, 初得病時, 發其汗, 汗先出不徹. 因轉屬陽明也-『傷寒論』)

(註) 方有執 씨의 말.
'撤'은 '除'를 뜻한다. 汗發에 대하여 대책 없이 병을 除하지는 못했다는 뜻이다.

山田正珍 씨의 말.
생각컨대 '徹'은 '除'이다. 厥陰篇에서 말하는 "傷寒脈遲하여 6, 7일이 지났을 때 도리어 黃芩湯을 주어 그 熱을 '徹'했다"라는 그 뜻은, 이와 같은 것이다. 程應旄이 訓하여 '盡'한다, 또는 '透'하다고 한 것은 뜻이 맞지 않는다. 傷寒, 中風證이 이미 太陽을 떠나서 陽明 혹은 小陽으로 純[10]하면 이를 '轉入'이라고 말하고, 轉하되 아직 純하지 않은 것은 이를 '轉屬' '轉係'라고 이른다. '轉屬' '轉係'는 모두 併病이다.

我說. 앞의 2說이 말하듯이 本條는 처음에 太陽病에 罹患하여 발한하였으나 병을 除하지 못하면 병독의 절반이 消化管에 들어가서 太陽과 陽明의 併病, 즉 表裏二證을 併發한다는 뜻으로서, 少陽病을 거치지 않고 太陽病으로부터 바로 陽明病에 이르는 경우를 말한 것이다.

---

9) 여기에서 本論이라 함은 傷寒論을 말한다.

10) '純'하다는 '純'은 '專'으로 解釋하면 된다.

> 傷寒病으로 발열이나 땀이 없이, 嘔하여 먹지 못하며, 그리고 땀이 濈濈하게 나오는 것은 陽明으로 轉屬한 것이다.
>
> (傷寒, 發熱無汗, 嘔不能食, 而反汗出濈濈然者, 是轉屬陽明也－『傷寒論』)

(註) 本條는 山田正珍 씨가

傷寒에, 땀이 없고 嘔하며 먹지 못하는 것은, 少陽病小柴胡湯證이라 하였다. 만약에 그 사람이 오히려 땀을 濈濈히 흘리고 있다면, 이는 陽明으로 轉屬한 것으로 보아야 한다. 즉, 少陽과 陽明의 併病이다. 마땅히 大柴胡湯, 柴胡加芒硝湯을 주어 이로써 潤下시켜야 한다.

라고 말한 바와 같이, 少柴胡湯證으로부터 陽明證으로 轉屬하는 경로를 가리킨 것으로, 現今에도 간혹 체험하는 바이다. 山田 씨는 大柴胡湯, 柴胡加芒硝湯을 云爲했지만, 나의 경험에 의하면 大柴胡加石膏湯을 필요로 하는 경우가 오히려 많았다.

그리고 '濈濈'이란 것을 程씨는

連綿의 뜻이다.

라고 說하였고, 方씨는

熱하여 땀이 나오는 形狀이다.

라고 말하였고, 和久田 씨는

땀이 축축하게 흐르는 貌樣이다.

라고 하였으니, 여기에서 그 뜻을 알 수 있다.

> 傷寒病에, 嘔가 많으면 陽明證이 있다고 하더라도 이를 攻하지 말아야 한다.
>
> (傷寒嘔多, 雖有陽明證, 不可攻之－『傷寒論』)

(註) 第貳卷, 小柴胡湯의 條를 참조할 것.

> 무릇 實하면 譫語를 하고, 虛하면 鄭聲한다. 鄭聲이란 重語이다. 直視譫語하며 喘滿하는 자는 死하고, 下利하는 자도 역시 死한다.
>
> (夫實則譫語, 虛則鄭聲. 鄭聲, 重語也. 直視譫語喘滿者死, 下利者亦死－『傷寒論』)

(註) 成無己 씨의 말.

內經에 이르기를 邪氣가 盛하면 實하고, 精氣를 빼앗기면 허하다고 하였다. 譫語는 邪氣가 盛함으로써 神識이 혼미해지기 때문이며 鄭聲은 精氣를 빼앗김으로써 소리가 온전치 못한 것이다.

王肯堂씨의 말.

譫語란, 亂言으로 次序가 없고 자주 말머리를 바꾸는 것이다. 鄭聲이란 鄭重히 頻繁함을 말한다. 단 한 마디의 말을 연거푸 되풀이 말하며, 종일 은근하여 다른 말은 하지 않는다. 대개 神이 有餘하면 잘 機變하여 亂語하고 별소리를 다하지만, 神이 부족하면 機變하지 않고, 단지 한 소리만을 되뇌인다.

程應旄 씨의 말.

直視譫語하지만 아직 死證에 이르지 않았다. 즉, 微喘을 하지마는 아직 脈弦인 자는 살 가망성이 있다는 一條가 있다(下記 大承氣湯條를 參照할 것－我註). 但, 喘滿을 兼하여 下利하면, 이는 진짜 氣脫로서 回生이 어렵다.

山田正珍 씨의 말.

諸註本에 '直視' 以下를 갈라서 따로이 一章으로 취급함은 잘못이다. 이제 宋板[11]에 따라서 이를 合하였다. 대개 이 條는 譫語를 主로 하여 거론한 것이다. 소위 下利하는 者는 대개의 경우 死證에 屬한다. 그러나 역시 치료가 적중하여 간혹 회복되는 자도 있다. 厥陰

11) '宋板'은 宋板傷寒論의 略이다.

篇에 所載된 下利譫語하는 者는 燥屎가 있는 바 小承氣湯을 쓰는 것이 좋다고 하였는데, 이를 말한 것이다. 그러므로 "下利하는 자도 역시 死한다" '亦' 字에 妙味가 있다. 喘滿은 '喘懣'으로서 喘으로 인하여 '懣'한다는 뜻으로 '滿'과 '懣'은 서로 통용된다(하략).

앞의 諸說을 참조하여 本條의 뜻을 알 수 있다.

> 땀을 많이 發하고, 거기에다 거듭 땀을 흘리면, 그 陽을 亡失하여 譫語를 하게 된다. 脈短한 者는 死하고 脈이 自和한 者는 死하지 않는다.
>
> (發汗多, 若重發汗者, 亡基陽, 譫語. 脈短者, 死 脈自和者, 不死－『傷寒論』)

(註) 汪琥 씨의 말.

이것은 太陽病이 轉變하여 陽明에 속하는 譫語의 證에 관계된다. 본래, 太陽經病[12]에 罹患되었을 때 땀을 많이 흘렸기 때문에 陽을 亡失[13]하면 陰이 역시 虧損[14]되어 津血이 耗竭되고, 胃中이 燥實하여 譫語를 한다. 譫語하는 자는 맥이 弦實 또는 洪滑할 것이다. 이를 '自和'라고 한다. '自和'는 맥과 病이 相馳하지 않으며, 병이 심하더라도 死하지 않는다. 그러나 만약 譫語하며 脈短한 자는 邪熱이 盛하고 正氣가 衰한다. 즉, 陽證陰脈을 나타내는 것이므로 이는 死한다.

山田正珍 씨의 말.

亡陽은 元氣를 손실함을 말한다(중략). 대개, 병자가 譫語를 하고, 그 맥이 洪大하며 滑數한 者는 맥과 증이 서로 齟齬하지 않으므로 이를 '和'하다고 말한다. 無病의 平脈이 아니다(중략). '短'은 '微弱'을 말하여, 亡陽의 診이 된다. 그러므로 '死證'이다. 만약에 自和하는 者는 邪熱이 內部에 熾盛한 징후가 있더라도 그 陽은 亡失되지 않으며, 따라서 死하지 않는다. 承氣湯(大承湯을 말한다－我註)을 주는 것이 좋다.

12) 太陽經病의 '經' 字를 除하고 解意한다.

13) '亡陽'은 津液(體液) 越出의 互辭이다.

14) '陰亦虧'라고 함은 後世家들의 套語이니 따르지 말 것－'虧'는 '이지러지다'의 뜻.

傷寒 4, 5일에 脈이 沈하여 喘滿한 경우 沈은 裏에 있는 것이다. 그런데 도리어 땀을 發하면 진액이 越出하고 대변이 難하게 된다. 이는 表虛裏實하여 이것이 오래되면 譫語를 한다.

(傷寒 四, 五日, 脈沉而喘滿, 沈爲在裡. 而反發其汗, 津液越出, 大便爲難. 表虛裏實, 久則譫語－『傷寒論』)

(註) 山田正珍 씨의 말.

'滿'은 懣悶이며, '越'은 '發'과 같은데, 字典에서 '越' 字의 註에는 '散'이라고도 한다. (중략) "傷寒 4, 5일에 맥이 沈하고 喘滿하다"는 것은 邪氣가 裡에 있음을 말한다. 맥이 沈하기 때문이다. 이 證은 白虎湯을 써서 그 裏熱을 解하도록 하여야 한다. 그런데, 도리어 땀을 發하여 진액이 發出하면, 胃腸 中이 乾燥하여 대변이 곤란하게 된다. 屎[15]는 이미 燥해지기 때문이다. "이는 表虛裏實한 것이며, 이것이 오래 되면 譫語를 한다"는 것은 穢氣가 神明을 범하기 때문이다(이것은 細菌毒素가 大腦를 침범한 때라고 본다－我註). 이런 때는 大小承氣를 써서 下해 준다.

我說. '장티프스' 환자가 譫語妄語를 發하는 것은 균독이 두뇌를 侵襲함에 기인함을 師論에서 명백히 알 수 있는데 아직도 下劑는 금기라고 할 수 있겠는가?

15) 屎는 糞便을 말한다.

1. 小承氣湯에 관한 師論 註釋

陽明病으로 맥이 遲하고, 땀이 나더라도 오한이 없는 자는 그 몸이 반드시 무겁고, 短氣 腹滿하며 喘한다. 潮熱이 있는 자는 외부로 解하려 하는 것이니 裏를 攻下하여야 한다. 수족에 濈然하게 땀이 나는 자는 대변이 이미 燥하다. 大承氣湯으로 이를 主治한다. 만약, 땀이 많고 微發熱 오한하는 자는 外部가 아직 解하지 않은 것이다. 열이 潮하지 않으면 承氣湯을 주어서는 안 된다. 만약 腹部가 大滿하여 通하지 않는 자에게는 小承氣湯을 주어야 한다. 약간 胃氣를 和하여 크게 泄下하는 일이 없도록 하여야 한다.

(陽明病, 脈遲, 雖汗出, 不惡寒者, 其身必重, 短氣, 腹滿而喘, 有潮熱者, 此外欲解, 可攻裡也. 手足濈然而汗出者, 此大便已硬也. 大承氣湯主之. 若汗多, 微發熱惡寒者. 外未解也. 其熱不潮, 未可與承氣湯. 若腹大滿不通者, 可與小承氣湯. 微和胃氣, 勿今大泄下－『傷寒論』)

(註) 尾臺 씨의 말.

大滿하여 통하지 않더라도 아직 潮熱에 이르지 않은고로 小承氣湯을 주어 이를 和하는 것이다. 그러므로 '與' 字를 써서 '준다'고 표현한 것이며, 主治한다는 말을 쓰지 않았다. 子炳이 이를 大承氣湯症이라 하였음은 誤錯이다. 또한 外症에 微發熱惡寒이 있다고 하였는데, '微'라고 칭하는 것은 역시 誤錯이다. 대저 발열오한이 아직 사라지지 않는 자에게 仲景은 大小承氣湯을 쓰는 일이 없었다. 毫釐의 실수로 千里를 그르치는 우를 犯하게 되므로 醫者는 이 점에 신중을 기해야 한다. 또한 생각컨대 腹이 大滿하여 통하지 않는다고 함은, 腹滿大便下通의 착오가 아닌가 본다.

山田正珍 씨의 말.

생각컨대 수족에 濈然하게 땀이 흐르는 자는, 腹背로부터 수족의 끝까지 濈然하게 땀이 나는 것을 말하는 것이다. 이는 앞의 문장 가운데 '汗出'이라는 2字를 받아서 해석하는 것이다. 만약 몸에 땀이 나지 않고 수족에만 땀이 난다면, '수족'이란 글자 위에 '但'을 붙였을 것이다. 但 頭汗出 身無汗이라는 예로 보아 알 수 있다. 成無己는 但只 수족에만 땀이 난다고 하였는데 이는 잘못이다.

我說. '陽明病'이라고 冒頭에 말한 것으로 보아 本條의 병증에, 胃家實 및 身熱하여 땀이 저절로 나며, 오한하지 않고 도리어 惡熱하는 證이 있음은 이미 명백한데, "땀이 나더라도 오한하지 않고……" 한 것은 사족과 같지마는, 行文上 부득이하였던 것으로 본다. 그리고 맥이 遲하다고 한 것은 裏實의 반응이며(脈證脈診法, 遲脈의 條를 參照할 것), 몸이 반드시 무겁다고 한 것은 表證의 身重과는 달리 胃家實, 즉 消化管 내에 충실한 병독이 裏水[1]를 外表로 壓出하기 때문이다. 만약 이러한 증상에 첨가하여, 短氣腹滿하고 喘하며 潮熱(第二卷 小柴胡湯條 參照)이 있는 자는 外證이 이미 사라진 자로서, 전신 특히 수족에 濈然하게 땀이 나는 자는 大便이 裏熱로 因하여 水分을 빼앗겨서 이미 硬化된 徵候이므로 大承氣湯의 主治證이지만, 萬若 땀이 많다 하더라도 약간 發熱惡寒하는 것은 外證(表證)이 아직도 解하지 않은 者이므로 大承氣湯은 부적합하고 桂枝湯[2]을 써야 한다. 또, 가령 "맥이 遲하고 땀이 나며 오한이 없으며, 몸이 무겁고, 短氣腹滿하여 喘하고, 수족에 濈然하게 땀이 나며, 대변이 이미 燥하더라도 潮熱하지 않는 자에게는 아직 大承氣湯을 써서는 안 된다. 그러나 만약 이러한 증상으로서 潮熱하지 않고, 다만 복부가 크게 팽만하여 대변이 통하지 않는 자에게는 小承氣湯을 써야 하며, 그 용량에 조심하여 微痢토록 해서 크게 瀉함으로써 체력을 손상하지 말도록 하라는 뜻이다.

陽明病에, 潮熱이 있고 대변이 微燥한 자에게는 大承氣湯을 주어야 한다. 대변이 燥하지 않은 자에게는 이를 주어서는 안 된다. 만약 대변을 6, 7일 동안이나 못 본 경우

---

1) '裏水'는 腹內의 體液을 말한다.

2) 제1권 桂枝湯의 條에 말한 陽明病에 "脈遲하며 땀이 많고 微惡寒하는 者는 表가 아직 解하지 않았으며, 땀을 發하도록 해야 한다. 桂枝湯이 좋다"고 한 것과 같은 뜻이다.

라면 필경 燥屎일 것이다. 이를 알아보려면 小承氣湯을 조금만 주어, 湯이 腹中에 들어가 轉失氣하면, 이는 燥屎가 있는 것이니 이를 攻下해야 한다.

만약 轉失氣하지 않으면 이는 但只 便의 初頭만 燥하고 뒤는 반드시 溏하다. 이를 攻下해서는 안 된다. 이를 攻下하면 반드시 脹滿하여 먹지 못하게 된다. 물을 마시고자 원하는 자에게 물을 주면 곧 噦[3]한다. 그 후[4] 발열하는 자는 반드시 대변이 다시 燥하여 소량이 된다. 小承氣湯으로 이를 和하라. 轉失氣하지 않으면 신중을 기하여 攻下해서는 안 된다.

(陽明病, 潮熱, 大便微硬者, 可與大承氣湯. 不硬者, 不可與之. 若不大便, 六七日, 恐有燥屎. 欲知之法, 少與小承氣湯, 湯入腹中, 轉失氣者, 此有燥屎, 乃可攻之. 若不轉失氣者, 此但, 初頭食, 後必溏, 不可攻之. 攻之必脹滿, 不能食也. 欲飮水者, 與水則噦. 其後發熱者, 必大便復硬而少也. 以小承氣湯和之, 不轉實氣者, 愼不可攻也－『傷寒論』)

(註) '燥屎'란, 字意처럼 건조한 糞塊로서 오래된 高熱로 인하여 수분이 奪取되어 생긴다. '轉失氣'란, '轉矢氣'의 착오로써, 옛날 '矢'와 '屎'를 통용한 것처럼 이는 같은 뜻이므로 '轉矢氣'는 곧 방귀(放屁)이다. 그리고 全文의 의미는, 陽明病으로서 潮熱을 발하여 대변이 微硬한 者에게는 大承氣湯을 주어야 할 것이지만, 아직 硬하지 않을 때는 이를 주어서는 안 된다는 것이다.

陽明病으로 6, 7일간이나 대변을 못 본 사람은 燥屎가 있을 것으로 보아야 하는데, 그 有無를 알기 위해서는 소량의 小承氣湯을 마시게 하여, 복약이 腹內에 들어간, 후 放屁가 發하면 燥屎가 있다는 確徵으로서 大承氣湯으로 攻下해야 할 것이지마는 放屁가 없으면, 비록 이 湯으로써 攻下하더라도 終始 硬便이 나오지 않고, 처음에는 硬便이지만 후에는 軟便을 배설할 것이므로 이 湯으로 攻下해서는 안 된다.

그런데도 간혹 잘못하여 이를 攻下하게 되면, 水氣가 복부에 聚하여 腸滿이 되고, 이로 인하여 위를 압박하게 되어 음식을 먹지 못하게 되며, 또한 攻下함으로써 인후를 건조시키므로 물을 마시고자 하게 된다. 물을 주면 腹內에 水氣가 있으므로 딸꾹질(吃逆)을 하게

3) '噦'은 氣逆聲이다.

4) 『玉函經』에 "그 後에 潮熱을 發하는 者에게"라고 쓴 것이 이를 말한다.

된다. 그리고 그 후에 潮熱(玉函經에 따른다)하는 者는 腹中의 水氣가 가시고 대변이 다시 硬하는 징후이지만, 誤下 後이면 大承氣湯을 주어서는 안 된다. 역시 小承氣湯으로 대변을 和하게 하여 下하도록 하라는 뜻이다.

말미에서, 轉失氣하지 않은 자에게는 조심하며, 이를 攻下해서는 안 된다고 말한 것은 大小承氣二湯이 매우 近似하여 의사가 誤治하기 쉬운 것이므로 거듭 附記하여 그 誤用을 경계한 것이다.

尾臺 씨는 이르기를,

陽明病에, 潮熱이 있고 대변이 微便한 자에게는 大承氣湯을 써야 한다고 한 이 한 마디로써 그 뜻이 명백하다. 어찌 燥屎의 有無에 구애될 필요가 있겠는가. 大承氣湯은 본래 燥屎一症을 위해 쓰고 안 쓰는 것이 아니다. 또한 燥屎의 有無를 알고자 먼저 小承氣湯을 주어 이로써 '轉矢氣'를 시험하는 것을 어찌 治法이라 할 수 있겠는가. 固陋하고 졸렬한 방법이라 할 것이다. 만약 燥屎의 有無를 알고자 원한다면, 환자의 腹部를 一按하여 결정할 것이다. 이는 우리가 애써 腹候를 究明하는 소이이다. 硬하지 않은 자 이하의 說은 취할 바가 못 된다.

이 一說에 일리가 없는 것은 아니지만 腹滿이 심한 경우는 燥屎를 진정하기가 지난하므로 試法의 필요가 있는 것인즉, 妄信하여서는 안 된다.

陽明病에 땀이 많고, 진액이 外部로 나오며, 胃中이 燥하면 대변이 반드시 硬한다. 그러면 譫語한다. 이는 小承氣湯으로 主治한다. 만약 一服시켜 譫語를 그치면, 다시 복용해서는 안 된다.

(陽明病, 其人多汗, 以津液外出, 胃中燥. 大便必硬, 硬則譫語. 小承氣湯主之. 若一服, 譫語止, 硬莫復服－『傷寒論』)

(註)

多汗譫語는 下證[5]이 急한 것이다. 이 때, 이미 땀이 많이 나왔고, 진액을 밖으로 많이 소모하였기 때문에 크게 下하는 것은 좋지 않다. 다만 小承氣湯을 주어 胃氣를 和하도록 하면 譫語는 저절로 그친다. 만약 過服하면 오히려 진액을 손상한다.

> 太陽病에, 만약 吐하고, 혹은 下하고 혹은 땀을 흘린 후에 微煩하며 소변이 자주 있고, 대변도 따라서 硬한 자에게는 小承氣湯을 주어 이를 和하면 낫는다.
>
> (太陽病, 若吐, 若下, 若發汗後, 微煩, 小便數, 大便因硬者. 與小承氣湯和之愈-『傷寒論』)

(註) 本條는 太陽病으로부터 곧 陽明病으로 轉人한 것으로서, 태양병일 때, 발한하고 토하고 혹은 下하여, 체액이 亡失되고 위장 내부가 이미 건조한데다 소변마저 頻數하므로 더욱 腸內를 枯燥시켜 대변을 硬하게 한 것이므로, 小承氣湯을 주어 이를 완하시키면 치유된다는 뜻이다. 微煩함은 太陽證이 아니고 腸明證이지만, 裏熱이 아직 심하지 않은 징후이므로 大承氣湯을 쓰지 않고, 小承氣湯을 쓰는 것이다.

> 발병한 지 2, 3일 되어서 맥이 약하고 太陽 柴胡의 證이 없이 煩燥하며 心下가 硬한 것은 4, 5일에 이르러 잘 먹는다 하더라도 小承氣湯을 조금 주어 이를 微和시켜 약간 안정시킨 다음, 5, 6일에 이르러 承氣湯 1升을 투여하며 만약 대변을 못본 지 6, 7일이 지나 소변도 적은 자는 먹지 못하더라도 대변이 初頭만 硬하고 뒤는 반드시 묽다. 아직 硬便이 아니므로, 이를 攻下하면 반드시 溏泄한다. 소변이 利尿되고 屎가 硬함을 기다렸다가 大承氣湯으로 攻下하는 것이 좋다.
>
> (得病二三日, 脈弱, 無太陽柴胡證, 煩燥, 心下硬. 至四五日, 雖能食, 以小承氣湯, 少與, 微和之. 今小安, 至五六日, 與承氣湯一升, 若不大便, 六七日小便少者, 雖不能食, 但初頭硬, 後必糖. 未定成硬, 攻之必糖. 須小便利, 屎定硬, 乃可攻之, 宜大承氣湯-『傷寒論』).

5) "下證이 急하다"고 함은, 急히 大承氣湯으로 下해야 하는 證이라는 뜻이다.

(註) 方有執 씨의 말.

太陽病에 약의 언급이 없는 것은, 桂枝, 麻黃의 各異한 약이 있기 때문이며 少陽病에 약을 언급한 것은 오로지 柴胡를 主로 쓰기 때문이다. 대개 이러한 文體에서는 모두 이렇게 표현하는 것이다.

山田正珍 씨의 말.

'承氣湯'의 위에 '小' 字가 빠졌는데, 당연히 이를 붙여야 한다. 4, 5일 또는 5, 6일이라 함은 대변을 보지 못한 日數이다. 그러므로 그 아래에 이를 받아 "대변을 보지 못한 6, 7일"이라고 함은 古文의 錯綜된 표현이다. 그렇지 않다면 '至' 字는 불필요한 것이다. (중략)

대변을 못 보고도 잘 먹을 수 있다는 것은, 그 屎가 약간 硬하고 아직 燥하지 않은 징후이다. 만약 대변을 못 보고 먹지도 못한다면, 이는 반드시 硬하여 燥했다는 것으로 진단한다. (중략)

발병한 지 2, 3일에, 맥이 약한 자는 열이 熾盛하지 않은지를 알아보아야 한다. 太陽 柴胡의 證이 없이(이는 太陽·少陽證이 없다는 것이다) 煩燥하고 心下가 硬한 자는 病邪가 이미 裡部에 들어간 것인지 알아보아야 한다. "대변을 4, 5일 동안이나 못 본 사람은 그가 설사 잘 먹는다 하더라도 小承氣湯을 소량 주어 微和시키고 안정시켜야 한다"고 한 소량'은 3, 4合 정도를 말하며, '1升'에 비교한 표현이다.

만약 이 '소량'을 주어도 屎를 보지 못하고 延하여 5, 6일에 이른 자에게는 小承氣湯 1升을 주어야 한다. 그러나 소변이 적은 경우는 대변을 못본 지 6, 7일에 이르고 또한 먹지를 못한다고 하더라도 이를 攻下하면(이는 大承氣湯으로 攻下한다는 뜻이다-我註) 대변이 묽어진다. 반드시 소변횟수가 늘고 屎가 硬해지기를 기다려서 비로소 大承氣湯을 攻下해야 한다.

> 下痢譫語하는 자는 燥屎가 있다. 이에는 小承氣湯이 좋다.
>
> (下痢譫語者, 有燥屎也. 宜小承氣湯-『傷寒論』)

(註) 尾臺 씨의 말.

下痢譫語하더라도 별로 고통이 없으므로 燥屎가 있지마는 小承氣湯을 쓴다.

> 千金翼小承氣湯은, 대변이 통하지 않고 噦하며 자주 譫語함을 治한다.
>
> (千金翼小承氣湯, 治大便不通, 噦數, 譫語 - 『金匱要略』)

(註) 腹滿하고 대변이 통하지 않으면 水氣가 逆하여 噦을 일으키며 熱氣가 상충하여 譫語를 하게 한다.

이하의 師論은 주로 '장티푸스'에 관하여 논한 것인데, 이것이 지론임은 더 말할 나위도 없지마는 本方은 '장티푸스'뿐만이 아니라 만병에 통용되는 것이므로 이러한 뜻을 나타내기 위하여, 東洞 옹은 이에 대하여 말하기를 "腹滿하여 대변이 硬한 자를 治한다"고 定義하였다. 修學者는 마땅히 師論과 이 說을 참조하여 本方을 운용해야 할 것이다.

1) 小承氣湯方

大黃 4.8
厚朴, 枳實 각 3.6

이를 細剉하여 물 1合 5勺으로 5勺이 되게 달여서 찌꺼기는 버리고 頓服한다. 처음에 탕을 마시면 당연히 更衣[6]를 보게 된다. 그렇지 않으면 다 마신다(1回 量을 2回로 分服하는 것이 原法이므로 師는 이렇게 말했지만, 나는 편의상 이를 이러한 煎法用法으로 고쳤다 - 我註). 만약 대변을 보게 되면 이를 복용할 필요가 없다.

(註) 尾臺 씨의 말.

論衡四諱篇에 말하기를 '更衣室'을 '臭'라고 말하는 것이 좋다고 하였다. '餞黃'이 이르기를, 更衣란 貴人이 대변을 볼 때 입던 의복을 꼭 更換하였으므로 대변을 칭하여 '更衣'라

6) '更衣'란 '대변'을 말한다.

고 말한다.

2) 선배의 論說

『醫學綱目』에,

順利散(이는 本方이다－我註)은, 穀을 소화하여 善飢함을 中消라고 이른다. 열이 위에 있어서 잘 먹으며, 소변이 黃赤色을 띠고, 微利함을 고친다. 이 경우 식욕이 감소됨을 효과로 본다. 많이 利하게 해서는 안 된다.

我說. 이 '中消'는 곧 多嗜症을 말한다.

『入門良方』에,

小承氣湯은, 痢의 初發時에 精氣가 매우 盛하여 복통을 견딜 수 없으며, 혹은 脹悶('脹悶'이란, 복부가 脹滿하여 煩悶하는 것을 말한다－我註)하고 裏急後重하여 자주 변소에 드나들지만 대변이 통하지 않고 몹시 窘迫함을 고친다.

『傷寒緒論』에,

小陰病으로 수족이 厥冷하고 대변이 秘하며 소변은 붉고, 맥이 沈하며 滑한 것은 小承氣湯으로 治한다.

我說. 小陰病이라고 하는 것은 수족이 厥冷하기 때문이지만, 대변이 秘하고 소변이 붉고 맥이 滑한 것으로 보아 이는 少陰病이 아니라 陽明病이다.

『幼科發輝』에,

'三化丸'(이는 本方의 丸方이다－我註)은 胸中의 宿食('胸中'은 '腹中'의 착오가 아닌가 본다－我註), 菀莖(陰莖의 뜻?－我註)의 熱을 제거한다.

『方機』 本方의 主治에는,

・腹滿하여 대변이 통하지 않는 자,

· 땀이 많이 나고 대변이 硬하며, 譫語하는 자,
· 潮熱을 발하여 대변이 初頭에는 硬하고 후에는 반드시 묽은 자,
· 微煩하여 소변이 잦고 대변이 硬한 자,
· 下痢譫語하는 자,
· 대변이 통하지 않고 噦하며 譫語하는 자를 고친다 하였고,

『類聚方廣義』 本方條에,

'子炳'이 말하기를, 필경 大·小承氣湯의 2方은 본래 同症이다. 만약 芒硝를 去하면 이는 鈍刀와 같으며 마침내는 쓸모가 없게 되는 것이라 하였다. 子炳의 방법을 같이 음미해야 할 것이다. 무릇 方에 '大小'가 있다는 것은, 병에 輕重緩急이 있기 때문이다. 어찌 方劑의 大小에만 그런 규제가 있겠는가. 무릇 仲景의 方에 있어서 一味의 去加, 一品의 乘除라 하더라도 각기 旨義를 달리하며 그 효용이 다르지 않은 것이 없다. 그러므로 醫者가 환자를 대했을 때, 그 輕重緩急을 審察하여, 증을 보는 데 愼密하고, 方을 處하는 데 精到하면 능히 仲景의 矩度에 맞추어 시술을 그르치지 않을 것이며, 이러므로써 질병의 치유를 기할 수 있다. 만약 麤心武斷,[7] 輕試謾投[8]하여 治病에 있어서 요행만을 바란다면, 사람을 죽음에 이르게 하는 일이 비일비재할 것이다. 신중해야 할 일이다.

傷寒噦逆症은, 熱閉邪實에 속하는 것과 寒飮精虛에 속하는 것이 있다. 또는 蛔蟲으로 인한 것도 있다. 이들을 잘 精診甄別(견별)[9]하여 方을 措處하여야 한다. 世醫들은 모두 吃逆을 두려워하기 때문에 噦症을 보면 곧 胃寒虛脫이라고 판단하여 대개 治噦劑를 쓰는데, 이는 조잡한 방법이다. 王宇泰는 瀉心湯, 小承氣湯, 調胃承氣湯, 桃仁承氣湯을 썼고, 龔廷賢은 黃連解毒湯, 白虎湯을 썼다. 그야말로 具眼의 醫者라 아니할 수 없다.

3) 大黃의 醫治効用

『藥徵』에,

大黃은 結毒을 通利케 하는 데 쓰인다. 그러므로, 胸滿, 腹滿, 복통 및 便閉, 小便不利

---

7) '麤'는 '정밀'의 反對者인 '粗'나 '犅'의 뜻과 通한다. 따라서 '稀'의 字意와 같다.
8) '謾'은 속인다는 뜻.
9) '甄別'은 뚜렷하게 구별한다는 뜻이다.

등을 치유하며, 한편 發黃, 瘀血, 腫膿을 고친다(중략).

上記 諸方을 보건대 張仲景이 大黃을 사용함에 있어서는 오직 병독을 通利시킬 목적으로만 썼다. 그러므로 각기의 主藥에 배합해서 쓰고, 單用하지 않는다. 厚朴, 枳實에 합하면 곧 胸腹滿을 고치고, 黃連에 合하며 곧 心下痞를 治하고, 甘遂, 阿膠에 合하면 곧 水와 血을 治하고, 水蛭, 蝱蟲, 桃仁에 合하면 곧 어혈을 고치고, 黃蘗, 梔子에 合하면 곧 發黃을 治하며, 甘草에 合하면 急迫을 고치고, 芒硝에 合하면 곧 堅塊를 고친다. 修學者들은 이를 審察해야 한다. 仲景의 方中에 大黃을 쓰는 것이 이것만이 아니다. 이를 쓰는 징후는 顯然하여 여기에 뚜렷이 밝혔기 때문에 다시 贅言하지 않겠다.

大黃을 諸藥에 배합하여 身各部의 병독을 瀉下시킴으로써 排除한다는 것은 앞에 말한 說과 마찬가지이다. 그러나 이 작용은, 병자가 實證을 나타내는 경우에 한하여 비로소 발휘되는 것으로서, 만약에 그렇지 않으면 오히려 병자에 나쁜 영향을 미친다. 앞에 말한 說을 定義할 때 "大黃은 實證이 있는 結毒을 通利케 함을 立證한다"고 바꾸지 않으면 완벽하다고 할 수 없다. 그리고 그 奏効의 이유는 다음과 같다.

『藥物學』에,

瀉下藥의 응용

(1) 변비

(상략) 또한 이로 인하여 여러 가지 不定症狀을 誘起한다. 현훈, 두통, 胃의 重感 등이 대표적인 것이다. 또한 변비로 인한 局所의 기계적 자극 및 滯便의 異常分解로 인하여 생기는 화학적 자극 때문에 왕왕 赤痢와 같은 증상을 나타내는 일이 있으며, 이는 瀉下藥의 응용을 요한다.

(2) 급성 및 만성 '장카타르'

장카타르의 증후로서 下利를 일으키는 것은, 腸 中의 유해물(不消化物, 독물, 刺戟性 分解産物)을 배설하려는 것이므로, 이 때 制瀉藥을 쓴다는 것은 오히려 이치에 맞지 않는다. 이 때는, 도리어 瀉下藥을 써서 그 배설을 조장하면, 有害物이 배설됨과 동시에 下利도 저절로 멎는다. 즉 瀉下藥은 때에 따라서는 制瀉의 효력도 있다.

(3) 尿閉症

腎臟疾患 또는 '히스테리' 신경질환 등에 있어서 尿量의 감소 또는 閉止가 있을 때에, 尿로 배설되어야 할 수분 및 고형분이 체내에 축적되어 소위 尿毒症을 일으킨다. 瀉下藥을 써서 腸의 흡수를 억제하고 그 분비를 항진시키면 어느 정도까지는 防遏[10]할 수 있다.

(4) 浮腫 및 蓄水

원인 여하를 막론하고 조직 또는 體腔 내에 수분이 축적되었을 때는, 음료를 減하고 동시에 瀉下藥을 써서 腸液의 흡수를 막아 주면, 피부, 肺面, 腎臟 등으로부터의 排水와 함께 혈액을 濃厚하게 하여 그 삼투압을 증가시키고, 따라서 이들 축적된 수분을 흡수시킴과 동시에 발한 및 이뇨를 도모하면 그 효과가 더욱더 현저하다.

(5) 脂肪過多症

下利便을 檢便해 보면, 日常便에 비하여 지방 및 他養素가 두드러지게 많음을 볼 수 있다. 이는 장 내용물이 너무 빠르게 배설됨으로써 이를 흡수할 겨를이 없기 때문이다. 肥胖病에 대하여 瀉下藥을 쓰는 근거는 실로 여기에 있는 것이다.

(6) 遠隔部의 炎症

瀉下는 뇌, 폐, 홍채 등의 충혈염증에 대하여 有利한 영향을 준다. 이는 腸管의 충혈 또는 全身의 수분손실 때문이리라. 특히 障壁을 자극하는 瀉下藥은 피부자극약과 같은 이치로써 遠隔해 있는 臟器의 염증에 작용함은 물론이다(한방에 大黃을 많이 쓰는 것은 이와 같은 이유가 있기 때문이다－我註).

식물성 하제의 일반적 성질

① 산성위액에는 용해되지 않으며, 腸管에 이르러 용해되든가 또는 장관 내의 소화액 혹은 세균 등의 작용에 의하여 변화됨으로써 비로소 자극성을 얻는다(大黃이 胃를 해치지 않는 所以를 알 수 있다－我註).

② 그 흡수가 완만하다. 그렇지 않으면 효력이 腸의 上部에서 멎어 瀉下作用을 발휘하지 않는 경우가 있다. 이는 瀉下藥으로서의 순 유효분보다도 오히려 생약 혹은 그 製劑가 적당한 所以이다(식물성 膠質에 의하여 有効分의 흡수가 妨碍되기 때문이다). － (大黃이 下劑로서 가장 우수하다는 것은 이와 같은 이치가 있기 때문이다－我註)

---

10) '防遏'의 '遏'은 '막는다'는 뜻이다.

③ 가령 흡수되었다 하더라도 그 독작용이 강력하지 않다.

④ 그 자극은 완화하며 腸壁의 표면에서 멎는다.

이러한 성질은 식물성 하제에서 볼 수 있다.

그 작용

① 식물성 하제는 일반적으로 腸管에 자극을 주기 때문에 蠕動亢進과 함께 腸腺의 분비를 증대시킨다. 그러나 통상 腸壁으로부터의 滲出을 볼 수는 없다.

② 腸의 충혈은 多數의 경우에 있어서 이를 볼 수 있다. 특히 大腸을 자극하는 경우는 大腸의 충혈 나아가서 骨盤 內 臟器(자궁 및 그 附屬臟器)의 충혈을 초래하기 때문에 월경과다, 자궁내출혈, 임부에 있어서는 유산 또는 조산을 야기시키는 일이 있다(大黃을 驅瘀血劑에 배합하는 이유는 앞에 말한 이치에 의한 것인데, 유산 또는 조산이 있을 수 있다는 것은 이를 써서는 안 될 경우에 썼다든가 또는 單味過用으로 인한 것이다. 그러므로 大黃의 잘못은 아니다. 廢藥하면 도리어 변비가 생기는데, 이는 大黃을 單用하기 때문이다. 그러므로 한방에서 大黃을 단용하는 일이 없이 항상 他藥과 配用하라고 하였으니 이것이 바로 한방의 미묘한 所以이다－我註).

大 黃

소량(0.05~0.2)을 내복시키면 鞣酸 및 苦味質 때문에 收斂健胃의 작용이 있다. '위 카타르'에 적합하다. 대량(0.5~2.0)은 완하작용이 있으며 6 내지 10시간 있으면 糜粥狀의 배변이 있다. 그 작용이 극히 완화하기 때문에 小兒 또는 빈혈쇠약한 환자 및 회복기 등에 적합하다. 또, 상습변비에도 유효하다. 단, 廢藥하면 다시 변비를 일으키는 것은 鞣酸을 함유하기 때문이다. 다시 대량(2.0~4.0)을 투여하면 數回의 배변을 하게 된다.

이 說은 과학적 硏鑽을 거친 것으로서 이론이 매우 適確하고, 우리를 啓發하는 바 크지만, 아쉬운 것은 다만 本藥一味의 작용만을 운위함에 그쳤고, 또한 응용범위가 좁기 때문에 다음을 읽고 그 용도를 확충하기 바란다.

『本草綱目』에,

大 黃

根

氣味 苦寒이며, 독이 없다.

我說. 本藥은 冷性 瀉下藥이다. '陽實證'에 적합하고, 陽虛, 陰虛證에는 不適하다.

主治 瘀血, 血閉, 寒熱을 내리게 하고, 癥瘕積聚, 留飮宿食을 解破하여 腸胃를 蕩滌하고 신진대사를 함으로써 水穀을 通利케 하여 中을 조화시키고 음식을 소화하여 五臟을 安和케 한다(『本經』).

(註) 血閉는 月經閉止, 水穀을 通利케 한다는 것은 水穀二毒을 通利시킨다는 뜻이며, 五臟을 安和케 한다 함은 五臟의 病毒을 제거함으로써 五臟 스스로 安和하다는 뜻이다.

胃를 편안하게 하고, 氣를 下하며, 痰實, 腸間結熱, 心腹脹滿, 여자의 寒血閉脹(寒血은 어혈의 착오일 것이다－我註), 小腹急痛, 諸老血留結을 제거한다(『別錄』).

(註) 瘀血閉脹은 瘀血閉塞에 의한 腹部脹滿이며, 諸老血留結은 陳久한 어혈이 제 장기조직에 凝結함을 뜻한다.

여자 經候를 통하게 하며, 水腫, 大小腸을 利하게 하고, 熱腫毒에 붙인다. 小兒寒熱, 時疾煩熱, 蝕膿을 治한다(『甄權』).

(註) 時疾은 유행성 질환이며, 蝕濃은 화농증을 말한다.

일체의 氣를 通宣시키고 혈맥을 調和시키며, 관절을 利하게 하고 壅滯水氣를 泄하고 溫瘧熱瘧을 治한다.

(註) 일체의 氣를 通宣케 하고 혈맥을 조화시키는 것, 모두가 本藥이 鬱滯된 病毒을 驅逐하기 때문이다. 諸實熱이 通하지 않을 때 이를 瀉하게 하고, 下焦濕熱을 除하며, 宿食을 소화하고 心下痞滿을 瀉한다(『元素』).

下痢赤白, 裏急腹痛, 小便淋瀝, 實熱燥結, 潮熱譫語, 黃疸, 湯火傷을 治한다(『時珍』).

『本草備要』에,

大黃 大苦大寒(중략), 이를 씀으로써 腸胃를 蕩滌하고, 燥結을 下하게 하여 瘀熱을 제거

한다. 傷寒과 時疾의 發熱 譫語, 濕熱 瘴瘧, 下痢赤白腹痛裏急, 水腫, 癥瘕積聚,[11] 留飮宿食, 心腹痞滿, 二便閉結, 吐血衄血, 血閉血枯, 일체의 實熱, 血中의 伏火를 治한다. 水를 순행시켜 經을 통하여 膿을 蝕하고 腫을 消한다. (중략) 胃虛血弱한 사람에게는 이를 금한다.

『一本堂藥選』에,

痢疾, 腹痛裏急後重, 潮熱譫語, 腹間結熱, 일체의 매독, 不痏便毒, 一身의 結毒을 치료하고 瘀血血閉를 下한다고 하였다.

4) 厚朴의 醫治効果

『藥徵』에,

厚朴은 胸腹滿을 主治하는 한편, 복통도 고친다.

(註) 胸腹滿은 胸滿 혹은 腹滿의 뜻.

이 說이 굳이 잘못된 것은 아니지만, 대개 腹滿에는 實滿과 虛滿이 있는데, 實滿에는 食毒充實에 의한 것이 있고, 또는 瘀血鬱滯로 인한 것이 있으며, 水毒壅滯로 인한 것도 있고, 이들 二 내지 三因의 합병에 의한 것도 있다. 또, 虛滿에는 水毒蓄積에 의한 것, 瘀血 겸 水毒에 의한 것, 腸管이 마비되어 가스가 충만되어 그런 것도 있다. 그 원인이 모두 같지 않은데 厚朴으로 胸腹痛을 主治하는 것은 타당하지 않다. 나의 경험에 의하면 本藥이 主治하는 胸腹滿은 食毒 혹은 食兼水毒으로 인한 것에만 한한다. 그러므로 앞에 말한 說은, 厚朴은 食毒 또는 食兼水毒으로 인한 胸腹滿을 主治한다 운운으로 고쳐야 할 것으로 본다. 이 말이 틀리지 않음은 다음의 說을 보면 알 수 있다.

『本草綱目』에,

厚 朴

皮

氣味 苦溫이며 毒이 없다.

主治 中을 溫하게 하며, 氣를 益하고, 痰을 消하며 氣를 下하고 곽란 및 腹痛腸滿, 胃中

---

11) '積'이 오래되어 形을 이루었을 때 이를 '積'이라 하고, 聚散이 無常한 것을 '聚'라 한다.

冷逆, 胸中의 嘔吐下止, 淋露를 치료하며 驚을 除하고, 留熱, 心煩滿을 去하여 腸胃를 厚하게 한다(『別錄』).

我說. 氣를 益하며 氣를 下하고, 驚을 除하며 心煩滿을 去한다고 하였으므로 本藥이 신경계에 작용함을 알 수 있고, 痰을 消하고 胸中의 嘔吐下止를 고친다고 하였으므로, 이는 治水作用이 있음을 알 수 있다.

脾를 건실하게 하고, 反胃, 霍亂轉筋, 冷熱氣를 治하고 방광 및 五臟 일체의 氣, 부인들의 산전산후의 腹臟不安을 瀉하고, 腸中의 蟲을 殺하며 이목을 밝게 하고, 관절을 조화시킨다(『大明』).

오래된 冷氣, 腹內雷鳴虛吼, 宿食消化不良을 고치고, 結水를 없애며, 宿血을 破하고, 水穀을 化하며, 吐酸을 멎게 하고, 胃氣를 溫하게 하여 冷痛을 治하고 病人이 虛하여 尿白함을 主治한다(『甄權』).

我說. 宿食消化不良을 고치고, 結水를 없애고, 水穀을 化하며, 吐酸을 멎게 한다고 하였으니 本藥이 食毒 或은 食兼水毒을 고친다는 것이 明白하다.

肺氣脹하고 滿膨하며 喘咳함을 治한다.

(註) 肺氣脹은 즉 肺脹(제1권, 越婢加半夏湯條를 참조할 것)이며, 滿膨은 腹部滿膨의 뜻이다.

『本草備要』에,

厚 朴

苦味는 降下作用으로 實滿을 瀉한다. '辛溫'은 능히 濕滿을 散한다. (중략) 胃를 平케 하고 中을 소화하며, 痰을 없애며, 食을 化하고, 腸胃를 厚하게 하며, 結水를 순행시키고 宿血을 破하며(本藥에는 驅瘀血作用이 없다－我註), 臟蟲을 殺하고(本藥의 살충작용은 의심스럽다－我註), 反胃嘔逆, 喘咳瀉利, 冷痛霍亂을 治한다. (중략) 厚朴은 榛樹나무의 皮인데, 살이 두텁고 紫潤한 것이 좋다.

5) 枳實의 醫治効用

『藥徵』에,

枳實은 結實의 毒을 主治하는 한편, 胸滿, 胸婢, 腹滿, 복통을 治한다.

이 說은 옳은 것으로서, 本藥 응용의 주목적으로 삼아야 하지만 여기에 더 보충설명을 붙이자면, 結實의 독을 主治한다 함은 心下, 肋骨弓下(이 부위의 結實은 柴胡의 胸脇苦滿과 유사하지만, 그에 비하면 그 정도가 강하다) 및 腹直筋의 結實을 고친다는 뜻으로서 그 작용은 芍藥과 비슷하지만, 芍藥의 結實拘攣에 비하면 結實의 정도에 있어서 그보다 優越하며, 拘攣의 정도에 있어서는 그보다 떨어진다. 따라서 胸滿이나 腹滿을 治하는 것은 厚朴과 비슷하지만, 本藥은 結實을 主治하고 脹滿에는 부차적으로 쓴다. 厚朴은 脹滿을 主治하고 結實에는 부차적으로 쓰인다. 이것이 두 약의 구별이지만 食毒 또는 食兼水毒에 의한 것을 治함은 모두 같다.

『本草綱目』에,

枳

氣味 枳實은 苦寒이며 독이 없다.

主治 大風이 피부 중에 있어 麻豆와 같이 苦痒하는 寒熱結을 除하고, 痢를 멎게 하고, 肌肉을 保養하며 五臟을 利하게 하고, 氣를 益하며, 몸을 경쾌하게 한다(『本經』).

胸脇痰癖을 제거하고, 停水를 驅逐하며, 結食을 破하고, 心下急痞痛, 脇風痛을 消하며, 胃氣를 편케 하고, 溏泄을 멎게 하며, 눈을 밝게 한다(『別錄』).

(註) 寒熱結, 胸脇痰癖, 心下急痞痛은 모두 結實의 독이다.

傷寒結胸을 解하고 上氣喘咳를 主治하며 腎內傷, 冷陰痿에 氣가 있으면 이를 加用한다(『甄權』).

(註) '腎內傷'은 內因性 生殖器 疾患, '冷陰痿'는 冷性의 陰痿이고, "氣가 있으면" 하는 것은 "氣力이 있는 것"을 의미한다.

食을 消하고 敗血을 散하며, 積堅을 破하고, 胃中濕熱을 제거한다(『元素』).

枳殼(氣味)·苦酸微寒하며 毒이 없다. (主治) 風痺, 淋痺, 관절을 通利케 하고, 勞氣喘咳, 背膊悶倦, 留結의 胸膈痰滯를 散하며, 水를 驅逐하고 脹滿, 大腸風을 消하고, 위를 편케 하

며, 風痛을 멎게 한다(『開寶』).

(註) '淋痺'는 淋毒性 痲痺, 勞氣喘咳는 폐결핵의 喘咳이며, 留結의 胸膈痰滯는 水毒이 胸膈에 結實하는 것이다.

遍身風疹으로 肌中이 痲豆와 같은 惡瘡, 腸風痔疾, 心腹結氣, 兩脇脹滿, 關格壅塞(『甄權』).

(註) 心腹結氣, 兩脇脹滿, 關格壅塞은 모두 結實의 毒에 起因한다.

脾를 健實하게 하여 胃를 開하고, 五臟을 調和하며, 氣를 下하고, 嘔逆을 멎게 하며, 痰을 消하고, 反胃, 곽란, 瀉痢를 治하고 食을 消하며, 癥結, 痃癖, 五隔氣 및 肺氣水腫, 大小腸을 治하고, 風을 除하며 눈을 밝게 한다(하략) (『大明』)

(註) 癥結, 痃癖, 五隔氣는 모두 結實의 독이다.

肺氣를 泄하고 胸痞를 除한다(『元素』).

裏急後重을 治한다(『時珍』).

『本草備要』에,

枳實,[12] 枳殼은 苦酸微寒하며 그 効는 모두 능히 氣를 破한다. 氣가 순행하면 곧 痰이 순행하여, 喘이 멎으며, 痞脹이 소실되고, 痛刺도 멎고, 後重症이 제거된다. 傷寒結胸, 食積痰癖, 癥結五膈, 嘔逆咳嗽, 水腫脇脹(肝鬱) 瀉痢淋閉, 腸風痔腫을 治한다. 風을 除하며, 痺를 去하고, 胃를 閉하며, 脾를 건실하게 하는 効가 거의 같다. (중략) 枳實은 작용력이 强하고 枳殼은 약간 緩하다는 데 차이가 있다.

以上의 諸說에 의하여 보건대, 本藥은 結實의 독으로 인하여 발생한 諸症을 主治하는 것이 분명함을 알 수 있다.

---

12) '枳實'과 '枳殼'은 같은 것으로서 老少의 差가 있을 뿐이다. 古方에서는 '枳實'을 사용하고 '枳殼'은 쓰지 않는다.

2. 厚朴三物湯에 관한 師論 註釋

痛하며 閉한 것은 厚朴三物湯으로 이를 主治한다.

(痛而閉者, 厚朴三物湯主之-『金匱要略』)

(註) '痛하며 閉한 것'은, 복통하며 대변이 秘結한 것을 말하는 것인데, 仲景이 本方을 腹滿寒疝宿食病篇에서 말한 점과 厚朴이 君藥이라는 점을 보면, 복부가 大滿하여 아프고, 대변이 秘閉하는 것은 本方의 主治라는 뜻으로서, 本方의 小承氣湯과 藥味가 같지만, 그 용량을 달리한다. 즉, 小承氣湯은 大黃을 君藥으로 하고 厚朴과 枳實을 臣藥으로 하는데, 本方에서는 厚朴을 君藥으로 하고 枳實을 臣藥으로 하여 大黃으로 이를 佐하는 것이므로 小承氣湯에 比하면 이 腹滿이 극심하다. 東洞 옹이 本方을 小承氣湯證으로서 腹滿이 劇한 것을 治한다고 定義한 所以이다.

支飮胸滿하는 것은, 厚朴大黃湯으로 이를 主治한다.

(支飮胸滿者, 厚朴大黃湯主之-『金匱要略』)

(註) 方名을 달리하지만, 本方과 다르지 않다. 仲景이 支飮胸滿이라고 말한 것으로 미루어 이 方이 胃內停水 및 心下部膨滿을 主治함을 알 수 있다.

1) 厚朴三物湯方

厚朴 5.6
枳實 3.3
大黃 2.8

煎法 용법 前同

2) 선배의 論說

『方機』 本方의 主治에서,

腹滿하고, 心下가 아프며 대변이 통하지 않는 자(자주 경험하는 바이다).
心下가 滿痛하여 물을 吐出하는 자.

『險症百聞』에,

仲景의 腹滿하여 吐水 운운하는 "대변이 통하지 않고 吐水하는 자"에게는 厚朴三物湯을 주어 治하는 수가 있다.

我說. 이는 支飮胸滿 운운한 師論에 따른 것이다.

『方輿輗』에,

厚朴三物湯은 痛하며 閉한 자를 治한다.
이 條에서는, '腹滿'을 略하고 다만 그 主症만을 들었는데, '痛'이나 '閉'症이 七物湯에 비하면 한층 더 급한 症이다. 또한 七物湯에는 甘草, 大棗가 들어 있어서 그 方意가 조금 緩하지만 이 湯은 다만 三味로서 直往勇進하는 勢가 있다.

『腹證奇覽』에,

(상략) 胸滿하여 心下에 支飮이 있으며, 結實하여 대변이 硬하고 혹은 秘閉하여 때때로 心下가 아프고, 혹은 물을 토하는 것은 厚朴大黃湯의 證이다. 枳實은 胸膈間에 있는 痰飮

의 結實을 治하고, 厚朴은 痞滿을 開闊하며, 大黃은 이에 덧붙여 宿便硬便을 利通케 하여 腸胃를 疏滌한다. 證에 말하기를 支飮胸滿하는 자는 厚朴大黃湯으로 이를 主治한다고 함은 이 方을 말하는 것이다. 小承氣湯과 藥味는 같지만 단지 분량에 차가 있을 뿐이다. 厚朴大黃湯은 厚朴을 軍藥으로 하고, 枳實을 臣藥으로 하며, 大黃으로 佐한다. 胸滿을 主治로 하고, 疏滌을 主治로 하지 않는다. 小承氣湯은 大黃을 君藥으로 하고 枳實을 臣藥으로 하며 厚朴을 佐藥으로 한다. 그러므로 대변이 硬하거나 불통함을 通利케 하는 것을 主治로 하며, 腹證은 다만 腹微滿心下硬을 말할 뿐이다. 이는 古方이 분량을 소상히 하는 所以이다.

『類聚方廣義』 本方條에,

諸病으로 大承氣湯을 복용할 수 없는 자는 이 湯으로 만들어진 '消塊丸'을 복용하면 된다. 每服 1錢.

我說. 諸 病者가 大承氣湯證이 있음에도 불구하고, 그 藥味를 싫어하여 이를 복용할 수 없는 자에게는 本方으로 만든 消塊丸(大黃芒硝의 丸藥)을 一錢 복용케 하면 飮服이 쉽다는 뜻이다.

痢疾에 腹滿이 매우 甚하고 裏急後重한 것을 고친다.

子炳이 이르기를, "仲景의 方에 小承氣湯이 있음은 믿지 못할 일이다. 하물며 厚朴三物湯에 있어서는 말할 나위가 없다"고 하였는데, 이는 잘못이다. 생각컨대, 이는 大承氣湯으로서 芒硝가 없고 煮法을 달리하는 것이다. 그러므로 主治하는 對象도 같지 않다. 온갖 질병이 그야말로 萬狀이며 그 형태가 各異한데, 이에 대응하는 療法도 무궁한 것이다. 仲景은 능히 治法의 극치를 定立하여 그 변화에 대처해서 千狀萬態의 병을 制하였다. 凡醫들이 따를 수 없는 것이다. 後代의 사람들은 오직 이 方法을 잘 지키고, 그럼으로써 이 醫術을 修業하여야 할 것이다. 이를 信而好古라 한다. 子炳의 경우는 '古'를 믿지 않고 自身만을 믿으려 하는 고집이 있어, 仲景의 方法과 旨義를 모를 뿐만 아니라 또한 東洞 先生이 이 書를 選擇한 뜻도 모르는 것이다. 그러면서 妄論을 하여 함부로 폭언을 함은 당치도 않은 일이다.

3. 厚朴七物湯에 관한 師論 註釋

腹滿하여 발열하는 병을 앓아 10일 만에, 맥이 浮하고 數하며 음식은 如常한 것은 厚朴七物湯으로 이를 主治한다.

(病腹滿發熱, 十日, 脈浮而數. 飮食如常, 厚朴七物湯主之－『金匱要略』)

(註) 이 症은, 소위 太陽과 陽明의 合病으로서 "발열 및 맥이 浮하고 數한" 것은 表證이고, 腹滿은 陽明證이다. 그러므로 表證을 治하는 桂枝去芍藥湯에 腹滿을 治하는 厚朴三物湯을 합한 本方으로 이에 대응한다.

1) 厚朴七物湯方

厚朴 9.5
甘草, 大黃 각 3.5
大棗 3.0
枳實, 生薑 각 6.0
桂枝 2.5

이를 잘게 썰어서, 물 3合을 붓고 1合이 되게 달여, 찌꺼기를 버리고 1일 3회로 나누어 溫 또는 냉복한다.

2) 선배의 治驗

東洞 옹이 本方을 定義하여 말하기를, 腹滿發熱, 상충하여 嘔하는 것을 治한다.

생각컨대 이 方은 厚朴三物湯에 桂枝去芍藥湯을 合하여 生薑 2兩을 加한 것이다. 이로 미루어 보면 당연히 2方의 證으로서 上逆嘔證이 있을 것이다.

『方機』本方의 主治에,

腹通滿熱하며 맥이 浮數하고 嘔하며 대변이 통하지 않는 자를 治한다.

痢疾에 手足이 나른하고 아프며, 혹은 발열하고 맥이 浮하고 數하며, 或은 嘔하는 자를 治한다.

『方輿輗』本方條에,

金匱의 主治가 정밀하고 상세하다고 하더라도, 그 증상을 모두 언급할 필요는 없었던 것이다. 千金의 七物湯方下에 腹滿氣脹을 治한다고 말하였는데, 이것만으로 족하다. 그런데 맥이 浮하고 數하다고 한 것은 이 湯을 쓰는 眞面目을 敷衍한 것이다.

『叢桂亭醫事小言』에,

어느 농가의 아들로서 나이는 약 20세인데, 어느 날 불공을 드리고 집으로 돌아와서는 寒熱이 勞瘵와 같고 안색이 衰瘦하며, 腹滿少氣하고 옷을 여미지 않고 靜脈의 怒張이 乳下로부터 扶容(즉, 扶容은 鳩尾 ― 胸骨劍狀突起 尖端 ― 의 아래, 1村에서 좌우로 각 1村 부위) 부근까지 糸瓜와 같았다. 항상 어두운 방에 앉아서 사람을 대하기를 싫어하고, 脈이 微數하였다.

이는 難治라고 그의 부친께 말한즉 그 부친되는 이가 원래 才氣가 있는 사람으로서, 말하기를 이 병이 중병임을 알고 멀리 枉駕來診을 요청하였으니 設使 죽는다 하더라도 이곳에서는 그 아무에게도 의탁할 醫者가 없으니, 다만 약만이라도 조제하여 준다면 願이 없겠다고 하였다.

금방 죽을 것 같지는 않기에 厚朴七物湯을 투여하고 떠났더니, 후에 또 약을 청하면서 꽤 경쾌해졌다는 말이었다. 그래서 厚朴七物湯을 다시 지어 주었더니 數日이 지나서 재진을 청해 왔다. 처음에 난치라고 판단한 바 있어서, 재진할 필요가 없을 것이라고 일러 보냈는데, 使者가 다시 와서 너무나 간곡히 청하여 말하기를, 경쾌된 상태를 보고 처방의 加減을 원하노라고 하기에 그 병자의 집으로 가서 보니, 병자는 가벼운 걸음으로 堂上에서 나를 마중하는 것이었다.

나는 놀라면서 재진하여 본즉, 腹滿이 消하고 平常과 같이 회복되어 있었고, 寒熱도 없으며, 元氣가 淸爽하여 이제는 근린에 나가 담소도 하게 되었다면서 그 가족들의 기쁨이 대단하였다. 크게 대접을 받고 돌아왔는데, 어찌해서 그토록 빨리 치유된 것인지 모를 일이다.

『類聚方廣義』本方條에 말하기를,

食傷으로, 吐下 후 胸中이 상쾌하지 못하고, 乾嘔腹滿 혹은 두통과 열이 있는 것을 고친다. 이질로 인하여 腹滿拘急하고, 發熱腹痛이 劇하며, 嘔하는 것을 고친다. 芍藥 혹은 芒硝를 첨가하는 것도 좋다.

4. 大承氣湯에 관한 師論 註釋

傷寒病으로 대변을 못본 지 6, 7일 만에, 머리가 아프고 열이 있고 소변이 도리어 붉은 자에게는 承氣湯을 준다. 소변이 맑은 것은 裏에 있지 않고 아직도 表에 있다. 마땅히 땀을 낼 것이다. 만약 두통이 있으면 반드시 衄한다. 桂枝湯이 좋다.

(傷寒, 不大便六七日, 頭痛有熱, 小便反赤者, 與承氣湯. 其小便淸者, 知不在裡, 仍在表也. 當須發汗, 若頭痛者, 必衄 宜桂枝湯-『傷寒論』)

(註) 제1권, 桂枝湯條에 있다.

陽明病으로, 맥이 遲하고 땀이 나더라도 오한하지 않는 자는 몸이 반드시 무겁고, 短氣 腹滿하며 喘한다. 潮熱이 있는 자는 外部가 解하려고 하니 裏를 攻하여야 한다. 수족에 濈然하게 땀이 나는 자는 이미 대변이 硬하다. 大承氣湯으로 이를 主治한다. 만약 땀이 많고, 微하게 발열오한하는 자는 外邪가 아직 解하지 않았다. 潮熱이 없으면 아직 承氣湯을 주어서는 안 된다. 만약 복부가 大滿하여 통하지 않는 자에게는 小承氣湯을 주어야 한다. 약간 胃氣를 和하여야 하고, 크게 瀉下시키지 말아야 한다

(陽明病, 脈遲, 雖汗出. 不惡寒者, 其身必重. 短氣, 腹滿而喘, 有潮熱者, 此外欲解, 可攻裏也. 手足濈然而汗出者, 此大便已硬也. 大承氣湯主之. 若汗多, 微發熱惡寒者, 外未解也. 其熱下潮, 未可與承氣湯. 若腹大滿不通者, 可與小承氣湯. 微和胃氣, 勿令大泄下-『傷寒論』)

(註) 小承氣湯條에 있다.

陽明病으로 潮熱이 있고 대변이 微硬한 자에게는 大承氣湯을 주어야 한다. 硬하지 않은 자에게는 이를 주어서는 안 된다. 만약 대변을 못본 지 6, 7일이라면 아마도 燥屎가 있을 것이다. 이를 알고자 하면 小承氣湯을 조금 주어서 湯이 腹 중에 들어가서 轉失氣하는 자는 곧 燥屎가 있는 것이다. 따라서 이를 攻下해야 한다. 만약에 轉失氣하지 않는 자는, 단지 便의 初頭가 硬하고 뒤는 반드시 묽다. 이는 攻下하지 말아야 한다. 이를 攻下하면 반드시 脹滿하여 먹지를 못할 것이다. 물을 마시고자 원하는 자에게 물을 주면 곧 噦할 것이며, 그후 발열하는 자는 반드시 대변이 다시 硬해지고 소량의 小承氣湯으로 이를 和하고, 轉失氣하지 않는 자는 조심하여, 이를 攻下하지 말아야 할 것이다.

(陽明病, 潮熱, 大便微硬者, 可與大承氣湯. 不硬者, 不可與之. 若不大便六七日, 恐有燥屎. 欲知之法, 少與小承氣湯. 湯入腹中, 轉失氣者, 此有燥屎, 乃可攻之. 不轉失氣者, 此但初頭硬, 後必溏, 不可攻之. 攻之必脹滿, 不能食也. 欲飮水者, 與水則噦. 其後發熱者, 必大便復硬而少也. 以小承氣湯和之. 不轉失氣者, 愼不可攻也－『傷寒論』)

(註) 小承氣湯條에 있다.

傷寒病으로 만약 吐하고 혹은 下한 후에도 풀리지 않고, 대변을 못본 지 5, 6일에 또 더하여 10여일에 이르러, 日晡時에 潮熱을 發하며, 오한이 없고, 獨語(혼잣말)를 하고, 鬼狀을 보듯하며, 劇하게 발하면 사람을 알아보지 못하고, 循衣模狀하여 恐惕하여 안정하지 못하고, 微喘直視한다. 脈弦한 者는 살고, 맥이 濇한 者는 죽으며, 微한 자는 다만 발열 譫語한다. 大承氣湯으로 이를 主治한다("이를 主治한다"고 한 말 끝에, 만약 一服하여 利하면 服藥을 中止하라는 句節이 있지마는 이는 後世人들이 補添한 것이므로 생략하였다).

(傷寒, 若吐若下後, 不解. 不大便五六日, 上至十餘日, 日晡所發潮熱, 不惡寒, 獨語如見鬼狀, 若劇者發則不識人. 循衣模狀, 惕而不安, 微喘直視, 脈弦者生, 濇者死, 微者, 但發熱譫語者. 大承氣湯主之-『傷寒論』)

(註) 脈經에는 '譫語'의 아래 '者' 字가 없으므로(『傷寒論』에는 있다), 이에 따라 譯하였다. 그리고 '獨語'란 상대방 없이 말하는 것을 뜻하고, "鬼狀을 보는듯이"란, 병자가 흡사 귀신의 시늉을 하듯이 기기괴괴한 거동을 하는 것을 말한 것이다. "劇하게 發한다는 것"은 劇한 潮熱을 發한다는 의미이고, '循衣模狀'은 의복을 만지작거리고 방바닥을 더듬는다는 뜻이며, "惕하며 안정하지 못한다"는 것은 恐怖를 느껴 자리에 安臥할 수 없는 것을 말하고, "脈이 弦한 者는 살고 濇한 者는 죽는다"고 한 것은, 前證으로서 微喘直視하고 또한 弦脈을 나타내는 것은 大承氣湯으로 攻下하면 고칠 수가 있으나, 濇脈을 나타내는 것은 설사 이 方을 쓰더라도 죽음을 免치 못한다는 말이다. "微한 것은 단지 發熱譫語한다"고 하는 것은, 脈이 微한 것은 餘症을 나타내는 일이 없이 다만 發熱譫語하는 데 그친다는 뜻이며, 大承氣湯으로 이를 主治한다고 한 것은 弦脈을 나타내는 것이나, 微脈을 나타내는 자에게는 共히 本方이 主治한다는 의미이다.

陽明病에, 譫語하며 潮熱을 發하고, 脈이 滑하며 疾한 자는 小承氣湯으로 이를 主治한다. 따라서, 承氣湯 1升을 복용케 하여, 腹中에 轉失氣하는 자에게는 다시 1升을 복용케 한다.

만약 轉失氣하지 않으면 다시 이를 복용케 하여서는 안 된다. 다음날 대변을 보지 못하고, 脈이 오히려 微澀한 자는 裏虛한 증상이며 난치라고 보아야 한다. 다시 承氣湯을 주어서는 안 된다.

(陽明病, 譫語, 發潮熱, 脈滑而澀者, 小承氣湯主之. 因與承氣湯一升, 腹中轉失氣者, 更服一升若不轉失氣, 勿更與之. 明日不大便, 脈反微澀者, 裡虛也. 爲難治. 不可更與承氣湯也-『傷寒論』)

(註) 尾臺 씨의 말.

陽明病 운운하고 맥이 滑하고 疾한 자는 大承氣湯證이다. 脈經, 千金에는 모두 '小' 字가 없으니 옳은 것이다. 그러므로 "承氣湯을 주어"란 이하는 後世人들이 붙인 註文이다. 削하는 것이 좋다.

이 說에 따라 本條를 이해하여야 한다.

> 陽明病으로, 譫語하며 潮熱이 있고, 먹지를 못하는 자는, 胃腸에 반드시 燥屎가 있다. 만약 잘 먹는 자는 단지 硬할 뿐이니 大承氣湯으로 이를 下해야 한다.
>
> (陽明病, 譫語, 有潮熱, 反不能食者, 胃中必有燥屎也. 若能食者, 但硬也. 宜大承氣湯下之－『傷寒論』)

(註) 山田正珍 씨의 말.

'反'은 마땅히 '煩'으로 되어야 한다. 발음이 비슷하기 때문에 생긴 착오이다. (중략) 傷寒病으로 譫語하고 潮熱이 있는 者는 원래가 먹지를 못하는데 구태여 '도리어'(反)라고 말할 필요는 없다.

尾臺 씨의 말.

陽明病으로 譫語하며, 潮熱이 있어 '도리어'(反) 먹지를 못한다고 한 '反' 字는 '衍'이다('衍'은 그 문장 중에 있어서 不用의 문자이다－我註). 一說에는, '反'이 발음상 같다고 하여 '煩'의 착오일 것이라고 하였으나 이는 억지 해석과도 같다.

我說. 2說의 시비를 더 가릴 필요도 없이 이 '反' 字에는 중대한 意義가 없으니, 이를 除하고 해석하면 된다. 따라서, 먹을 수 있는 경우나 잘 먹지 못하는 경우 모두 本方의 主治이다.

> 땀이 나고 譫語하는 자는 燥屎가 胃 중에 있기 때문이다. 이를 風이라 한다. 마땅히

이를 下해야 한다. 過經은 곧 이를 下하여야 한다. 만약 너무 일찍 이를 下하게 되면 반드시 언어가 亂調를 이룬다. 表가 虛하고 裏가 實한 탓이다. 이를 下하면 곧 치유된다. 大承氣湯이 좋다.

(汗出譫語者, 以有燥屎在胃中, 此爲風也. 須下之. 過經, 乃可下之. 下之若早, 語言必亂. 以表虛裏實故也. 下之則癒. 宜大承氣湯－『傷寒論』)

(註) 山田正珍 씨의 말.

'風'은 마땅히 '實'로 고쳐야 한다. 傳寫의 착오이다. 本篇에, 대변이 難하고 身微熱한 자는 이를 實이라고 하며, 급히 下하여야 한다. 大承氣湯이 좋다고 하였다. 下해야 함을 논한 篇에서 "腹中이 滿痛한 자는 이를 實이라고 하며, 마땅히 下하여야 한다. 大承氣湯이 좋다"고 하였으니 옳은 말이다. (중략) '下之若早, 語言必亂'의 여덟 자는 錯簡이다. 마땅히 "大承氣湯이 좋다"는 글 아래에 붙여야 한다. '過經'은 表解함을 말한다.

錢씨의 말

만약에 조급히 下하면 곧 胃氣가 허해져서, 外邪內陷하여 반드시 熱이 盛하고 神昏하여, 언어가 亂調하게 된다. 대개 表間의 邪氣가 모두 '裏'에 陷入하여 表는 공허해져서 邪가 없고, 邪는 모두 '裏'에 있게 되므로 이를 表虛裏實이라고 한다.

我說. 땀이 나고 譫語를 하는 것은, 腹中에 燥屎가 있기 때문이며, 이는 곧 裏實의 極이므로 大承氣湯으로 瀉下해야 할 것이며, 表證이 풀리고 陽明으로 轉入하는 것도 역시 이 方으로 下하여야 할 것이지만 表證이 완전히 解하지 않았는데도, 早急히 大承氣湯으로 瀉下할 때는 表熱下劑의 힘에 의해 裏로 陷入하고, 裏部에 충만된 病毒은 반드시 두뇌를 犯하여 譫語를 하게 되는 것이므로 이 方을 쓸 때는 반드시 表解를 기다려야 한다는 뜻이다.

二陽의 倂病으로 太陽의 證이 멎고, 단지 潮熱을 發하며 手足에 漐漐하게 땀이 나고, 대변이 難하며 譫語하는 자는 이를 下하면 곧 치유된다. 大承氣湯이 좋다.

(二陽併病, 太陽證罷, 但發潮熱, 手足漐漐汗出, 大便難, 而譫語者, 下之則愈, 宜大承氣湯－『傷寒論』)

(註) 成無己 씨의 말.

本來, 太陽病으로서 陽明病을 함께 할 때 이를 併病이라고 한다. 太陽證이 멎었다는 것은 表證이 없다는 것을 말하며, "단지 潮熱을 發한다"는 것은 熱이 陽明에 列하기 때문이다. 一身에 땀이 나는 것을 발열이라고 한다. 漐漐하게 땀이 나는 것은 열이 胃 中에 있기 때문이다. 반드시 대변이 難하고 譫語를 한다.

經에 말하기를, 수족에 漐熱하게 땀이 나는 자는 반드시 대변이 이미 硬하다고 하였다. 이는 大承氣湯으로 胃 中의 實熱을 下해야 한다.

山田正珍 씨의 말.

생각컨대, 수족에 漐漐하게 땀이 나는 것은 수족의 끝까지 漐漐히 땀이 나는 것을 말함인데, 成無己 씨의 말은 착오라고 본다(山田 씨의 말이 옳다－我註).

陽明病에, 이를 下하여 心中이 懊憹하고 煩하며, 胃中에 燥屎가 있는 者는 攻下하여야 한다. 腹微滿하면 初頭는 硬하여 뒤는 반드시 묽다. 이를 攻下하면 안 된다. 만약 燥屎가 있는 者에게는 大承氣湯이 좋다.

(陽明病, 下之, 心中懊憹而煩, 胃中有燥屎者, 可攻. 腹微滿, 初頭硬, 後必溏, 不可攻之. 若有燥屎者, 宜大承氣湯－『傷寒論』)

(註) 和久田 씨의 말.

이 章은 梔子豉湯證의 變證을 論한 것이다. 이를 下하여 心中이 懊憹하는 자는 梔子豉湯證이다. 그러나 梔子豉湯證은 心下가 濡하고 實滿하지 않다. 이 證은 복부가 實滿하며 心中이 懊憹하다. 그 實滿을 만져보아 胃 中에 燥屎가 있는 징후이다. 이는 마땅히 大承氣湯으로 攻下하여야 한다. 그러나 복부가 實滿하더라도 微滿한 것은 아직 燥屎가 되지 않은 것이므로 小承氣湯으로 和하여야 하며, 大承氣湯으로 攻下해서는 안 된다. 만약 燥屎가 있으면 그 燥屎를 攻下하는 것만이 大承氣湯의 적응증이다. 그러므로 이를 써서 좋다고 하였다.

尾臺 씨의 말.

陽明病에, 이를 下하여 心中이 懊憹하며 煩하고 운운하는 것은 '梔子豉湯證'과 비슷하다. 그러나 그 차이점은, '煩'과 '虛煩'과 '燥屎'가 있느냐 없느냐에 있으며, 脈狀 역시 虛實의 차이가 있는 것이다. 병에 臨하는 醫者는 능히 그 腹證 脈狀을 관찰하고 그 처방을 결정하여야 한다.

> 병자가 대변을 못본 지 5, 6일 만에 臍를 중심으로 동통하고 煩躁하는 것이 때때로 발작하는 경우는 燥屎가 있다. 그러므로 대변을 보지 못하게 하는 것이다.
>
> (病人不大便, 五六日, 繞臍痛, 煩躁, 發作有時者, 此有燥屎, 故使不大便也－『傷寒論』)

(註) 錢씨의 말.

대변을 보지 못한 지 5, 6일 만에 배꼽을 중심으로 아픈 자는 燥屎가 腸胃에 있는 것이다. 煩躁는 實熱鬱悶으로 인한 것이며, 때로 발작하는 것은 日晡時에 潮熱이 있는 類이다(때로 발작하는 것은 日晡潮熱의 類가 아니라, 아픔과 煩躁가 때때로 발작하는 것이다. 錢씨의 말은 잘못이니 믿지 말아야 한다－我註).

張志聰 씨의 말.

大承氣湯을 언급하지 않은 것은 문장을 생략한 것이다. 이를 上文에 접속하여 말할 때 역시 大承氣湯이 좋음은 명백하다.

> 병자가 煩熱하고 땀이 나서 解하고, 또 瘧狀과도 같이 日晡時에 발열하는 자는 陽明에 속한다. 맥이 實한 자는 이를 下함이 좋다. 맥이 浮하고 虛한 자는 땀을 내게 하는 것이 좋다. 이를 하는 데는 大承氣湯을 쓰고, 땀을 내는 데는 桂枝湯이 좋다.

(病人煩熱, 汗出則解, 又如瘧狀, 日晡所發熱者, 屬陽明也. 脈實者, 宜下之. 脈浮虛者, 宜發汗. 下之, 與大承氣湯. 發汗, 宜桂枝湯－『傷寒論』)

(註) 제1권 桂枝湯條에 있다.

크게 下한 후, 6, 7일간이나 대변을 못 보고, 煩症이 풀리지 않으며 복부가 滿痛하는 자는, 燥屎가 있다. 그렇게 되는 까닭은 본래 宿食이 있기 때문이다. 大承氣湯이 좋다.

(大下後, 六, 七日不大便, 煩不解, 腹滿痛者, 此有燥屎也. 所以然者, 本有宿食故也. 宜大承氣湯－『傷寒論』)

(註) 方有執 씨의 말.

煩症이 풀리지 않으면 熱이 아직 내리지 않았다고 보아야 할 것이다("대변을 보지 못하고 煩症이 解하지 않으면"을 略한 것이다－我註). 복부가 滿痛하면 곧 胃實하다고 보아야 하며, 그러므로 燥屎가 있다고 할 것이다.

『醫宗金鑑』에,

이를 下하여 盡하지 않으면 계속 下하라(이는 燥屎를 말한다－我註).

『山田正珍』 씨의 말.

'所以然者, 本有宿食故也.'의 열 글자는 '王叔和'의 釋文이다. 마땅히 削除해야 한다.

병자가, 소변이 不利하고, 대변이 금방 難하다가 곧 쉬워지며, 때로는 微熱이 있고 喘冒하여 누워 있을 수가 없는 자는 燥屎가 있다. 大承氣湯이 좋다.

(病人小便不利, 大便乍難乍易, 時微熱, 喘冒, 不能臥者, 有燥屎也. 宣大承氣湯－『傷寒論』)

(註) 山田正珍 씨의 말.

'燥屎'는 過去에 먹었던 음식물의 糟粕에 牢結하여 腸內에 乾着한 것이며, 대변은 昨今에 먹은 음식물의 糟粕이 潤輭[1]하여 항문으로 順下하는 것이다. 이제 병자가 소변이 不利하고 대변이 어려웠다 쉬웠다 하는 것은 燥屎가 腸을 가로막아 이것이 장애를 이루기 때문이다. 하물며 微熱, 喘冒하여 누워 있지 못함은, 바로 煩躁譫狂의 始初이다. 滿痛이 없다 하더라도 반드시 燥屎가 있는 것이다. 그러므로 大承氣湯으로 이를 下하는 것이 좋다.

尾臺 씨의 말.

병자가 소변이 不利하다 운운은, 裏熱이 燥屎를 결성하기 때문이다. 그러므로 小便不利, 大便乍難乍易라 하더라도 溏泄까지에는 이르지 않는다. 이때 미열이 있는 것은 裏熱이 隱然하게 '表'에 나타난 것이다. 喘冒하여 누워 있지 못하다는 것은 裏熱이 上撞(위로 치민다는 뜻)하여 그런 것이다. 이런 증상의 맥은 대개 沈滑 혹은 沈遲하고, 舌色은 붉고 光亮하거나 혹은 설태에 가시가 돋고 濁하다.

병을 얻은 지 2, 3일에, 맥이 弱하고, 太陽 柴胡의 證이 없고, 煩躁하며 心下가 硬한 것은, 4, 5일에 이르러, 잘 먹는다 하더라도, 小承氣湯을 조금 주어 이를 微和시켜 약간 편하게 한 다음, 5, 6일에 이르러 承氣湯 1升을 주고, 만약 대변을 못본 지 6, 7일에 소변이 적은 자는 먹지를 못할지라도 변이 初頭만 硬하고 뒤는 묽다. 아직 硬便을 이루지 않았을 때 이를 攻下하면 반드시 溏泄한다. 소변이 利하고 屎가 硬便이 되기를 기다렸다가 이를 攻下하여야 한다. 大承氣湯이 좋다.

(得病二三日, 脈弱, 無太陽柴胡證, 煩躁, 心下硬, 至四五日, 雖能食, 以小承氣湯, 少少與, 微和之, 令小安, 至五六日, 與承氣湯一升, 若不大便, 六七日, 小便少者, 雖不能食,

1) 潤輭. 潤하고 軟하다는 뜻

但初頭硬, 後必溏. 未定成硬, 攻之必溏. 須小便理, 屎定硬, 乃可攻之. 宜大承氣湯－『傷寒論』)

(註) 小承氣湯條에 있다.

傷寒 6, 7일에 目中이 了了[2]하지 않고, 眼睛이 和하지 않으며, 表裏의 證이 없고, 대변이 難하며, 身微熱이 있는 자는, 實證이다. 급히 이를 下하여야 한다. 大承氣湯이 좋다.

(傷寒六七日, 目中不了了, 睛不和, 無表裏證, 大便難, 身微熱者, 此爲實也. 急下之. 宜大承氣湯－『傷寒論』)

(註) 成無己 씨의 말.
"目中이 了了하지 않고, 睛이 和하지 않으며"라는 것은 邪熱이 內部에 심하여 이것이 上衝하여 눈을 熏하는 것이다.

方有執 씨의 말.
了了는 瞭瞭와 같다.

尾臺 씨의 말.
"目中이 了了하지 않고"는 眼睛[3]이 矇瞳[4]하여 慧然[5]하지 않음을 말한다. 『金匱驚悸篇』에 말하기를 '目睛慧了'라 하였으니 이에 따라 해석한다.

和久田 씨의 말.
"目中이 了了하지 않다"는 것은 '睛子'가 밝지 않음을 말한다. "睛이 和하지 않다는 것은

2) '了了'는 '瞭瞭'의 뜻, 즉 밝다는 의미이다.
3) '眼睛'은 눈동자.
4) '矇瞳'의 矇은 장님의 뜻인데, '어둡다'의 뜻도 있다.
5) '慧然'의 '慧'는 '敏'을 뜻한다.

윤택이 없다"는 뜻이다. "表裏의 證이 없다"는 것은, 6, 7일은 表證의 시기로서 寒熱往來, 胸脇苦滿 등의 증상이 있을 日數인데 그런 증상이 없다는 것이고, 대변이 硬하고 몸에 微熱이 있는 것은 邪氣가 곧 內實하려는 것이다. 外證이 劇하지 않더라도 內實의 勢가 이미 急迫하므로 급히 이를 下하고 소홀히 하지 말아야 한다.

我說. 傷寒에 걸리어 6, 7일을 경과한 후에, 안구가 몽롱하며 광택을 잃고, 또한 滋潤하지 않으며 表證 및 半表半裏證이 없고, 대변이 통하기 어렵고 몸에 미열이 있는 것은 裏實의 轉機가 이미 급박한 것이므로 급히 大承氣湯으로 이를 下함이 좋다는 뜻이다.

> 陽明病에, 발열하고 땀이 많은 자는 급히 이를 下하라. 大承氣湯이 좋다.
>
> (陽明病, 發熱汗多者, 急下之. 宜大承氣湯－『傷寒論』)

(註) 和久田 씨의 말.

陽明病에 발열하고 오한이 없이 땀이 많이 나는 것은 胃 中의 진액(체액)이 열에 쫓기어 나오는 것이다. 이는 內實의 轉機가 다가선 것이므로 급히 攻下하여야 한다.

尾臺 씨의 말.

陽明病에, 발열과 땀이 많은 자는 급히 이를 下하라고 한 것은, 이미 이것이 陽明病인데, 이에 덧붙여 多汗發熱하면 그 진액이 고갈함으로써 燥屎 譫語의 險症을 곧 일으킬 것이 틀림없다. 그러므로 급히 이를 下해야 한다. 발열과 땀이 많다고 하더라도 만약에 아직 오한하는 자는 다시 발한시킬 것이다. ○ 무릇 급히 下하라, 급히 이를 溫하라, 급히 이를 구하라고 하는 것은 모두 일시적인 救急으로 말하는 것이다. ○ 本論에서 급히 이를 下하라고 하는 것은 모두 6個條가 있지만 그 顯症은 모두 한두 가지에 지나지 않는다. 그러나 이를 제때에 제압하지 않는다면 위험이 다투어 일어나고, 災厄이 갑자기 나타나며, 돌이킬 수 없는 불행이 닥치므로 '急'히라는 말을 써서 완치는 금물임을 가리킨 것이며, 大承氣湯을 쓰는 所以이다. 病機에 따라서 變을 制함은 醫者의 要務인즉, 조심하여야 한다.

발한하여 解하지 않고, 腹滿하며 동통하는 자는 급히 이를 下하라. 大承氣湯이 좋다.

(發汗不解, 腹滿痛者, 急下之. 宜大承氣湯－『傷寒論』)

(註) 成無己 씨의 말.

발한하여 解하지 않고 邪熱이 '府'에 傳入하고('府'에 든다는 것은 胃 中에 들어간다는 뜻－我註), 그리고 腹滿痛을 이루는 자는 傳變이 빠르기 때문이다(이것은 太陽으로부터 陽明으로의 傳變이 빠르다는 뜻이다－我註). 이것은 급히 下해야 한다.

和久田 씨의 말.

발한하여 열이 解하지 않고 腹滿痛하는 자는 역시 '內實'의 징후이다. 그 傳變이 빠르기 때문에 급히 이를 下하여야 한다.

腹滿이 減하지 않고, 減한다 하더라도 극히 미미하면 마땅히 下해야 한다. 大承氣湯이 좋다.

(腹滿不減, 減不足言, 當下之. 宜大承氣湯－『傷寒論』)

(註) 和久田 씨의 말.

腹滿症을 下하여도 減하지 않고(腹滿이 減退되지 않는다는 뜻－我註), 그 減退가 미미할 경우는 이를 下해야 한다는 것으로, 腹滿症이 소실될 때까지는 大承氣湯을 써야 한다는 것이다. 이는 前述한 腹滿痛을 繼承해서 말한 것이다.

傷寒腹滿은, 이를 按하여도 아프지 않은 것을 虛라고 하며, 아픈 것을 實이라고 한다. 마땅히 이를 下해야 한다. 舌이 黃色이고 아직 下하지 않은 자는, 이를 下하면 黃色이 스스로 제거된다. 大承氣湯이 좋다.

(傷寒腹滿, 按之不痛者, 爲虛. 痛者, 爲實. 當下之. 舌黃未下者, 下之黃自去. 宜大承氣湯－『玉函經』)

(註) 程林 씨는 『金匱直解』에서 말하기를(『金匱』에 本條가 게재되어 있어도 大承氣湯이 이에 좋다는 字句는 없고, 또한 '傷寒腹滿'을 '病者腹滿'으로 썼다－我註).

腹滿證으로 허한 자는 按하고 實한 것은 按하지 못한다(허한 자는 아프지 않기 때문에 按할 수 있고, 實한 자는 아프기 때문에 按할 수 없다는 뜻－我註). 만약 舌에 黃苔가 있고 아직 攻下하지 않은 자는 實熱이 中焦에 結해 있는 것이다. 이를 攻下하면 實熱이 제거되고 黃苔가 저절로 없어진다.

山田正珍 씨의 말.

위의 2條를 계승하여 腹滿의 虛實을 辨한 것이다.

我說. 『傷寒論』에 本條가 없음은 脫簡된 것이므로 이제 『玉函經』에 따라 이를 補充하였다. 第2卷 大柴胡湯條와 照會해 보면 된다.

陽明少陽의 合病은 반드시 下利한다. 그 맥이 負가 아닌 자는 順하다. 負한 자는 失이다. 서로 상극하는 것을 失이라 한다. 맥이 滑하고 數한 자는 宿食이 있다. 마땅히 이를 下해야 한다. 大承氣湯이 좋다.

(陽明, 少陽合病, 必下利. 其脈不負者, 順也. 負者, 失也. 互相剋賊, 名爲負也. 脈滑而數者, 有宿食也. 當下之. 宜大承氣湯－『傷寒論』)

(註) 和久田 씨의 말.

其脈不負者 以下 19字는 後世人들이 삽입한 것이므로, 이는 삭제해야 한다. 陽明 少陽의 合病은 오한이 없고 다만 熱하고 心下痞硬, 下痢하는 것이다. 그 맥이 滑하며 有力하고 빠른 것은 下利하더라도 宿食이 停滯된 것이므로 이를 下하여 제거하여야 한다.

少陰病에 걸려 2, 3일 만에 입이 燥하고 인후가 乾한 자는 급히 이를 下하여야 한다. 大承氣湯이 좋다.

(少陰病, 得之二三日, 口燥咽乾者, 急下之. 宜大承氣湯-『傷寒論』)

(註) 山田正珍 씨의 말.

本條 以下의 3조는 모두 陽明病의 燥屎가 있는 것으로서 實은 少陰病이 아니다. 冒頭에 少陰病이라고 한 것은, 열이 없고 欲寐等證이 있기 때문이다. 太陰病, 桂枝加大黃湯의 예와 같다. 생각컨대 承氣湯證은 맥이 滑하고 數한 것이 원칙이다. 264조에 말하기를 "맥이 滑하고 數한 자는 宿食이 있으며, 당연히 이를 下하여야 한다. 大承氣湯이 좋다"

또 224조에 이르기를 "陽明病으로 譫語하며 潮熱을 發하고, 脈이 滑하고, 疾한 자는 小承氣湯으로 이를 主治한다" 하였고, 下해야 할 병증을 논한 篇에서 이르기를, "下利하고 맥이 遲하고 滑한 자는 內實이다. 大承氣湯이 좋다. 下利하며, 맥이 도리어 滑한 자는 곧 제거되려는 징조이다. 이를 下하면 곧 낫는다. 大承氣湯이 좋다"고 하였는데, 이를 종합해서 고찰하면 以下의 3證은 그 맥이 滑하고 빠름을 알 수 있다.

我說. 本條 이하의 3證은 모두 少陰病의 外觀이 있으므로 仲景이 '少陰病'의 3字를 머리에 붙였지만, 其實 少陰病이 아니고 陽明病이다. 왜냐하면, 實際로 少陰病이라면 口中이 반드시 和할텐데, 그렇지 않고 '口燥咽乾'하기 때문이다.

少陰病으로 自利淸水하고, 色이 純靑하며, 心下가 반드시 아프고, 입이 건조하는 자는 급히 이를 下하여야 한다. 大承氣湯이 좋다.

(少陰病, 自利淸水, 色純靑, 心下必痛, 口乾燥者, 急下之. 宜大承氣湯-『傷寒論』)

(註) 『醫宗金鑑』에,

自利淸水는 下利에 糟粕이 없음을 말하는 것이고, 色純靑은 瀉下한 것이 모두 汚水임을 말한다.

山田正珍 씨의 말.

'淸'은 '圊'을 말한다. '淸水'는 '下水'를 말함인데, 淸穀, 淸便, 淸血, 淸膿血의 '淸'과 같으며, 淸濁의 '淸'이 아니다. 만약 '淸濁'의 淸이라면 그 색깔이 淸白할 것이지 純靑으로 될 까닭이 없다. 註家들이 모두 淸濁의 '淸'으로 解釋하였음은 잘못이다.

我說. 2說이 모두 옳은 말인데, 이를 補足하면, 自利淸水, 色純靑은 瘟疫論의 所謂 熱結旁流로서(다음에 다시 말함) 急히 이를 下하지 않으면 곧 死證으로 變하는 劇證이다.

少陰病의 6, 7일에 腹脹하여 대변을 못 보는 자는 급히 이를 下하여야 한다. 大承氣湯이 좋다.

(少陰病, 六七일, 腹脹, 不大便者, 急下之. 宜大承氣湯－『傷寒論』)

('脹' 字는 『玉函』, 『脈經』, 『千金』 및 『翼』에서는 '滿' 字로 썼는데 옳다－我註)

(註) 腹滿하고 대변을 못 보는 자는 病毒이 腹內에 鬱積한 징후로서 마땅히 이를 下해야 한다. 하물며, 이 독이 全身에 파급되어 少陰病의 外觀을 나타내면 더욱 攻下가 절박하므로 仲景이 급히 이를 下하라고 하였다.

병으로 腹中이 滿痛하는 자는, 이를 實이라 한다. 곧 이를 下해야 한다. 大承氣湯이 좋다.

(病腹中滿痛者, 此爲實也. 當下之. 宜大承氣湯－『傷寒論』)

(註) 腹中滿痛이란, 복부가 팽만하여 自他覺的으로 동통이 있는 것이다.

맥이 雙弦이고 遲한 자는 心下가 반드시 硬하고, 맥이 大하고 緊한 자는 陽 中에 陰이 있다. 이는 下하여야 한다. 大承氣湯이 좋다.

(脈雙弦而遲者, 必心下硬. 脈而緊者, 陽中有陰也. 可下之. 宜大承氣湯－『傷寒論』)

(『金匱』에는 "脈이 緊하고 大하며 遲한 者"라 하였고, '宜大承氣湯'이란 字句가 없다－我註).

(註) 맥이 雙弦이고 遲하며 心下가 硬한 것이나, 맥이 大하고 緊한 것은 모두 陰陽交錯의 證이므로 陽證에 속하는 것만 이 方으로 下하는 것이 좋다는 뜻으로서 下한 후 治陰의 處置를 요하기 때문에 '宜'이라고 하여 主治라고는 하지 않았다.

물어 말하기를, 사람의 병에 宿食이 있음은 무엇으로 분별할 수 있는가 하니, 仲景이 이르되 寸口의 맥이 浮하고 大하며, 이를 按하면 도리어 濇[6]하고 尺中 또한 微하며 濇하다. 그러므로 宿食이 있음을 알 수 있다. 마땅히 이를 下해야 하며, 大承氣湯이 좋다.

(問曰, 人病有宿食, 何以別之. 師曰, 寸口脈浮而大, 按之反濇, 尺中亦微而濇, 故知有宿食. 當下之. 宜大承氣湯－『金匱要略』)

(註) 제1권 脈證脈診法을 참조할 것.

맥이 數하고 滑한 자는 實이다. 이럴 경우는 宿食이 있다. 이를 下하면 곧 낫는다. 大承氣湯이 좋다.

(脈數而滑者, 實也. 此有宿食. 下之愈. 宜大承氣湯－『金匱要略』)

6) '濇'은 '澀'과 同義이다.

(註)『傷寒論』의 辨可下篇에서는, 이는 宿食이 있기 때문이라고 썼는데 옳다. 實이라는 것은 實證을 말한다.

> 下利하여 섭식을 원치 않는 자는 宿食이 있다. 大承氣湯으로 마땅히 下해야 한다.
>
> (下利不欲食者, 有宿食也. 當下之. 宜大承氣湯－『金匱要略』)

(註) 下利病者로서 음식을 먹고자 하지 않는 자는 不消化物이 정체되어 있기 때문에 本方으로 이를 下하라는 뜻이다.

> 下利하며, 3部의 맥이 모두 平하고, 이를 按하여 心下가 堅하면 급히 이를 下해야 한다. 大承氣湯이 좋다.
>
> (下利, 三部脈皆平, 按之心下堅者, 急下之. 宜大承氣湯－『金匱要略』)

(註) 3部의 맥이 平하다는 것은 '寸', '關', '尺'의 3맥이 모두 平脈, 즉 常脈이다는 뜻이며, "이를 按하여"의 '이'는 心下를 말한다.

> 下利하며 맥이 遲하고 滑한 자는 實이다. 下利가 아직 멎지 않더라도 급히 이를 下해야 한다. 大承氣湯이 좋다.
>
> (下利, 脈之而滑者, 實也. 利未欲止, 急下之. 宜大承氣湯－『金匱要略』)

> 下利하여, 맥이 도리어 滑한 자는 병이 去하려 하는 징후이다. 下하면 곧 낫는다. 大承氣湯이 좋다.

(下利, 脈反滑者當有所去, 下乃愈, 宜大承氣湯-『金匱要略』)

(註) "下利하며, 맥이 도리어 滑하다"는 것은, 下利病者의 맥은 微小한 것이 상례인데, 이와는 반대로 맥이 滑하므로 도리어(反)라고 하였다. 當有所去란, 病毒이 스스로 물러갈 轉機가 있다는 뜻이다.

下利가 나았는데, 그 연월일시에 또 재발하는 것은 병이 소진되지 않았기 때문이다. 마땅히 이를 下해야 한다 大承氣湯이 좋다.

(下利已差, 至其年月日時, 復發者, 以病不盡故也. 當下之. 宜大承氣湯-『金匱要略』)

痙病으로 胸滿 口噤하며, 누워도 자리에 몸이 붙지 않고, 脚이 攣急하며 반드시 齘齒한다. 大承氣湯을 쓰도록 한다.

(痙爲病, 胸滿, 口噤, 臥不著席. 脚攣急, 必齘齒. 可與大承氣湯-『金匱要略』)

(註) 口噤은 牙關緊急이고, 누워도 몸이 자리에 붙지 않는다는 것은 몸이 角弓反張하기 때문에 背部가 席上에 密着되지 않음을 말한다. '齘齒'는 이를 간다는 뜻으로, 牙關緊急의 劇한 것이다. 本條는 곧 破傷風의 證治를 說한 것이다.

물어 말하기를, 새로 해산한 부인에 두세 가지 병이 있는데, 그 하나는 痙病이고, 둘째는 鬱冒病이며, 셋째는 대변이 難한 것이라 하는데, 이는 무엇을 말함이요? 仲景이 이르되, 新産婦人은 血이 허하고, 땀이 많이 나는데, 흔히 風에 손상되므로 痙病을 發한다. 亡血한데다가 또 땀을 내어 寒이 많으므로 鬱冒病이 發한다. 진액을 亡失하여 胃가 燥함으로써, 대변이 難하게 된다.

산부가 鬱冒하고, 맥이 微弱하며 嘔하고, 먹지를 못하는데 대변은 도리어 堅하고, 단지 頭汗이 나오는 까닭은 血이 虛하면 厥하고 厥하면 반드시 冒한다. 冒症이 解하려 할 때는 반드시 大汗이 난다. 血虛하여 下厥하고 孤陽이 上部에 나오기 때문에 頭汗이 나는 것이다. 산부가 잘 汗出하는 까닭은 亡陰血虛하고, 陽氣가 홀로 盛하기 때문이다. 그러므로 마땅히 땀을 내어 陰陽을 회복시켜야 한다.

대변이 堅하며 嘔하고 먹지를 못하는 것은 小柴胡湯으로 이를 主治한다. 병이 解하여 잘 먹고 7, 8일이 되어 다시 발열하는 자는 胃實이다. 大承氣湯으로 이를 主治한다.

(問曰, 新産婦人有三病. 一者病痙, 二者病鬱冒, 三者病大便難, 何謂也. 師曰, 新産血虛, 多汗出, 喜中風, 故令病痙. 亡血, 復汗, 寒多, 故令病鬱冒. 亡津液, 胃燥, 故令大便難. 産婦鬱冒, 其脈微弱, 嘔而不能食. 大便反堅, 但頭汗出. 所以然者, 血虛而厥, 厥而必冒. 冒家欲解, 必大汗出. 以血虛下厥, 孤陽上出, 故頭汗出. 所而産婦喜汗出者, 亡陰血虛, 陽氣獨盛, 故當汗出, 陰陽乃復. 大便堅, 嘔不能食, 小柴胡湯主之. 病解, 能食, 七八日, 更發熱者, 此爲胃實, 大承氣湯主之－『傷寒論』)

(註) 第2卷 小柴胡湯條에 있다.

산후 7, 8일에, 太陽의 證이 없이 小腹이 堅痛하는 것은 惡露가 盡하지 않았기 때문이다. 대변을 못 보고 煩躁發熱하여, 맥을 診함에 微實하며, 再倍發熱하고, 日晡時에 煩躁하는 자는 먹지를 못한다. 먹으면 곧 譫語하며 밤이 되면 낫는다. 大承氣湯을 써서 이를 다스린다. 熱이 裏에 있으며, 結이 방광에 있는 것이다.

(産後七八日, 無太陽證, 小腹堅痛, 此惡露不盡. 不大便, 煩躁發熱, 切脈微實, 再倍發熱, 日晡時煩躁者不食. 食則譫語, 至夜卽愈. 宜大承氣湯主之. 熱在裡, 結在膀胱也－『傷寒論』)

(註) 『脈經』에, "日晡所에 발열하는 자는 먹지를 못하고 譫語한다. 이를 刺하면 곧 낫는다"고 하였는데, "이를 利하면 곧 낫는다"로 고치는 것이 합리적이므로 이에 따르기로 하

며, 또한 말미의, "熱在裡, 結在膀胱也"는 後世人이 竄入한 것이므로 이를 삭제하고 註釋을 한다. 즉, 太陽의 證이 없다는 것은 맥이 浮하지 않고, 頭項强痛과 오한이 없음을 말하며, 小腹堅痛은 下腹部 堅滿으로 自他覺的으로 동통한다는 뜻으로서 기존의 裏熱과 停滯된 惡露[7]가 相合하여 일어나는 증상이다. 대변이 秘하고 煩躁發熱하는 것도 역시 그 때문이다.

"맥을 診하건대 微實하다"라는 말은, 맥을 진맥하건대 微하며 實脈이라는 뜻이고, 再倍發熱은 두 번째의 발열이 初回보다 훨씬 더 劇한 것을 의미하며, '日晡所 煩躁'는 일몰시의 煩躁를 말한다. 이와 같이 再倍發熱, 日晡所 煩躁, 먹지를 못하고 譫語하는 것은, 대변을 못보는 것과 煩躁發熱이 증진되어 그런 것이지만 이는 모두 裏熱이 熾盛한 所致이므로 大承氣湯으로 瀉下시키면, 이들 諸症 및 小腹堅痛은 모두 치유되고 惡露도 역시 下하여 소진된다는 뜻이다.

『類聚方廣義』의 本方條에,

이 症이 脈實 裏實하고 發熱煩躁, 便閉譫語하며 또한 小腹이 堅痛함은 아직 急結에 비할 바가 아니므로 大承氣湯을 쓴다. '子病'이 桃核承氣湯症이라고 한 것은 깊이 고찰한 견해가 아니라고 본다.

라고 말한 것은 옳은 說이므로 이 두 方證을 감별해야 한다.

1) 大承氣湯方

大黄 2.4
厚朴 4.8
枳實 2.8
芒硝 3.6

이를 細剉하여 물 1合 5勺으로써 5勺이 되게 달여서 찌꺼기는 버리고 芒硝를 넣어 녹인 다음 頓服한다.

---

7) '惡露'는, 裏熱이 있기 때문에 惡露하여 停滯시킨다.

2) 腹 證

東洞 옹이 本方을 定義하여 말하기를,

大承氣湯은 腹堅滿, 혹은 下利臭穢, 혹은 燥屎가 있는 것을 治한다(대개 燥屎가 있는 者는 臍下가 반드시 磊砢狀[8])을 이루며 피부는 반드시 枯燥하다)라고 말한 바와 같이 腹堅滿, 즉 腹部가 膨滿하고 堅하며 抵抗이 큰 것이 本方의 腹證이지만, 아직도 막연한 감이 있다.

『蕉窓雜話』에,

大柴胡 또는 柴胡加芒硝湯[9])이 쓰일 증상에 承氣湯(大承氣湯을 말함-我註)을 쓰면 瀉下의 効는 마찬가지이지만, 兩 脇心下의 痞硬을 緩解시키는 데는 한층 힘이 약하다. 이 점을 잘 분별해야 할 것이다. 承氣湯의 腹後는, 心下部는 풀려 있으나 臍下에 걸쳐 緊滿하고 힘이 있다.

또한 陽明篇에서 말한 小柴胡湯證은 이 증상이 반드시 大承氣湯證의 증상으로 진행하지 않으면 풀리지 않을 형세이므로 小柴胡로써 兩脇 및 心下를 가볍게 緩解시키고 中脘 이하가 硬滿하기를 기다리는 수단이다. 또 이 경우에 大柴胡湯, 柴胡芒硝湯(大柴胡加芒硝湯이다-我註) 등을 써서 瀉下시키면, 말끔하게 解熱시키지 못하고, 오히려 荏苒한 상태가 되어 나중에는 壞症이 되어 버린다. 이런 경우에 있어서 大小柴胡 또는 柴胡加芒硝가 쓰이는 증상에 각기 구별이 있다.

조금도 뇌동하지 말고, 瞭然하게 구분할 수 있으니 이 점을 유의하여야 한다고 말한 바와 같이 本方證의 腹滿은 臍部를 중심으로 상하좌우가 堅滿하는 것이며, 心下 및 下腹部에는 변화가 없는 것이 상례이다(앞의 小腹堅痛은 예외이다). 만약 心下硬이 있을 때는 大柴胡湯의 心下痞硬과 유사하지마는 그것은 此證 이외에 반드시 胸脇苦滿이 있는데 비하여 本方에는 이것이 없으니, 이로써 판별해야 한다.

그리고 만약 이 두 方證이 併發하면 그 劇易緩急에 따라, 우선 本方을 쓰고 다음에 大柴胡湯을 쓰든가, 아니면 먼저 大柴胡湯을 쓰고 다음에 本方을 쓰든가, 혹은 이 2方을 合

---

8) '磊砢'는 돌이 많이 포개어져 쌓인 모양을 말한다.

9) '柴胡加芒硝湯'은 '大柴胡加芒硝湯'을 말한다.

用하는 機略이 있어야 한다. 또 大黃牡丹皮湯證이 劇하거나 혹은 이것이 大柴胡湯證과 合併될 때는 왕왕 本方證과 酷似하여 감별하기 용이치 않음을 말하지 않을 수 없다.

또한 本方은 능히 燥屎를 除去한다고 하지만, 이는 결코 本方의 特能이 아니며, 調胃承氣湯 역시 그러하므로 이 1症에 의하여 이를 함부로 漫投하지 말아야 한다.

3) 선배의 論說 · 治驗

『明理論』에,

'承'은 '順'이다. 傷寒의 邪氣가 胃에 들어가는 것을 '府'에 入한다고 한다. '府'는 '聚'라고 하며, 胃는 水穀의 海이고 營衛의 源이다. 즉, 水穀이 胃에 會聚하여 변화해서 營衛로 된다. 邪氣가 胃에 들어가면 胃 中에 氣가 鬱滯하여, 糟粕이 秘結하고 壅塞하여 實이 된다. 이렇게 되면 正氣가 舒順할 수 없게 된다. 『本草』에 이르기를, '通'은 '滯'를 제거하며 洩은 邪를 제거한다고 하였다. 塞하여 利하지 못하고 閉하여 通하지 않으면 湯으로 盪滌하고, 塞한 것을 利하고, 閉한 것을 通하게 하면, 正氣가 舒順하게 된다. 그래서 '承氣'라고 이름하였다.

『內臺方義』에,

仲景이 大承氣湯을 쓴 것은 25證으로서 각기 다르다고는 하지만 下泄의 방법이다. 그 방법이 많다고 하더라도, 大滿, 大熱, 大實을 벗어나지 않는다. 맥이 沈 · 實 · 滑한 자는 이를 쓴다.

『傷寒蘊要』에,

대개 下藥은 반드시 맥을 診하고 沈實 혹은 沈滑, 沈疾하여 힘이 있으면 下해야 한다. 다시 손으로 臍腹을 按하여 硬한 자, 혹은 심히 아파서 叫痛하는 자는 이를 下해서 틀림없는 것이다. 무릇 下한 후에도 解하지 않는 자는 다시 臍腹을 按하여 硬한 데가 없는 수도 있으나 만약 손을 댈 수 없을 정도라면 아직도 攻下되지 않은 것이므로 다시 이를 下해야 한다. 만약 下後에 腹中이 虛軟하며 맥에 힘이 없는 자는 이를 '虛'라고 보아야 한다.

『衛生寶鑑』에,

發狂하여 寒邪에 觸冒하고, 解利를 失機함으로써, 이것이 轉變하여 陽明證에 속하고 譫語하는 것을 治한다. 本方에 黃連을 加한다.

我說. 本方에 黃連을 加한다는 것은 本方과 大黃黃連瀉心湯의 合方의 뜻이다.

『理傷續斷方』에,

大成湯은 일명 大承氣湯이라고 이름하며, 傷損의 어혈이 散하지 않고, 肛腹이 팽창하여 대소변이 통하지 않고 위로 心腹을 攻하여 悶亂症으로 위급한 증상을 治한다. 급히 이 약을 써서 어혈을 通下케 한 다음 바로 損藥을 복용할 것이다. 大承氣湯에 甘草, 陳皮, 紅花, 當歸, 蘇木, 木通을 加한다. '損藥'은 곧 小承氣湯이다.

我說. 本方에 甘草, 陳皮, 紅花 등을 加한다는 것은 本方에 桃核承氣湯을 合用하는 것만 못하다.

『醫學正傳』에,

어느 한 사람을 고쳤는데, 그는 6월에 강에 들어가서 물고기를 잡았다고 한다. 그 후 늦가을에 凉雨를 맞고 밤중에 小腹이 심히 아프고 땀을 많이 흘렸다. 맥이 沈하고, 弦하며, 細하고 實하여 重按하면 칼날을 만지는 듯하고 가죽과 뼈 가르는 소리가 난다. 복통의 脈象이 이러한 것은, 陰邪固結의 象이다. 이런 경우에 汗出하지 않을 것인데, 大汗이 있다 함은, 이는 반드시 어혈이 留結하여 營氣가 內守하지 못하고 밖으로 滲泄하는 것이다. 또한 弦脈도 역시 肝血傷을 받은 징후이다. 그래서 大承氣湯에 桂를 加하여 2服시켰더니 微利하고 통증이 減하였다.

연일 未申時가 되면 다시 堅硬하여 아파하므로 前藥을 투여하되 桃仁泥를 加했더니, 紫血을 한 되 가량이나 下하고 통증이 멎고, 脈象이 약간 감퇴되었으나 아직도 가죽과 뼈를 가르는 소리는 여전하였으므로, 前藥에 川附子를 加하여 썼더니 대변을 4, 5회 下하면서 紫黑血의 破絮(다 낡은 헌 솜) 같은 것을 두 되 가량이나 下하고 치유되었다.

我說. 此證에는 本方에 桃核承氣湯加附子를 合用하는 것이 좋았을 것이다.

『吳氏勉學彙集』單方에,

어느 한 소년의 治驗例로서, 복통하여 사람을 바로 쳐다볼 수 없었고 음경이 縮入하여 고함을 질렀다. 醫者가 곧 臍에 灸하였으나 더 아프다 하여 附子理中湯을 투여하려고 하였다. 마침 내가 우연히 그 집 앞을 지나는데, 여러 知友들이 안으로 맞기에 들어가서 그 소년을 보았더니, 이는 陰症이 아니었다(중략). 내가 말하기를 "陰症은 말소리가 낮고 다만 신음할 뿐인데 지금 高厲하고 힘이 있으니 陰症이 아니다.

이를 진맥해 보니, 伏하며 數하고, 또한 弦한 것은 肝이 심하게 상했다고 본다. 外腎은 筋의 會라고 한다. 肝은 筋을 주관한다. 肝火가 盛한 것이다. 肝脈은 음경을 둘러싸고, 目으로 開竅하였으므로 눈이 밝지 못하다. 그래서 承氣湯을 一服시켰더니 곧 아픔이 멎었다. 結糞이 下에 있었기 때문이다. 대개 아플 때는 寒熱虛實을 審察하여야 한다. 諸症이 모두 그렇듯이 오래 된 복통은 대개 積이 있으므로 이를 消하여야 한다.

我說. 이 病理說은 荒唐無稽하지만 承氣湯을 사용한 그 수완은 賞讚할 만하다.

『古今醫統』에

大承氣湯은 癲狂熱壅하여 대변이 秘結한 것을 고친다.

『傷寒緖論』에,

병자가 열이 심하고 맥이 빠르며, 實하고 높은 곳에 올라가서 옷을 벗어버리려고 하며 狂妄罵言하여 親疎를 가리지 않음을 고친다. 무릇 陽이 盛하면 四肢가 實하고, 實하면 높은 곳에 오르려고 한다. 이는 大承氣湯의 證이다.

『仁齊直指』에,

熱厥은 처음에 身熱을 앓다가 후에 厥을 發한다. 병자는 열에 시달려 수족을 함부로 내던지며 煩躁하여 물을 마시고, 頭汗이 나며 대변은 秘結하고 소변은 붉으며 怫鬱昏憒한다. 이는 당연히 下해야 할 터인데 下를 失機하여 血氣가 不通하기 때문에 사지가 逆冷한다. 열이 깊을 때는, 厥이 깊음으로써 소위 下證을 모두 갖추어 厥逆을 나타내는 것이 이것이다. 承氣湯을 투여한다.

我說. 이것은 열이 極하여 도리어 陰狀을 나타내는 것으로써 寒逆과는 정반대이다. 오인하지 말아야 한다.

『小青囊』에,

大承氣湯은 舌의 四邊이 微紅하여, 중앙에 灰黑色이 있는 것을 治한다. 이는 下를 失機한 때문이다. 本方으로 이를 退治하고 또, 舌黃을 나타내어 黑點이 亂生하는 것을 治한다. 그 증상은 반드시 渴하고 譫語한다. 또한 舌이 灰黑色을 나타내고 黑紋이 있으며 脈이 實한 것을 治한다.

我說. 이것은 本方의 舌證을 말한 것이지만 腹脈證을 참조하지 않고 이것만으로 處劑하면 안 된다.

『痘證寶筏』에,

承氣湯은 痘色이 赤紫하고 형태가 陷凹하며, 頂焦하고, 齒燥 脣裂하며 복부가 脹悶하여 按하기를 거부하며 舌刺 譫語하고 睡臥가 편치 않고, 오래 일어나 있지를 못하는 것은 모두 燥屎가 閉結되기 때문이다. 이를 써서 제거하면 곧 毒火가 泄하여 痘가 저절로 일어나고 色이 紅活하게 된다. 但只 實熱이 淸함을 보고 妄用誤投하면 안 된다. 誤下하면 원기가 虛해져서 오히려 內陷을 초래하여 크게 화를 당한다.

『瘟疫論』('瘟疫'은 '傷寒'이다-我註).

瘟疫으로 發熱하여 1, 2일 만에 舌上에 백태가 積粉狀으로 되었는데, 아침에 達原飮 一劑를 복용하고 오전에 舌이 黃色으로 변함에 따라서 胸膈滿痛하고 大渴煩躁를 나타내었다(중략). 前方에 大黃을 加하여 이를 下하니 煩渴이 약간 減하고 熱이 6, 7은 제거되었다. 午後에 다시 煩躁發熱하여, 舌이 흑색으로 변하고 舌刺가 돋으며, 鼻는 烟煤와 같았다. 이는 邪毒이 가장 重하고 또한 瘀하여 胃에 이른 것이다. 급히 大承氣湯을 투여하니, 밤에 이르러 크게 下하고 야반에 가서는 열이 내리며 翌朝에는 鼻黑舌刺가 없어졌다.

我說. 達原飮을 쓰는 것은 小柴胡湯을 쓰는 것만 못하다.

이는 하루에 세 번이나 變症이 있다. 數日에 걸치는 治法을 하루에 이루는 것이다. 그 毒이 甚하므로 轉變도 역시 빠르다. 약을 긴급히 쓰지 않으면 안 된다. 만약 이 증상에 약을 복용하지 않거나 혹은 緩劑를 투여하며 覊遲[10]하여 2, 3일을 지나면 반드시 죽는다. 만약 죽지[11] 않는다고 하더라도 약을 더 쓸 필요가 없게 된다. 일찍이 瘟疫으로 1, 2일 만에 쓰러지는 것을 보았다. 바로 그런 類이다.

我說. '장티푸스'에 下劑를 엄금하는 醫家들은 재삼 반성해 볼 일이다.

만약에 邪가 이미 胃에 들어갔다면 承氣가 아니고서는 愈하지 않는다. 잘못하여 白虎를 쓰면 이미 邪를 쫓아낼 능력이 없고, 공연히 剛悍으로 인하여 胃氣를 伐하고 도리어 邪毒을 눌러 맥을 순행치 못하게 하고, 이로 인해서 맥이 細少하게 된다. 또한 陽證陰脈이라 하여 함부로 不治라 하고, 醫者는 맥이 微하여 絶하려 함을 보고 이를 감히 下할 생각은 않고, 다만 寒凉劑[12]만을 섞어서 투여하여 당연한 것처럼 여긴다. 이런 약을 투여하면 투여할수록 더욱 위태롭게 되는데도 후회하지 않는다. 이는 마땅히 시급히 大承氣湯을 투여하여 緩徐하게 이를 下하면 六脈이 저절로 부활한다.

我說. 이는 峻下劑가 때로는 강심약이 되는 所以이다.

邪가 半表半裏에 發하는 데는 一定한 법칙이 있다. 이것이 傳變하면 혹은 表部로 나오고 혹은 裏部로 들고 혹은 表裏에 分傳한다. 醫者는 表證이 있고 또 裏證이 있음을 보고 經論에 따라 먼저 그 表를 解하고 이어서 裏를 攻한다. 이는 큰 오류이다.

我說. 이는 先表後裏의 法을 非議하는 것이 아니다. 그 法을 泥守하여 변통을 모르는

---

10) '覊遲'의 '覊'는 마땅히 '羇'가 되어야 한다. '羇'는 旅寓를 말하는 것인데, 하는 일 없이 세월을 보내는 것을 말한다.

11) 이 뜻은, 죽지 않더라도 廢人이 되어 버리기 때문에 약을 더 이상 쓸 필요가 없다는 뜻이다.

12) '寒凉'은 '石膏' '黃連' 등 寒藥을 말한다.

것을 책하는 것이다.

일찍이 大劑인 麻黃을 連進함을 보았는데 一毫도 땀이 나지 않고 몹시 煩躁하는 것은 무슨 까닭인가? 무릇 발한의 이치는 內에서 中(半表半裏를 말함-我註)을 거쳐 表에 이르는 것이다. 이제 裏氣가 結滯되어 陽氣를 외부로 敷布할 수가 없다. 그래서 사지가 아직도 厥逆을 면치 못하고, 또 氣液이 蒸蒸하여 능히 表에 이를 것이다.

예를 들면, 발이 묶인 새와 같아서 날으려 하지만 날지 못하는 것과 같다. 대개 새가 飛昇하려고 할 때는 몸을 반드시 구부리고 먼저 발을 뗀 다음 날개를 벌리며 날을 수 있다. 이것은 戰汗과 同義이다. 硯滴(벼루에 쓸 물을 담아두는 그릇-我註)은 그 後竅를 閉하면 前竅로부터 물방울이 떨어지지 않는 것이 발한의 이치와 같다. 무릇 邪氣가 表裡에 分傳하는 증상을 나타내면 힘써 承氣湯으로써 먼저 裡를 통하게 하는 것이 좋다. 裡氣가 통하면 發散劑를 투여하지 않더라도 대개의 경우 저절로 汗出하고 解하는 수가 있다.

我說. 이것은 下劑가 때로는 발한약으로 될 수 있는 所以이다.

瘟疫으로 下한 후 2, 3일 혹은 1, 2일에 舌上에 다시 舌芒刺가 생기는 것은 邪가 아직도 소진되지 않았기 때문이다. 다시 이를 下해야 한다. 舌芒劑가 아직 제거되지 않았더라도 鋒芒이 없고 軟하다. 그러나 熱渴이 아직 제거되지 않았으면 다시 이를 下하여야 한다. 熱渴이 減하고 舌芒刺가 없어진 후 또 다시 舌芒刺가 생기면 다시 이를 下하는 것이 좋다.

내 고향에 周因之란 사람이 있었는데 疫을 앓은 지 月餘나 되었다. 그동안에 舌芒刺가 세 번이나 번갈아 돋았다. 大黃 20兩을 복용하니 비로소 열이 다시 일어나지 않았으며, 그 외 脈證도 사라졌다. 그러므로 下하는 데 있어서는 計數를 따지지 않고 이 증상이 있으면 바로 이 약을 투여해야 한다. 醫者가 이런 이치에 밝지 못하고 경력이 부족하여 中途에 의혹이 생겨서, 왕왕 이 증상을 만나면 도리어 헛된 治法을 쓰는 경우가 있다.

朱海疇의 처가 나이는 45세인데, 疫病을 앓아 下證이 있어서 사지를 움직일 수가 없었고 自臥하기를 塑像(土人形을 말한다-我註)과 같았으며, 눈을 감은 채 입은 다물고, 舌上에는 芒刺가 있어서 괴로운 증상에 대하여 묻는 말에 대답조차 하지 못하였다. 그래서 그의 아들에게 작금 2, 3일 중에 복용한 약은 무엇이냐고 물으니 承氣湯 3劑를 썼는데 每劑마다 大黃을 1兩餘를 加하였는데도 効가 없고 이제는 다른 대책이 없어서 그냥 좌시할 수 없으므로 다시 한 번 진찰을 원한다고 하였다.

내가 보니 맥은 아직도 神氣가 있고 下證은 모두 갖추어졌다. 藥淺病深한 것이었으므로 우선 大黃 1兩 5錢을 투약하니 잠시 후에 눈을 움직이게 되었고, 다시 투여하니 舌上의 刺芒이 없어지고 입을 겨우 벌릴 수 있었으며 말을 하게 되었다. 3劑만에 舌芒刺가 多少 사라지고 神思가 약간 상쾌해졌다. 4일째에 柴胡淸燥湯을 썼더니 5일째에는 다시 舌芒刺가 생기고 煩熱이 첨가되었다. 재차 이를 下하여 7일째에 또 承氣榮養湯을 투여하니 열이 조금 사라졌다. 8일째에 大承氣湯을 썼더니 지체를 스스로 움직일 수 있었다.

이렇게 하여 반 개월이 지나는 동안 大黃 12兩을 함께 썼으며, 병이 나았다. 그 수일 후 糜粥을 주어 조리하기를 2개월여에 平常으로 회복하였다. 이런 證例는 1,000名을 치료하는 동안에 2, 3명 있을 정도에 불과하지마는 그 治驗例를 기록보존하니 참작하기 바란다.

我說. 柴胡淸燥湯은 柴胡去半夏加括蔞湯만 못하다. 承氣榮養湯은 大柴胡湯去大黃만 못하다.

瘟疫으로 下해야 할 증상은 대략 30餘證인데, 이를 모두 갖추지 않더라도 다만 舌黃, 心腹痞滿을 나타내면 바로 達原飮에 大黃을 加하여 이를 下해야 한다. 設使 邪가 膜原(半表半裏의 뜻이다－我註)에 있는 경우라도 이미 행동의 機微가 있어서 離하지 않은 경우라면 大黃으로 이를 촉진하여 下한다. 實로 開門祛賊의 治法이라 하겠다. 즉 아직도 愈하지 않더라도, 邪가 久羈할 수 없어서 2, 3일 후에 邪가 胃로 들어가면 小承氣湯으로 그 餘毒을 제거하여야 한다.

我說. 達原飮加大黃(小柴胡湯加大黃)과 小承氣湯 사이에 大柴胡湯을 사용하는 病機가 있다.

무릇 客邪는 빨리 去逐함이 좋다. 사람의 氣血이 아직 흩어지지 않고, 肌肉도 아직 消하지 않고, 津液도 아직 소모되지 않은 病人으로서 아직도 위태롭지 않을 때에 藥劑를 투여하면 病人의 가족들로부터 制肘를 받지 않고 愈後에도 회복이 용이하다. 만전을 기하려면 邪의 소재를 빨리 알아서 그 병근을 拔去함이 가장 要緊하다.

오직 사람의 허실을 諒察하고, 邪의 경중을 헤아리며 병의 완급을 살펴서 邪氣가 膜原

(半表半裏)을 離하는 정도의 多寡를 헤아린 연후에, 약을 공연히 투여하지 말고 약을 투여함에 있어서 太過不足의 폐단이 없도록 하여야 한다. 그러므로 仲景師가 大柴胡湯으로부터 以下 三承氣를 立方하여 투여의 多寡는 병증의 경중에 따라 달리하였다. 下하는 일은 늦어도 상관없다는 설에 구애되어서는 안 된다.

下해야 하는 증상으로 下하고서 結糞이 없음을 보고 下함이 일렀다고 한다든가, 혹은 下證이 아닌데도 下劑를 오용한 것으로 잘못 알기도 한다. 본래 承氣는 邪를 去逐하기 위해서 설정된 것이지, 전적으로 結糞을 위해 설정된 것은 아님을 모르고 하는 말이다. 만약에 結糞이 되기를 기다린다면 혈액이 열로 인하여 손상되어 變證이 연이어 생겨난다. 이는 養虎患遺와 같다. 참으로 醫者의 잘못이라 아니할 수 없다.

溏糞이 下할 시기를 逸失하면 이것이 蒸하여 極臭를 發하고 敗醬과 같고, 혹은 藕泥(蓮根의 泥－我註)와 같아지며 죽음에 이르기까지 結便 안 되는 것이 있다. 다만 臭穢가 일단 사라지면 邪毒도 이에 따라 消去되고 脈證도 이에 따라 없어진다. 어찌 結糞만을 기다려서 下法을 遷延시킬 수 있겠는가.

예를 들어, 經枯血燥한 사람, 혹은 노인들은 혈액이 衰少하여 대개 燥結을 일으킨다. 혹은 병후에 혈기가 아직도 회복되지 않은 사람도 역시 燥結이 많다. 經(『傷寒論』을 말함－我註)에 이르기를, 대변을 못 본 지 10일이 지나도 하등의 고통도 없다. 이것이 무슨 방해가 되겠는가라고 하였다. 이것으로 보더라도 燥結이 사람을 손상케 하는 것이 아니고, 邪毒이 인명을 손상함을 알 수 있다. 邪로 인해서 열이 생기고, 열이 燥結을 초래하는 것이지, 燥結이 邪熱을 이루는 것이 아님을 알아야 할 것이다.

다만, 병을 오래 앓고, 下할 때를 失期하면 이로 인해서 燥結이 壅閉되어 瘀邪鬱熱하여 下泄하기가 더욱 어려우나, 일단 結糞이 통하면 氣가 통하여 邪熱이 곧 제거된다. 이는 앞의 말과 같지 않은 것이다. 요컨대 邪를 '本'으로 보고 열을 '標'로 보아야 한다. 結糞은 그 '標'이다. 빨리 邪를 제거하면 燥結을 앓을 염려가 없는 것이다.

예컨대 滯下[13]에는 본래 結糞이 없다. 初發時에 체질이 實하고 頻數窘急[14]한 자는 芍藥湯에 大黃을 加하여 이를 下하면 좋다. 이 어찌 結糞으로 인해 下하는 것이겠는가? 즉, 邪를 逐去하기 위해서 설정된 것이다.

혹은 말하기를 積滯(지금에 말하는 점액 또는 粘血液을 뜻한다－我註)를 고치기 위해

---

13) '滯下'는 이질의 옛말로서 지금의 대장 카타르, 赤痢를 말한다.

14) '頻數窘急'은 裏急後重을 말한다.

설정된 것이 아니겠느냐고 하지마는 나는 그렇지 않다고 주장한다. 邪氣가 하초에 침입하면 기혈이 壅滯되어 鬱하고 '積'이 된다. 만약 積을 제거함을 治하는 것으로 본다면 이미 형성된 積은 逐去되더라도 아직 未成의 積이 다시 생성될 것이다. 모름지기 大黃을 써서 그 '邪'를 逐去하여야 한다. 이것이 즉 積이 생성되는 근원을 끊고 營衛를 유통시키면 '積'을 직접 治하지 않고 저절로 癒한다. 그리고 虛痢가 있는데 이 論에 해당하지 않는다.

我說. 芍藥湯에 大黃을 加하는 것은 大柴胡湯을 쓰는 것만 못하다.

어느 사람이 묻기를, 맥과 證이 相同한데 糞結이 있는 경우와 없는 경우가 있음은 무슨 까닭이요? 하니, 이르기를 환자가 발병 당시에 대변을 보지 못하고 이어서 蘊熱이 있으면 더욱 便痛이 어려워지고 이것이 蒸하여 結해지는 것이다. 또 하나는 患者가 平素에 大便이 實하지 않고, 胃家熱이 甚하더라도 다만 蒸하여 極臭를 풍기고 그 모양이 粘膠와 같이 結하지 않는 것도 下해야 할 證이다. 만약 經論(『傷寒論』)에 말한, 처음에는 硬하고 후에 반드시 溏泄하는 것은 攻하지 말아야 한다고 한 구절을 인용한다는 것은 실로 千古의 弊가 되는 것이다.

我說 "처음에 硬한 후에 반드시 溏泄하는 것은 攻하지 말아야 한다"고 한 師論은 틀린 것이 아니다. 다만 이 語句를 알고, 少陰病의 "自利淸水 운운"의 句를 고려하지 않음이 잘못이다.

按컨대 三承氣湯의 功用은 그야말로 방불한다. 熱邪가 裏에 傳入하여 但只 中焦가 痞滿하는 증상은 小承氣湯이 좋고, 中焦에 堅結이 있는 증상은 芒硝를 加하여 堅을 풀고 燥를 潤하게 하며, 병이 오래되어 下함을 失機한 증상은 結糞이 없더라도 그 糞이 粘膠 모양으로 되고 結臭惡物이 많다. 芒硝를 加하면 大黃에 蕩滌의 効能이 있다. 만약 痞滿이 없고 다만 宿結하여 瘀熱이 계속되는 증상에는 調胃承氣湯이 좋다.

즉, 三承氣의 功効는 大黃에 있으며, 餘他는 모두 標證을 治하는 것이다. 약탕을 복용하지 못하는 자, 혹은 嘔한다든가 혹은 두려워하는 자에게는 이것을 細末로 하여 蜜丸을 만들어 탕(온수)으로 복용한다.

我說. 이 說에 의하여 三承氣湯의 腹證의 구별을 알아야 한다.

4) 下해야 할 諸證

(1) 舌白苔가 漸次 黃苔로 變하는 것

邪가 膜原(半表半裏의 뜻)에 있으면 舌上에 백태가 있으며, 邪가 胃家에 있으면 舌上에 黃苔가 있고, 笞가 오래 되면 焦色으로 된다. 백태는 下해서는 안 된다. 黃苔는 下함이 좋다.

我說. 백태는 小柴胡湯證이고, 黃苔는 小柴胡湯加大黃 혹은 大柴胡湯證이다. 舌黑苔(이하는 대개 大承氣湯證이다－我註).

邪毒이 胃에 있으면 위로 薰騰하여 黑苔가 생긴다. 黃苔가 오래되면 焦黑으로 변하는 것이 있다. 진액이 윤택하여 軟黑苔를 이루는 것도 있고 舌上이 건조하여 硬黑苔를 이루는 것이 있는데, 下後 2, 3일 있으면 黑苔가 저절로 脫한다.

또 하나는 舌上이 모두 검은데도 苔가 없는 것이 있다. 이것은 經氣로서 下證이 아니다. 임신부에게 많이 볼 수 있다. 陰證에는 역시 이런 것이 있다. 이런 것은 下證이 아니다.

下後에 裡證이 사라지고 舌上이 아직도 검다면 苔皮가 아직 완전히 脫하지 않은 것인데 다시 下해서는 안 된다. 要는 下證이 있을 때만 下해야 한다.

舌上에 苔가 없고 下證이 없는데도 誤下하여 도리어 舌이 離離黑色[15]을 나타내는 것은 危症이다. 마땅히 이를 補해야 한다.

(2) 舌芒刺[16]

열이 진액을 상하게 하는 것인데 이것은 疫毒이 가장 重한 것이다. 급히 下하여야 한다. 노인이 微疫으로 下證이 없이 舌上이 건조하면 苔刺가 생기기 쉽다. 이 때는 生脈散을 써서 津을 생성하고 燥를 潤하게 하면 芒刺가 저절로 없어진다.

我說. 柴胡去半夏加括蔞加地黃麥門冬 혹은 麥門冬湯加括蔞根을 쓰면 生脈散은 필요없다.

---

15) '離離黑色'의 '離離'는 一字를 敷衍한 것으로, '離'는 '黧'와 같다. 또는 '黧'로 한다. '黧黑'은 검고 黃色을 띤 것을 말한다.

16) '芒刺'의 刺는 당연히 '刺'로 하여야 한다. 刺芒을 芷刺라고 한다. 이것은 작은 대추나무에 있는 가시를 말한다. 즉 熱毒이 심할 때는 舌上에 가시를 심어 놓은 듯한 것에 비유한 것이다.

(3) 舌 裂

오래도록 下를 失機하고 혈액이 枯極하면 대개 이 證이 있다. 또 熱結旁流함을 오래도록 고치지 않을 때 下部에서는 진액이 消亡되고, 上部에서는 邪火毒이 熾盛하면 역시 이 證이 있다. 급히 이를 下하면 舌裂이 저절로 아문다.

(4) 舌短・舌硬・舌卷

이는 모두 邪氣가 勝하여 眞氣가 虧損된 것이다. 급히 이를 下하면 邪毒이 사라지고 眞氣가 회복되어 舌이 저절로 풀린다.

(5) 白砂苔

舌上의 백태가 乾硬하여 砂皮(鮫・魦의 껍질처럼 까칠까칠한 모양－我註) 모양인 것은 일명 水晶苔라 하여 백태의 경우보다 진액의 건조가 더욱 심하고, 邪가 위에 들어가더라도 黃色으로 변하지를 못한다. 급히 下하여야 한다.

(6) 脣燥裂・脣焦色・脣口皮起・口臭・鼻孔이 烟煤와 같은 證

胃家가 熱하면 이 證이 많다. 마땅히 下해야 한다. 脣口皮의 浮起는 別證과 비교해 볼 것이다. 鼻孔煤黑은 疫毒이 胃에 있는 것이다. 주저하지 말고 下함이 옳다.

(7) 口燥喝

口燥喝로 下證이 있을 때는 이를 下함이 좋다. 下後에 邪가 사라지고 胃가 和하면 渴은 저절로 減해진다. 만약 花粉(天花粉)・麥門冬・知母를 복용하여 津이 생기게 해서 止渴을 도모하는 것은 아주 틀린 일이다.

- 만약 大汗하고 맥이 長洪하며 渴한다면 아직 下해서는 안 된다. 이 때는 白虎湯이 좋다. 이로써 다시 땀을 내고 身凉하며 渴이 멎는다.
- 目赤・咽乾・氣噴이 火와 같고, 소변이 赤黑하여 涓滴하며 동통하는 證.
- 소변이 極臭하고 손발을 마구 휘두르며 脈이 沈하고 數할 때.

이것은 모두 內熱이 極하기 때문이다. 주저없이 下해야 한다.

⑻ 潮熱 · 譫語

邪가 胃에 있으면 이 증상이 있다. 下해야 한다. 그러나 경우에 따라서는 下해서 안 될 것이 있다.

⑼ 자주 한숨(太息)쉬는 證

胃家가 實하면 호흡이 어렵고 胸膈이 痞悶하여 항상 氣를 끌어 下行시키려고 한다. 그러므로 太息을 한다.

(註) 泰山 씨는, '太息'의 '太'는 매우 심하다는 뜻이라고 하였고, 劉奎는 말하기를, "古人이 말하는 '長太息'이란 이를 두고 하는 말이다. 즉 탄식의 소리나 長呼의 氣를 말한다. 氣가 舒暢하지 않음으로써 一呼氣마다 寬緩을 느낀다. 여기서 해석하기를 호흡이 利하지 않으므로 氣가 끌어 下行하려 한다고 한 것은 적절한 해석이 못된다"고 하였다. 이 說은 지극히 옳게 표현한 것이다.

心下滿하고, 心下가 높이 솟아서 塊와 같고, 心下痛하며, 腹脹滿하고, 복통이 있어 이를 按하면 더욱 통하며, 心下脹痛이 있는 證.

以上은 모두가 胃家에 邪가 實하여 內結氣閉한 것이다. 이는 下함이 좋다. 氣가 通하면 곧 낫는다.

(10) 頭脹痛

胃家가 實하면 氣가 下降하지 않는다. 이를 下하면 두통이 곧 낫는다. 만약 初發의 두통으로서 별로 下證이 없을 때는 아직 下하지 말아야 한다.

(11) 小便閉

대변이 통하지 않으면 氣結하여 舒暢하지 않고, 대변이 통하면 소변도 곧 解하다. 잘못하여 行氣利水의 약을 복용해도 効益이 없다.

(12) 大便閉 · 轉屎氣極臭

다시 下證이 있을 때는 이를 주저 없이 下해야 한다. 혈액이 枯竭하는 것이 있다. 表裡

의 證이 없음은 虛燥라고 보아야 한다. 蜜煎導 및 膽導[17]가 좋다.

(13) 大腸膠閉

평소에 대변이 實하지 않은데 만약 疫邪가 裡에 傳入되면 蒸하여 極臭를 發하고 그 형상은 粘膠와 같으며 끝까지 結하지 않는다. 더욱 蒸하면 점도가 더욱 높아지고 더욱 閉함으로써 胃氣가 下行할 수 없고 疫毒이 풀려나갈 길이 없어진다. 下하지 않으면 죽는다. 粘膠가 일단 사라지면 下證이 저절로 제거되고 霍然하게 낫는다.

(14) 協熱下利 · 熱結旁流

이는 모두 下해야 한다.

協熱下利는 환자의 대변이 不調한데 邪氣가 갑자기 胃에 침입하여 煩渴해지고 한편 平常과 같이 稀糞을 설사하며 敗色하지 않고 단지 焦黃일 뿐이다. 이는 伏邪가 裏에 傳入하여 胃에 稽留할 수가 없다. 오후에 潮熱이 일어나면 설사를 하고, 子後(밤 12時 以後)에 열이 사라지면 설사도 역시 減해진다. 다음날 潮熱이 없으면 설사도 멎고 병도 癒한다. 潮熱이 아직 제거되지 않고 설사도 멎지 않으면 小承氣湯이 좋다. 이로써 餘邪를 逐去하면 설사도 저절로 멎는다.

熱結旁流[18]는 胃家가 實하여 內熱이 壅閉됨으로써 먼저 대변이 秘結하고 이어서 純臭水를 下利하게 되는데 糞은 전혀 없고, 하루에 3, 4회 혹은 10數回를 下利한다. 大承氣湯을 써서 結糞이 되면 下利도 멎는다. 그런데 탕을 복용하고도 結糞되지 않으며 계속 純臭水와 복용한 탕약을 下利하는 것은 大腸의 邪가 勝하기 때문에 送下하는 기능을 잃어버린 것인즉 邪가 아직도 존재함을 알 수 있다. 따라서 병세는 여전히 減하지 않는다. 다시 이를 下해야 한다.

---

17) '蜜煎導 및 膽導' – '蜜'은 '蜂蜜'이고 '膽'은 '膽汁'이다. '導'는 앞의 2者의 어느 것이나 注腸하여 대변을 통하게 하는 뜻인데, 지금에 말하는 관장법이다. 한방에서는 하제와 관장제의 용도가 구분되어 있는데, 洋方과 달리 무차별하지 않다.

18) '旁流'는 대변이 熱結하여 통하지 않을 때 복용한 탕약이 그 結糞 옆을 지나서 유출되기 때문에 臭水가 되는 것이다. 말하자면 邪熱이 胃에 들어가서 壅閉되면 대변이 반드시 秘結하여 통하지 않고 但只 臭水만을 下하며 糞은 전혀 없다. 하루에 2, 3회 내지 14, 5회에 이른다. 大承氣로써 結糞을 下하면 止利한다.

(15) 四逆(四肢厥逆)・脈厥・體厥

이들은 氣閉에 屬한다. 陽氣가 안으로 鬱하여 밖으로 四布되지를 못한다. 胃家가 實하기 때문이다. 이것은 下함이 좋다. 下한 後 도리어 이 證을 나타내는 것은 虛脫이다. 마땅히 補해야 한다.

(16) 脈厥(第1卷 脈證脈診法條에 있음)

體厥, 陽證으로서 脈은 陰이고 몸이 냉하여 얼음과 같이 되는 것을 말한다.

(17) 發 狂

胃家가 實하고 陽氣가 盛하다. 이는 下하는 것이 좋다.

『方機』 本方의 主治에,

- 潮熱을 發하며 대변이 硬한 자.
- 腹滿을 解하기 어려운 자.
- 腹脹滿하여 喘하고 兩便이 통하지 않고 全身面目에 水腫이 發하는 자.
- 潮熱 譫語하며 대변이 硬하고 혹은 燥屎가 있는 자.
- 腹滿痛하며 대변이 통하지 않는 자.
- 대변이 통하지 않고 煩하며 腹滿하는 자.
- 目中이 了了하지 않고, 眼睛이 和하지 않으며 대변이 硬한 자.
- 自利淸水, 心下痛하고 口乾燥한 자.
- 胸滿口噤하며 누워도 등이 자리에 붙지 않고, 脚攣急咬牙하는 자.
- 腹中에 堅塊가 있으며 대변이 통하지 않는 자.
- 痘瘡으로 腹大滿하며 兩便이 통하지 않고 혹은 譫語 口乾燥하는 자.
- 食滯로 복부가 急痛하며 대변이 통하지 않고 혹은 嘔利하는 자.
- 이질로서 譫語 혹은 腹滿痛하여 먹지 못하는 자.

『建珠錄』에,

京師의 상인 某가 天行痢를 앓았는데, 어느 醫者가 이를 치료하여 下痢의 度數가 매우 줄기는 하였으나 臭穢를 하루에 1, 2회 下하고 음식이 맛이 없고, 신체가 羸瘦하며 사지에 힘이 없고, 날이 갈수록 더욱 심했으나 衆醫의 치료가 모두 効를 거두지 못했다. 선생이 이를 診하여 大承氣湯을 지어 수일간 복용시켰더니 全治되었다.

京師의 상인 某의 아들이 나이가 13세인데, 天行痢를 앓아 重急後重하고 心腹이 刺痛하며 噤口하기를 數三日間, 苦楚呻吟, 사지로 좌석을 칠 정도였다. 諸醫가 効를 얻지 못하여, 선생이 이를 診하고 大承氣湯을 만들어(每 貼의 重量 12錢) 마시게 하였더니 얼마 후에 蒸振熱煩하고 快利가 물을 기울이듯 하고서 癒하였다.

京師의 상인 某의 妻가 積病 5년이나 되었는데, 初症은 복통이었는데, 諸證이 雜出하여 아직 定證이 없었다. 그 一門 중에 醫者가 있어서 오래도록 치료하였으나 효험이 없었다. 그 醫者는 생각하기를 불치증으로 보고, 치료를 사절하고 물러갔다. 그래서 선생을 모셔다가 진찰하게 하니 선생은 大承氣湯을 지어 주었다.

병자가 아직 복약하기 전에 前醫가 찾아와서 선생의 主方을 듣고서 상인에게 말하기를, 이 약은 병자의 죽음을 더 催促할 뿐인즉 承氣의 峻烈함은 火銃으로 腹內를 쏘는 것과 같다고 하며 겁내어 말하였다. 그러나 상인은 그의 치료가 마땅치 않았음을 오랫동안 겪어 보았으므로 그의 뜻을 무시하고 선생이 지은 약을 數劑 連服시켰더니 병자가 용변을 보고 나서 心腹이 갑자기 편해졌으나, 아직도 胸中에 喘滿의 증상을 느낀다고 하였다. 선생은 다시 控涎丹을 만들어 이를 주었는데, 이 약을 복약하기 전에 또 前醫가 나타나서 상인에게 이르기를, 承氣湯도 환자가 견디지 못함을 두렵게 여기는 터에 하물며 그보다도 더욱 峻烈한 약을 병자에게 주다니 놀랄 일이라고 복용하지 말도록 재삼 당부하였다. 그러나 듣지 않고 그날 밤에 이 약을 복용시켰다.

병자가 그 翌朝에 몹시 吐下하더니 胸腹이 한결 더 편하여졌다. 前醫가 다시 찾아와서 이를 보더니 탄복하여 마지 않았다. 그 수일 후에 병자는 全癒하였다. 그의 남편인 상인도 오랫동안 腹瀉를 앓았는데, 항상 稀粥이 아니면 먹지를 못했다. 그러면서도 약을 복용하지 않았는데 선생의 殊効를 보고 醫藥의 믿을 만함에 경탄하여 선생에게 診治를 청하였다. 선생이 半夏瀉心湯을 주었더니 수개월 만에 腹瀉가 全治되어 稀粥을 먹지 않고 밥을 먹게 되었다.

浪華의 상인 某의 처가 腹滿을 앓았는데, 浪華의 諸醫들이 그들의 의술을 다하였으나 전혀 효험을 보지 못했다. 선생이 이를 診하고 大承氣湯을 주어 복약시켰더니 2개월 만에 腹滿이 全減하고 平常人과 같았다. 그러나 이를 按하면 臍傍에 塊가 있어 아직도 解하지 않았다. 그래서 前方을 계속하여 복약시키고자 하였으나 그 상인은 병이 없다고 생각하여 이를 거절하고 복약을 중지하였다.

그런 후에 6개월이 지난 무렵 그의 아내가 다시 대변이 燥結하고 飮食이 크게 줄었으며, 어느 날 갑자기 복통을 일으키고 연거푸 구토하였다. 그제서야 선생의 明見에 탄복하고 다시 診治를 求하니 선생이 大半夏湯을 주었다. 이를 복약한 지 수일 만에 통증이 멎고 토하지 않았다. 그래서 다시 大承氣湯으로 이를 下하게 하였다. 前에는 5일, 10일에 겨우 한 번 배변하였고 塊가 여전하였다. 이것이 오래 복약을 계속하니 陰中으로부터 臭穢를 下하는데 下利하기를 하루에 10餘行하더니 2, 3일 만에 下利가 멎고 塊가 解하고 갑자기 회복되었다.

『慢遊雜記』에,

阿波의 상인 某가 배를 尾道에 碇泊시켰을 때 章魚를 먹고 중독되어 累日이 되어도 解하지 않았다. 2旬이 지나 赤馬關에 와서 여러 醫者에게 보였으나 병세가 더욱 맹렬하여 사경에 이르게 되었다. 객사의 주인이 나에게 와서 치료해 주기를 청하였다. 곧 診하여 보니 滿腔이 돌을 쌓은 듯하였고 心下에서 小腹에 이르도록 絞痛하여 만질 수가 없었다. 藥食을 함께 토하여 조금도 멎지를 못하며, 맥은 緊數하고 舌脣이 焦黑하였다. 주인을 불러 이 사람이 평소에 積塊를 앓지 않았느냐고 물으니 그렇다고 하였다. 이것은 滯食으로서, 積痛을 激發한 것이라고 보았다.

먼저 滯食을 下하게 하고 따라서 그 積痛을 調治하면 解할 것으로 생각하여 수일간 치료하면서 경과를 보기로 하고 우선 大劑인 大承氣湯을 투여하여 下하기를 數十行하니, 腹脹이 모두 제거되었으나 絞痛은 더욱 심하였는데, 살펴보니 心下에 巨塊가 있어서 움직이는 형상이었다. 그래서 석 달 동안 附子粳米湯을 주어 調治하니 복통이 半으로 減하고 설태가 모두 사라졌다. 그로부터는 하루에 薄粥을 2盞씩 먹게 되었는데 粳米湯을 투여한 지 100일 만에 겨우 全癒되었다.

船主의 滯食을 토하게 하는 데 瓜蔕를 쓰지 않은 까닭은 그의 聲氣가 瓜蔕의 독에 견디지 못함을 알았기 때문이다. 이미 下하고 난 다음에 芩連을 쓰지 않은 이유는 腹氣가 竭之하여 苦寒으로 이를 攻하면 통증이 더욱 激하게 될 우려가 있었기 때문이다.

『成績錄』에,

浪華地方 某씨의 母가 나이는 60여세인데 을묘년 여름에 荀 및 소금에 담근 松蕈을 먹고 그 후로부터 惡心腹痛을 일으켰다. 이듬해 丙辰年 여름에 이르러 선생이 이를 診하고 大承氣湯을 복용시켰더니 얼마 후에 지난 여름에 먹었던 筍蕈을 吐했다. 계속해서 前方을 투여하였더니 數十 貼 만에 平常과 같이 회복되었다.

我說. 下劑를 써서 吐劑로 응용한 古方의 妙를 알 수 있다.

『古方便覽』에,

어느 상인이 나이가 60인데 열병을 앓았다. 諸藥을 雜投하여 날로 극하였고, 17, 8일에는 耳聾目瞑하여 사람도 알아볼 수가 없었다. 脣焦하며 舌色은 검고 譫妄 燥渴하여 다만 냉수만을 찾아 물이 들어가면 嘔噦하고 手揚足舞하여 병세가 매우 위급하였다. 가족들은 속수무책으로 죽음만을 기다리는 형편이었다.

내가 그 병자의 복부를 按하니 硬滿하고 동통의 증상이 있었다. 곧 大承氣湯 3劑를 지어 복용케 하였더니 그 날 밤 燥屎 5, 6개를 下하고 다음 날 早朝에는 귀가 들리고 사람을 알아볼 수 있게 되었다. 그러나 口渴이 아직 멎지 않고 냉수를 마시려고만 하였다. 나는 이를 금하지 않았더니 3일째 가서는 그 이상 마시려 하지 않았다. 前方을 주어 복용시키기를 10여제만에 諸症이 날로 제거되었다. 다시 診한즉 心下가 痞硬하며 腹中雷鳴이 있었다. 그래서 半夏瀉心湯 및 三黃丸을 만들어 복용시켰더니 병이 全癒하였다.

한 남자가 나이는 40여세인데, 열병을 18, 9일을 앓았다. 말을 할 수 없었고 눈으로 사물을 바로 볼 수도 없었으며 신체를 움직이지 못하고 수족이 淸冷하였다. 諸醫들이 陰症이라 보고 蔘附의 類를 투여하였으나 촌효도 보지 못하고 나에게 診治를 청하기에 보았더니, 兩脈이 거미줄과 같이 금방 끊어지려고 했다. 그 腹候를 살피니 臍下에 物塊가 있어 돌을 쌓아 올린 듯한 형상이었다. 大承氣湯을 지어 음복시켰더니 燥屎 5, 6개를 下하고 諸病이 갑자기 사라졌다.

한 부인이 傷寒을 앓아 譫語 狂笑하며 淸水를 下利하기를 하루에도 數十行이나 하였다. 諸醫들이 치료를 못하여 내가 診한즉 복부가 硬滿하고 按하면 동통이 매우 심하였다. 곧 大承氣湯을 지어 3劑를 투여하였더니 下利가 멎고 諸症도 제거되었다.

한 노인이 편두통을 앓았는데, 그 통증이 칼로 도려내듯 하였으며 40여일이나 諸醫들이 치료해도 효험이 없었다. 내가 진찰하니 복부가 硬滿하며 대변이 통하지 않기를 14일, 舌

上에 黃苔가 끼고 面目이 黧黑하였다. 곧 大承氣湯 5劑를 투여하여 下利하기를 5, 6行만에 諸症이 갑자기 사라지고 6, 7일 만에 全治되었다.

『方伎雜誌』에,

本石町 近江屋의 主管(支配人 格)이 傷寒으로 치료를 청해 왔다. 이를 診하는 데 병자가 무엇인가 중얼거리며 소동을 부리는 것을 그 家人들이 겨우 제지하여 자리에 눕혔다. 그 증상은 腹滿大渴하고 舌上乾燥하며 齒齦까지도 검었으며 錯語를 계속하고 二便이 不利하였으며, 맥은 沈微하였다.

그래서 大承氣湯 3貼을 투여하여 下한 후에 다시 와서 진찰하겠노라고 하고 돌아왔는데, 얼마 안 있어서 그 집 家人이 와서 하는 말이 "방금 前醫가 찾아와 진찰하고 이르기를, 이런 병자의 경우는 人蔘劑라도 쓸까 하고 여기던 터에 大承氣湯을 쓰다니 너무나도 어긋난 처방이라고 했습니다. 병자의 양친형제들이 근처에 있는데 만약의 경우가 생긴다면 후일에 말썽을 일으킬지 모르므로 의견을 듣고자 찾아왔습니다"고 하였다.

나는 그에게 말하기를, 그러한 병중에 人蔘을 쓴다는 것은 후세의 서적에도 없는 것이다. 그러나 나의 처방에 구애받지 말고 무엇이든 마음대로 쓰라고 하여 돌려보냈다. 病家에서는 衆議가 결정되어 大承氣湯을 썼더니 臭穢가 극심한 黑便을 엄청나게 많이 下하고 3일째에는 정신이 매우 상쾌해졌는데, 다만 야간에 恐驚하여 安眠할 수가 없었다. 그래서 柴胡加龍骨牡蠣湯을 썼더니 30여일 만에 快復되었다.

나중에 질병의 과정을 물었더니, 전국각지에서 각종 상품들이 무수히 到着하여 바쁘기가 한량없었으므로 病苦는 일절 느끼지 않았다고 하였다. 병중에 자주 일어나서 소동을 부린 것은 이 때문이었다.

이러한 병자에게 人蔘 등을 써야 한다는 醫者들이 있으므로 마침내는 大病으로 轉變시킨다. 人蔘劑를 먹느니 차라리 天然白虎湯(냉수)을 마시는 편이 좋다. 班孟堅이 "질병이 있는데 고치지 못하면 언제나 中醫를 取한다"고 한 것은 바로 이 뜻이다.

安政 二年 乙卯의 冬十月, 相模屋의 처가 大疫을 앓아 診治를 願하기에 大青龍湯을 주어 땀을 내게 하였으나 熱勢가 減退되지 않고 더욱 더하여 妄言錯語하고 狂人과 같았다. 그래서 大承氣湯을 썼는데, 마침 그날 밤에 대지진으로 가택이나 창고가 모두 倒壞하여 家人들이 크게 놀라며 병자를 들것에 눕혀 다른 곳에 사는 친척집으로 피하였으나 거기도 이미 災禍를 입은 뒤라서 할 수 없이 발길을 돌려 小網町의 점포에 이르니 여기는 무사하

였다.

우선 병자를 安寢시켰는데 이미 새벽이였다. 그 댁 家人이 찾아와서 그런 사연을 말하기에 나는 가서 진찰해 보니 風寒의 손상도 받지 않았으며 기타의 別症도 없었다. 그래서 다시 大承氣湯을 투여하였더니 6, 7일이 지나서 정신을 되찾아 무엇 때문에 이곳에 와 있느냐고 물었다. 家人이 대지진과 그동안의 경위를 말한즉 크게 놀랬다. 그 후 약 반 달을 더 묵고 본가로 돌아갔는데, 30여일이 지나서 전쾌되었다. 이 여인은 지진에도 다치지 않고 야반에 피신하느라 먼 곳까지 실려다니면서도 風寒의 영향도 받지 않고 大病을 渾治했음은 참으로 다행한 일이었다.

阿州藩, 柴田某의 처가 時疫으로 惡熱譫語하고 舌黑乾縮하여 人事도 不省에 이르러 나는 大承氣湯을 썼다. 8, 9일째부터는 不食하여 米飮 一適도 마시지 못하게 되자 家人들이 백방으로 권하였으나 약 이외에는 아무것도 먹지 않았다. 나는 前症으로 처방을 했기 때문에 不食에 구애하지 않고 大承氣湯으로 일관하였다.

家人이나 친척들이 걱정하였지만 邪毒을 먼저 제거함이 마땅하다고 타이르고 계속 承氣湯을 썼는데 약 반 달이 지나서 병자는 차츰 제정신을 차리고 미음도 마시게 되었다. 그로부터는 점차 식욕을 느끼게 되어 음식을 가까이 하게 되었으므로, 그 후에는 柴胡薑桂湯을 주어 40여일이 지나자 마침내 회복되었다.

그의 모친이 병자에게 말하기를 "17일간이나 미음 한 모금도 먹지 못하기에 모두가 크게 걱정하였다"고 한즉, 병자가 "나는 그동안에 여러 곳에 있는 寺庵을 찾아다니면서 蕎麥麵의 대접을 받아 배고픈 일이 전혀 없었다"고 하였으니, 이는 奇病이라 할 수밖에 없다. 이 해에 임신하여 이듬해에 得子하였다고 한다.

한 부인이 大疫으로 왕진을 請하였다. 야간이었으나 바삐 가서 보았더니 나이는 30여세인데, 질병을 앓기는 벌써 10일이 지났다고 한다. 大熱大渴하고 譫言錯語를 하는데, 口舌이 乾燥卷縮하여 언어를 분별할 수 없으며 神氣昏冒하고 맥이 洪數하며 시력이 어둡고 便閉된 지는 이미 8, 9일이 지났다고 한다. 그래서 大承氣湯을 투여하였더니 穢物이 섞인 변을 매일 7, 8行하였고, 4, 5일이 지나자 神氣가 약간 회복되고 엉덩이가 아프다고 하였다.

그의 간호인이 혹시 褥瘡[19]이 아닌가 하기에 側臥시켜 이를 살펴보니 창상이었다. 즉, 鸛口疽[20]로서 이미 化膿되어 있었다. 생각건대 長强(尾骨· 部位－我註) 언저리에 어혈이 留

19) '褥瘡' 병자가 오래도록 자리에 누워 지나게 되면 자리에 닿는 부위가 허는 수가 있다.

20) '鸛口疽'는 蜂窩織炎 또는 筋炎이 아닌가 보다.

滯하여 腫瘍이 되려던 것이 邪熱의 蒸灼으로 發動釀膿된 것이리라. 이는 初發時부터 통증이 심했을 것인데 인사불성이었으므로 병자가 그 통증을 미처 몰랐음은 災厄 중에서도 다행한 일이였다.

邪熱이 아직도 盛하였으므로 大承氣湯을 투여하고 疽에는 '左窓膏'를 첩부하였더니 破潰되어 疽口가 5, 6분 陷下되고 그 徑이 1寸 2, 3分이나 되었다.

다시 '破敵膏'를 綿片에 散布하여 瘡口를 全部 메우고, 그 위에 中黃膏를 붙이기를 하루에 세 번씩 갈아붙여서 농을 제거하고, 大黃牡丹皮湯에 伯州散을 加하여 투여하기를 30여일 만에 疫과 함께 大患이 씻은 듯이 낫고 회복되었다('左窓'이나 '破敵'은 膏藥의 이름이다－我註).

鹿島某의 하인이 나이가 50여세인데 大疫을 앓았다. 惡寒譫語하며 腹滿便閉하고 渴하여 舌黑하며 맥이 沈實하였다. 나는 大承氣湯을 썼더니 下利를 하루에 7, 8行하고 열이 차츰 풀리고 10여일 만에 정신이 平常으로 회복되었다. 그런데, 하루는 다시 大熱을 發하여 譫語妄言하기를 前과 같았다.

이상하다고 생각하여 살펴보니 耳前에 腫瘍이 發하여 發頤症(耳下腺炎)이었다. 약 1寸가량이나 隆起하였고, 根脚이 2寸餘나 되었다. 그래서 小柴胡石膏湯을 썼더니 3, 4일 만에 赤色을 나타내었다. 곧 '破敵膏'를 첩부하였더니 2, 3일 후에 潰破되어 농이 엄청나게 많이 나왔다. 瘡口의 깊이가 4, 5分이나 되었다. 그래서 乾綿絲에 '破敵膏'를 발라 瘡口에 밀어 넣기를 하루에 세 번씩 하였더니 耳中에서도 破潰되어 膿汁이 淋漓하였다. 배농과 함께 열기가 사라지고 식욕도 점차 회복되어 정신이 맑아지더니 30여일 만에 全癒되었다. 傷寒으로 인한 耳下腺炎은 매우 稀少한 증례로서 내가 치료한 사람은 불과 몇 명에 지나지 않았으나 모두 全治하였다.

『類聚方廣義』本方條에,

무릇 痼毒壅滯症은, 그 사람의 腹中이 堅實 혹은 硬滿하고 대변이 어려우며, 胸腹動悸하며 혹은 喜怒가 심하고 혹은 不寐驚惕하며 健忘怔忡하고, 혹은 身體不仁하며, 震戰하고 하지의 운동마비, 척수마비를 일으키며 筋攣骨痛하고 언어의 발음이 고르지 못하고, 緘默하여 偶人과 같으며, 飮啖이 平常보다 倍나 되고 혹은 수십일간 먹지 않아도 배가 고프지 않는 등, 變怪가 百出하여 말로 형언하기 어렵다.

속칭 '狂'이라 하고 또는 '癎'이라고도 하며, 혹은 '中氣中風'이라고도 하고, 혹은 '心脾의

虛'라고 하는데, 그 脈狀과 腹證을 昭詳히 살펴서 本方을 투여하고, 眞武湯, 附子湯, 桂枝加苓朮附湯, 桂枝去芍藥加蜀漆龍骨牡蠣湯 등을 交用하고, 다시 七寶丸, 十幹丸類를 間服하여, 寬猛의 治法을 前後로 倂行하여 꼽추도 고칠 수 있으며 橫夭(젊어서 뜻하지 않게 죽는 것을 말한다－我註)를 瀕死에서 救할 수 있을 것이다.

脚氣, 胸腹硬滿, 全身浮腫하고 胸動이 노도와 같고, 短氣하며 嘔하고 대소변이 閉澀하는 것은 衝心의 원인이다. 本方이 아니면, 그 迅劇한 勢를 꺾고 結轄한 毒을 盪滌할 수 없다.

脚氣症으로 胸中이 跳動하고 心下가 硬하며 短氣 腹滿 변비하고 맥이 數한 者는 設使 그 증상이 緩症과 같더라도 결코 경시해서는 안 된다. 반드시 不測의 변을 초래할 것이므로 속히 本方을 써서 鬱毒을 逐除하면 大患에 이르지 않고 고칠 수 있다. 醫者는 이를 소홀하게 생각해서는 안 된다.

痘瘡, 痲疹, 惡熱腹滿, 煩躁譫語, 黑苔燥裂하고, 대변이 不利하며 渴하거나 혹은 臭穢한 것을 自利하는 자는 죽음이 촌각에 이른 것이다. 이 方을 써야 한다.

하지의 운동마비를 일으키고, 腹中에 堅塊가 있으며, 便秘口燥하고 맥이 實하며 힘이 있는 것은 本方이 아니면 고치지 못한다. 附子湯, 眞武湯 등을 交替互用하는 것도 좋다.

이질로 大熱腹滿하며 동통이 송곳으로 찌르는 것 같고, 口舌이 건조 혹은 파열되고 대변이 하루에 數十行이나 있으며, 혹은 변에 농혈이 있는 것을 고친다.

광증으로 大言罵言하며 주야로 잠을 자지 못하고 飮啖이 平常보다 많으며, 胸腹滿하여 대변이 통하지 않는 것을 고친다.

疝積留飮으로 통증을 견딜 수 없고, 胸腹이 煩滿하며 心下가 堅硬하여 대소변이 不利하고 때로는 黑物을 吐下하는 것을 고친다.

急驚風으로 心下가 堅硬하고 腹滿口噤하며 지체가 强急하고 맥이 數하며 實한 것은 本方이 좋다.

파상풍으로 그 증세가 暴劇한 것은 擧體强直하며 直視하고, 말을 하지 못하며 胸腹이 硬滿하고 대소변이 不利하다. 죽음이 임박한 것인즉 本方으로 일생의 요행을 얻도록 하는 것이 좋을 것이다. 만약 복용하기 어려운 자는 紫圓이 좋다.

평소에 변비하여 腹滿上逆하는 자 또는 酷暑甚寒에 損冒하거나 혹은 鯨飮過食하여 眼目이 昏暗하며 赤脈이 四起하여 홀연히 보지를 못하는 자는 급히 本方을 투여하여 이를 下하면 빨리 쾌유된다.

병자가 음식의 맛을 잃고 혹은 식중식후에 자주 白沫을 吐하고, 혹은 嘈雜刺胸하거나 혹은 食物이 停滯하여 胸膈이 동통하고, 혹은 식후에 惡心懊憹하여 편치 못하고, 혹은 토함으로써 오히려 기분이 쾌하고, 혹은 腹裏가 堅靭하며 癥塊가 있는 것은 隔噎의 징후이다. 만약 精氣가 아직 쇠하지 않고 疾苦가 아직 深重하지 않다면, 世事를 엄격하게 멀리하고 주색을 삼가야 하며 靜養調攝에 전념하고, 本方으로 堅靭을 柔和시키고 癥結을 削平하며, 五椎에서 十四, 五椎에 걸쳐 施灸를 게을리 하지 않으면 大患에 이르지 않고 고칠 수 있다. 消石大圓, 大黃消石湯도 또한 撰用함이 좋다.

淺田宗伯 씨의 말.

亡友 尾臺良作이 자주 말하기를, "각기 腫滿의 衝心症을 고치는 것은 大承氣湯 一方뿐이다"라고 하였는데, 나는 장년시절이어서 아직 그 說을 信從할 수가 없었다. 그 후 中橋商街의 어느 상인이 나이는 24, 5세 가량인데, 脚氣를 앓아 兩脚이 마비되고 微腫이 있었다. 복약 4, 5일 만에 脚疾이 낫는 듯하자 그는 매우 좋아하며 食禁을 태만하고 활동하기를 5, 6일 만에 갑자기 腹滿하여 북과 같았고, 대소변이 不利하며 氣急促進하고 兩脚이 滿腫하며, 맥이 洪數하였다.

내가 진찰해 보고 놀라지 않을 수가 없었다. 衝心이 순식간에 있을 것으로 보아 降氣利水劑를 투여하려다가 문득 생각나는 바가 있었다. 즉, 이 사람이 갑자기 음식을 과식하여 停滯해서 胃實證을 나타낸 것이 아닐까 싶었다. 그래서 우선 그 宿滯를 없애고 然後에 前策을 써야겠다고 생각하여 급히 大承氣湯을 복용시켰는데, 2첩 만에 소변이 약간 通利되고 腹滿이 조금 減해졌다. 5, 6첩을 連服시켰더니 대변이 점차 통하게 되고 諸證이 모두 호전되었으며, 10여 첩 만에 大患이 확연하게 全癒하였다. 나는 비로소 亡友 尾臺의 말을 心服하게 되었다.

그리고 또 三位中將의 『琉璃壺』이라는 서책을 閱讀해 보니, "필사의 병이라고 보면 承氣를 씀이 마땅하다. 이 秘方은 남에게 말하지 말지어다"라고 하였는데, 재미나는 말이다. 龐安常의 『總病論』에서는, 營衛가 통하지 않고, 耳聾하며 음낭이 수축되고, 사람을 알아보지 못하면 곧 承氣湯을 써서 이를 下하라. 그러면 五死에 一生을 바랄 수 있을 것이다.

침착하게 물에 빠진 사람을 구하듯이, 病人이 水醬과 湯液이 不入함을 방치하지 말고 서둘러 처치를 해야 할 것이라고 한 것도 역시 같은 뜻이다. 무릇 대변불통의 證도 大病으로 羸弱할 때는 諸醫들이 이를 下하기를 꺼려 하고, 주저하는 사이에 죽음에 이르게 하는 일이 간간 있다. 이러한 경우 思惟勇斷을 내려 承氣를 쓰면 간혹 회생할 수가 있는 것이다. 이런 경우에 蔘附의 類는 누구나 쓰지마는 承氣를 쓰는 사람은 극히 드물다.

千金의 溫脾湯이나 『傷寒六書』의 黃龍湯은 本方을 확대한 것이지만, 일도양단의 수단에 있어서는 本方만 못한 것이다. 이 方은 本來 傷寒의 胃實을 主對象으로 한 것이지만 『金匱』에서는 宿食 및 下利, 産後便難 등에 쓰는 것처럼 雜病에 널리 활용된다.

한 老醫가 말하기를, 이질에 大承氣를 쓰는 것이 근래에 와서 古方家들이 案出한 것처럼 말하지만 그렇지 않다. 李仲梓의 『醫宗必讀』에서도 쓰고 있다. 단, 근래의 古方家流에서 이를 함부로 이질에 써서 誤治하는 일이 많다. 腹滿大實하다든가 舌上黑苔가 있는 毒熱痢의 類가 아니면 쓰기 어렵다고 하는 것은 일리가 있지만 張仲景이 少陰病의 自利淸水症에 이를 투여한다고 하였고, 吳又可는 熱結傍流症에 쓴다고 한 뜻을 충분히 이해한다면 誤治란 있을 수 없다.

또한, 소변이 閉澁할 때 이 方을 쓰는 일이 있다. 『療治雜話』에서 小便閉證을 말하였는데 宋朝의 『方書』에서 猪澤 혹은 扁蓄, 大通 등의 利水藥을 많이 쓰고 있지만, 小便閉證으로 涓適도 통하지 않고 小腹이 硬滿하여 悶亂한 證에 이르러서는 利水藥으로는 通利되지 않는다. 대변이 秘結하고 堅하면 大承氣를 써야 한다. 대변이 통하면 소변도 따라서 통한다. 이는 자주 경험하는 바이다.

또한 병후의 小便閉症은 예외이지만 無病하고 壯實한 사람이 갑자기 尿閉하는 경우는 大承氣湯보다 좋은 것이 없다. 갑자기 尿閉하는 것은 實證임을 알아야 한다고 하였다. 이는 다시 말해서 南風을 얻으려면 北窓을 열고, 웅덩이 물을 빼려면 支間을 넓혀야 한다는 이치로서 醫者는 모름지기 이 活手段을 알아야 할 것이다. －하략－

『橘窓書影』에,

日本 橋通三街의 山本某의 어머니가 치질로 인하여 대변을 못본 지 1개월여나 되었는데, 燥結이 불통하고 항문이 불과 같이 甚痛하였다. 나는 大承氣湯에 黃芩, 乳香을 加하여 복용시키고, 猪膽汁을 醋에 和하여 항문에 灌하고 또한 腫處에 塗藥하기를 1주야 만에 燥屎 7, 8枚를 下하고 痔痛 역시 안정되었으며, 수년래의 久患이 씻은 듯이 나았다고 한다.

我說. 黃芩, 乳香을 加한다는 것은 사족이다.

山田業廣 씨의 말.

오래 전에 駒込에 사는 杉本某라는 사람이 처가 疫病을 앓았을 때 환자의 간호에 지쳐 기력이 쇠진하였다. 그의 처가 완쾌될 무렵의 어느 날 밤에 三更이 지나자 갑자기 일어나더니 稻荷神社[21]에 참배하겠다고 나섰다. 심야이므로 가족들이 모두 말렸지만 듣지를 않았다. 동생 둘이가 형의 거동을 이상히 여겨 몰래 뒤따라 가서 보니 神社에 이르러 양다리를 뻗고 앉아 대성으로 망언을 발하고 있었다. 동생들이 크게 놀래서 그를 집으로 데리고 왔었는데 마침내 발광하였다.

익일 나에게 診治를 청하였으므로 곧 柴胡加龍蠣湯을 투여하였는데도 수일간은 自若하였다. 病人의 나이는 30여세이며 壯實한 체질로서, 힘이 세고 2, 3間의 거실을 뛰어다니는데 매우 민첩하였다. 모두들 여우의 신이 들렸다고 야단들이었다(중략).

약 10일이 지나서 한 친척이 찾아와 다시 진찰을 원하기에 가서 자세히 보니 위의 증상이 하루에도 수십 번 발작하지마는 멎었을 때는 약간 正氣가 돌아오다가 발작하면 손을 맞잡고 다리를 뻗치며 心下를 누르면서 고민하였다. 項背手足을 輕按하면 筋絡이 심하게 怒張되고, 강하게 按하면 견디지 못하여 소리를 질렀다. 그 反張의 狀勢를 보니 痓病의 광증과 유사하였다. 그래서 大承氣湯을 5첩을 지어 투여하였다. 硝黄을 다량 넣으면 필경 5, 6行의 下利가 있을 줄 알았는데 하루에 2行 정도였다. 그러나 筋絡이 차츰 풀리기 시작하고 발작도 날이 갈수록 減해졌다.

10여일 지나자 제법 正氣가 도는 일이 많았다. 그래서 前方을 계속 1개월 이상 썼더니 병이 7, 10分은 나았다. 硝黄을 오래 쓰는 것도 어떨까 싶어 硝黄을 減量하여 투약을 계속하였더니 용태가 다시 나빠졌다. 부득이 다시 이를 증량하였다. 承氣湯을 쓰기 7, 80일이나 되었으므로 그동안에 腸胃가 약에 견딜 수 있게 익숙해진 탓인지 대변이 硬便으로 되어 하루에 1行 정도였다. 全快된 후에도 快通되지 않으면 承氣를 쓰기로 하였다. 이 사람은 腸胃가 남달리 實한 사람이었다. 내가 50년간 의술에 종사하면서 硝黄을 많이 써보기는 이 병자 하나뿐이었다. 古聖立方의 妙는 참으로 감복할 따름이다.

5) 芒硝의 醫治効驗

『藥徵』에,

---

21) '稻荷' — 일본에서는 곳곳에 '稻荷' 神社가 있는데, 곡식을 맡는 神을 모신다. 여우가 이 神의 使者라고 한다.

芒硝 軟堅의 主効가 있다. 그러므로 능히 心下痞堅, 心下石硬, 小腹急結, 結胸, 燥屎, 大便難을 治하고, 한편 宿食, 腹滿, 小腹腫痞 등, 諸般難解의 독을 治한다(−중략−).

앞의 數方을 보건대 芒硝가 堅塊를 主治하는 것이 분명한 바, 軟堅의 功効가 있기 때문이다. 그러므로 한편으로는 宿食, 腹滿, 小腹腫痞 등의 諸般 難解症을 治한다.

이 說이 옳지마는 堅塊가 있을지라도 이를 쓰지 못할 경우가 있으므로 定說이라고는 할 수 없다. 나의 경험에 의하면 本藥은 石膏와 併稱되는 大寒藥으로서 또한 瀉下作用이 유력하므로 裏證으로서 陽實한 증상에는 적당하다 할 수 있으나, 여타의 경과는 모두 금기이다. 그러므로 前說을 "芒硝는, 裏의 陽實證으로서 堅塊가 있는 것을 主治한다"고 마땅히 고쳐야 할 것이다. 그리고 그 상세한 적응증과 奏効의 이치는 다음에 의해서 알 수 있다.

『本草備要』에,

朴硝 · 芒硝

辛味는 능히 燥를 潤하게 하고 鹹味는 능히 堅을 軟하게 하며, 苦味는 능히 泄下시키고, 大寒은 능히 熱을 除한다. 朴硝는 酷澁性急하고, 芒硝는 鍊을 거쳐 약간 緩하게 하면 능히 三焦腸胃의 寒熱을 蕩滌하며 陳久를 없애고 致新[22]을 하며 陽强病(陽實病), 傷寒疫痢, 積聚結癖, 留血停痰, 黃疸淋閉, 瘰癧瘡腫, 目赤障翳를 治하고 월경을 통하게 하며 墮胎도 한다(−중략−).

이것은 鹽氣가 있는 토지에서 산출되는데, 이를 刮取煎煉하여 바닥에 가라앉은 것을 朴硝라고 하며, 위에 있어 芒이 있는 것을 芒硝라 하고, 牙가 있는 것은 馬牙硝라고 부른다.

『藥物學』에,

鹽類下劑의 特色

① 변비시에 장 내용물을 빨리 배출시키고자 하면 희박한 용액으로 만들어 대량을 내복시킨다. 황산나트륨이 5% 이하에서는 그 용해도가 이미 충분하므로 수분을 더 탈취하지 않는다. 따라서 그 작용은 體中 水分의 多寡에 관계없이 다량의 水樣內容 때문에 항진되

---

22) 致新을 한다는 것은, 즉 瀉에도 역시 補의 効가 있다는 것으로서 大黃과 마찬가지이다. 무릇 邪氣를 取去하지 않으면 正氣를 회복하지 못하기 때문이다.

어 약 1, 2시간 후에 水瀉한다. 그러나 아주 頑固한 변비에는 奏効하지 않을 경우가 있다. 이런 경우에는 植物性 下劑를 쓴다(그러므로 한방에서 大黃芒硝를 合用하게 되는 것이다 -我註).

② 鹽類下劑의 濃厚液은 體內의 수분을 減却시키는 効가 있다. 간혹 浮腫이나 水血症 등에 변용된다. 예를 들어, 대량의 10~15% 황산나트륨을 내복시키면 濃厚液의 자극에 의해 장 분비를 항진시켜, 鹽은 이로 인해 희석되어 瀉下한다. 그러므로 체내조직은 현저하게 수분을 상실한다. 이 때, 瀉下에 필요한 溶解水의 공급은 腸 分泌液에 의존하므로 그 奏効에 긴 시간을 요하며 통상 내복 후 10 내지 20시간 만에 通利된다. 따라서, 변은 腸液과 그 성분이 거의 같다. 腸 分泌의 多少는 혈액 및 조직 중 수분의 多寡에 비례하기 때문에 1, 2일간 水渴시킨 동물에 있어서는 그 분비가 불충분하므로 濃厚鹽이 瀉下作用을 하지 못한다.

③ 용량이 너무 적어서 瀉下하지 못할 때는, 이것이 서서히 흡수되어 鹽類作用에 의해서 이뇨된다. 坐位의 직업에 종사하는 사람이나 또는 平臥해 있는 병자에게는 鹽類下劑를 주어도 腸의 운동이 심하게 항진되지 않기 때문에 서서히 흡수되어 瀉下作用을 하지 못한다. 이런 경우는 그 이뇨작용에 의해서 체중의 수분이 감소되므로 腸液의 분비가 감소되어 오히려 변비가 된다.

④ 肝臟의 질환(충혈, 담석증, 카타르성 황달)에 써서 유효한 이유는, 門脈系의 혈행을 왕성하게 하고, 또는 鹽類作用에 의해서 조직액의 灌流를 항진시켜 그 영양에 영향을 주기 때문일 것이다(肝臟腫大에 大黃牡丹皮湯이 効가 있음은 이와 같은 이치에 기인함이 많을 것이다-我註).

⑤ 瀉下藥으로서의 鹽類下劑는 腸壁을 자극하는 성질이 없으므로 熱性 病者 또는 다른 臟器에 염증이 있을 때도 이를 사용할 수 있다. 뿐만 아니라, 이런 경우 오히려 消炎的으로 작용한다(장티프스 등의 急性炎性 질환에 大承氣湯이나 調胃承氣湯 등을 써서 有効無害함은 이런 이치가 있기 때문이다-我註).

탄산알칼리의 응용

① 요산결석에 대해서는 그 奏効의 이유가 불분명하다. 이 병에 '알칼리'를 내복시키면 疝痛을 輕快시키고 또한 왕왕 붕괴된 石片이 배출됨을 보는 수가 있다. 이것은 결석을 결

합시킨 粘液沈渣[23]이 '알칼리'성 뇨에 의해서 용해되기 때문에 尿石이 작은 조각으로 分裂되고 마침내는 增量된 尿에 의해서 배출되기에 이른 것이리다. 또한 이미 結晶된 요산은 이를 용해할 수 없으나, 新生 또는 부착을 방지하는 효과가 있음은 의심할 여지가 없다.

② '알칼리'성 광천은 담석증의 발작을 경감시키고 근치시키는 効가 있다(茯苓飮加半夏湯 겸 承氣丸이 담석증에 효과가 있는 所以이다-我註).

③ 氣道의 '카타르'로 인해 분비가 소량일 때나 또는 자궁내막염 등 부인 생식기병에 식염과 함께 배합하고 혹은 '알칼리'성 食鹽泉의 형태로 사용된다.

이뇨제에 배합하여 心腎의 질환으로 인한 부종에도 쓰인다(木防已去石膏加茯苓芒硝湯 등이 부종에 効가 있는 所以이다-我註).

23) '渣'은 糟粕 또는 泥를 말한다.

5. 大黃甘草湯에 관한 師論 註釋

식후에 곧 토하는 것은 大黃甘草湯으로 이를 主治한다.

(食已卽吐者, 大黃甘草湯主之－『金匱要略』)

(註) 식후에 바로 구토하는 것은 本方이 主治한다는 뜻이다. 아래 說에 의해서 그 상세한 것을 알도록 할 것이다. 또한 제1권의 甘草의 醫治効用條를 참조할 것이다.

『勿誤藥室方函口訣』 本方條에,

이 方은, 소위 南風을 얻으려면 먼저 北窓을 연다는 뜻으로, 胃中의 壅閉를 대변으로 導出하여 上逆嘔吐를 멎게 한다. 姙娠惡阻, 대변불통인 자에게도 효과가 있음은 같은 이치이다. 丹溪 先生이 소변불통을 고치는 데 吐下法을 써서 肺氣를 開提시켜 上竅를 통하게 하고 아울러 竅를 통하게 한다. 이 方과 治法은 다르지만 이치는 같은 것이다. 기타 일체의 구토나 腸胃의 熱에 속하는 증상에는 모두 이를 쓰는 것이 좋다.

胃熱을 分別하고자 하면, 대변이 秘結되거나 혹은 식후에 곧 구토하고, 혹은 手足心이 熱하며 혹은 目黃赤, 혹은 上氣頭痛하는 것으로 알 수 있다. 上冲症을 목적으로 하여 쓰면 그다지 큰 차이는 없다. 虛證에서도 대변이 오래도록 燥結하는 증상에는 이 方을 쓴다. 이것이 正道는 아니지마는 正道와 같을 효과를 얻을 수 있다. 讚州의 御池平作은 이 方을 丸으로 하여 많이 사용하였다. 즉 지금의 大甘丸이다. 中川修亭은 調胃承氣湯을 丸으로 하여 吐水病을 잘 고쳤다고 하는데 모두 같은 이치이다.

1) 大黃甘草湯方

大黃 6.4

甘草 3.2

이것을 細剉하여 물 1合 5勺을 붓고 5勺이 되게 달여 去滓하고 頓服한다.

2) 鷓鴣菜湯方

煎方 중에 鷓鴣菜(一名 海人草) 8.0을 더 加한다.

煎法 용법은 前同.
主治 蛔蟲 및 胃腸의 宿毒을 驅逐한다(立方者는 不明).

3) 선배의 論說

『聖濟總錄』에,

大黃甘草湯은 水黃狀으로 面目이 모두 푸르고 狂言妄語하며 말소리가 제대로 나지 않는 것을 治한다고 하였다.

『古今醫鑑』에,

老軍散(大黃甘草湯을 散으로 한 것이다－我註)은 發背癰疽, 疔毒惡瘡, 일체의 無名癰疽가 腫痛焮熱하여 初發時에 아직 潰破되지 않은 것을 治한다.

『張氏醫通』에,

大黃甘草湯은 痘證으로 痰悶하여 發出을 하지 못함을 治한다.
東洞 옹은 大黃甘草湯을 定義하여 말하기를, 대변이 秘閉하고 急迫한 것을 고친다고 하였다.

『方機』에서 大黃甘草湯의 主治를 말하기를,

대변이 통하지 않고 急迫하는 증상과 대변 후에 곧 토하고, 대변이 통하지 않는 증상을 고친다고 하였다.

『芳翁醫談』에,

(상략) 음식을 먹으면 곧 토하지 않고서는 견딜 수 없으므로 스스로 探吐한 후에 약간 편해지고 혹은 때때로 복통하며 혹은 때때로 下利하는 증상은 모두 反胃에 속한다. 이런 경우는 大黃甘草丸이 좋다(이것은 大黃甘草湯의 丸方이다－我註).

『古方丸散方』에,

鷓鴣菜湯은, 蟲으로 인해서 吐下하는 諸證을 나타내는 것을 고친다.

『類聚方廣義』의 大黃甘草湯條에,

胃反, 噦噎로 心胸이 동통하고 대변이 어려운 자를 고친다. ○ 鷓鴣菜를 倍加하여 鷓鴣菜湯이라 이름하고 蚘蟲, 心腹痛, 惡心唾沫하는 자, 小兒蛔症 및 胎毒腹痛, 夜啼, 頭瘡疳眼을 治한다.

4) 鷓鴣菜의 醫治効用

本藥에 驅蛔作用이 있음은 世人이 주지하는 사실이므로 굳이 재언을 요하지 않지만, 이 밖에 다음과 같이 治腹痛, 粘液排除作用이 있음을 잊어서는 안 된다.

『方伎雜誌』에,

鷓鴣菜는 薩州에서 산출된다. 紀州에서도 난다고 하지만 이것은 歷代의 本草書에는 기록되지 않았다. 但只 閩書『南山漳州府志』에 처음으로 실렸으며, 蛔를 下하는 데 妙効가 있다. 또한 蛔가 없더라도 복통이 오래 지속되는 것도 고친다. 또한 腸垢(粘液 其他의 病的 産物－我註)를 제거하는 데 妙効가 있다. 그 効는 '세멘시너'(菊科의 多年草로서 '산토닌'의 原料인 蛔虫驅除劑－Semencinae－譯者 註)가 蛔를 驅除하는 효능밖에 없는 것과는 다르다. 本邦에서도 옛부터 써온 것인데, 腹中의 垢穢를 蕩滌하는 효능이 있다.

6. 調胃承氣湯에 관한 師論 註釋

傷寒으로 맥이 浮하고 땀이 저절로 나오며, 소변이 數하고 必煩하며, 微惡寒하고 脚이 攣急한데 도리어 桂枝湯을 투여하여 그 表를 攻하려고 하는 것은 잘못이다. 이런 증상으로 厥하며 咽中이 乾燥하고, 煩躁吐逆하는 증상에는 甘草乾薑湯을 만들어 투여하여 그 陽을 회복시켜야 한다. 만약 厥이 낫고 足이 溫한 경우에는 다시 芍藥甘草湯을 만들어 투여하면 脚이 펴진다. 만약 胃氣가 和하지 않고 譫語하는 증상에는 調胃承氣湯을 조금 투여하라.

(傷寒脈浮, 自汗出, 小便數 必煩, 微惡寒, 脚攣急, 反與桂枝湯以攻其表, 此誤也. 得之便厥, 咽中乾, 煩躁, 吐逆者, 作甘草乾薑湯與之, 以復其陽. 若厥愈足溫者, 更作芍藥甘草湯與之, 其脚卽伸. 若胃氣不和, 譫語者, 少與調胃承氣湯－『傷寒論』)

(註) 本條의 前半은 이미 芍藥甘草湯條에서 講述하였으므로 後半을 설명하겠다. 만약 胃氣가 和하지 않고, 譫語하는 경우에는 調胃承氣湯을 소량 투여하라고 말한 3句는, 그 陽을 회복시켜야 한다는 句에 접속되는 것으로 보아 해석해야 되는 것이며, 그 뜻은 桂枝湯의 誤用으로 인해 생긴 變證, 즉 四肢厥冷, 煩躁吐逆하는 증상에 甘草乾薑湯을 投與하여 陽證으로 회복시킨 다음, 만약 內熱을 일으키고 胃氣(胃氣는 胃의 正氣이다－我註)가 調和하지 않고 譫語하는 자에게는 소량의 本方을 투여하라는 말이다.

발한 후에 오한하는 것은 허하기 때문이다. 단 熱하는 증상은 實한 것이다. 마땅히 胃氣를 和해야 한다. 調胃承氣湯을 투여하라.

(發汗後, 惡寒者, 虛故也. 但 熱者, 實也. 當和胃氣. 與調胃承氣湯－『傷寒論』)

(註) 和久田 씨의 말.

발한 후에 表證이 解하여 오한하는 것은 땀으로 인하여 진액이 亡失되고 精氣가 허하여 오한하는 것이다. 이것은 때가 지나면 고치지 않아도 저절로 癒하는 것이다(仲景師가 "발한하여 병이 解하지 않고 도리어 惡寒하는 자는 허하기 때문이다. 芍藥甘草附子湯으로 이를 主治한다"고 하였으니, 이로 미루어 보면 발한 後 오한하는 것은 반드시 때가 지나면 저절로 愈하는 것은 아니다－我註).

오한하지 않고 但只 발열만 하는 것은 胃內實熱의 증후이다. 무릇 발열오한하면 表證이며 寒熱往來하면 裡症이다(이는 '裡' 字 위에 '半表半'의 3字가 생략된 것이다－我註). 금방 발한하였는데도 열이 있음은 內實이다(이는 太陽病으로부터 바로 陽明病으로 轉入된 것이다－我註).

그러나 발한 후 진액이 밖으로 배출되어 內實의 증후가 있는 것은 쉽게 攻해서는 안 된다(쉽게 攻해서는 안 된다고 한 것은 大承氣湯으로 쉽게 攻하지 말라는 뜻－我註). 그러므로 이 方을 써서 燥함을 潤하게 하고 급함을 緩和시켜 대변을 通利케 하여 胃 中의 氣를 調和하면 愈한다. 만약 愈하지 않고 진짜 內實의 證을 나타내면 大承氣湯을 투여해야 하므로 後治의 뜻을 포함시켜 調胃承氣湯을 투여하라고 한 것이다.

太陽病이 아직도 解하지 않고 陰陽이 함께 停하는 것은('停' 字는 '微' 字의 잘못이라고 본다－我註) 반드시 振慄하고 汗出하며 解한다. 단, 陽脈이 微한 자는 먼저 汗出한 다음 解한다. 단 陰脈이 微한 자는 이를 下하여 解하도록 하라. 만약 이를 下하고자 하면 調胃承氣湯이 좋다.

(太陽病未解, 陰陽俱停, 必先振慄, 汗出而解. 但陽脈微者, 先汗出而解. 但陰脈微者, 下之而解. 若欲下之, 宜調胃承氣湯－『傷寒論』)

(註) 汪씨의 말.

脈微의 2字를 새겨서 해석해야 한다. 이는 微弱의 微가 아니라 邪滯하여 脈道가 細伏하다는 뜻이다. 邪가 經(經은 表의 뜻이다－我註)에 滯하면 表氣가 條達하지 못하므로 陽脈은 微하다. 邪가 府(府는 胃腸을 말한다－我註)에 滯하면 裏氣가 通暢하지 못하므로 陰脈

은 微하다. 먼저 汗出하고 解하기 위해서는 仲景에 方이 없다. 『千金』에는 桂枝湯이 좋다고 하였다.

『傷寒類方』에,

脈經에는 '停' 字가 없다. 생각하건대 沈滯하여 일어나지 않은 상태와 같으므로 下部가 微하다는 뜻이 아닌가 본다. 寸部를 陽이라 하고 尺部를 陰이라 한다. '微' 字는 위의 '停' 字의 뜻으로 微弱과는 다르다. 微弱하다면 다시 汗이나 下함이 옳지 않기 때문이다.

我說. 太陽病이 아직도 解하지 않았는데 寸尺 2脈이 함께 微한 것은 반드시 惡寒戰慄하고 汗出하여 解하는 機轉이 있지마는 但只 寸脈만이 微한 것은 發表劑에 의해서 먼저 汗出하고 후에 解한다. 但只 尺脈만이 微한 것은 下劑를 써서 먼저 瀉下하고, 후에 汗出하여 解하는 것이므로 이를 下劑에 의해 解하고자 하는데는 調胃承氣湯을 쓰는 것이 좋다는 뜻이다. 이와 같이 本條는 汗下의 岐路를 분별한 것으로서 이것은 喫緊의 要語이니 깊이 肝銘하도록 할 것이다.

상한으로 13일이 되어도 解하지 않고 過經譫語하는 것은 열이 있기 때문이다. 마땅히 탕약으로 이를 下하여야 한다. 만약 소변이 利한 경우는 대변이 당연히 硬할 것이다. 그런데도 도리어 下利하고 맥이 調和한 것을 醫者가 환약으로써 이를 下하는 것으로 아는데 이는 그 治法이 아니다. 만약 自下利하는 것은 맥이 당연히 微厥할 것이다. 그런데 도리어 和하는 것은 內實이라고 보아야 한다. 調胃承氣湯으로 이를 主治한다.

(傷寒 十三日不解, 過經譫語者, 以有熱也. 當以湯下之. 若小便利者, 大便當硬. 而反下利, 脈調和者, 知醫以丸藥下之, 非其治也. 若自下利者, 脈當微厥. 今反和者, 此爲內實也. 調胃承氣湯主之－『傷寒論』)

(註) 和久田 씨의 말.

譫語하는 것은 內熱이 있는 증후라고 본다. 무릇 內熱이 實한 것은 탕약으로 下함이 治法이다. 丸藥으로 이를 下할 때는 水氣만이 제거되고 熱氣는 제거되지 않는다. 무릇 自下

利하는 것은 맥에 微厥의 狀이 있을텐데, 맥은 調和되어 있으면서도 下利하기 때문에 자연의 下利가 아님을 알 수 있다. 이것은 환약으로 下하였기 때문에 옳은 治法이 아니고 胃氣의 不和를 초래한 것이다.

厥脈은 이를 按하면 처음에는 크고 점점 작아진 다음 다시 점차로 커지는 것을 말한다. 이는 조화되지 않은 맥이다. 맥이 厥하지 않고 下利하며 脈證이 相反하면, 자연의 下利가 아님을 알 수 있다. 이것은, 下利하더라도 內熱이 實한 것이다. 治法에 따라 탕약으로 下해야 하는 것이다. 그런데 誤治를 한 후에 그렇게 된 것이므로 그 實을 瀉하고 겸하여 胃氣를 조화시켜야 하기 때문에 調胃承氣湯으로 이를 主治하는 것이다. 만약 이를 下하지 않고 譫語하여 대변이 硬한 것은 小承氣湯의 證이다.

> 太陽病으로 過經 10여일에 心下가 溫溫하고 토할 것 같으며 胸中이 동통하고, 대변이 도리어 溏하며, 복부가 微滿하고 鬱鬱微煩한다. 이에 앞서 저절로 吐下를 심하게 한 자에게는 調胃承氣湯을 투여한다. 만약 그렇지 않은 자에게는 투여해서는 안 된다. 但只 嘔하려 하며 胸中이 아프고 微溏하는 者는 柴胡證이 아니다. 嘔하는 것으로 보아 吐下가 심하였음을 알 수 있다("嘔하는 것으로 보아"는 "溏하는 것으로 보아"의 誤記가 아닌가 본다. 다음의 山田 씨의 말을 참조할 것－我註).
>
> (太陽病過經十餘日, 心下溫溫欲吐, 而胸中痛, 大便反溏, 腹微滿, 鬱鬱微煩. 先此時, 自極吐下者, 可與調胃承氣湯. 若不爾者, 不可與. 但欲嘔, 胸中痛, 微溏者, 此非柴胡證. 以嘔, 故知極吐下也－『傷寒論』)

(註) 和久田 씨의 말.

太陽病으로 10여일이 지나서 柴胡證인 胸滿症狀이 있을 무렵에 心下가 溫溫하고 토하려 하며 그때마다 胸中이 동통하고, 대변이 硬해야 할 것인데 도리어 溏하며, 복부가 微滿하고 鬱鬱微煩하는 것은 병의 자연스런 轉移가 아니다. 이보다 앞서 스스로 他藥을 복용하여 심한 吐下를 하였기 때문에 氣逆하고 그 후 아직도 조화되지 않은 所致이다.

吐後에 藥氣가 아직 가시지 않았기 때문에 溫溫하며 토하려 하는 것이다. 下後에도 藥氣가 가시지 않음으로써 溏便을 한다. 또한 柴胡證의 '滿'이라면 胸滿할 것인데 腹滿하고 微

煩하는 것은 吐下 후에 胃氣가 조화되지 않은 것이 명백하기 때문에 調胃承氣를 투여하는 것이다.

이 證에서 調胃承氣의 腹候를 알아야 한다. 吐下를 심하게 하지 않은 것은, 이 證을 나타내더라도 調胃承氣證이 아니다. 그러므로 이 方을 調胃라고 이름하는 뜻을 알아야 한다. 단지 嘔하려 하는 것은 앞에 말한 '溫溫'한 것이다. 胸中이 아프고 微溏한 것은 柴胡證이 아니다. 嘔하는 것으로 보아 吐下가 심하였음을 알 수 있다고 한 것은 아마도 註文이 잘못되어 正文에 들어간 것으로 본다.

山田正珍 씨의 말.

'溫溫'은 '慍慍'과 같다. -중략- "嘔하는 것으로 보아"는 당연히 "溏하는 것으로 보아"로 고쳐야 한다. 上文에서 말한 '대변이 도리어 溏한다'는 말과 상응하기 때문이다. 過經이란 表解를 말한다. 말하자면, 太陽病으로 表證이 이미 멎고 10여일이 되었는데, 心下가 慍慍하고 토하려 하며, 胸中이 아프고 대변이 溏하지 않은 것은 곧 病邪가 少陽으로 傳入한 것이며 小柴胡湯證이다. 이제 病人의 대변이 溏하지 않아야 할 것인데 도리어 溏하고 鬱鬱微煩하는 것은 醫者가 이에 앞서 吐下를 극심하게 하였음을 알 수 있다.

吐下를 극심하게 하였다 함은 반드시 瓜帶·巴豆 따위를 썼기 때문에 腸胃를 傷動함으로써 下利를 일으킨 것이다. 그러나 이것은 藥毒이 아직 解하지 않은 탓으로 생긴 下利이지 虛寒의 下利가 아니다. 또한 太陽病의 外證이 아직 제거되지 않았는데도 자주 이를 下하여 마침내는 虛痛을 일으키는 下利가 아닌 것이다. 그러므로 調胃承氣湯을 주어 胃를 和하면 곧 낫는다. 만약 그렇지 않은 경우란, 吐下를 극심하게 하지 않았음을 말하며, 그리고 이 증상에서는 虛寒의 溏, 虛寒의 腹滿, 虛寒의 煩으로서 柴胡證과 유사하지마는 實熱이 아니다. 그 맥은 마땅히 結代되고 미약할 것이다. -(중략)-

調胃承氣湯을 투여하지 말고, 理中·四逆 등을 써서 이를 溫하게 해야 한다. 만약 단지 嘔하려 하고 胸中이 동통하며 대변이 微溏한 것은 柴胡證과 비슷하면서도 柴胡湯證이 아니다. 대변이 溏한 것으로 보아 吐下가 극심하였음을 알 수 있으며, 또한 柴胡證이 아님을 알 수 있다.

我說. 이 2說은 약간의 차이가 있지만 대개 같은 뜻이다. 상호 참조하여 師意를 이해해야 한다.

陽明病으로 토하지도 下하지도 않으면서 心煩하는 자에게는 調胃承氣湯을 투여한다.

(陽明病, 不吐, 不下, 心煩者, 可與調胃承氣湯－『傷寒論』)

(註) 和久田 씨의 말.

토하지 않는다 함은 吐劑를 썼는데도 토하지 않고, 下하지 않는다 함은 하제를 썼어도 下하지 않는 것을 말한다. 따라서 心煩하는 것은 前後 兩者를 불문하고 調胃承氣湯을 투여하여 胃氣를 和하면 토할 것은 토하게 되고 下할 것은 下하게 되어 급박한 증상을 면하게 된다. 이 心煩은 急迫에 기인한 것이다. －중략－ 이 方에는 甘草가 있어서 急迫을 緩하게 하므로 이러한 治効가 있음을 고찰해야 한다.

太陽病으로 3일 만에 發汗하고도 解하지 않고 蒸蒸하며 발열하는 것은 胃에 속하는 것이다. 調胃承氣湯으로 이를 主治한다.

(太陽病, 三日, 發汗不解, 蒸蒸發熱者, 屬胃也. 調胃承氣湯主之－『傷寒論』)

(註) 錢潢 씨의 말.

蒸蒸하며 發熱한다는 것은 마치 솥에다 무엇을 찌는 것처럼 熱氣가 蒸騰하여 안에서 밖으로 나오는 氣蒸濕潤의 상태로서, 翕翕發熱의 熱狀이 피부에 있는 것과는 다르다.

程應旄 씨의 말.

이것은 대변이 이미 硬한 징후이므로 胃에 속한다고 하였다. 熱이 胃에 聚集되더라도 아직 潮熱, 譫語 등의 證狀을 나타내지 않는다. 調胃承氣湯으로 主治하는 것은 下法 가운데 中法(이것은 大小承氣湯의 中間治法을 말한다－我註)에 따르는 것으로서 發病日數가 아직도 오래지 않기 때문이다.

和久田 씨의 말.

胃에 속한다는 것은 內實에 이른 것이다. 그러나 발한으로 解하지 않고 곧 蒸蒸發熱하지마는 아직도 潮熱에 이르지 않은 것이므로 胃實의 正證이라고도 할 수 없다(胃實의 正證은 大承氣湯證이다-我註). 그러므로 '屬'한다고 하였다. 이것 역시 발한 후에 餘證이 없으므로 調胃承氣湯의 主治證이며 誤治가 아니다.

我說. 太陽病을 發하여 3일쯤 지났을 때, 發表劑를 써서 발한시켰는데도 병이 아직 解하지 않고 蒸蒸하며 발열하는 것은 太陽病으로부터 바로 陽明病으로 轉屬한 것으로서 곧 本方의 主治라는 뜻이다.

> 傷寒으로 吐後에 腹脹滿하는 데는 調胃承氣湯을 쓴다.
>
> (傷寒, 吐後, 腹脹滿者, 與調胃承氣湯-『傷寒論』)

(註) 和久田 씨의 말.

吐後에 腹滿이 消해야 할 것이 도리어 脹滿하는 것은 胃氣가 和하지 않음을 알 수 있으므로 이 方을 쓰는 것이다.

山田正珍 씨의 말.

傷寒病에 吐方을 쓴 후 諸證이 모두 사라졌는데도 단지 胃 中이 和하지 않고 腹脹滿하는 것은 藥毒이 해를 끼친 것이다. 調胃承氣로써 독을 解하고 胃를 和해야 한다.

> 대변이 통하지 않고 胃氣가 和하지 않는 데는 調胃承氣湯이 좋다.
>
> (大便不通, 胃氣不和者, 宜調胃承氣湯-『傷寒論』)

(註) 대변이 통하지 않는다든가 胃氣가 和하지 않는 것은 모두가 病毒의 急迫에 기인한

것이므로 本方을 써서 病毒을 除去함과 동시에 急迫을 緩和하는 것이 좋다는 뜻이다.

1) 調胃承氣湯方

大黃 6.4
甘草, 芒硝 各 3.2

煎法, 용법은 大承氣湯과 같다.

2) 腹 證

腹滿이 없고(吐後에 腹脹滿하는 것은 例外이다), 腹底에 臍를 중심으로 그 상하좌우에 凝結이 있어서 抵抗을 느끼고 또한 압통이 있는 것은 本方의 腹證이다.

3) 先輩의 論說 · 治驗

『活人書』에,

대개 發班하는 데는 表藥을 쓰면 안 된다. 表虛裏實한 증상에 만약 發汗하여 開泄하면 다시 班爛이 증가된다. 下해야 할 경우에는 調胃承氣湯을 투여하라.
陽明證으로 머리가 동통하는데도 오한하지 않고 도리어 惡熱하는 것은 胃實하기 때문이다. 陽明은 氣가 實한 것이므로 頭部를 攻하는 것이다. 調胃承氣湯으로 이를 主治한다.

我說. 이 說은 반드시 옳다고 볼 수는 없다. 맹종하지 말아야 한다.

『傷寒緖論』에,

脈[1)]이 浮하고 大하며, 心下가 도리어 硬하고 熱이 있다. 臟에 속하는 것은 이를 攻하여야 한다. 이것은 燥屎가 逆上하여 脾를 攻하는 것이다. 調胃承氣湯이 좋다.

---

1) 脈이 浮하고 大한 것은 表證이지만, 만약 表證일 때는 心下가 편하지 않을텐데, 이제 心下가 硬하므로 裏證임이 分明하기 때문에 '도리어'라고 말한 것이다. 또한 "열이 있고, 臟에 속한다는 것은, 그 열이 내장으로부터 發하는 것이다"는 뜻이다.

我說. 心下가 도리어 硬한 것은 燥屎가 逆上하여 脾를 攻하는 것이 아니다. 燥屎가 橫行하여 結腸 내에 充實하여 胃를 壓迫하는 것이다.

『衛生寶鑑』에,

調胃承氣湯은 傷寒으로 發狂하여 煩燥, 面赤, 脈實함을 治한다.

『試效方』에,

調胃承氣湯은, 消中症[2]으로 渴하고 음식을 過多하게 먹는 것을 治한다.

『口齒類要』에,

調胃承氣湯은, 中熱하여 대변이 통하지 않고 인후가 腫痛하며 혹은 口舌에 瘡이 생기는 것을 治한다.

『外科樞要』에,

破棺丹(本方의 丸劑이다－我註)은, 瘡瘍으로 열이 極하며 땀이 많고 大渴하며 변비, 譫語, 發狂하는 증상을 治한다.

我說. 本方이 化膿性 腦膜炎을 治함은 事實이다.

『證治準繩』에,

破棺丹은, 疔瘡의 氣가 腹中에 들어가서 위급한 증상을 治한다.

『玉機微義』에,

調胃丸은, 치통으로 지혈되지 않는 것을 治한다. 調胃承氣湯을 분말로 하여 蜜丸해서 복용한다.

東洞 옹이 本方을 定義하여 이르기를,

---

2) '消中'은 中消로서 消渴病의 일종이다.

大黃甘草湯證으로서 實한 것을 治한다. 按컨대 但只 急迫하여 대변이 통하지 않는 것을 治한다.

『方機』의 本方主治에,

· 汗 · 吐 · 下로 因하여 譫語하는 者.
· 發汗 후에 熱하며 대변이 통하지 않는 자.
· 하제를 복용하여 下利가 멎지 않고, 心煩 혹은 譫語하는 자.
· 吐下 후에, 心下가 메스껍고 토하려 하며 대변이 溏하고 복부가 微滿하며 鬱鬱微煩하는 자.
· 吐後에 복부가 脹滿하는 자를 治한다.

『漫遊雜記』에,

한 노인이 過經 10여일이 되었는데도 解하지 않고, 수족이 냉하며, 心下가 滿하고 섭식하지 못하였다. 또한 舌上이 焦黃하고, 주간에는 微煩하여 頭汗이 나며, 맥이 細沈하고 힘이 없었다. 내가 진찰하여 調胃承氣湯을 투여하였더니 燥屎 7, 8枚를 배출하고, 맥이 洪遲로 변하였다. 그래서 竹葉石膏湯을 투여했더니 수십 일 만에 解하였다.

『成績綠』에,

한 남자가 腹脹하여 脚 이하의 부위가 洪腫하며 소변이 不利하고, 대변을 못본 지 10여일에 舌上에 黑苔가 끼고, 脣口가 乾燥하며 心煩嘔吐하면서 음식을 如常하였다. 선생이 調胃承氣湯을 투여하였더니 穢物을 크게 下하였고 소변이 快利하였으며 諸證이 모두 사라졌다.

『生生堂治驗』에,

한 창녀가 나이는 20세인데, 대변을 一滴도 통하지 않기를 3년이나 되었는데도 음식과 행동거지는 여전하였다. 이 때문에 巴豆, 大黃, 芒硝를 數斤이나 썼으나 모두 반응이 없었다. 선생이 복부를 按하니 매우 硬하였으나 燥屎 또는 塊物은 하나도 손에 촉감되는 것이 없었다. 그래서 調胃承氣加葱白湯을 지어 이를 투여하니 변이 通利하고 마침내는 순조롭게 되었다.

'調胃承氣加葱白湯'은 調胃承氣湯의 方內에 葱白 큰 것 10個를 加한다.

我說. 中神 씨가 本方에 葱白을 加한 것은 아마도 孟詵 씨가 "葱은 대소변을 利하게 한다"고 한 說에 따른 것으로 본다.

『用方經權』本方條에,

按컨대, 膏粱厚味를 지나치게 섭취하는 사람으로서 그 독이 腸胃에서 釀成되어 升降의 기능을 잃고 潮熱盜汗, 微咳脈數하며, 대변이 혹은 秘하고 혹은 下利狀을 이루는 자, 虛勞와 같이 心氣가 迫塞하여 無時로 悲笑하고, 胸動하여 行步하기 어려우며 복부가 微滿 혹은 裏急拘攣하는 자, 무릇 食毒이 胃府에서 釀成되어 諸症을 發하여 혹은 下流해서 腸中에 鬱結하여, 小腹이 微滿하고 대변이 쾌통하지 않으며 이로 인하여 월경이 순조롭지 못한 자 등 그 的證에 이를 쓰면 萬全의 効가 있다.

『類聚方廣義』本方條에,

痘瘡, 痲疹, 癰疽, 疔毒으로 內攻衝心하여 大熱譫語하고, 煩燥悶亂하며, 舌上이 燥裂하고 대변불통 혹은 下利하고, 혹은 대변이 綠色인 자는 이 方이 좋다.

牙齒疼痛, 齒齦腫痛, 齲齒枯折, 口臭 등은 대개 그 사람이 평소에 대변이 秘閉하여 衝逆한다. 이 方이 좋다.

胃反, 噎膈으로 胸腹部가 동통하며 혹은 放滿하여 腹中에 塊가 있으며, 인후가 건조하고, 鬱熱便秘하는 자, 消渴로서 五心이 煩熱하며, 肌肉이 燥瘠하고, 腹部가 凝閉되어 二便이 不利한 자는 모두 本方이 좋다. 혹은 兼用方으로써도 좋다.

隔噎症을 앓는 사람은 少壯時부터 腹裏에 癥結을 일으켜 세월이 갈수록 더하여 胃府의 消化, 血精灌培를 妨碍하고 이것이 쌓여서 老境에 이르면 드디어 이 증상이 싹튼다. 연령이 점점 높아질수록 癥結도 차츰 더 굳어지고 이로 인해 혈액도 고갈되고 따라서 정신이 쇠약해진다. 이것은 필연적인 추세이다. 게다가 勤勞酒色이 과도함으로써 증상을 發症한다. 그러나 初發時에 藥餌를 잘 쓰고 世紛에 휩쓸리지 말고 정욕을 끊고, 치료에 전념하면 일생을 무사히 지낼 수 있을 것이다. 만약 고식적인 치료를 하여 放恣縱情하고 병세가 확장되어 精氣가 衰脫하며 身體가 枯槁하고, 음식 일체가 咽下되기 어렵게 되면 결코 救할 수 없게 된다.

岡田昌春 씨의 말(『溫知醫談』 所載).

근래에 두 노선생의 承氣湯에 관한 高說을 들었다. -(중략)- 지난날의 治驗一例를 演說하니 諸君들이 참고해 주기 바란다. 이미 30년 전의 일이다. 駿府의 官員의 장남 源次郞이란 사람이 나이는 23, 4세였는데 東都에 와서 寓居하고 있었다. 어느 날 갑자기 外感을 얻어 寒熱往來하며 두통으로 머리가 찢어지듯 하였고 邪氣가 점점 더하여 人蔘飮子證[3]에서 導赤各半湯의 證으로 되었다.

友人 大淵常範이 치료를 맡았으나 나로 하여금 왕진과 처방을 의탁하기에 이를 진찰해 보니 맥이 弦數하고 神氣가 없어서 흡사 醉人과도 같았고, 譫語煩燥가 변하여 鄭聲[4]을 發하였다. 前方을 2, 3일간 계속 쓰니, 自汗이 淋漓하여 멎지 않고 점차로 循衣模床하는 증상이 극에 이르렀다. 升陽散火湯으로 轉方하여 7, 8일이 되었으나 諸證이 여전하고 虛候가 날로 더하였다. 그의 친척들도 이제는 不治로 알고 駿府에 있는 병자의 부친에게 서신으로 알렸다. 그러나 他醫에게 診治를 청하라는 말은 없고, 다만 近日에 駿府에서 한 醫者가 당도할 것이라고만 말하고는 나에게 간곡하게 청하기를 계속해서 치료해 주기를 원하였다. 그래서 朝夕으로 省診해서 미력을 다하였다.

近日에는 身體의 虛羸가 심하다 하더라도 稀粥을 조금씩 먹게 되었고 대변은 불통이었으나 소변은 快利하였다. 駿府에서 당도한 醫者가 말하는 바를 전해 듣기로는, 이 병자의 初中末의 치료에 잘못이 없었다고 하지만 약간의 愚見이 있다고 하며, 먼저 진찰한 醫者를 만나보고 싶다고 하기에 나도 他山之石으로 혹은 유익할는지 모를 일이라고 생각하여 그 醫者와 시각을 약속하고는 同診하였는데, 그 의자가 말하기를, "이 증상은 형체의 虛羸가 심하고 腹候가 虛軟하여 힘이 없다고는 하지만, 일시적인 방법으로 承氣湯의 類를 활용하면 어떻겠소?" 하였다. 나도 大便不通에 주의를 기울여 왔지만 주저하고 있던 터에 이 醫者의 직언을 듣고 크게 느끼는 바 있어 곰곰이 생각해 보았다.

신체가 枯柴와 같다고 할지라도 一團의 邪火가 내부에서 불타듯하는데, 背水의 一戰策이 아니면 燃眉의 急을 救하기가 어렵다고 결심하고 斷然하게 調胃承氣湯을 一服시켰다. 半日이 지나서 結糞 5, 6塊를 통변하여 변기가 가득 찼다. 虛羸가 점점 더한다고는 하지만 열은 차츰 감퇴하고 脈候도 神氣를 회복하였으며, 제 징후가 사라졌다. 承氣의 약효가 얼마나 위대한가를 실감하였다. 그 후에는 柴胡劑의 類를 商量斟酌하여 씀으로써 열도 사라

3) 人蔘飮子, 導赤各半湯은 後世方이다.

4) '鄭聲'은 같은 말을 힘없이 중언부언하는 것.

지고 虛도 회복되어 全治되었다.

참고로 말하거니와, 張仲景이 胃氣를 손상하는 攻下를 輕用해서는 안 된다고 거듭 강조한 것은 물론이지만, 그 活變에 이르러서는 少陰의 急下, 太陰의 寒實 등의 예가 있다. 至虛의 盛候, 大實의 羸狀에 있어서 그 成規를 經方에서 찾아야 함은 모든 사람이 다 알고 있지만, 활용의 묘에 있어서는 各人이 硏究自得해야 하는 것이다.

許 學士의 循衣撮空의 治驗, 孫兆가 東華門의 竇大郎을 고친 治驗, 羅兼甫가 眞定府의 趙吉夫를 治療한 경우에 모두 承氣湯을 서서 偉効가 있었던 것이다. 經方을 잘 읽고 잘 써야 할 것이다. 나는 언제나 前記한 治驗에 대하여 老醫가 말한 한 마디가 古人의 成規와 일치됨을 감탄하므로 여기에 부언하는 바이다.

我說. 나의 경험에 의하면 장티푸스[5]에 大小承氣湯證을 나타내는 일은 드물며, 調胃承氣湯證이 도리어 많다. 비단 이 병에 한한 것이 아니고, 모든 高熱이 持久하는 病과 諸 瘡瘍이 內攻하는 것(化膿性 腦膜炎과 같은 것이 이것이다)에 이 證을 나타내는 일이 매우 많다. 修學者들은 이를 熟記해서 誤失이 없도록 해야 할 것이다.

5) 洋醫가 장티푸스를 誤治하는 것은 대부분이 이 下法을 모르기 때문이다.

7. 白虎湯에 관한 師論 註釋

傷寒으로 맥이 浮滑한 것은 열이 表에 있다. 이것은 裏에 寒이 있기 때문이다. 白虎湯이 이를 主治한다.

(傷寒, 脈浮滑, 此表有熱. 裡有寒. 白虎湯主之－『傷寒論』)

(註) 林億 씨의 말.

按컨대 前篇에서 "熱結이 裡에 있고, 表裏가 함께 熱하는 것은 白虎湯으로 이를 主治한다"(白虎加人蔘湯의 誤記이다－我註) 하였고, 또 "그 表가 解하지 않으면 白虎湯을 주어서는 안 된다"고 하였는데, 여기서는 "맥이 浮滑한 것은 열이 表에 있고 裏에 寒이 있다"고 한 것은 반드시 '表' '裏'의 두 자가 뒤바뀌었을 것이다. 또한 陽明의 一證에서도 "脈이 浮하고 遲하며, 表熱裏寒하는 것은 四逆湯으로 이를 主治한다" 하였고, 또한 少陰의 一證에서도 "躁寒外熱하는 것은 通脈四逆湯으로 이를 主治한다"고 하였으니 '表' '裡'가 서로 바뀌었음이 分明하다.

程應旄 씨의 말.

厥陰篇 中을 읽어보면 "맥이 滑하고 厥한 자는 裏에 열이 있다. 白虎湯으로 이를 主治한다"고 하였는데, 이것을 보더라도 '表' '裏'의 두 자가 바뀌었음을 알 수 있다.

山田正診 씨의 말.

林億, 程應旄의 2說은 考證이 명백한 예를 인용하였으니 詳確하다. 깊이 명심할 것이다. 張璐의 纘論을 遵奉하는 것은 잘 살피고 잘 運用하는 것이라고 말할 수 있다. 表에 寒이 있다 함은, 時時로 惡風하고 背部가 微惡寒하며, 厥冷한 證을 말하는 것이고, 裏에 熱이 있다 함은 脈이 滑大하며 發熱汗出하고 몸이 무겁고 喘하여 咽燥口苦한 等證을 말한다. 이를 例擧하고 證狀의 설명을 略한다.

尾臺 씨의 말.

傷寒으로 脈浮滑 云云에 대한 林億, 程應旄의 說은 '寒' '熱' 字가 뒤바뀐 것이라고 하였는데, 옳은 말이다. 下條에서 "傷寒으로 脈이 滑하고 厥하는 자는 裏에 熱이 있다"고 한 것으로 보아 알 수 있다.

以上의 諸說이 모두 옳으므로 本條는 마땅히 "傷寒으로 맥이 浮滑한 것은 表에 寒이 있고 裏에 열이 있기 때문이다. 白虎湯으로 이를 主治한다"고 고쳐야 한다. 이것은 病因과 脈證만을 말한 것으로서 腹證과 外證은 생략한 것이다.

三陽의 合病은 腹滿하고 몸이 무거우며, 따라서 轉側하기 어렵고, 口不仁하며 面垢하고 譫語遺尿한다. 發汗하면 곧 譫語하고, 이를 下하면 곧 額上에 땀이 나며 手足이 逆冷한다. 만약 自汗하는 자는 白虎湯으로 이를 主治한다.

(三陽合病, 腹滿身重, 難以轉側, 口不仁而面垢, 譫語遺尿, 發汗, 則譫語, 下之, 則額上生汗, 手足逆冷. 若自汗出者, 白虎湯主之-『傷寒論』)

(註) 『醫宗金鑑』에,

三陽의 合病이란, 太陽의 頭痛發熱, 陽明의 惡熱不眠, 少陽의 耳聾寒熱等證을 모두 갖춘 것이다.

山田正珍 씨의 말.

이 證을 三陽이라 부르지만 腹滿, 身重, 譫語는 모두 陽明의 內熱病에 속한다. 따라서 발한하지 않고 和解시키지 않는다. 오직 大寒('오직 白虎湯의 大寒'을 略한 것-我註)을 써서 그 壯熱을 꺾는다. '發汗則譫語'의 아래에 '甚' 字가 빠진 것 같다. 마땅히 보충할 것이다. -(중략)- 만약 발한하면, 곧 譫語가 심하게 되는 것은 진액이 越出하기 때문에 대변이 燥結한다. 이런 경우는 마땅히 大小承氣湯을 고려해야 한다. 만약 이를 下하면 곧 額上에 땀이 나고 수족이 逆冷하며 혹은 저절로 땀이 나는 것은 아직 대변이 硬하지 않다. 그 裡가 아직 實하지 않은데도 이를 서둘러 下했기 때문이다. 이런 경우 급히 이를 救해야 한다. 즉 通脈四逆湯이 좋다. 생각컨대 病證에 不仁이라 한 것은 寒熱痛痒을 함께 知覺하지 못함을 말한다. -(중략)- 만약 口中不仁하는 자는 혹은 입으로 말을 할 수 없고, 혹은 입으로 寒熱痛痒을 느끼지 못하고, 혹은 입으로 五味를 가리지 못한다. 이것을 口中不仁이라 한다. 어찌 五味 한 가지를 모르는 것만으로 口中不仁이라 하겠는가.

尾臺 씨는 말하기를,

三陽合病 云云의 口不仁은 口舌이 건조하여 五味를 가리지 못하는 것을 말하며, 浮子湯의 口中和, 背惡寒하는 것과 상반된다. 잘 생각해 보니 -(중략)- '발한' 이상의 17字는 後世人의 註文이다. 또 按컨대 『玉函』에는』 '若'(만약) 字가 없다.

我說. 山田正珍 씨의 말에 일리가 없는 것은 아니지만 대체로 尾臺 씨의 말이 옳다고 본다. 즉, 이에 따르면 本條는 "三陽의 合病으로 腹滿 身重하고 따라서 轉側하기 어려우며, 口不仁하고 面垢하며, 譫語 遺尿하며 저절로 땀이 나는 것은 白虎湯으로 이를 主治한다"고 訂正해야 한다. 이를 意解하자면 "복부가 팽만함으로써 重感을 느끼고, 이로 인해 身體를 자유롭게 움직이기가 어려우며, 口脣 및 舌粘膜이 건조하여 미각을 脫失하고 面部에 때가 끼며 譫語 遺尿하고 저절로 땀이 나는 것은 三陽의 合病(이 해석은 『醫宗金鑑』에 따를 것)이라 하는 것으로, 즉 本方의 主治이다"라고 할 수 있다. 그러나 本方證의 腹滿은 大承氣湯의 堅滿과 달리, 但只 腹壁만이 膨滿하여 內部에 毒이 충실하지 않은 것이다. 按해도 抵抗壓痛이 없으니 이것이 2證의 腹滿의 구별이다.

> 傷寒으로, 맥이 滑하고 厥한 자는 裏에 열이 있는 것이다. 白虎湯으로 이를 主治한다.
>
> (傷寒, 脈滑而厥者, 裡有熱也. 白虎湯主之 -『傷寒論』)

(註) 傷寒으로 滑脈이 있고 四肢 혹은 全身이 厥冷하는 것은 裏에 열이 있기 때문인데 (소위 熱厥이다-我註), 즉 本方의 主治라는 뜻이다. 그러나 이 證은 大承氣湯, 調胃承氣湯의 熱厥 및 四逆湯, 通脈四逆湯 등의 寒厥과 닮아서 감별이 용이하지 않으므로 다음의 說을 熟讀玩味함으로써 이를 판별할 수 있도록 노력해야 할 것이다. 왜냐하면, 이것은 醫者가 가장 誤錯하기 쉽고, 더구나 병자의 死生이 좌우되는 분기점이 되기 때문이다.

錢씨의 말.

滑한 것은 動數流利의 脈象으로서 沈細微濇의 형상이 없다. 그래서 陽脈이라 한다. 즉 傷寒鬱熱의 邪氣가 裏에 있을 때는 陽氣를 阻絶하여 四肢로 暢達되지 못하므로 厥症을 일으킨다. 소위 厥이 깊은 熱도 역시 깊은 것이다.

『醫宗金鑑』에,

傷寒으로 맥이 미세하고 몸에 열이 없으며 소변이 淸白하고 厥하는 것은 寒虛厥이다. 마땅히 이를 溫하여야 한다. 맥이 갑자기 緊하며 몸에 열이 없이 胸滿煩하고 厥하는 것은 寒實厥이다. 마땅히 이를 토하여야 한다. 맥이 實하고 대소변이 閉澁하고 腹滿硬痛하며 厥하는 것은 熱實厥이다. 마땅히 이를 下해야 한다. 이제 맥이 滑하고 厥할 때의 滑脈은 陽脈이며 裏熱임을 알아야 한다. 이는 熱厥이다. 그러나 안으로 腹滿痛하고 不大便의 證은 없다. 이것은 열이 있다고 하더라도 裏는 아직 實하지 않으므로 下해서는 안 되고 淸해야 한다. 그러므로 白虎湯으로 이를 主治하는 것이다.

『活人書』에,

熱厥한 자는 처음에 병에 걸리자마자 반드시 身熱頭痛하는 外에 따로이 陽證이 있다. 2, 3일이 경과하여, 즉 4, 5일에 이르면 곧 厥을 일으킨다. 이 熱厥하는 자는 半日 동안 厥하면 오히려 몸이 熱한다. 무릇 熱氣가 깊으면 곧잘 厥을 發하는데, 모름지기 2, 3일 후에 發하는 것이다. 만약 微厥하여 곧 발열하는 자는 열이 微하기 때문이다. 그 맥이 沈伏하더라도 이를 按하면 滑한 것은 裏에 열이 있기 때문이다.

병자가 물을 자꾸 마시려 하고 혹은 수족을 마구 내저으며 煩躁하여 잠을 이루지 못하고, 대변이 秘하며 소변이 붉고 外證으로 대개 昏憒하는 자는 熱厥임을 알 수 있다. 白虎湯證이다. 또한 下證이 모두 갖추어져서 四逆(四肢厥逆의 略-我註)을 나타내는 자가 있다. 이것은 下함을 失機한 다음 血氣가 통하지 않을 때 사지가 厥하는 것이다. 醫者들이 이를 알지 못하고 도리어 이를 陰厥이라고 의심하여 熱藥을 투여하면 그 화가 여반장하게 도래한다. 대개 熱厥의 경우는 맥이 沈伏하고 滑하며, 頭上에 땀이 난다. 손이 차더라도 때로는 指爪가 溫하다. 곧 承氣湯으로 이를 下해야 하며 拘忌해서는 안 된다.

1) 白虎湯方

知母 7.0
石膏 20.0~100.0
甘草 2.5
粳米 14.5

이를 細剉하여 물 2合을 붓고 1合이 되게 달여 去滓하고 1일 3회로 나누어서 冷服한다.

2) 先輩의 論說 · 治驗

錢씨의 말.

만약 胃實하며 동통하는 것은 有形의 熱邪이다. 마땅히 承氣湯으로 이를 下하여야 한다. 이것은 但只 外邪가 裏에 들어간 無形의 熱邪이다. 그러므로 寒凉淸肅한 白虎湯을 써서 陽明胃府의 邪熱을 解하는 것이다.

『和劑藥局方』에,

白虎湯은, 傷寒으로 크게 汗出한 후, 表證이 이미 解하고 心胸이 크게 煩渴하여 물을 자꾸 마시려고 하며, 또한 吐下 후 7, 8일이 지나도 邪毒이 解하지 않고 熱結이 裏에 있어서 表裏가 함께 熱하여 때때로 惡風大渴하고 舌上이 乾燥하며 煩하고 대량의 물을 마시려고 하는 자를 治하는 데 이를 복용하면 좋다. 또는 여름철 暑毒에 손상되어 汗出하고 惡寒身熱하며 渴하는 것을 治한다.

『醫學綱目』에,

孫兆의 治驗例로서, 어떤 사람이 自汗하며 兩足이 逆冷하여 膝下에 이르고 腹滿하여 人

事不省한 것을 고쳤다. 孫兆가 六脈을 짚어보니 小弱하고 급하였다. 그동안 복용한 약을 알아보니 모두가 陰病藥이였다. 孫兆는, 發病이 重한 것이 아니라 약으로 인하여 병이 重하게 된 것이라고 판단하여 마침내 五苓散, 白虎湯을 10여 첩 썼더니, 병이 약간 회복되었기에 다시 再服시켜 全治시켰다. 어떤 사람이 孫兆에게 治法을 물은즉, "병자는 傷暑로 병을 얻었는데, 처음에 陽이 微厥하고 맥이 小하고 힘이 없었다. 醫者가 陰病으로 알고 誤藥함으로써 그 병이 오히려 厥하였다. 五苓散을 써서 소변을 利하게 하니 腹減하였고, 白虎는 邪熱을 解利하니 곧 병이 치유된 것이다. 무릇 陰病은 정강이가 냉하면 臂도 냉한 法인데, 그대는 이 병자의 정강이는 냉하지만 臂는 냉하지 않았다. 즉 下厥上行이 아니다. 이것은 陽이 微厥함을 알 수 있는 所以이다"라고 하였다.

『集驗良方』에,

白虎湯은 中暑症으로 口渴하여 물을 마시고 身熱, 頭暈 昏暈하는 等證을 治한다(이 眩暈은 腦의 炎性充血에 의한 것이다-我註).

『醫學入門』에,

白虎湯은 일체의 時氣, 瘟疫雜病, 胃가 熱하여 咳嗽하고 發班하는 경우 및 小兒疱痘瘾疹, 伏熱 等證을 治한다(石膏가 發疹을 治함은 사실이다-我註).

『痘證室筏』에,

白虎湯은, 痘가 이미 發하였거나 아직 發하지 않았거나 혹은 胃火偏盛, 面紅齒燥, 口臭脣乾煩渴, 齭齒[1]咬牙하고 班이나 疹을 兼發하는 데 이를 獨用하거나 겸용하는 것이 좋다.

東洞 옹이 말하기를,
白虎湯은 大渴引飮하고 煩燥하는 것을 治한다.

我說. 이 說은 참고의 가치가 없는 것이 아니지마는 아직 定義로 삼기에는 未及하다. 왜냐하면 本方의 證이 있음에도 불구하고 大渴引飮하지 않는 경우가 있기 때문이다.

---

1) '齭齒'는 上顎齒와 下顎齒가 서로 어긋나는 것을 말한다.

『方機』의 本方主治에,

· 수족이 厥冷하고 혹은 오한하며 自汗出하고 譫語하는 자.
· 수족이 厥冷하며 胸腹熱이 劇한 자.
· 大煩渴하고 舌上이 乾燥하며 대량의 물을 마시려고 하는 자.
· 大熱 없이 心煩하고 背部가 微惡寒하는 자.
· 暑病으로 汗出하고 惡寒身熱하여 渴하는 자.
· 胸腹이 熱劇하고 혹은 渴하여 狂症과도 같은 자를 治한다(本方 內에 黃連 6分을 加한다－我註).

『成績錄』에,

한 남자가 疾疫을 앓아 20여일이 지나서 譫語하며 인사불성하고 舌上에 黑苔가 끼고, 遺尿하며 大便不利하여 오후에는 煩熱悶亂하고, 絶食하기를 數日이 되고, 兩脚이 痿弱하며 발에 微腫이 생겼다. 선생이 이를 진찰하여 白虎湯을 투여하고 黃連解毒散을 겸용하였더니 얼마 안 가서 全癒하였다. 遺尿微腫이 있었기 때문에 承氣湯을 투여하지 않았다.

『方輿輗』에,

白虎湯은, 赤班하여 口渴煩燥함을 治한다.

發班하여 咽乾하고 渴症이 심하며 煩躁悶亂하는 증상에 이 方을 쓴다. 이제 發班하여 열이 劇한 자에게 白虎湯을 쓰지마는 나의 견해로는 이 方에 앞서 大靑龍湯의 證이 있어서 寒熱이 劇하고 煩躁하여 渴하는 일이 있을 것이다. 마땅히 大靑龍湯을 써야 한다. 이것을 썼는데도 여전히 해열하지 않고 갈증이 더욱 심하고 煩躁하는 자는 白虎湯을 쓰는 것이 좋다.

白虎湯은 痘가 純紅하고 瞼赤하며 눈도 붉고, 口氣가 熱하며 脣口가 腫痛하고 煩躁悶亂하여 循衣模床하고, 소변이 붉으며 대변이 秘하고 몸이 火熱하며 發班, 譫語, 實熱 등의 증상을 主治한다. 아울러 口臭症을 治한다.

이것은 痘瘡熱毒이 심하기 때문에 起脹貫膿이 뜻대로 되지 않으며, 또는 起脹貫膿이 되더라도 破痘함으로써 열이 더 심하고 大渴引飮하며, 煩躁하는 것을 治한다.

『生生堂治驗』에,

西洞院 竹屋街의 북쪽에 있는 近江屋 某의 아이가 中暑症으로 몸이 灼熱하며 煩渴하고 사지가 懈惰하였다. 한 醫者가 白虎湯을 주었는데 20여일이 지나도 効가 없었다. 선생이 말하기를, 그 醫者의 治方이 틀린 것은 아니다. 그러나 効가 없음은 輕劑를 썼기 때문이라고 하였다. 前藥을 倍로 하여 투여(1첩의 무게 10錢)하였더니 곧 물이 흐르듯이 발한하여 다음날은 식사도 하고 며칠 후에 회복되었다.

我說. 石膏는 대량으로 쓰지 않으면 효과가 없다. 中神 씨의 말은 지당하다.

『類聚方廣義』 本方條에,

傷寒으로 맥이 滑하고 厥한 자 및 大熱이 없이 입이 燥渴하고 心煩하며, 背部가 微惡寒한 등의 증상에 世醫들은 白虎를 쓰지 않음으로써 마침내 병자로 하여금 不起에 이르게 한다. 통탄할 일이다. 仲景師가 되풀이하여 躋壽[2)]의 法을 가르쳤는데, 後世人들이 이를 奉行하지 못하고 도리어 사견을 내세워 함부로 方劑를 날조하여 그 弊가 지금에 이르렀다. 참으로 개탄할 일이다.

- 痲疹을 大熱譫語하며 煩渴引飮하고 脣舌이 燥裂하고 맥이 洪大한 것을 治한다.
- 치아가 동통하고 口舌이 건조하며 渴한 것을 治한다.
- 眼目이 熱痛하기가 灼熱과 같고, 赤脈怒張하며 혹은 두뇌, 肩稜骨이 동통하며 煩渴하는 자를 治한다.
- 모두 黃連을 加하는 것이 좋다. 應鍾散을 겸용하고 때로는 紫圓으로 이를 攻한다.
- 狂症으로 眼中이 불과 같으며 大聲妄語, 放歌高笑하고, 지붕에 오르고 담을 뛰어넘어 狂走하며, 大渴引飮하고 晝夜不眠하는 者를 治한다. 또한 黃連을 加하여 3일이나 5일을 격하여 紫圓을 1錢 내지 1錢 5分을 써서 峻瀉 數行을 取하고, 매일 灌水法을 쓰면 반드시 効가 있다. 만약 下藥을 쓰기 어려운 사람에게는 다만 灌水法을 쓴다.

---

2) '躋壽'의 '躋'는 '登'을 의미한다. 즉 壽를 올라간다는 뜻이다.

『方伎雜誌』에,

近藤賴母 公이 은퇴 후에 취미로 여러 종류의 새들을 기르며 소일하고 있었다. 차츰 養鳥專門家 못지않은 사육가가 되었는데, 어느 날 구관조가 煩悶하기 시작하더니 차츰 쇠약해졌다. 그래서 그 즈음 飼鳥家로서 이름 있던 越前屋 某를 불러 약을 쓰게 하였으나 寸効도 없이 더욱 쇠약해지기만 하였다. 그도 이제는 도리가 없다 하여 손을 떼고 돌아갔다.

이때 우연히 그 댁에 동거하던 小出 씨의 병으로 내가 왕진을 갔는데, 老公이 나에게 구관조의 치료를 부탁하기에 나는 이날까지 새를 치료한 경험이 전혀 없노라고 사양하며 그러나 무슨 병이냐고 물어본즉, 越前屋 某가 熱病이라 했다고 한다. 알아보니 과연 물만 마시고 모이는 조금도 먹지 않았으며 혈액도 枯燥하여 竭한 것처럼 보였고, 몸을 움츠리고 발도 오그라지고 홰에 오르지도 못하므로 이제는 더 살 수 없다고 생각하여 어제부터는 물도 주지 않고 죽기만을 기다렸는데 아직 살아 있으니 혹시나 구할 도리가 있을까 하여 약을 청하노라고 하였다.

나는 약을 지어 주기는 어렵지 않으나, 만약 새가 죽더라도 원망은 하지 말아야 한다고 다짐하고 白虎湯 3貼을 주어 냉복시키도록 하였다. 그런데 새도 그 전날부터 물을 먹지 못하여 심한 갈증상태에 있었으므로 3첩의 약을 금방 다 먹어버렸다. 요청에 따라 다시 3첩을 지어 보냈더니 다음날은 새가 꽤 원기를 회복하여 홰에도 올랐다고 한다.

다음날 내가 小出 씨에게 왕진차 갔더니 老公이 이제 퍽 나았지마는 餘熱이 아직도 풀리지 않은 모양이나 물과 모이는 거의 평소같이 먹는다고 하기에, 竹葉石膏湯 3첩을 주었다. 도합 9첩을 먹였더니 平癒하였다. 그 익일 쾌청한 날씨여서 오랜만에 바람을 쐬게 하려고, 조롱을 정원의 소나무에 걸었더니 때마침 일하던 정원사들의 말소리를 흉내내어 일꾼들이 매우 놀랐다고 한다.

『傷寒論述義』에,

溫病이란 熱結이 裏部에 있고 表裏가 함께 熱하는 證이다. 즉 陽明病의 一證으로서 太陽 또는 少陽病에서 온다. 그리하여 毒邪가 暴進해서 곧바로 裏에 陷入하여 內灼外熏하는데, 그 勢가 燎原의 불길과 같다. 그러므로 그 맥은 浮滑洪大하며 그 證은 蒸蒸 發熱하여 땀이 저절로 나며 心煩大渴하고, 舌上이 乾燥하여 냉수를 마시려고 한다. 그러나, 屎의 搏結이 있는 것은 아니다. 다만 이것은 胃家焦燥뿐이므로 白虎湯으로 이를 淸凉케 한다.

만약 太陽의 誤汗吐下로 인하여 液乏이 첨가된 자는 人蔘을 加하여 이를 滋養한다. 만약 그 치료를 失機하면 곧 胃中이 枯渴하고 마침내는 구하지 못하게 된다. 즉 그 變은 胃實을 이루며, 감히 陰證이 되지 않는 것이다.

我說. 이 說은 매우 옳다. 숙독함이 좋다.

『痲疹一哈』에,

家兒의 나이가 두 살인데 발열 3, 4일 만에 疹子가 모두 發하여 稠密乾燥하고 紫黑色을 띠며, 혀가 타고 脣裂하며, 煩渴引飮하고 煩悶하여 잠을 자지 못하고, 譫語하며 鬼狀을 보듯 인사불성한다. 腹狀을 按하면 손바닥이 타는 듯이 뜨겁고, 脇腹이 微滿하며 대변이 不利하고 소변이 通利하지 않는다.

그래서 白虎湯을 투여하였는데 10첩을 다 먹고 諸證이 겨우 안정되고 疹子도 가라앉았다. 그러나 신열이 아직도 사라지지 않고 胸腹이 滿悶하며 대변이 5, 6일간이나 불통하고, 兩目이 暗然하여 낮에도 사물이 보이지 않았다. 다시 大柴胡湯을 만들어 이를 복용케 하고 또한 芎黃散을 兼與하고 때로는 紫圓으로 이를 攻하였더니 每服마다 不利를 數行하고 무려 50일 만에 全治되었다.

我說. 이 症에는 초기부터 大柴胡加石膏湯을 썼어야 했을 것이다.

『勿誤藥室方函口訣』 本方條에,

이 方은 邪熱이 肌肉間에 散慢하고 大熱大渴을 發하며 맥이 洪大 또는 滑數한 것을 治한다. 成無已는 이 方을 辛凉解散, 淸肅肌表의 劑라고 말하였다. 邪熱이 肌表의 사이에 散慢하여 땀을 이루어 발한하려 하면서도 솟지 못하고 있는 것을 辛凉劑를 써서 肌肉間을 淸肅시켜 주면 冷하며 조이는 작용으로 땀이 밖으로 밀려나오게 되는 것이다. 譬喩해서 말하면 糟袋의 汁을 손으로 완전히 짜내는 것과 같은 이치이다. 그러므로 白虎는 承氣와 表裏의 劑로서 같은 陽明의 病位에서도 表裏가 함께 熱하거나 혹은 三陽合病이라 하여 胃實이 아니고 表에 가까운 方證에 쓰는 것이다.

3) 石膏의 醫治効用

『藥徵』에,

石膏 煩渴을 主治하는 한편, 譫語, 煩躁, 身熱을 治한다. -(중략)- 앞에 말한 諸方을 살펴보건대, 石膏가 煩渴을 主治하는 것이 분명하다. 무릇 병을 앓아 煩躁하는 자. 身熱이 있는 자, 譫語하는 자 및 발광하는 자, 치통을 앓는 자, 두통, 咽痛하는 자로서 煩渴의 證이 있는데는 石膏로써 効를 얻을 수 있음이 명백하다.

이 說이 부당한 것은 아니지만, 石膏의 證이 있으면서도 煩渴하지 않는 경우가 있으므로 定義라 하기는 어렵다. 나의 경험에 의하면 本藥證이 있는 병자는 반드시 口舌이 건조하고 尿色이 대개는 赤濁하는 것이므로 이 약물은 이것을 그 응용의 주목적으로 삼고, 煩渴 기타를 부목적으로 하며, 또한 다음의 說을 참고로 하여 써야 한다.

『本草綱目』에,

石膏

氣味 辛味 微寒하고 무독(別錄에는, 甘·大寒)하다.

主治 中風寒熱, 心下逆氣, 驚喘, 口乾舌焦하여 숨을 쉬기 어려우며, 腹中이 堅痛하는 것 -하략-(『本經』).

時氣의 頭痛身熱, 三焦의 大熱, 皮膚熱, 腸胃 中의 結氣를 제거하고 解肌하며, 발한을 시키고, 消渴을 멎게 하며, 煩逆, 腹脹, 暴氣喘, 咽痛을 治한다-하략-(『別錄』).

傷寒으로 두통이 파열되는 것 같은 증상을 고치며 壯熱하여 피부가 火燥와 같은 것을 治한다-하략-(『甄權』).

天行熱狂, 頭風旋을 治하고 乳汁을 下하며 치아를 깨끗하게 하고 保益하다(『大明』).

我說. 이 頭旋, 즉 현훈은 뇌충혈로 인한 것이다.

· 胃熱肺熱을 제거하고 邪熱을 없애며, 脾를 완화시키고 氣를 益한다(『李果』).
· 陽明經의 頭痛發熱惡寒, 日晡潮熱, 大渴引飮, 中暑潮熱, 牙痛을 멎게 한다(『元素』).

我說. 陽明病은 오한하지 않는 것이 원칙이지만 여기에서 오한이라 함은 모순 같지만 실은 그렇지 않다. 왜냐하면 이것은 純陽明病이 아니라 三陽合病이기 때문이다.

『本草備要』에,

石膏 甘辛하며 淡하다. 몸이 무겁고 가라앉는 足陽明胃經의 大寒藥이다. 白色이며 폐와 三焦에 들어간다. 寒은 능히 熱을 맑게 하고 火를 下하게 한다. 辛은 능히 발한 解肌한다. 甘은 능히 脾를 완화시키고 氣를 益하며 진액을 생기게 하여 渴을 멎게 한다. 傷寒으로 鬱結하여 땀이 없고, 陽明의 頭痛發熱惡寒, 日晡潮熱, 肌肉壯熱, 小便赤濁, 大渴引飮, 自汗口乾(능히 발한시키고 또 自汗을 멎게 한다－我註), 舌焦(苔가 두텁고 津이 없다－我註), 牙痛을 治한다. 그리고 胃는 肌肉을 주관하고, 폐는 毛를 주관한다. 發班 發疹의 要品이다(赤色으로 錦紋 같은 것이 班이고, 은은하게 紅點을 나타내는 것을 疹이라 한다－我註). 단, 이것을 적게 쓰면 功效를 보기 어렵다. －하략－

『方伎雜誌』에,

石膏 唐産을 써야 한다. 日産도 그 色이 潔白하고 잘 和하며, 찧을 때 세로로 잘게 부숴지는 것이 좋다. 石見産은 대부분이 佳品이다. 唐産도 潔白하지 않고 빻아서 方解石과 같은 것이 있다. 이것은 쓰면 안 된다. 그리고 石膏를 매우 두려워하는 사람이 있는데, 그럴 염려는 없다. 煩熱을 고치고, 大熱을 淸解하고, 枯燥를 滋潤케 하며, 上逆을 鎭壓하는 등 그 効는 결코 他藥이 따르지를 못한다. 朱震亨이 말하기를, 약을 이름짓는 데는 많은 動機가 있다고 하였다. 즉 色·形·氣·質·味·能 등으로 命名하는데, '膏' 字의 뜻을 깊이 생각해 볼 일이다.

岡田昌春 씨의 말.

상략－『蕉窓醫譚』에서 말하기를, 石膏는 大劑로 쓰지 않으면 그 効가 없다. 왜냐하면 石膏는 그 藥性이 강하지 않기 때문이다. 그러므로 白虎湯, 竹葉石膏湯, 그밖에 石膏가 들어가는 약은 어느 것이든 他藥보다 그 분량이 매우 많다. 내가 일상 쓰는 것도 그 분량은 언제나 대량이다. 다른 醫者들은 石膏劑를 소량만 투여하기 때문에 약효가 없다고 하였는데, 이 말에 뜻이 있다. 『藥徵』의 卷頭에도 石膏의 효용에 대해서 논술한 바 있으니 참조하기 바란다.

생각컨대 白虎湯은 石膏를 君藥으로 하며, 그 質이 鎭重하다고는 하지만 그 성능이 빨라서 밖으로는 肌熱을 解하고, 안으로는 胃熱을 淸凉하게 하여, 表裏煩熱을 빨리 淸楚하게 한다. 大靑龍湯은 陽熱의 氣鬱을 開越시키지 못한다. 麻黃桂枝는 宣發의 힘을 도와 外發의 攻効를 완성케 한다. 竹葉石膏湯은 未殺의 餘寇를 다스려 麥門冬과 함께 津潤의 効를 나타낸다. 그 밖에 越脾湯, 厚朴麻黃湯, 木防已湯 등은 그 운용이 다양하다. 粳米, 小麥을 배합하는 것도 미묘한 뜻이 있는데 後世人들이 審詳할 수 없는 경우가 있다. -(중략)-

또 劉跂가 『錢乙傳』에서 말하기를, 宋室의 자식이 嘔泄을 앓았는데, 醫者가 溫藥을 썼더니 喘症이 첨가되었다. 錢乙이 말하기를, 이 병은 본래 中熱인데 어째서 剛劑를 써서 燥하게 하였느냐, 이제 대소변을 볼 수 없게 될 것이니 마땅히 石膏湯을 쓰는 것이 옳다고 말하였으나 宗室에서나 醫者가 모두 믿지를 않다가 이틀 후에 다시 와서 재차 診治를 청하였다. 錢乙이 亦是 石膏湯證이라고 주장하여 이를 썼더니 마침내 치유되었다. -(중략)-

石膏는 그 質이 무겁고 그 용도가 많으며, 淸熱을 主로 한다고는 하지만, 배합을 잘 하면 暑를 없애고, 학질을 끊고, 嘔를 治하며 瀉를 멎게 하고, 驅飮, 疏水, 해독의 効가 있으니 약효가 매우 광범위하다. 東洞이 石膏를 많이 썼는데, 당시 石粉만 좋아한다는 비방도 있었다. 그의 陣石膏의 평은 여러 곳에서 있었으나 모두 偏頗的인 비평이 많았으며, 여기에는 반드시 特長이 있는 것이다. 그 取捨斡旋의 결정은 쓰는 사람에게 달려 있는 것이다.

『藥物學』에,

'알칼리' 土類 Erdalkalien

'알칼리' 土類의 화합물로서 '알칼리3)'성을 지닌 것은 그 산화 및 수산화합물과 탄산염이다. 그 性은 일반적으로 흡수되기 어렵기 때문에 상기 '알칼리' 화합물과 같이 직접적으로 체액의 '알칼리' 度를 항진시키지 않으나 이것을 내복하면 胃 및 腸의 上部에서 각종의 산을 결합하기 때문에, 그 결과로서 酸基의 흡수를 減하고 간접적으로 이를 증진시킨다. 그러므로 '알칼리' 土類의 大量4)은 보통의 '알칼리'와 같이 尿를 희박하게 하고 또한 '알칼리'성으로 하는 힘이 있다. -하략-

'칼슘'은 骨·齒뿐만 아니라 각종 세포의 定規成分으로서 세포의 생활에 필수적인 물질이

3) 石膏는 化學上 含水黃酸 '칼슘'으로서 '알칼리'성을 지니고 있으므로 본문 중 諸藥의 적응증은 바로 本藥의 적응증이다.

4) 石膏를 대량으로 쓰지 않으면 効가 없다고 한 것은 이런 이치 때문일 것이다.

다. 摘出된 臟器의 기능을 계속시키려면, 養液 중에 식염과 '칼륨' 鹽 외에 '칼슘' 鹽의 존재가 필요하다. 또한 成育 중의 生體는 식물 중에 '칼슘'이 결핍하면 佝僂病과 같은 발육 이상을 초래한다.

'石灰水' Aqua Calcariae

石灰의 飽和液으로 1ℓ 중에 약 1.3의 煆性石灰를 함유하고 있다. 투명무색한 액으로서 강한 '알칼리'성의 반응을 나타내고 대기에 닿으면 탄산과 화합하여 혼탁해진다.

創面 또는 潰瘍面에 貼用하면 일부분이 탄산염이 되고 일부분은 細脂肪球를 鹼化[5]하여 脂肪鹽酸이 되며, 앙금이 생겨 그 面을 덮기 때문에 掩護收斂의 効가 있다. 그러므로 罨法[6]料로서 創面 또는 습성피부병에 사용된다.

내복하면 胃 中에서 制酸의 효과를 발휘하고, 腸에 이르면 탄산, 인산, 지방산 등과 결합하여 점막면에 沈着하여 분비를 減함으로써 制瀉의 効[7]를 나타낸다. 그러므로 소아의 소화불량, 下利 또는 異常酸醱酵 등에 쓰인다.

구루병에 내복시킨다(25.0~100.0). 그러나 그 효과는 매우 의심스럽다. 또한 드물기는 하지만 '디프테리아'의 義膜을 軟和剝離시킬 목적으로 이를 흡입시킨다.

'含糖石灰' Calcaria Saceharata

-(중략)-

制酸藥으로 쓰며, 또는 자주 石灰酸, '크레졸', 蓚酸,[8] 무기산 등의 중독에 쓰이고, 또는 구루병, 下利 등에 試用된다. 용량은 0.5~1.0. -(하략)-

차아린산 '칼슘' Calcium Hypophosphororum $CaH_4(PO_2)_2$

-(중략)-

폐결핵, 腺病 및 빈혈성, 瘦削性 患者에게 사용하면 식욕을 촉진시키고 체력을 회복시킨다고 하지만 확실하지 않다. 용량은 1회 0.1~0.5. -(하략)-

---

5) 지방을 '알칼리'로 분해하여 비누와 글리세린이 되게 한다.

6) '罨法'은 냉수 또는 溫湯에 적신 베를 환부에 대어, 염증 또는 충혈을 없애는 치료법.

7) 石膏가 소화불량, 下利, 異常酸醱酵 등에 효과가 있음은 本文의 이런 이치가 있기 때문이다.

8) '蓚酸'칼륨鹽으로서 식물 속에 들어 있는 무색의 결정.

탄산 '알칼리'류 Alkali Carbonate

탄산 '알칼리'는 피부를 부식하는 성질은 없으나 皮脂를 鹼化溶解하고 表皮를 軟和시킨다. 그 작용이 오래 가는 경우는 이를 자극한다. 그리고 점막에 대해서는 그 작용이 더욱 强大하여 중성탄산염은 왕왕 이를 腐蝕한다. 그러므로 內服에는 통상 산성탄산염, 즉 중탄산염을 사용한다.

'알칼리'劑를 內服시키면 胃 및 小腸의 上部에서 산(위산 및 발효산)을 중화시키고 동시에 탄산가스를 발생시켜 점막에 가벼운 자극을 주어 그 분비, 흡수운동을 항진시키고 또한 管壁에 鹽類作用을 나타내며 점액을 용해시킨다.

腸에 이르면 빨리 흡수되고 또한 빨리 배설된다. 체액 중에 있으면 鹽類作用을 나타내는 외에 다소 '알칼리'度를 항진시키는 것 같은데, 이것을 측정하지는 못하고 있다. −(중략)−

탄산 '알칼리'는 諸腺으로부터 배설된다. 그리고 鹽類作用에 의해 뇨량을 증가하고 뇨의 산도를 減弱하며, 또한 일시적으로 '알칼리'성으로 만든다. 기관지점막으로 배설되어 점액을 희석용해하고 또한 점막면에 경미한 자극을 준다. 그리고 아마도 담즙으로 나와 유사한 작용을 膽道에 미치는 것 같다.

탄산 '알칼리'를 外用하면 皮脂를 제거하고 불결한 표피를 제거하며, 또한 만성피부병으로 야기되는 肥厚된 上皮를 軟化剝離시킨다. 또한 화상에 있어서도 劇痛을 경쾌하게 하는 効가 있다.

(다음의 諸病에는 石膏가 특히 적응된다. 熟讀玩索해야 한다)

① 위장에 있어서 궤양, 異常酸 發生, 위경련 등의 경우, 지나친 산성반응이 장애의 원인이 될 때, 制酸藥 Antacida으로서 사용된다. 또한 만성위장 '카타르'에 있어서는 점액을 용해하여 소화흡수를 촉진하는 効가 있다. 대개 점액은 과잉으로 분비되고 또 산성반응이 있을 때는 침전하여 점막을 덮고 그 기능을 저해하며 내용을 包被하여 소화액의 작용을 遲鈍케 하므로 이 때 '알칼리'로써 이를 용해하면 기능을 조절하고 식욕을 증진시키며 동시에 발생하는 탄산가스의 자극작용과 더불어 좋은 결과를 초래하기 때문이다.

② 신진대사병으로 특히 '알칼리'를 賞用하는 것은 당뇨병, 體內異常酸의 발생, 尿酸性素質이다. 당뇨병에 대하여 '알칼리'劑를 사용하면 혈액의 '알칼리'度를 항진시키고 따라서 糖의 산화를 촉진시키는 것이 아닐까 하는 생각이 먼저 들지마는, 사실은 그렇지 않고 尿中의 糖을 감소시키는 일은 없다. 但只 同病의 경과 중에 초래되는 體中 酸 異常 發生에

대해서는 시비할 여지없이 탁효를 지니고 있다. 대개 당뇨병 昏睡는 酸化酪酸 등의 발생이 기인하는 것으로서 그때 혈액의 '알칼리'度는 왕왕 정상시의 10분의 1로 下廻하는 일이 있다. 體內的 酸中毒에 대하여 대량의 '알칼리'를 내복시키고 또는 혈관 내에 주사하면 적어도 대증적으로 한때 증상을 경쾌하게 하여 그 위급을 구할 수 있다.

기타 과도한 소동, 亞砒酸 또는 燐의 중독 혹은 熱性傳染病(장티푸스, 丹毒, 성홍열)의 경과 중에 초래되는 체내의 乳酸發生은 모두 '알칼리'의 적응증이다.

뇨산관절염에 '알칼리'성 광천이 유효함은 시비의 여지가 없으며, 그 발작을 경쾌시키고, 발현을 늦추어 오래 경과하는 경우는 이를 거의 근치시키는 수가 있다. 그러나 그 이유는 아직도 불명이다. -(하략)-

③ 排泄臟器 중 尿路에는 尿石 외에 염증이 있을 때 '알칼리'를 요하는 경우가 있다. 즉, 尿의 반응이 强酸性으로서 炎症面을 자극하여 그 치유를 지연시킬 때 이를 減弱시키기 위해서이다. 但, 尿路에 균이 발육하여 尿의 반응이 이미 '알칼리'성일 때는 물론 금기이다.

-(중략)-

기타 氣道의 '카타르'로서 분비가 소량일 때, 또는 자궁내막염 등 부인 생식기병에 식염과 함께, 또는 '알칼리'성 食鹽泉의 형식으로 사용된다.

혈액의 凝結性을 항진시키는 약물

여기에 속하는 것은 직접 出血部에 작용하여 지혈작용을 나타내는 외에 遠隔部, 즉 내출혈에도 영향을 준다. 또 수술시에 출혈을 예방하는 효과가 있다. 혈관 내의 혈액응결을 목적으로(예를 들면, 동맥과 같은) 이를 사용하는 수도 있으나 응혈이 血行 중에 들어가서 栓塞을 일으키는 일이 있어서 위험하다.

'클로르 칼슘' Calcium Chlorata $CaCl_2+6H_2O$

'칼슘' 염을 혈액에 가하면 鞏固한 응혈을 이루고 이에 반하여 혈중의 '칼슘이온'을 제거하면(蓚酸을 가하여 이를 침전시키는 등의 방법으로) 혈액이 그 응결성을 잃는다는 것은 생리학상의 사실이다. 이런 이유에 의하여 本藥을 출혈부에 첩포하고 혹은 내출혈에 대하여 출혈예방의 목적으로 피하주사(1%액)를 한다든가 또는 내복시킨다(1.0~2.0을 水劑로 하고 調味藥으로 '사카린' 0.5를 가하여 1일 3회 內用).

'칼슘'염은 혈액응고에 관계없이 혈관벽에 작용하여 이를 치밀하게 해서 혈장 등의 滲漏

를 방해하는 성질을 갖고 있다. '칼슘'염이 출혈성 素質 Haemorrhagishe Diathese에 유효함은 혈액응고 작용보다도 오히려 이런 성질이 있기 때문이다. 또한 점막 '카타르' '요오드' 중독 등에 사용하여 制泌의 効가 있다고 한다('캬리이' 및 '야마슈케'—Chiarit Jamusgke—가 이것을 蕁麻疹 등에 내복시켜 때로는 유효하였던 것도 역시 이 때문이다).

강심약으로서 특히 급성폐렴 등에, 鎭痙약으로서 유아의 경련 '데타니이' 등에 유효하다고도 한다.

4) 知母의 醫治効用

『續藥徵』에,

知母 煩熱을 主治한다.

『本草綱目』에,

知母 根(氣味) 苦寒으로 毒이 없다.

主治 消渴熱 중에 邪氣를 除하고 肢體浮腫에 水를 下하고 그 不足을 補하며 氣를 益한다(『本經』).

傷寒, 久瘧의 煩熱, 脇下邪氣, 膈中惡 및 風汗內疸를 療한다. 多服하면 洩하게 된다(『別錄』).

心煩燥悶, 骨熱勞往來, 産後蓐勞, 腎氣勞, 憎寒虛煩(『甄權』).

熱勞, 傳尸疰痛, 小腸을 通用하며 痰을 消하고 심폐를 潤하게 하며 心을 안정시키고 驚悸를 멎게 한다(『大明』).

心을 凉하게 하고 열을 제거하며, 陽明火熱을 治하고, 膀胱腎經의 火를 瀉하며 熱厥頭痛, 下利, 요통, 喉中腥臭를 治하고(『元素』).

胎中을 편하게 하고 子煩을 멎게 한다. —(하략)— (『時珍』)

(發明) 權 曰, 知母는 諸 熱勞를 治한다.

虛하여 口乾하는 사람에게는 知母를 加用한다. 杲曰, 知母는 —(중략)— 그 효용이 네가지가 있는데, 無根의 腎火를 瀉하며, 有汗의 骨蒸을 療하고, 虛勞의 熱을 멎게 하며, 化源의 陰을 滋한다. —(하략)—

『本草備要』에,

知母 辛苦寒하고 滑하며, 上으로는 肺金을 淸하게 하여 火를 瀉한다. 下로는 腎의 燥를 潤하게 하여 陰을 滋한다. -(중략)- 痰을 消하고 驚을 鎭定하며, 渴을 멎게 하고, 胎를 편하게 하며(淸火의 用이 아닌 것이 없다), 傷寒煩熱, 蓐勞骨蒸, 燥渴虛煩, 久瘧下利를 治하고(嗽를 治하는 것은 肺火를 淸하게 하는 것이며 渴을 治하는 것은 胃火를 淸하게 하는 것이다. 또한 骨蒸을 退하는 일은 腎火를 瀉하는 것이다), 二便을 利하게 하며 浮腫을 消去한다. 그러나 苦寒하므로 胃를 傷하게 하며 腸을 滑하게 한다. 많이 복용하면 瀉하게 된다.

이상의 諸說에 따라 살펴보건대 本藥은 일종의 해열약으로서 용량만 誤用하지 않으면 陽虛證에 알맞는다고 할 수 있다.

5) 粳米의 醫治効用

『本草備要』에,

粳米 甘凉, 天地中和의 氣를 얻어 胃를 和하게 하고 中을 補한다. 白色이며 폐에 들어가서 煩을 除하고 熱을 淸하게 하며, 煮汁은 渴을 멎게 한다(仲景은 白虎湯, 桃花湯, 竹葉石膏湯에서 모두 이를 써서 熱을 淸하게 하고 不足을 補하였다). 糜는 곧 벼의 總名이며, 早期, 中期, 晩期로 세 번 收獲이 있다. 晩期의 것은 金氣를 얻는 일이 많으며, 그 性이 凉하여 熱을 가장 잘 淸하게 한다(北粳은 凉, 南粳은 溫, 白粳은 凉, 紅粳은 溫, 新米를 먹으면 氣가 動한다). 陳廩米는 冲淡하므로 이것으로 胃를 보양한다. 煮汁은 약으로 달여서 腸胃를 조절하고 소변을 利하게 하며 溫熱을 제거하고 煩熱을 제하는 効用을 얻을 수 있다.

本藥에는 전분이 풍부하므로 자양강장, 緩和包攝作用이 있음은 명백한데, 앞에서 말한 여러 說에 의하면 이들 作用 외에 다시 淸凉止渴作用이 있다고 알 수 있다.

8. 白虎加人蔘湯에 關한 師論 註釋

> 桂枝湯을 복용하고 크게 汗出한 후 크게 煩渴하며 解하지 않고, 맥이 洪大한 자는 白虎湯으로 이를 主治한다.
>
> (服桂枝湯, 大汗出後, 大煩渴不解, 脈洪大者, 白虎加人蔘湯主之－『傷寒論』)

(註)『醫宗金鑑』에

大煩渴하며 맥이 洪大한 자는 邪가 이미 陽明에 들어가서 진액이 大汗으로 인해서 상한 것이다.

錢씨의 말.

이것은, 크게 汗出함으로써 후에 마침내 胃 中의 진액이 耗竭하고 陽邪가 虛를 틈타서 裏에 들어가 크게 煩渴하며 解하지 않은 것이다. 上篇에서, 크게 汗出하여 맥이 浮하여 數하고, 微熱消渴하는 자 및 발한 후에 맥이 浮數하고 煩渴하는 證은 모두가 誤汗亡陽하여 下焦에 火가 없고 膀胱의 氣化가 行하지 않으며 그 蒸騰의 작용을 상실함으로써 氣液이 상승을 할 수 없어서 渴한다(방광의 氣化 운운 이하는 小便不利하며 渴한다는 뜻－我註).

그러나 맥이 浮하면 그 邪는 아직도 太陽에 있으니 五苓散으로써 이를 主治한다. 이제 大煩渴하며 맥이 洪大함은 즉 邪가 太陽에 있지 아니하고 陽明으로 傳入한 것인데, 즉 陽明篇에서 말하는, "陽明은 맥이 大하다" 함이 이것을 두고 말하는 것이다. 그러므로 白虎湯으로 煩熱을 解하고 人蔘을 加하여 大汗의 虛를 補하며 진액의 枯竭을 救하는 것이다.

我說. 太陽病으로 桂枝湯證이 있을 때 이 탕을 복용하여 크게 汗出한 후 맥이 浮數하고 煩渴하는 것은 表裏의 二證을 겸한 것이므로 五苓散의 主治이지만, 맥이 洪大하고 煩渴이 더욱 심한 것은 表證이 이미 解하여 陽明으로 轉入한 것이므로 本方의 主治라는 뜻이다.

> 傷寒病으로, 혹은 下한 後에, 7, 8일이 경과해도 解하지 않고 熱結이 裏에 있어서 表裏가 함께 熱하여 時時惡風하고 大渴하여 舌上이 乾燥하고 煩하여, 물 數升을 마시려 하는 자는 白虎加人蔘湯으로 이를 主治한다(脈經, 千金, 千金翼에는 '傷寒' 아래 '病' 字가 없다－我註).
>
> (傷寒論, 若吐若下後, 七, 八日不解, 熱結在裡, 表裡俱熱, 時時惡風, 大渴, 舌上乾燥而煩, 欲飮水數升者, 白虎加人蔘湯主之－『傷寒論』)

(註) 汪씨의 말.

時時惡風하는 것은 열이 極하여 땀이 많이 나며 收攝할 수가 없고, 腠理가 거칠기 때문에 時時惡風하는 것이다. 裏가 熱하면 胃府 中이 燥熱하고, 그로 인해서 大渴하며, 舌上이 건조하고 煩하며, 물을 數升이나 마시려고 한다. 이것은 吐下 後이므로 胃氣가 虛하고 안으로는 진액이 亡失되기 때문에 燥渴이 매우 極하게 되는 것이다.

周씨의 말.

口乾하고 舌이 燥함은 진액이 극히 부족하기 때문이다. 진액을 신속히 만들어내는 데는 人蔘이 제일이다. 그래서 이를 加하는 것이다.

『醫宗金鑑』에,

'傷寒' 2字 아래 당연히 '若汗 발한하여'라는 2字가 있어야 한다. 생각컨대 발한을 吐下와 비교하면 진액을 더욱 傷하게 하는 일이 많기 때문이다.

山田正珍 씨의 말.

金鑑의 說이 옳다. 마땅히 '若發汗'의 3字를 보충해야 한다. 傷寒論 第16條에서 "이미 발한하고, 혹은 토하고 혹은 下하여"라 하였고, 제23조에서는 "다시 발한하고 다시 토하고 다시 下하여", 제58조에서는 "혹은 발한하고 혹은 토하라 하였고, 혹은 下하여"라 하여 모두 '發' 字가 있다. 按컨대 이 條는 陽明病의 淺證으로서 아직 胃實에 이르지 않은 것이며, 이른바 陽明病은 汗出이 많고 渴한다는 것이 이것이다. 본래는 마땅히 陽明篇 중에 있어야 하는 것이다(本條가 太陽篇 중에 있으므로 이렇게 말한 것이다－我註).

以下의 2章 및 傷寒 제180조도 같다. 熱結이 裏에 있어서 表裏가 함께 熱하는 것은 이 때문이며, 時時惡風 이하는 이 증상이다. 이것은 傷寒으로 表邪가 熾盛하고 발한하며 혹은 토하고 혹은 下하며 解하지 않고 裏에 들어가서 結한 것이다. 그러나 아직 胃實하지는 않으며, 그 때문에 열이 表裏로 훈증하여 病人으로 하여금 열하고 또 渴하게 하는 것이다.

時時惡風하는 것은 아직도 結實하지 않았기 때문이다. 按컨대 이 條의 時時惡風은 다음 條의 背微惡風과 함께 內熱이 훈증하여 汗出하고 肌疎하기 때문이다. 그러므로 항상 그런 것이 아니고 시시로 全身에 顯然하는 것이 아니라 背部가 微少하게 나타난다. 그 表가 解하지 않은 惡風이 寒이 아님을 알아야 한다.

我說. 以上의 諸說에 의해서 볼 때, 本條는 傷寒으로 혹은 발한하고 혹은 토하고 혹은 下한 후에 7, 8일이 경과해도 解하지 않고 熱結이 裏에 있어서 表裏가 함께 熱하여 때때로 惡風하고, 大渴하여 舌上이 건조하며 煩하고, 물을 數升이나 마시려고 하는 것은 白虎加人蔘湯으로 主治한다고 간주해야 할 것이며 諸說 중 특히 山田 씨의 말에 따라서 해석하여야 할 것이다.

> 傷寒으로, 大熱이 없는데도 口燥渴하며, 心煩하고 背部가 微惡하는 것은 白虎加人蔘湯으로 이를 主治한다.
>
> (傷寒, 無大熱, 口燥渴, 心煩, 背微惡寒者, 白虎加人蔘湯主之－『傷寒論』)

(註) 『醫宗金鑑』에,

傷寒으로, 몸에 大熱도 없고, 煩하지도 않고 渴하지도 않으며 口中이 和하고, 背部가 오한하는 증상은 附子湯으로 主治하는 少陰病에 속한 것이다. 이제 傷寒으로 몸에 大熱이 없으면 熱이 점차 表를 떠나서 裏로 들어갔음을 알 수 있다. 口燥渴하고 心煩하면 열이 이미 陽明에 들어갔음을 알 수 있다.

背微寒의 一證은 少陰證과 흡사하지마는 少陰證은 口中이 和하는데, 여기서는 口中이 燥渴하다고 하였으니 이는 口中이 和하지 않은 것이다. 背惡寒은 陽虛의 오한이 아니고, 陽明의 內熱이 背部로 훈증하여 땀이 나고 肌膚가 疎하기 때문에 미소하게 오한하는 것이다. 白虎湯으로 다스리면 곧 陽明으로 走行하여 크게 그 熱을 淸하게 한다. 人蔘을 加하는 것은 생각건대 肌疎를 고려하는 뜻이 있다.

> 傷寒으로 맥이 浮하고, 발열하면서 땀이 없고, 그 表가 解하지 않는 증상에는 白虎湯을 써서는 안 된다. 渴하여 물을 마시려 하고 表證이 없는 증상에는 白虎加人蔘湯으로 이를 主治한다.
>
> (傷寒, 脈浮, 發熱, 無汗, 其表不解者, 不可與白虎湯. 渴欲飮水, 無表證者, 白虎加人蔘湯主之－『傷寒論』)

(註) 方有執 씨의 말.
"表證이 없다"는 것은 오한, 頭身疼痛이 모두 없음을 말한다.

『醫宗金鑑』에,

表가 解하지 않는 자는 燥渴이 있다고 하더라도 大青龍湯證이므로 白虎湯을 써서는 안 된다. 그리고 '加人蔘'이라고 한 것은 크게 熱中을 解하고 진액을 速成시키기 때문이다.

我說. 本條 前半에서 大靑龍과 白虎湯의 2證의 감별을 설명한 것은 『金鑑』의 所說과 같지만, 후반에서 白虎加人蔘湯證이라고 한 것은 잘못이다. 왜냐하면 『千金』 및 『千金翼』, 『外臺』에 "白虎湯으로 이를 主治한다"고 한 것처럼, 渴하여 물을 마시려 하면서도 表證이 없는 것은 곧 白虎湯이 主治하는 바로서 특히 '加人蔘湯'을 쓰는 이유가 없기 때문이다.

> 陽明病으로 맥이 浮하고 緊하며, 咽燥 口苦하고, 腹滿하여 喘하며, 發熱汗出하고 오한이 없으며 도리어 惡熱하고 身重하며, 만약 땀을 내면 곧 躁하고 心憒憒하여 도리

어 譫語한다. 만약 燒鍼을 加하면 반드시 怵惕[1]하고 煩躁하며 잠을 이루지 못하고, 만약 이를 下하면 곧 胃中이 空虛하며 客氣가 膈을 動한다. 心中이 懊憹하고 舌上에 苔가 있는 것은 梔子豉湯으로 이를 主治한다. 만약 渴하여 물을 마시려 하고 口舌이 乾燥하는 것은 白虎加人蔘湯으로 이를 主治한다. 만약 맥이 浮하고 발열하며 渴하여 물을 마시려 하고 小便不利한 것은 猪苓湯으로 이를 主治한다.

(陽明病, 脈浮而緊, 咽燥口苦, 腹滿而喘, 發熱汗出, 不惡寒, 反惡熱, 身重, 若發汗, 則燥, 心憒憒, 反譫語, 若加燒鍼, 必怵惕, 煩躁不得眠, 若下之, 則胃中空虛, 客氣動膈, 心中懊憹, 舌上胎者, 梔子豉湯主之. 若渴欲飮水, 口舌乾燥者, 白虎加人蔘湯主之. 弱脈浮發熱, 渴欲飮水者, 小便不利者, 猪苓湯主之 -『傷寒論』)

(註) 상세한 것은 제1권 猪苓湯條 및 제2권 梔子豉湯條에 있다.

太陽의 中熱症은 暍病이다. 汗出하고 오한하며, 身熱하고 渴한다. 白虎加人蔘湯으로 이를 主治한다.

(太陽中熱者, 暍是也. 汗出惡寒, 身熱而渴, 白虎加人蔘湯主之 -『金匱要略』)

(註) 만약 太陽의 光熱에 觸冒하여 罹病하였을 때는 이것을 暍病이라고 한다. 이 병으로서 汗出하고 오한하며, 身熱하고 渴하는 것은 本方의 主治라는 뜻이다. 이로써 本條가 일사병의 證治를 말한 것임을 알 수 있다.

以上의 師論에 의해서 本方의 용도가 분명하다고는 하지만, 白虎湯과의 구별이 아직도 판연하지 않으므로 東洞 옹이 이를 가르치기 위해 同方을 白虎湯證으로서 心下痞硬하는 것을 治한다고 定義하였다. 修學者들은 모름지기 이 說과 앞에서 말한 師論과를 참조하여 本方을 운용해야 할 것이다.

1) '怵惕'이란 두려워하고 근심하는 것.

1) 白虎加人蔘湯方

知母 6.0
石膏 20.0~100.0
甘草 1.8
粳米 12.0
人蔘 3.0

煎法과 용법은 同前.

2) 선배의 論說·治驗

『活人辨疑』에,

化班湯(本方을 말한다-我註)은, 赤班, 口燥渴, 中暍을 治한다.

『徐同知方』에,

人蔘白虎湯(本方을 말한다-我註)은 伏暑發渴, 嘔吐身熱하며 맥이 허하고 저절로 땀이 나는 것을 治한다.

『保赤全書』에,

人蔘白虎湯(本方을 말한다-我註)은 盛暑하여 煩渴하고 痘가 快出하지 않는 것을 治한다. 또한 痲痘, 班泡 등의 熱毒을 解한다.

『慢遊雜記』에,

한 남자가 氣疾을 앓아서 좌우의 맥이 洪數하고, 心下가 痞堅하며 대변이 燥結하여 寐寤[2)]가 편치 않고, 언어가 失理하여 스스로를 王이라고도 하고 帝라고도 하였다. 나는 三聖散으로 이를 두 번 토하게 하고, 蔘連白虎湯을 약 30일간 투여하였더니 全治되었다.

---

2) '寐寤'는, 잠을 자거나 잠에서 깨어나는 것을 말한다.

我說. 蔘連白虎湯은 本方에 黃連을 加한 것이다.

『方輿輗』에,

白虎加人蔘湯

이 方의 正證은 땀이 약간 나고 微惡寒이 있으면서 몸은 熱하고 大渴引飮하는 것이다. 按컨대 무릇 白虎를 써야 하는 症이라면 맥이 長洪할 것인데, 갈증에 있어서는 도리어 虛微의 狀이 많다. 이것은 暍症이 傷寒과는 다른 점이다. 이로 미루어 보면 『素問』에서 말하는, 맥이 虛하고 身熱하는 것은 더위로 인해서 傷한 것이라 하였고, 『甲乙經』에서 말하는, 熱은 形을 傷하게 하는 것이 아니라 氣를 傷하게 하는데, 이것은 맥이 허한 所以이다라고 하였다. 『金匱』에서는, 弦細芤遲라 하였는데, '芤'란, 즉 虛이다. 弦細遲는 즉 熱이 氣를 傷하게 하는 반응이다. 이들 古訓으로써 暑病의 맥을 징험해야 할 것이다.

『病因備考』에,

소갈이 오랜 세월을 끌지 않은 것은 50세 이상이라 하더라도 간혹 치유되는 수가 있다. 白虎加人蔘湯으로 이를 主治한다. -(중략)- 世醫들이 대개 이 病을 難治라고 하는 것은 石膏를 敬遠하기 때문이다.

我說. 糊尿病에 石膏劑가 좋음은 이 說과 같지만 반드시 本方의 主治가 되는 것은 아니다.

한 남자가 나이는 60세인데, 코로 향취를 맡지 못하기를 4년이나 되었다. 나에게 診治를 청해 왔다. 나는 그의 병이 이미 오래되어 약은 効益이 없다고 말하였더니, 그가 말하기를, 나는 少壯 때부터 氣가 逆上하기 쉬운데 다행히 逆氣를 고칠 수 있다면 足하다고 하였다. 그래서 나는 그저 慢然하게 白虎加蔘連을 지어 60여일을 투여하였더니 홀연히 향취를 맡게 되었고 그후 全治되었다.

我說. 鼻疾患에 石膏劑의 證이 많다. 주의하여야 한다.

『生生堂治驗』에,

艸廬 先生이 나이 칠순에 消渴을 앓아 引飮이 심하고 소변이 白濁하였다. 널리 百治를 다하였으나 瘁疲가 날로 더하였고 가족들이 모두 고치지 못할 것으로 생각하였다. 선생도 이제는 氣盡하여 동생에게 後事를 委囑하였다. 그러다가 우연히 선생이 이를 진찰하고 보니, 맥이 浮滑하고 舌이 燥裂하며 心下가 硬하였다. 이것은 고칠 수 있다고 하여 곧 白虎加人蔘湯을 百餘 貼 투여하였더니 全癒되었다.

그러나 해가 바뀌어 다시 이 병이 發病되었다. 가족들이 선생의 진료를 권하니 艸廬 先生이 말하기를 "나의 死期는 이미 昔年에 있었는데 너희들이 알 바가 못된다. 琴溪子의 靈에 의해 다행히 지금까지 연명하였으니 어찌 賜惠가 아니겠는가. 이제야 병이 쌓이고 術法이 없으니 고칠 도리가 없다. 이것은 天命이다. 어찌 藥石으로 琴溪를 욕되게 하겠느냐 하면서 自若하게 있다가 마침내 殞命하였는데 그 때 나이는 78세였다.

『類聚方廣義』 本方條에,

곽란, 토사한 후에 大熱煩躁하고 大渴引飮하며, 心下가 痞硬하고 맥이 洪大한 것을 고친다. 소갈로 맥이 洪數하고, 주야로 쉬지 않고 引飮하며 心下가 痞硬하고, 야간에 肢體의 煩熱이 더욱 심하고 肌肉이 날로 消鑠[3]해지는 것을 고친다.

瘧病으로 大熱이 불타는 듯하고 譫語煩躁하며 汗出이 淋適하고 心下가 痞硬하며, 渴飮이 심한 것을 治한다.

3) '鑠'은, '녹인다' "금속을 가열하여 녹인다"는 뜻이다.

9. 白虎加桂枝湯에 관한 師論 註釋

溫瘧인 자는 脈象이 平한 것 같고, 신체에 寒이 없이 다만 熱하며 骨節疼煩하고 때때로 嘔한다. 白虎加桂枝湯으로 이를 主治한다.

(溫瘧者, 其脈如平, 身無寒但熱, 骨節疼煩, 時嘔, 白虎加桂枝湯主之-『金匱要略』)

(註) 溫瘧에 대하여 『金匱』에서 이르기를,

"陰氣가 弧絶하고 陽氣가 獨發하면(오한이 없이 熱이 獨發한다는 말-我註) 熱하여 煩寃하고 수족이 熱하여 嘔하려고 하는 증상을 癉瘧(溫瘧)이라 한다."고 仲景이 말하였다. 溫瘧이란 이처럼 오한의 前驅가 없이 열이 獨發하는 말라리아(Malaria)이며, 그 맥이 平한 것 같다는 것은 기실 平이 아니라는 뜻이므로, 그 맥이 浮滑 혹은 浮洪한 것임을 推察하기 어렵지 않다. 그 나머지는 구태여 해석할 필요가 없지만, 骨節疼煩하고 때때로 嘔하는 증상을 治하는 것은 主로 石膏·桂枝의 作用임을 알아야 할 것이다.

1) 白虎加桂枝湯方

知母 6.0

石膏 20.0~100.0

甘草 1.8

粳米 12.0

桂枝 3.0

煎法·용법은 同前

2) 先輩의 論說

東洞 옹은 本方을 定義하여,
白虎湯證으로서 上衝하는 자를 治한다고 하였다.

我說. 此說이 비록 불가한 것은 아니지만, 白虎湯證으로서 桂枝의 證이 있는 자를 治한다고 하는 편이 더 낫다.

『方機』 本方의 主治에,

학질로서 身熱하고, 骨節疼煩하며, 渴하여 물을 마시려 하는 자를 治한다.

『險症百問』에,

한 부인이 瘧을 앓았는데, 乾嘔하여 食不能하고 또 惡心하였다. 억지로 먹이면 반드시 토하고, 발작시에는 신체가 동통하고 寒少熱多하며 구토가 더욱 심하였다. 시험삼아 냉수를 많이 먹여 보니 구토가 약간 멎었으므로 이에 白虎加桂枝湯을 熱服시켰다. 그랬더니 홀연히 振寒發熱하며 大汗出하고 癒하였다.

我說. 이 治驗으로 볼 때, 師論의 '때때로 嘔한다'는 것은 곧 발작시에 嘔한다는 뜻이라고 볼 수 있다.

『類聚方廣義』 本方條에,

곽란, 토사 후에 신체가 灼熱하여 頭疼身痛·大渴煩躁하며 맥이 홍대한 자는 此方이 좋다.

『勿誤藥室方函口訣』 本方條에,

此方은 溫瘧을 治한다. 溫은 溫病의 溫과 같이 오한이 없이 熱하는 것을 말한다. 此病은 骨節煩疼이 목적이며 肌肉間에 산만해 있는 邪가 골절까지 임박하여 發하지 않고 동통하므로 辛凉解散之劑에 桂枝를 加하여 表達의 힘을 峻하게 하는 것이다. 他病에서도 上衝하여 두통 등이 극한 자에게는 効가 있고, 중풍 등에도 쓰는데, 山脇東洋 씨는 이 경우에 白虎加黃連을 투여한다고 한다.

10. 橘皮大黃芒硝湯에 관한 師論 註釋 및 方

鱠食이 心胸間에 있어서 소화되지 않고 토해도 나오지 않으면 속히 下하여 이를 제거하라. 오래되면 癥病이 된다. 이를 治하는 方이다.

(鱠食之在心胸間, 不化, 吐復不出, 速除之, 久爲癥病, 治之方－『金匱要略』)

橘皮 2.4
大黃・朴消(芒硝와 대동소이하다－我註) 各 4.8

이를 細剉하여 물 1合을 붓고 5勺으로 달여 去滓하고 芒硝를 넣고 용해하여 頓服한다.

(註) 鱠食의 鱠는 膠와 同義로, 엷게 썬 魚肉의 뜻이므로 鱠食이란 膠를 섭취하는 것을 말함이다. 心胸間에 있어서 소화되지 않는다는 것은 鱠食이 心胸間에 停滯하여 消化되지 않는다는 뜻이다. 그런데 尾臺 씨는 이르기를, 按컨대 鱠食이 心胸間에 있어서 소화되지 않는다 함은 망언이라 할 것이다. 食物이 胃腸에 들어가서 소화되지 않는 경우는 있지마는 어찌 心胸間에 滯留하여 癥病을 이르킬 수 있겠느냐.

만약 患處가 정말 心胸間에 있는 것이라면 마땅히 瓜蔕로써 이를 토해야 할 것이라고 하였는데, 尾臺 씨의 말과 같이 此條는 表現이 불합리하다. 아마도 心胸間은 胃腸問의 착오인 듯하다. 오래되면 癥病을 이룬다는 것은, 만약 鱠食을 驅除하지 않고 오래 방치하면 다른 음식물의 殘渣나 분해산물 등이 이에 沈着하여 假性腫을 이룬다는 뜻이다. 그리고 如斯한 증상에 本方을 쓰는 所以는 주로 橘皮의 해독작용(魚毒)에 기인할 것이다.

1) 선배의 論說

東洞 옹은 本方을 定義하여,
心胸間에 宿滯가 있어서 結한 증상을 治한다고 하였다.

我說. 結은 凝結의 뜻이다.

『類聚方廣義』本方條에,

飮食傷으로 吐下한 후에도 心胸이 아직 상쾌하지 않거나 혹은 噯氣呑酸하는 者를 治한다. 또, 痰飮家로서 心下 또는 臍邊에 塊가 있고 평소에도 每食時마다 作痛하거나 혹은 吐食吐飮하고, 吐酸嘈囃하며 대변이 難한 자를 治한다. 桂枝枳實生薑湯을 合하는 것도 역시 좋다.

『勿誤藥室方函口結』本方條에,

此方은 解魚毒의 主劑로서, 橘皮의 解魚毒作用은 後世方書에는 아직 나타나 있지 않으나, 橘皮 一味를 黑燒로 하여 骨硬(목에 가시가 걸린 것－我註)에 쓰면 卽効가 있다. 古方의 鱠食이 胸中에 있어, 不化함을 治하는 뜻과 같다. 有持桂里는, 이것이 다만 鱠毒을 解할 뿐만 아니라 諸獸魚肉의 독을 治할 수 있다고 하였다.

11. 茵蔯蒿에 관한 師論

陽明病으로 發熱汗出하는 것은 이를 熱越이라 하며, 黃을 發하지 못한다. 다만 頭汗뿐으로 身無汗하며, 劑頸而還하고 小便不利하며, 渴하여 水醬을 引하는 증상은 瘀熱이 裡에 있는 것으로서, 반드시 身에 黃을 發하는데, 茵蔯蒿湯으로 이를 主治한다.

(陽明病, 發熱汗出者, 此爲熱越, 不能發黃也. 但頭汗出, 而身無汗, 劑頸而還, 小便不利, 渴引水醬者, 此爲熱在裡, 身必發黃, 茵蔯蒿湯主之－『傷寒論』)

(註) 山田珍 씨의 말.

陽明病으로서 發熱汗出하며 渴하는 것은 白虎加人蔘湯證이다. 만약 發熱汗多하되 渴하지 않은 것은 燥屎가 있는 것이며 大承氣湯證이다. 2證이 모두 發黃되지 않는데, 이것은 그 熱이 發揚되기 때문이다. 越은 發과 같고, 劑는 限과 같은 뜻이다.

尾臺 씨의 말.

劑는 齊와 통하며 齊는 곧 限이다. 劑頸하여 還한다는 것은 頸 以下에는 汗이 없음을 말한다. 『王函』 茵蔯蒿湯에도 역시 齊頸이라고 되어 있고, 『列子』 湯問篇을 보면 "際畔의 齊限之處를 알 수 없다."고 하는 말이 나오는데, 이로써 그 뜻을 알 수 있을 것이다.

瘀는 淤로써 병에 從한다. 淤는 淤泥이다. 『說文』에서 淤는 澱滓濁泥라 하였다. 錢潢은 말하기를 淤는 留蓄壅滯라 하였다. 대개 음식의 垽濁(澱滓)이 體內에 留滯하여 壅塞된 결과로 熱을 이루고, 다시 邪氣와 搏結하여 鬱燠重灼해서 渴을 이룬다. 만약 無汗하고 소변이 不利하면 沸鬱蒸騰하여 반드시 發黃한다. 마치 누룩을 곳간에 넣어 두면 누렇게 뜨는 것과 같은 것이다. 다만 熱은 瘀熱에 屬한다. 그러므로 水醬(飮料)을 마시려고 하더라도 五苓・白虎의 證이 오로지 냉수만 찾는 것과는 그 증상이 다르다.

我說. 陽明病으로서 發熱汗出할 때는 땀으로 인해 수분을 잃게 되어 체내가 枯燥되므로 황달을 일으키지 않지만, 만약 발열하되 다만 頭部에만 汗出하고, 頸 이하에는 땀이 나지 않으며, 게다가 尿利가 감소되고 渴하여 물이나 기타의 음료를 마시려 하는 경우는 腹內에 食·水·熱의 3毒이 병존하는 것이므로 반드시 황달을 發하는 것이며, 이런 경우는 바로 本方이 主治한다는 뜻이다.

傷寒 7, 8일에 身黃하기가 橘子色과 같고, 小便不利하며 腹이 微滿한 者는 茵蔯蒿湯으로 이를 主治한다.

(傷寒七八日, 身黃如橘子色, 小便不利, 腹微滿者, 茵蔯蒿湯主之-『傷寒論』)

(註) 前條는 本方證의 원인에 說한 것이며, 本條는 그 外證과 腹證을 說한 것이다. 즉 本方證의 황달은 그 色澤이 흡사 성숙한 橘實과 같이 鮮黃으로서 금색의 광택이 있다. 이 점이 他證의 황달과 다른 점으로서 반드시 尿利減少·腹部膨滿하는 것이지마는 大承氣湯證의 경우처럼 大實滿하지는 않으므로, 이에 대하여 微滿이라 한 것이다.

穀疸病은 寒熱不食한다. 食하면 곧 頭眩하고 心胸이 불안하며 오래오래 發黃하는 것을 穀疸이라 한다. 茵蔯蒿湯으로 이를 主治한다.

(穀疸之病, 寒熱不食. 食則頭眩, 心胸不安, 久久發黃, 爲穀疸, 茵蔯蒿湯主之-『金匱要略』)

(註) 穀疸이란, 『金匱』에서,

趺陽脈이 緊數한 경우 數하면 熱이 되고 熱하면 消穀한다. 緊하면 寒이 되어, 食하면 滿이 된다. 尺脈이 浮하면 腎을 傷하게 되고 趺陽脈이 緊하면 脾를 傷하게 된다. 風寒이 相搏하여 음식 먹으면 眩하고 곡기가 소화되지 않으며, 胃 中이 苦濁하고 濁氣가 下流하며 소변이 불통하고 陰이 被寒하고, 열이 방광으로 흐르며 신체가 모두 黃하게 되는 것을 穀疸이라 한다.

라고 說한 바와 같이 食·水·熱의 三毒에 기인하여 發하는 황달이다. 그리고 寒熱不食이란 오한발열하여 食機가 감소함을 뜻하지만, 이 寒熱은 表證의 그것과는 달리 裡에 濕熱이 있기 때문이므로 동시에 不食하게 되는 것이다. 또 食하면 곧 頭眩함은 食物이 濕熱을 충동하여 그렇게 되는 것이며, 心胸이 불안한 것도 역시 이 때문이다.

1) 茵陳蒿湯方

茵陳蒿 21.5

五梔子, 大黃 各 7.0

이를 細剉하여 물 3合을 붓고 1合이 되게 달여서 去滓한 다음 1일 3회로 나누어 냉복한다. 소변이 當然이 利할 것이다. 尿는 皂角汁狀[1]과 같으며 색은 붉다. 하룻밤을 지내면 腹滿이 減하고 黃色이 소변으로 제거된다.

2) 선배의 論說·治驗

錢씨의 말.

茵陳은 그 性이 微寒하지만 능히 濕熱黃疸 및 傷寒滯熱하여 全身이 發黃하고 소변이 不利함을 治한다. 梔子의 苦味寒性은 三焦의 火를 瀉하고 胃熱·時疾인 黃病을 제거하며, 소변을 通利하고 소갈, 心煩懊憹·鬱熱結氣를 解하며, 또한 血分에 들어가는 大黃은 苦寒한데, 下泄하여 邪熱을 驅逐하며 腸胃를 통하게 한다. 三者는 능히 濕熱을 제거하고 鬱滯를 제거하므로 陽明發黃의 主劑로 삼는다고 하였다.

『瘟疫論』에,

按컨대, 茵陳은 疸을 治하고 黃을 退하는 專藥이다. 이제 병증을 가지고 논한다면, 黃은

---

1) 尾臺 씨의 말. 黃疸病은 尿色이 黃赤하고 粘氣가 있으므로 皂角汁狀과 같다고 하는 것으로서 다만 色을 말한 것이 아니다(此說이 옳다－我註).

小便不利로 인한 것이므로 山梔(山梔子의 약칭으로 梔子와 같다－我註)를 써서 小腸의 屈曲之火를 제거한다. 瘀熱이 제거되면 소변이 自利하는 것이다. 마땅히 發黃을 標로 삼고, 小便不利를 本으로 삼아야 하는 것이다. 小便不利를 논함에 있어서는, 病原이 방광에 있지 않고, 胃의 熱이 轉移된 것이다. 따라서 마땅히 小便不利를 標로 삼고 胃實을 本으로 삼아야 한다. 이 경우에는 大黃이 專効가 있고 山梔가 그 다음이며, 茵蔯이 또 그 다음이다. 만약 大黃을 去하고 山梔·茵蔯을 服하면 이는 本을 망각하고 標를 治할 뿐이므로 効가 있을 리 없다. 또 혹은 茵蔯五苓을 쓰면 다만 黃을 退할 수 없을 뿐만 아니라 소변도 역시 利하기 難한 것이다(吳씨는 茵蔯五苓散을 배척하지만 이는 그 용법이 졸렬한 탓이지 결코 此方의 잘못은 아니다－我註).

古方에 三承氣證이 있으니 곧 三承氣에 茵蔯·山梔를 加하여 마땅히 증상에 따라 施治하는 것이 최선을 다하는 것이다.

我說. 茵蔯·山梔子는 非單 三承氣湯만이 아니라 大·小柴胡湯에도 역시 加用할 수 있다.

東洞 옹은 本方을 定義하여,
金身이 發黃하여 心煩하며 대변이 難하고 小便不利한 者를 治한다고 하였다.

『方機』本方의 主治에,

- 黃色을 發하여 소변이 不利하고 渴하여 欲飮水하는 자,
- 黃色을 發하여 小便不利·腹微滿한 자,
- 寒熱不食하고 頭眩하며 心胸이 불안한 자를 治한다.

『方輿輗』에,

按컨대 茵蔯蒿湯에 있어서는 腹微滿이라 하였고, 大黃硝石湯에 있어서는 微를 빼고 그냥 腹滿이라고 하였는데, 이로써 이 二湯證의 劇易를 분별할 수 있다.

『續建珠錄』에,

한 남자가 胸中이 煩悶하여 反覆顚倒하고 溫溫하여 不能食하며, 腹이 微滿하고 小便不利하며 전신에 微黃色이 發하였는데, 茵蔯蒿湯을 투여한즉, 兩便이 快利해지고 諸證이 頓

癒하였다.

我說. 발병의 초기였으므로 微黃色이 나타내는 정도를 그쳤을 것이다.

『古方便覽』에,

한 남자가 나이는 30세인데 겨울여행을 떠나 해변에 逗留하면서 魚肉을 함부로 먹고 또 寒氣를 쐬어, 집에 돌아와서 곧 발병하였다. 내가 이를 診한즉, 面目身體가 浮腫하여 마치 橘子色과 같은 黃色이 發하였고, 소변도 역시 蘗汁과 같았으며, 心胸이 苦煩하고 腹滿하여 飮食이 불능하였다. 이에 此方을 투여하고 때때로 紫圓으로써 이를 下하니 12, 3일 만에 全癒하였다.

『生生堂治驗』에,

30세된 한 남자가 心中이 懊憹하여 水藥이 입에 들어가면 곧 토하였는데 날이 갈수록 더욱 심해졌다. 선생이 이를 診한즉, 眼中에 黃色이 나타나고 心下가 滿하여 이를 按하면 동통하며, 乳下가 扇動하여 紊亂不定하였다(이는 심계항진이다－我註).

선생이 말하기를 이는 瘀熱이 裡에 있는 것이다. 불일내로 發黃할 것임에 틀림없다고 하면서 곧 식염 3匕를 白湯으로써 고개를 젖혀 마시게 하니 냉수를 大吐하였다. 그리고 따로 茵蔯蒿湯을 투여하였다. 과연 몸에 黃色이 發하고 黑糞을 배설하였다. 계속 前方을 복용시키니 15일 만에 회복되었다.

『生生堂醫談』에,

京師 小川町의 其女가 經候에 있어서 매월 17, 8일간이나 멎지 않았다. 이러기를 3년이나 계속되었으나 醫藥이 도무지 効가 없었다. 나를 請하매 진찰한즉, 맥이 細數하고 身色이 靑白하며, 일어나면 喘하고 소변이 漏泄되며 巨里가 奔馬와 같아서 빈사지경이었다. 이에 茵蔯蒿湯을 투여하였는데, 그의 남편되는 사람이 일찍이 제약업을 한 사람으로서 藥能에 관해서 조금 알고 있었다. 그가 나의 투약을 의아해 하면서 묻기를, 荊妻의 병은 본래 血症으로서 發黃의 症이 아닌데 補血調血의 劑는 주지 아니하고 도리어 茵蔯蒿湯을 준다는 것은 虛虛의 法으로서 있을 수 없다고 생각하는데, 어찌 그런 투약을 하는지 그 연고를 알고 싶다고 하였다.

내가 대답하여 이르기를, 犀角地黃湯(이는 後世方이다－我註), 芎歸膠艾湯의 類는 前醫들이 이미 사용한 바 있으며, 대체로 方과 證이 부합되는 것처럼 보이지만 기실은 적당하지 못한 것이다. 그래서 이러한 약제를 이미 3년이나 썼지마는 낫지 않고 있는 것이다. 이제 내가 투여하는 바의 方意는, 일조일석에 알 수 있는 것이 아니다. 비록 설명하더라도 이해하기 어려울 것이다. 개략을 말하면 鬱熱을 제거하면 血證은 저절로 낫는다는 뜻이다. 그 사람이 마침내 信伏하고 나의 方을 복용하기 50일쯤 되어서 諸症이 退하고 회복하였다.

我說. 常規만을 금과옥조로 알고 變通을 알지 못하는 자들은 마땅히 이 治驗을 숙독해야 할 것이다.

『勿誤藥室方函口訣』本方條에,

此方은 發黃을 治하는 聖劑이다. 世醫는 황달의 初發時에 茵蔯五苓散을 쓰지만 이는 잘못이다. 먼저 此方을 써서 下를 取한 후에 茵蔯五苓散을 써야 한다. －(중략)－ 茵蔯은 發黃을 治하는 것으로 特長을 삼는데, 대개 濕熱을 解하고 利水를 하는 効가 있으므로 『蘭室秘藏』의 拈痛湯, 『醫學綱目』의 犀角湯에도 此品을 쓰는 것으로, 다만 發黃만을 목표로 하지는 않는 것이다.

梔子·大黃과 配伍할 때는 利水의 効가 있다. 方後에서 말한 尿가 皂角汁狀과 같다고 한 것이 이것이다. 후세에서도 加味逍遙散·龍膽瀉汗湯 등의 梔子는 모두 淸熱利水를 주로 하는 것이다. 다만 此方을 發黃에 쓰는 것은 陽明部位의 腹滿·小便不利를 주로 하여 써야 하며, 만약 心下에 鬱結이 있는 者는 大柴胡加茵蔯이 도리어 유효하다.

我說. 만약 心下에 鬱結이 있는 자에게는 大柴胡加茵蔯梔子湯을 쓰든가 혹은 大柴胡湯에 枳實梔子豉大黃湯을 合用해야 한다.

3) 茵蔯蒿의 醫治効用

『本草綱目』에,

茵蔯蒿(莖葉)

氣味 苦平微寒하며 無毒하다.

主治 風濕寒熱邪氣·熱結黃疸을 治한다 －(하략)－(『本經』).

全身이 發黃하고 小便不利함을 治하며 頭熱을 除하고 伏瘕를 去한다(『別錄』).

關節을 通하게 하고 濕熱을 去하는데, 傷寒에 이를 쓴다(『藏器』).

石茵蔯은 天行時疾·熱狂·頭痛頭旋·風眼疼痛·瘴瘧·여인의 癥瘕 및 閃損乏絶을 治한다(『大明』).

『本草備要』에,

茵蔯 苦는 溫을 燥하고, 寒은 熱에 勝하며 －(중략)－, 汗을 發하고 水를 利함으로써 太陰陽明의 濕熱을 泄하며, 脾疸의 發黃을 治하는 君藥이다. 또 傷寒時疾·狂熱瘧瘴·頭痛頭旋·여인의 瘕疝(모두 濕熱로 病이 된 것이다)을 治한다.

이상의 諸說로 볼 때, 本藥은 消炎性 利尿藥으로서 황달을 治하는 특능이 있다고 할 수 있겠다.

12. 大黃硝石湯에 관한 師論 註釋

> 황달로서 腹滿하고 소변이 不利하고 붉으며 自汗出하는 것을 表和裡實이라 하는데, 마땅히 이를 下해야 하며 大黃硝石湯이 좋다.
>
> (黃疸, 腹滿, 小便不利而赤, 自汗出, 此爲表和裏實, 當下之, 宜大黃硝石湯－『金匱要略』)

(註) 自汗出하는 것은 表證과 흡사한 것인데, 만약 그렇다면 臟에는 다른 병이 없어야 한다. 그런데 이제 腹滿의 證이 있고 게다가 소변이 不利하며 붉은 것은 병이 表에 있는 것이 아니라 裡에 있다는 確徵이다. 그러므로 表和裡實이라 한다. 마땅히 이를 下해야 한다고 말한 것이다.

1) 大黃硝石湯方

大黃 · 黃蘗 · 硝石 各 9.5
梔子 6.0

이를 細剉하여 물 2合을 붓고 1合이 되게 달여서 去滓한 다음, 硝石을 넣고 용해하여 1일 3회로 나누어 冷服하다(『脈經』에는 本方을 大黃黃蘗梔子芒硝湯이라 칭하여 芒硝를 쓰고 硝石을 쓰지 않았다. 日本의 先輩 諸家들도 역시 그러했으므로 나도 이에 따라 芒硝만을 쓴다).

2) 선배의 論說 · 治驗

東洞 옹은 本方을 定義하여,
發黃하여 소변이 不利하고 腹中에 塊가 있는 자를 治한다고 하였다.

『方機』本方의 主治에,

黃色을 發하여 腹滿하고 소변이 不利한 者, 身熱하고 心煩하며 대변이 불통하는 자를 治한다.

『方輿輗』本方條에,

(상략)- 이는 裡實의 症이다. 이 腹滿은 大하고 堅한 것이다. 小便不利에 赤(붉다)이라는 말이 첨가되어 있는 것은 그 裡熱이 심함을 나타내는 것으로서 이는 裡症인 것이다. 하물며 이미 오래 경과한 것은 大黃硝石湯으로도 効를 거두기 어려운 것이다. -(중략)- 此方은 瘀熱을 蕩滌하는 劑로서 疸을 治하는데는 此方보다 劇한 것이 없다.

이는 본래 황달을 治하는 약인데 나는 이를 써서 血淋脈數者를 治한다. 이 때는 언제나 甘草를 加하고 혹은 芒硝를 去하여 쓴다. 按컨대, 『外臺』에서 崔씨가 大黃芒硝의 二味를 써서 尿血을 療한다고 하였는데, 그와 意旨가 비슷하다 하겠다. 무릇 熱淋暴淋은 血이 없더라도 此方을 써서 得効한다.

『靜儉堂治驗』에,

한 남자가 황달에 걸려 여러 달을 앓았는데 數醫를 거쳤으나 효험을 보지 못하였다. 그러는 동안에 發黃이 더욱 심해지고 全身이 橘子色과 같으며 광택이 없이 黯黑色을 띠었다. 眼中에도 역시 黃色이 금색과 같았고 소변은 短少하며 그 색깔 또한 黃柏汁과 같았다. 호흡은 촉박하고 起居도 불안하여 享和 계해년 7월에 나에게 診治를 구하였다. 그래서 나는 손가락으로 胸肋上을 按하여 보니 黃氣가 흩어지지 않았다. 이는 疸症이 매우 중증이 되었다는 것을 의미한다. 그래서 茵蔯蒿湯에 大黃硝石湯을 合하여 大劑를 만들어 가지고 매일 3, 4첩을 복용시켰다. 그러기를 30일쯤 되니 비로소 黃色이 散去되고 소변이 淸利해지면서 全癒하게 되었다.

무릇 疸症의 輕重을 살피려면 병자의 胸肋骨間을 손가락으로 눌러 보는 방법을 쓰는 것이다. 손가락을 세게 눌렀다가 뗐을 때 그 자리가 희게 되었다가 곧 黃色으로 돌아가면 경증이고 易治이며, 黃色이 조금도 흩어지지 않는 것은 중증인 것이다. 앞의 환자는 이런 중증에 속하므로 大黃硝石湯을 茵蔯蒿湯에 합하여 투여했던 것이다. 食餌의 下物로서 蜆(조개)이 좋다.

『類聚方廣義』本方條에,

嘈囃症으로 胸中이 타는 듯하고, 腹滿有塊하며, 二便不利하고 혹은 口中에 苦辛酸鹹 등의 맛을 느끼는 자를 治한다. 此症의 뒤에는 반드시 膈噎이 따르므로 빨리 此方을 써서 이를 방지해야 한다.

13. 梔子厚朴湯[1])에 關한 師論 註釋

> 傷寒으로 下한 후에 心煩腹滿하고 起臥가 불안한 자는 梔子厚朴湯으로 이를 主治한다.
>
> (傷寒下後, 心煩腹滿, 臥起不安者, 梔子厚朴湯主之－『傷寒論』)

(註) 山田正珍 씨의 말.

이는 虛煩이 腹滿을 겸한 것이므로 梔子豉湯에서 香豉를 去하고 厚朴·枳實을 加하여 이로써 主治한다. 心煩은 곧 虛煩이며, 臥起가 불안하다는 것은 곧 수면이 불능하다는 것이다. 腹滿이 되는 것은 下後에 內部가 허하고 氣가 澁하여 불통하기 때문이다. 厚朴生薑半夏甘草人蔘湯과 동일하게 虛脹한 것이다. 그러므로 滿하지만 堅實하지는 않다. 바로 이 점이 大黃·芒硝를 쓰지 않는 所以이다.

我說. 山田 씨의 말이 매우 잘 되었지마는 起臥不安을 睡眠不能에 기인한 것으로 解한 것은 잘못이다. 이것은 腹滿으로 인하여 起臥가 共히 불안한 것이지, 수면불능에 기인하는 것은 아니다.

1) 梔子厚朴湯方

梔子 7.0
厚朴·枳實 各 14.5

이를 細剉하여 물 2合 5勺을 붓고 1合이 되게 달여서 去滓한 다음, 1일 3회로 나누어

---

1) 本方 및 次方(14. 厚朴生薑半夏甘草人蔘湯)은 本篇에 속하는 것이 아니지만 모두 腹滿證이 있으므로 이에 게재하는 것이다.

溫服 혹은 冷服한다.

2) 선배의 論說 · 治驗

東洞 옹은 本方을 定義하여,
胸腹이 煩滿한 자를 治한다고 하였다.

『類聚方廣義』本方條에,

下後에 心煩腹滿하고 起臥가 불안한 것은 世醫들은 자칫하면 그 병이 미진한 것으로 알고 다시 三承氣湯 등을 써서 치료를 그르치게 하는 수가 있다. 그러므로 仲景이 이들 방법을 제시한 것이다. 치료시에 주의할 일이다.

心煩은 마땅히 虛煩으로 간주해야 하며, 腹滿 역시 實滿이 아니다.

某氏 曰

井上與兵衛라는 자가 황달을 앓기를 數月, 東京의 淺田 씨가 이를 진료했으나 효험이 없었다. 그 증상은 복부가 硬滿하고 호흡이 촉박하며 전신이 온통 黃黑色이었고, 臥하면 起하기 難하여 밤낮없이 起臥가 불안하여 안절부절하였다. 내가 梔子厚朴湯加朮兼硝黃丸을 교차로 썼더니 며칠 안 가서 胸腹煩悶이 감퇴하였다. 前方을 투여한즉 병세가 더욱 감퇴하여 30여일이 되어서는 半減하였다. 그 후 백여일을 계속해 前方을 투여한즉 마침내 全癒하기에 이르렀다.

14. 厚朴生薑半夏甘草人蔘湯에 관한 師論 註釋

> 발한 후에 腹이 脹滿한 것은 厚朴生薑半夏甘草人蔘湯으로 이를 主治한다.
>
> (發汗後, 腹脹滿者, 厚朴生薑半夏甘草人蔘湯主之 -『傷寒論』)

(註) 발한한 후에 복부가 虛滿한 경우에는 本方으로 主治한다는 뜻이지만 『類聚方廣義』 本方條에, "곽란으로 토사한 후에 腹이 여전히 滿痛하며 嘔氣가 있는 증상을 治하는데, 이 때의 腹滿은 소위 實滿이 아닌 것이다."라고 한 바와 같이, 비록 吐瀉한 후일지라도 腹이 虛滿하며 嘔氣가 있는 경우는 역시 本方으로 主治한다. 그러므로 東洞 옹은 本方을, 胸腹이 滿하고 嘔氣가 있는 것은 治한다고 定義하였던 것이다.

1) 厚朴生薑半夏甘草人蔘湯方

厚朴 · 生薑 各 12.0
半夏 9.0
人蔘 1.6
甘草 3.0

이를 細剉하여 물 3合을 붓고 1合이 되게 달여서 去滓한 다음, 1일 3회로 나누어 溫 或은 冷服한다.

2) 선배의 論說

『張氏醫通』에, 厚朴生薑半夏甘草人蔘湯은 胃虛嘔逆하고 痞滿不食함을 治한다.

兪씨의 말

此方은 泄後의 腹脹도 能治한다.

『類聚方辨』本方條에,

血氣가 外行하고 腹에 留飮이 있어서 소화되지 않는 것을 治한다. 按컨대, 발한 후라는 것은 血氣의 外行을 가리키는 것이고, 腹脹滿은 留飮이 있어서 소화가 되지 않는 證인 것이다.

『用方經驗』本方의 主治에,

平生 敦阜(肥大)症 및 噫氣 혹은 呑酸하고 心下가 堅滿하지 않고 膨脹하는 자를 治한다.

15. 桃核承氣湯[1])에 관한 師論 註釋

太陽病이 不解하여 熱이 방광에 結하고, 其人이 如狂하며 血이 自下하는데 下하면 癒하며, 그 外症이 不解하는 자는 아직 攻해서는 안 된다. 마땅히 外를 먼저 解해야 하며, 이미 外는 解하였는데 다만 小腹이 急結한 자는 이를 攻해야 한다. 桃核承氣湯이 좋다.

(太陽病不解, 熱結膀胱, 其人如狂, 血自下, 下者癒, 其外不解者, 尙未可攻. 當先解外, 外解已, 但小腹給結者乃可攻之, 宜桃核承氣湯－『傷寒論』)

(註) 山田正珍 씨의 말.

'下者癒'의 3字를 『脈經』에서는 '下之則癒'의 4字로 썼는데, 이렇게 고치는 것이 좋다. 만약 그렇게 하지 않으면 下文의 "아직 攻할 수 없다"는 구절과 照應할 수가 없다. 원문의 少腹(本書에서는 모두 小腹으로 訂正했다－譯者 註)은 『玉函』 및 程應旄本에는 小腹으로 되어 있는 바, 그것이 옳다. 대개 臍上을 大腹이라 하고, 臍下를 小腹이라 한다. 『素問』 藏氣法時論에 그렇게 되어 있다. 또, 『釋名』을 보면, 臍 以下를 水腹이라(現存本에, 小腹이라고 씌어 있는 것은 잘못이다. 『格致鏡原』에 『釋名』을 인용하여 水腹이라고 씌어 있다) 하는데 水汋의 聚所이기 때문이다. 또 이르기를, 少腹의 少는 小이다. 臍 以上에 비하여 小하다는 것이다.

이에 의해서 보건대, 小를 少로 잘못 쓴 것은 그 유래가 오래되었다. 또, 劉完素의 『傷寒直格』에 이르기를, 臍上을 腹이라 하고 臍下를 小腹이라 하며 小腹의 兩旁을 少腹이라 한다고 穿鑿하였는데, 그럴 듯한 말이다. 熱이 방광에 結한다는 것은 邪氣가 下焦膀胱의 부분에 鬱結하는 것을 말한 것이며 下文의 소위 小腹急結은 곧 그 外候일 뿐, 다만 방광

1) 本方과 以下의 2方(桂枝茯苓丸 및 大黃牡丹皮湯)은 日常 가장 多用하는 方이므로 마땅히 精究해야 한다.

의 一腑만을 가리켜 말한 것은 아니다.

抵當湯證에서 말한 "其人이 狂을 發함은 熱이 下焦에 있기 때문이며, 小腹이 當然히 硬滿하게 된다. 血을 下하면 곧 癒한다"는 말과 相徵해 볼 때 本條에서는 "太陽病으로 數日不解하고 小腹이 急結(곧 硬滿)하여 其人이 狂과 같으며, 저절로 血을 下하는 者는 邪氣가 下焦膀胱의 地位에 結한 때문이다."라고 하였다. 結은 곧 鬱이 심한 것이다. 邪氣가 頭中에 鬱하면 곧 頭痛·項痛·衄血을 일으키고, 胸中에 鬱하면 곧 胸悶心煩·구토를 일으키며, 胃 中에 結하면 곧 대변이 불통하게 되고 穢氣가 상승하여 心을 침범해서 狂과 같이 되는 것이다.

이제 邪가 下焦에 結하여 血氣가 不行하고 停滯되어 瘀로 된다. 그러므로 瘀氣가 상승하여 心을 침범해서 사람을 如狂게 한다. 광증과 같더라도 血이 스스로 下하여 小腹이 急結하지 않은 것은 약을 쓰지 않아도 낫는다. 血을 下하면 邪氣가 血을 따라 解하게 되기 때문이다. 太陽病으로 맥이 浮緊하고 발열하며 身無汗한 경우에도 自衄하는 자는 癒하며, 婦人傷寒으로 經水가 適來하여 譫語하며 鬼狀을 나타내는 자라도 胃氣 및 上二焦를 범하지 않았으면 반드시 自癒하게 되는데, 이들은 모두 같은 이치인 것이다.

이제 此證에서는 그 血이 비록 自下하더라도 急結이 不散하므로 이를 下하지 않으면 癒하지 않는다. 이는 少陰篇에 있는 다음 구절과 같은 이치인 것이다. 즉, "음식이 입에 들어가면 곧 토하고, 心下가 溫溫하여 토하려 해도 다시 토할 수 없는 자는 이를 토하지 않으면 癒하지 않으며, 自利淸水하고 色이 純靑하며 心下가 반드시 동통하고 입이 건조한 자는 이를 下하지 않으면 癒하지 않는다"고 하였다.

이와 마찬가지로 이 경우에 있어서도, 이를 下하면 癒한다고 한 것이다. 그러나 其人의 外證이 不解하고 또한 오한·두통·脈浮 등의 증후가 있는 자는 이를 妄下해서는 안 된다. 그러한 경우는 당연히 먼저 桂枝湯으로써 그 外를 解해야 하며, 外解된 뒤에 다만 熱이 방광에 結한 證이 사라지지 않은 자는 이에 비로소 攻할 수 있는 것이다.

만약 外가 아직 解하지 않았는데 이를 下하면 반드시 변하여 結胸·痞硬·挾熱利 등의 壞病을 이룬다. 按컨대, 此條는 上文에 열이 방광에 結함을 말하고, 小腹이 急結함을 말하지 않았으며, 下文에서는 小腹急結을 말하고 열이 방광에 結함을 말하지 않았다. 本論의 錯綜의 妙가 이와 같은 것이다.

我說. 此說은 本條를 거의 詳細히 解하여 유감이 없는 듯 하지만, 다만 急結을 硬滿이라 한 것은 잘못이므로 따를 바가 못된다.

1) 桃核承氣湯方

桃仁 7.0
桂枝, 芒硝, 甘草 各 6.0
大黃 12.0

이를 細剉하여 물 2合 5勺을 붓고 1合이 되게 달여서 去滓한 다음 1일 3회로 나누어 溫服 혹은 冷服한다.

2) 腹 證

仲景師는 열이 방광에 結한다 했고 또 小腹이 急結한다고 했지만, 나의 다년간의 경험에 의하면, 急結이 방광부위에 있는 경우는 매우 희소하고 下行結腸部에 있는 것이 常例였다. 즉 이 부분을 그 橫徑을 沿해서 腹底로 向하여 指頭로써 擦過的으로 강하게 按壓해 가면 堅結物이 촉지되고 병자가 급통을 호소하게 되는데, 이로써 小腹이 急結하다고 볼 수 있다. 즉 急結의 正證인 것이다.

그러나 急結의 症에는 大小廣狹長短으로 各樣하여 일정하지 않을 뿐만 아니라, 때로는 左季肋下 및 心下部로 上迫하여 상반신에 질환을 나타내며, 또 下로는 左腸骨窩 및 膀胱部로 하강하여 하반신에 발병하는 경우도 없지 않으므로 이를 診할 때는 반드시 용의주도하지 않으면 안 된다.

和久田 씨의 말.

(상략)– 臍의 左傍, 天樞部位(天樞란, 臍幅을 1寸으로 가정하여 그 外端의 측방 1寸 부위를 말한다–我註)에서 上下 2, 3指間을 3指(示指·中指·無名指)로써 探按하면 結이 있음을 알 수 있고, 이를 邪按(그 橫徑을 沿해 按하는 것–我註)하면 동통이 심하게 위쪽으로 引痛하는 것을 桃核承氣湯의 腹證으로 본다. 혹은 臍上 혹은 臍下에도 역시 結이 있어서 이를 按하면 동통하지만, 臍의 左傍에 있는 것이 正候이고, 臍上, 臍下에까지 미친 것은 그 結이 심한 것으로 봐야 한다.

비록 이를 按하여 結이 있음을 알 수 있을지라도 동통을 느끼지 않는다면 이는 急結이 아닌 것이다. 또 按하여 동통이 심하더라도 그 結이 指頭에 軟하게 느껴지는 것은 血結이지 此方의 證은 아니다. 또 이를 按하여 동통이 腰・背・小腹에 미치는 것도 此方의 證이 아니다(반드시 그런 것은 아니다－我註).

또한 그 結은 大小가 있어 一定하지 않으므로 창졸간에 診하여 간과해서는 안 된다. 이 結은 곧 어혈로서 胸腹으로 逆上하며 심한 것은 脇下(左脇下의 略이다－我註)에 핍박하여 胸脇으로부터 背에 徹하도록 동통하며 그 증상이 때때로 발작한다. 남녀를 불문하고 肝積이라 칭하여 左側肝經(古人이 肝이 좌측에 있는 것으로 보아 左季肋下部를 肝經이라 하였는데, 이는 해부학을 몰랐던 所致이다－我註)을 上攻하는 증상에 此證이 많다.

血氣가 상충하여(瘀血上衝이라고 해야 한다－我註) 급박하므로 환자로 하여금 성급하여 견딜 수 없고 혹은 白眼(눈의 흰자위)이 많으며 광증과 같고, 아무 일에나 잘 분노하며 혹은 기물을 집어 던져서 그 분노를 洩散하는 등으로 언제나 心腹間이 급하게 된다.

혹은 두통・頭重・衄血・齦血 등의 질환이 있으며 혹은 그 독이 下部에 미쳐 치질・脫肛, 부인에게 있어서는 經水不利를 초래하기도 하며, 만약 심한 경우에는 胸脇逆滿하며 攣急하여 동통하고, 심하게 噤口齘齒하며 졸도하는 수도 있다. 혹은 心胸으로 上攻하여 胸背가 徹痛하며 때때로 苦酸水를 토하는 경우도 있다.

此證은 左側脇下를 상충하는 水氣와 유사하며, 轉하여 하강해서 좌측의 臍傍에 이르러 진정된다. 此證은 熱酒 혹은 牡蠣末・辛烈末로써 일단 안정될 수 있으나 시간이 지나면 재발하는 것이 留飮과 유사하다. 留飮은 心下에서 그치지만 此證은 좌측의 臍傍에서 留하는 것이 다르므로 이로써 分辨해야 된다.

動氣도 대개 左方에 偏在하는데, 此方을 복용하여 應驗이 있을 때는 動氣가 임맥 쪽으로 돌아간다(本方證이 있는 경우에는 腹部大動脈의 박동이 좌측복부에 偏倚하지만, 本方을 복용하여 유효할 때는 正位로 돌아간다는 뜻이다－我註). 이는 引病의 징후이다.

기타 傷寒, 瘟疫, 痢病 등 諸般의 雜病, 산전산후, 落馬墜損 등에 此方을 쓰는 證이 있지만 역시 그 腹證을 詳審해야 한다.

我說. 此說이 대체로 옳으므로 숙독하여 그 意義를 精究해야 한다.

3) 선배의 論說 · 治驗

『古今錄驗』에,

往來寒熱, 胸脇逆滿하는 자는 桃仁承氣湯(이는 즉 本方이다－我註)으로 다스린다.

我說. 往來寒熱, 胸脇苦滿이 아니라 小腹急結이 胸脇(左側)으로 逆滿하여 往來寒熱하게 되는 것이므로 柴胡湯證과 흡사하나 실은 그렇지 않다.

『總病論』에,

桃仁承氣湯은 또 산후에 惡露가 不下하고 喘脹하여 죽으려 하는 것을 治하는데 백발백중이다.

我說. 此症은 아마도 폐전색인 듯하다.

『三因方』의 陰癲門에,

黃金丸(本方을 가리킴－我註)은 열이 방광에 들어가서 臍腹 上下와 아울러 脇肋이 동통하고 便燥하여 물을 마시려 하며, 이를 按하면 동통하는 者를 治한다. －(중략)－ 부인의 血閉(月經閉止를 말함－我註) 동통에도 역시 이를 복용하면 좋다.

『傷寒文書』에,

傷寒으로 이를 按하면 心下가 脹滿하고 동통하지 않은 자는 瀉心湯加桔梗이 좋은데, 이는 痞滿이다(桔梗을 加함은 사족이다). 손으로써 이를 按하여 小腹이 苦痛하고 小便自利하며 대변이 검고 겸하여 혹은 身黃 · 譫妄 · 燥渴하며 맥이 沈實한 者는 蓄血로서 桃仁承氣湯으로써 累物(이는 어혈을 가리킴－我註)을 완전히 下해 버리면 곧 癒한다.

『小青囊』에,

桃仁承氣湯은 傷寒能逆, 舌强短者를 治한다. 또 학질이 야간에 發作하는 자를 治한다. 또, 藏毒(直腸癌 · 梅毒 等의 總稱이다－我註)으로 어혈을 下하는 자를 治한다. 또, 痘後失

血證, 즉 餘毒熱邪가 經에 핍박하여 血이 妄行해서 대변으로 나오는 자를 治한다. 또, 痘後狐惑證을 治하는데, 환자는 好睡不食한다.

上脣에 瘡이 있을 경우에는 蟲이 그 腑를 食하고, 下脣에 瘡이 있을 경우에는 그 臟을 食한다(此項은 後世家들의 妄語로서 취할 바 못 된다-我註), 그 聲音이 啞嗄하여 上下不安한고로 狐惑이라 하는 것이며, 此候는 최악의 징후이며 痲疹 후에 많이 나타난다. 만약 대변이 불통하면 此方으로써 이를 下해야 한다.

『識病捷法』에,

桃仁承氣湯은 噎嗝·積血이 있는 자를 治한다.

我說. 瘀血性 癌腫으로서 아직 衰脫하지 않은 경우에는 本方을 쓰면 좋다.

『醫史櫻寧生傳』에,

馬萬戶의 처는 身體가 肥滿하며 氣가 성한 부인이었다. 그런데 자식이 없어서 자궁을 煖하게 하는 약을 복용하였는데, 積이 오래되어 火가 심하여 血을 핍박해서 上行하여 衄血이 되었다. 衄하면 반드시 數升餘를 흘리고 面赤하며, 맥이 躁疾하고, 망연자실하여 멍청하였다.

醫者는 上盛下虛로 보고 이를 治함에 丹劑로써 鎭墜시켰다. 滑壽가 이르기를, 經에 上者는 이를 下하라고 하였는데, 이제 血氣가 모두 盛溢하여 上行하니 治法은 마땅히 이를 下導해야 한다. 어찌 實을 實하게 할 것인가라고 하였다. 즉 桃仁承氣湯을 투여하여 積瘀를 3, 4次 下하니 積瘀가 사라졌다. 계속하여 旣濟湯(竹葉石膏湯을 가감한 後世方이다-我註)을 복용하기를 20劑 만에 癒하였다.

『證治準繩』 櫻寧生巵言에,

血溢, 血泄, 諸蓄妄證(血溢은 血이 上部로부터 나오는 것이고, 血泄은 下部로부터 나오는 것이며, 諸蓄妄이란 諸蓄血의 妄行을 말하는 것이다-我註)의 始初에 나는 대개 桃仁·大黃 등의 行血去瘀之劑를 사용하여 그 銳氣를 꺾은 후에 이를 구별하여 治하는데, 왕왕 적중하는 일이 있었으나 그 까닭을 알지 못하고 있었다.

후에 四明이 와서 지금은 고인이 된 蘇伊學와 만나 諸家의 術을 問論하였는데, 그 때

伊擧가 이르기를, 우리 마을에 용한 醫者가 한 사람 있는데 失血蓄妄을 治할 때는 언제나 반드시 먼저 快藥으로써 이를 下한다.

이에 或者가 묻기를 失血에 다시 이를 下한다면 虛는 무엇으로 감당할 것인가 하고 물으니, 그 醫者가 대답하여 이르기를, 血이 이미 妄行하여 故道를 迷失하였으니 蓄을 去하고 瘀를 利하지 않는다. 妄行을 常道로 삼는다면 어떻게 이를 제어할 것인가. 또 去하는 것은 스스로 去하고, 生하는 것은 스스로 生하는 것인데, 무슨 虛가 있을 것인가라고 하였다는 것이다. 이 말을 듣고 나는 愕然히 깨달아 예전의 의문을 풀었던 것이다.

我說. 快藥이란, 즉 本方을 말한 것이다.

『諸證辨疑』에,

한 부인이 長夏에 이질을 앓아 동통이 급박하고 대변은 黃黑色이었다. 諸醫가 枳殼·黃連을 倍用한 薷苓湯을 썼으나 병은 더욱 극렬해졌다. 그래서 나를 청하여 치료를 구하므로 맥을 診한즉, 兩尺脈이 緊하며 濇하여 寒이 營을 傷한 것을 알 수 있었다. 상세히 這間의 상황을 문진한즉, 行經時에 냉수 一碗을 마시고나서 이 병에 걸렸다고 하였다.

이에 나는 血이 냉수로 인해 凝結되어 어혈이 大腸에 歸하고 熱氣가 墜下한 所以라고 단정하였다(이 病理說은 취할 바가 못된다－我註). 그래서 桃仁承氣湯에 馬鞭草·玄胡索을 加하여 一服시키니(이것을 加味한 것은 蛇足이다－我註). 이튿날 아침에 黑血을 數升 下하고 동통이 멎었으며 臟이 淸해졌다. 다음에 調脾活血之劑를 써서 그 질환을 치유하였다. 금후 痢疾을 治함에 있어서 고찰해야 할 일이다.

我說. 本方이 대장카타르에 유효함은 이 治驗과 같지만 想像으로써 治本을 삼는 것은 잘못이다.

『傳心尤易方』에,

桃仁承氣湯은 淋血을 治한다.

『心法附錄』에,

吐血로서 胸中氣塞을 느끼고 紫血을 토하는 자는 桃仁承氣湯으로 이를 下해야 한다.

『名醫方考』에,

桃仁承氣湯은 이질의 초기로서 刑質이 實한 자를 主治한다. 만약 시초에 下하지 않고 도리어 固澀之劑를 쓰면 邪熱內蓄을 일으키고 血이 순행하지 못한다. 이로 인해 腹痛欲死하게 되는 데는 급히 此湯으로써 이를 攻下해야 한다.

『證治大還』에,

吐血의 勢가 멎지 않고 胸中이 氣塞하여 위로 紫黑血을 토하는 것은 瘀血內熱이 盛한 때문이다. 桃仁承氣湯을 加減하여(加減이란, 方中의 大黃·芒硝를 加減한다는 것이리라-我註) 이를 下해야 한다. 打撲內損하여 어혈이 있는 자에게는 반드시 此方을 쓴다.

『張氏醫通』에,

齲齒가 수년 동안 癒하지 않으면 마땅히 陽明蓄血로서 治해야 하며 桃核承氣를 細末하여 煉蜜로써 梧桐子大로 作丸하여 복용해야 한다. 술을 좋아하는 사람에게 此症이 많은데, 이를 屢服하면 유효하다. 虛人은 비록 瘀血이 있더라도 그 맥이 芤하며 반드시 일부에 弦脈을 나타내므로 補를 겸하며 그 어혈을 제거하는 것이 좋다. 桃核承氣에 人蔘 5錢을 加해서 3회로 나누어 복용하여 완만하게 이를 攻下하면 十中 二, 三을 구할 수 있다.

我說. 나의 경험에 의하면, 이와 같은 虛症에는 小柴胡湯과 桃核承氣湯을 合用해야 한다.

『柯氏方論』에,

桃仁承氣湯은 여자의 月經不調로 先期作痛하거나 經閉하여 不行하는 경우에 쓰면 가장 좋다.

『種痘新書』에,

桃仁承氣湯은 痘症으로서 대변이 秘結한 자를 治한다.

『瘟疫論』에,

대소변의 蓄血 便血은, 傷寒이나 時疫을 막론하고 下를 失期함으로써 邪熱이 久羈하여 배설되지 않고, 血이 열 때문에 經絡에 留敗하여 紫血이 되고, 그것이 腸胃로 흘러넘쳐 썩어서 黑血이 된 것이다. 便色이 漆黑과 같고 대변이 오히려 용이한 것은(抵當湯條를 참조할 것－我註) 結糞이라 할지라도 어혈이 있으므로 쉽게 潤下하는 것이다. 비록 結糞이 下하더라도 眞元이 이미 敗하여 대개 위태로운 지경에 이른다.

미친 듯이 웃는 자가 있는데 이것은 胃熱이 血分에 파급된 것이며, 血은 心에 속하므로 血中의 留火가 心에 蔓延했기 때문이다. 如斯한 證이 있는 경우라도 胃에 좇아서 治해야 한다(胃에 좇아 治한다는 것은 大小調胃承氣湯을 撰用함을 뜻한다－我註).

我說. 이는 소위 熱溶血症 초기의 證治를 述한 것이며 大小調胃承氣湯을 撰用해야 한다는 것은 吳씨의 말과 같지만, 本方은 調胃承氣湯을 原方으로 하는 驅瘀血劑이므로 역시 此證에 응용할 기회가 있음을 알 수 있는 것이다.

胃實症으로 下를 失期하여 밤에 발열하는 자는 열이 血分에 留한 것인데 다시 이를 失期하면 반드시 어혈이 된다.

我說. 밤에 발열하는 것은 대개 이미 어혈이 된 증상으로 本方證인 경우가 많다.

처음에는 晝夜發熱하고 日晡時에 더욱 심한 증상에 承氣를 투여하여 낮에는 열이 감퇴하다가 밤에만 발열하는 것은 어혈이 아직 行하지 않은 것으로서 桃仁承氣湯이 좋다. 탕을 복용하고나서 열이 사라지면 癒한 것이다. 혹은 발열의 시간이 짧아지는 경우 再服하면 더욱 호전된다. 蓄血이 消盡되고 열도 消盡하여 大熱이 이미 사라졌으나 亡血이 과다하여 餘焰이 상존하는 경우는 마땅히 犀角地黃湯으로써 이를 調治해야 한다.

我說. 犀角地黃湯을 쓰는 것은 桂枝茯苓丸을 쓰는 것만 못하다.

밤에 이르러 발열하는 것은 瘟瘧(溫瘧－我註)인 경우도 있고 열이 血室에 들어간 경우도 있으며 모두 蓄血이 아니므로 下해서는 안 된다. 마땅히 審察해야 할 것이다.

東洞 옹은 本方을 定議하여,

血證으로 小腹이 急結하여 상충하는 者를 治한다고 하였다.

我說. 本方은 桂枝甘草湯을 原方으로 하는 데 上衝이 있기 때문이다.

『方機』 本方의 主治에,

· 小腹이 急結하여 미친 것 같은 者,
· 胞衣不下하여 氣急息迫하는 者,
· 산후에 小腹이 堅痛하고 惡露不盡하며 혹은 不大便하여 煩躁 또는 譫語하는 자,
· 痢病으로 小腹이 急痛하는 자를 治한다.

『芳翁醫談』에,

齒痛을 堪當하기 어려운 증상에는 桃仁承氣湯이 잘 듣는 경우가 있다.

『成績錄』에,

한 남자가 나이는 65세였는데 喘息咳唾하여 安臥하지 못하기를 이미 수십 년이나 되었다. 근자에 이르러 身熱이 자주 발하였다. 수일이 지나도 낫지 않더니 마침내 痰血을 토하게 되었다. 하루는 齒齦에서 출혈이 되어 連綿不止하며 그 색이 검고 헌솜(絮)과 같았다. 손으로 이를 당기면 1, 2尺 혹은 3, 4尺이나 되었고, 심한 경우는 鼻耳에서 모두 출혈하였으며 대변 역시 黑血을 下하였다. 이러기를 3주야가 지나서 絶穀하고 好飮하며 정신이 있는 듯도 하고 없는 듯도 하며, 평소에 앓고 있던 천식이 頓止하고, 平臥할 수 있으되 轉側은 불능하였다. 그래서 桃仁承氣湯을 투여한즉 며칠 지나지 않아서 癒하였다.

我說. 이는 어혈이 外發하여 천식이 自癒한 것이다. 이로써 천식이 어혈에 기인한 경우가 많음을 알 수 있다.

한 남자가 惡寒身熱하여 汗出한 후에 갑자기 복통을 발하였는데 臍傍이 특히 심하였으며, 小腹에서 脇下에 이르기까지 拘急하고 대소변이 不通하였으며, 섭식하면 곧 토하고 舌上에는 백태가 끼었으며, 심한 경우에는 동통이 胸中에까지 미쳐 칼로 베는 듯하였고 頭汗이 流出하였다. 이에 선생이 桃仁承氣湯을 투여한즉 諸證이 全癒하였다.

한 부인이 언제나 鬱冒症이 있어서 心中이 煩悸하고 다만 臥寐하려고만 하였으며 음식을 먹다가 말다가 하였다. 하루는 卒然히 잠이 든 것처럼 인사불성이 되었다. 맥은 微細하고 호흡은 끊어질 듯하면서도 혈색은 불변하였다. 수족이 微冷하고 齒閉不開하기를 2시간쯤 지나니 神氣가 약간 회복되어 呻吟煩悶하며, 胸中에 무엇이 있는 것같이 괴롭다고 말하였다. 胸腹의 動氣가 심하고 脇下가 攣急하였으므로 이에 桃仁承氣湯을 투여하였다. 1주야에 12첩을 복용한즉 下利를 數行하고는 諸證이 漸退하였다. 후에 茯苓建中湯을 투여하여 全治하였다.

한 부인이 언제나 술 마시기를 좋아하였는데, 하루는 대취하여 홀연히 광인처럼 妄語를 발한 후에 卒倒直視하여 사지가 不動하였다. 吸吸少氣하여 인사불성이 되었는데, 수족은 溫하고 맥은 滑疾하며 대변을 못본 지 10여일이 되었다. 額上에는 微汗이 나고 面部는 赤色이었으며 胸中에서 小腹에 이르기까지 硬滿하여 식사를 할 수 없었다. 桃核承氣湯을 5, 6일간 복용시키니 瞳子가 약간 動하고 수족도 굴신할 수 있게 되었다. 前湯을 계속하기 7, 8일 만에 대변이 통하고 신음하다가 10여일 만에 諸證이 漸退하였다.

攝州의 吉田某라는 자가 疫病을 앓아 선생에게 診治를 청하였다. 이에 선생이 診한즉, 맥은 微細하고 身熱煩燥하며 시시로 譫語하고 입이 燥渴하며 대변이 秘閉하였다. 이에 桃仁承氣湯을 투여하였더니 복용 후에 크게 하혈하였다. 가인들이 驚愕하여 선생에게 고하였으나 선생은 태연하게 여기고 그대로 前方을 續服시키니 며칠 안 가서 全癒하였다.

我說. 이는 熱溶血症을 일으키는 증후임을 간파하여 그 기선을 제압한 것이다.

한 부인이 疫病을 앓아 身熱이 如灼하며 口舌이 糜爛하고 渴하여 熱飮을 좋아하였다. 하루는 광인처럼 妄語를 發하며 胸下에서 小腹에 이르기까지 硬痛하여 손을 댈 수 없고 대변이 불통하기 10여일이 되었다. 선생이 桃仁承氣湯을 투여한즉 黑便을 쾌통하고 諸證이 모두 사라졌다.

한 남자가 나이는 15세였는데 하루는 두통발열을 일으키더니 이튿날에 이르러서는 광인처럼 譫語를 발하였다. 한 醫者가 이를 診하고는 간질이라 하면서 투약하였으나 수일이 지나도 낫지 않고 병이 더욱 심해졌다. 선생이 이를 診한즉, 맥은 洪數하고 舌上에는 黑苔가 끼어 있었으며 身熱이 如灼하였고, 胸腹에 急迫狀이 있었으나 塊形을 이룬 것은 없었다. 이에 黃連解毒湯을 투여하였더니 翌夜에 병세가 더욱 심해졌다.

선생이 다시 이를 診한즉, 眼中에 赤色을 띠고 언어가 불능하며 飮食이 殆絶하고 熱勢가 鬱伏하며 맥은 더욱 洪數하였고 頭汗出하며 수족을 움직이지 못했다. 그래서 桃仁承氣湯을 다음날까지 5첩을 투여하니 遺尿를 行하였는데, 냄새가 고약했으며 放庇를 5, 6차하였으나 언어는 아직 불통하였으며 눈을 뜨지 못하였는데 뒤집어 보니 滿眼이 모두 붉었고, 頭面手足이 微冷하며 땀은 다시 흘리지 않았다. 입술은 약간 焦黑色이었고 神氣는 完全히 昏冒되지 않아서 부르면 알아듣는 듯하였다. 心胸下가 硬하여 이를 按하면 얼굴을 찡그리고 수족을 屈折하였다.

두 시간쯤 지나서 다시 이를 診한즉 心胸下에 痛狀이 없어졌다. 계속 前方을 복용시키니 다음날 대변을 행하고 四肢가 微冷하며 인사불성이 되었다. 선생은 이를 瞑眩이라 하여 家人들을 안심시키고 前方을 계속 쓰니 수일 만에 癒하였다.

我說. 이런 위험한 증상에 대하여 終始 一方을 써서 自若하였는데, 凡庸한 사람으로서는 불가능한 일이다. 南涯 옹의 手腕을 可히 알 수 있다.

40세 가량의 한 부인이 疫病에 걸려 3일 만에 설태가 이미 까맣게 끼고 獨語絶穀하였다. 醫가 三消飮(이는 後世方이다－我註)을 써서 下利를 10여 行하였다. 그러자 病婦는 그것이 下劑인 것을 모르고 驚愕하여 醫者를 바꾸었다. 새로운 醫者가 이를 診하여 人蔘養榮湯(이는 後世方이다－我註)을 투여하니 下利가 곧 멎었다. 그리고 自汗出하며 煩渴引飮하여 病狀이 더욱 위독한 듯하였다.

그래서 또 다른 醫者를 맞아들이니, 柴胡白虎合方을 투여하여 諸證이 약간 쾌차해지고 식욕도 약간 당겨서 病婦도 다소 편안해졌으므로 漸癒하는 것으로 알았다. 그러나 며칠 안 가서 다시 嶮症이 재발하여 거의 구할 수 없는 지경에 이른 것 같았다. 그래서 또 다시 醫者를 바꾸어들이니 그 醫者가 이를 診하고는 이르기를, 이는 大虛라 하면서 眞武加人蔘湯을 투여하였다. 그랬더니 黑血을 6, 7行 下利하고 餘證은 여전하였다.

무릇 醫者를 10여차나 바꾸었으나 微効도 없었다. 후에 선생을 청하매 이를 診한즉, 복부가 微滿하고 舌尖이 붉고 약간 부었으며, 대변이 滑하고 渴하였다. 이에 桃仁承氣湯을 투여하니 數貼을 복용하고는 漆과 같은 燥屎를 數枚 下하고 3일을 지나니 諸證이 크게 쾌차해졌다. 그러나 다만 心下가 痞硬하고 不欲飮食하였으므로 人蔘湯을 투여하니 수일 만에 평상으로 회복되었다.

京師의 한 소녀가 나이는 아홉 살이었는데, 寒疾이 있어 선생에게 診治를 청하였다. 門生인 某씨가 이를 診한즉, 蒸蒸하게 발열 汗出하고 渴하였다. 그래서 먼저 五苓散을 투여하니 갈증은 약간 감퇴하였으나 열과 汗은 여전하였으며 그 舌은 혹은 黃 혹은 黑色이 되었으며, 대변이 燥結하고, 胸中이 煩悶하였다. 그래서 다시 調胃承氣湯을 투여하니 下利를 수행하고는 더욱 煩悶하였으며 먹으면 곧 토하고 熱이 益盛하여 救療가 불가능한 지경에 이른 것 같았다. 이에 선생이 이르기를 調胃承氣湯은 그 治方이 아니다. 그것은 桃仁承氣湯의 證이라 하므로 그것을 服用시키니 全癒하게 되었다.

我說. 本方은 調胃承氣湯에 桃仁·桂枝를 가한 것에 불과한데도 그 主治하는 바는 이렇게 다르다. 이것이야말로 古方의 精妙한 所以로서 精究하지 않으면 안 된다는 것을 알아야 한다.

『續建珠錄』에,

浪華의 忠二浪이라는 자가 項部에 창상이 생겼는데 醫가 이에 施鍼하여 치료하였다. 그런데 그 이튿날 寒疾과 같이 발열이 熾盛하며 혹은 오한하기도 하였다. 그후 瘡根도 역시 凸起하고 項部에서 缺盆에 이르기까지 전부 紫朱色을 나타냈으며, 譫語를 發하고 대변이 불통하여 病狀이 대단히 위독하게 되었다. 他醫가 이를 溫疫이라 하여 치료하였으나 낫지 않았다. 이에 선생에게 診治를 청하였더니 선생이 이르기를, 이는 疫病이 아니다. 瘡毒이 上攻하여 疫病과 흡사한 것이라 하면서 葛根加桔梗湯을 투여하고 겸하여 梅肉散을 쓰니 약간 차도가 있었다. 후에 다시 이를 診하여 桃仁承氣湯으로 轉方하고 梅肉散으로써 峻下하기를 5, 6行하니 熱이 退하였다. 按컨대 此人이 譫語煩悶하고 眼中이 碧色함은 血證의 증후인 것이다.

我說. 此人이 시초에 項部에 瘡瘍이 있었고 후에 昏冒하여 인사불성이 되고 眼中碧色(이는 眼內鬱血의 증후이다)인 것으로 보아, 이는 瘡毒內攻性 腦靜脈竇炎이 된 것이 분명하다. 그런데 本方이 능히 이를 易治한 것이다. 가히 古方의 절묘함을 이로써 알 수 있는 것이다. 또, 이 治驗은 梅肉散의 治驗이지 本方의 治驗은 아닌 듯하나 다음의 治驗과 대조해 보면 그렇지 않음을 알 수 있게 될 것이다.

17세된 한 남자가 腦戶에 腫毒이 발하였는데, 10여일이 지나서 이에 施鍼하여 배농한즉, 腫이 減하고 침식도 평일과 마찬가지 상태로 회복되었다. 그러나 창구가 아물지 않고 膿水가 如湧하였다. 하루는 크게 戰慄하고 身熱이 특히 심하였고 腫이 다시 돌기하여 顏頰에까지 連하였고 瘡頭가 結口되어 膿이 滴下하되 湧出하지는 않았다. 그리고 譫語煩躁하며 대변은 秘澁하였다.

衆醫가 傷寒으로 보아 이를 施治하였으나 무효하였다. 그래서 선생을 맞이하여 診治를 청하면서 그 부친이 묻기를, 자식의 병을 衆醫들이 모두 傷寒이라 하는데 선생이 보는 바도 역시 그러하냐고 말하니, 선생이 이르기를 이는 瘡毒의 所致일 뿐, 傷寒은 아닌 것이라 하고 이에 葛根加桔梗湯 및 應鐘散을 투여하니 下利를 3, 4行하고는 諸證이 頓減하였다. 그러나 그 후에 困眠하면서 맥이 細數하고 열이 사라지지 않았으며, 음식이 大減하였다. 그래서 梅肉散을 투여하니 대변이 快利하고 열이 去하며 腫이 減해졌다.

이러기를 한나절쯤 지나 점점 昏冒하여 인사불성이 되고 純祖舌乾하며 때때로 狂言妄語하고 마치 演劇을 하는 시늉을 하였다. 이에 桃仁承氣湯을 써서 이를 攻하니 臭穢를 下利하고나서 겨우 사람을 알아보게 되었다. 3일이 지나니 黑血을 下하고 飮食이 漸進하며 神氣가 爽然하여졌다. 이를 2개월여 복용하고 후에 當歸芍藥湯으로 바꾸어 수일간 투여한즉 全癒하였다.

한 부인이 小産(유산) 후에, 胞衣不下하고 홀연히 上攻하여 喘鳴促迫하며, 正氣가 昏冒하여 인사불성하고 自汗이 如湧하매, 衆醫가 모두 必死한다고 하였다. 그래서 선생이 이를 診視한즉, 心下가 石硬하고 小腹은 濡하며(이는 急結이 心下에 逼迫한 것이다-我註), 眼中이 藍을 注入한 것 같았다. 이에 桃仁承氣湯을 투여하니 곧 胞衣가 下하게 되고, 그 이튿날에는 상쾌하기가 평상과 같았다.

我說. 유산 후에 태반이 削離되지 않고 홀연히 喘鳴促迫하며 正氣가 昏冒하여 인사불성하고 眼中이 마치 藍을 注入한 것 같다는 것으로 볼 때, 이는 곧 뇌 및 폐전색인 것이다.

나이 여덟 살의 한 童子가 크게 吐食한 후에 발열하고 微汗出하였다. 그 이튿날이 되니 열은 없는데 譫語咬牙하고 煩躁가 더욱 심하여 嘔而不能食하며 四肢를 屈折하고 胸肋이 妨脹하며 腹을 按하니 無力하였고, 兩便이 不通하였다. 이에 桃仁承氣湯을 투여한즉 神氣가 平常으로 회복되고 諸證이 모두 消退하였다.

『方輿輗』에,

桃核承氣湯은 오로가 澀滯하여 臍腹이 크게 동통하는 것을 治한다. 胎가 腹中에서 죽고 胞衣가 不出하며 血暈하는 등의 諸證에도 역시 좋다.

産後에 오로가 澁滯하여 臍腹이 크게 동통하여 손을 댈 수가 없는 자는 桃仁承氣湯 2, 3첩을 복용하면 곧 癒한다. 此症의 맥은 대개 洪數한 것이 상례이나 드물게는 細數한 경우도 없지는 않다. 그러한 경우에는 맥을 버리고 症을 취해야 한다. 또 死胎 및 胞衣不下에도 좋고 血暈에도 역시 쓴다. 무릇 上記 數症의 治方은 대개 통용할 수 있는 것이다.

此方의 症을 本論에서는, '血下'라고 했고 '小腹急結'이라고 했는데, 이것을 抵當湯의 증상과 비하면 그 血이 아직 沈痼하지 않을 것이다. 이에 내가 누차 경험한 바의 治驗을 들겠다. 경혈이 도래하려 할 때는 복통이 발작하여 참을 수가 없고 심한 경우는 失心妄語하는 자를 桃仁承氣湯으로써 攻한즉, 2, 3첩 만에 동통이 신묘하게 가셨다.

此症으로서 1년이 지나도록 낫지 않아서 久患宿疾이 된 者도 간혹 있는데, 輕劑微湯으로써는 治할 수 없는 것이다. 매일 經期에 桃仁承氣를 2, 3첩 혹은 4, 5첩 써서 동통이 멎으면 停服하고 다음 월경기까지의 사이에는 逐瘀丸散之類를 緩服하면서, 월경기에 이르면 다시 桃仁承氣를 복용하여 그 증상이 감퇴됨을 봐서 다시 緩攻藥을 전과 같이 복용하여 4, 5개월이 되면 수년래의 滯患도 全癒할 수 있는 것이다.

我說. 本方이 월경곤란증에 神効가 있음은 有持 씨의 말과 같지만, 本方은 그 證이 소진할 때까지 장복해야 하는 것이지, 결코 간헐적으로 복용해서는 안 되는 것이다.

痢疾로서 복통이 심하고 裡急後重도 보통이 아니며 紫黑色의 변을 下하는 것은 어혈이다. 李挺이 이르기를, 諸痢는 모두 어혈임을 알아야 한다. 흑색변은 어혈이 심한 것일 따름이라고 하였다. 此症은 桃仁承氣湯이 아니고서는 功을 세울 수가 없다. 『吳氏醫方考』에는 초기에 質實(質實은 체질이 壯實하다는 뜻이다-我註)한 자를 治한다고 되어 있지만, 日數에 拘泥할 것은 없다. 다만, 그 체질의 壯實함을 인지하면 初中末을 불문하고, 紫黑色의 下物이나 혹은 魚腦髓와 같은 것을 下하더라도 이는 어혈이라는 것을 알고, 此湯을 써야 한다.

我說. 本方이 赤痢, 大腸카타르 등에 著效가 있음은 有持 씨의 말과 같지만, 本方은 腹

證을 주로 하여 써야 하는 것이지, 배설물의 如何를 주로 하여 쓰는 것이 아니다(단, 이를 참고로 하는 것은 좋다).

痘毒으로서 深劇酷烈하여 庸工이 능히 療할 수 없는 증상을 이 탕으로 회생시키는 경우가 있다. 이 때는 약을 여러 첩 써서 峻攻해야 한다. 그렇게 하지 않으면 効가 없게 된다. 내가 초년에는 凉膈散을 썼으나 不及하였는데, 중년 이후로 此方을 써서 이를 救하였으며, 누차 神驗이 있었다.

『古方便覽』에,

한 부인이 음문이 腫痛하여 도려내는 듯하였고 上衝頭痛하여 밤낮으로 號泣하기를 수일이 되었다. 내가 이를 診한즉, 복부가 硬滿하고 小腹이 急結하였다. 此方을 쓰기 3劑 만에 그날 밤은 동통이 益甚하더니 새벽에 이르러 홀연히 膿血을 배출하고는 질병이 頓癒하였다.

我說. 本方을 복용하고 동통이 增劇함은 곧 그 명현이다.

한 부인이 經水不通하기를 3개월 가량 되어 小腹이 硬滿하고 結痛이 如刺하여 그 叫號 때문에 隣家가 시끄러울 정도였다. 이에 내가 此方을 투여하니 血을 下하고 동통이 頓癒하였다.

한 남자가 小腹이 堅急하여 동통이 上下하고, 氣가 上逆하며 不欲食하여 3개월이 지나도 낫지 않았다. 내가 此方을 50餘 劑 투여한즉 全癒하였다.

『靑州醫談』에,

한 남자가 井中에 들어가 샘을 치고 있었는데 갑자기 위에서 큰 돌이 떨어졌다. 그러나 爲人이 원래 날쌘 사람이어서 급히 좌우의 손으로써 그 돌을 받아서 다행히 부상을 입지는 않았다. 그러나 샘을 나오자 갑자기 精氣가 昏憒하여 인사불성이 되고 사지가 痿弱하는 듯하였다. 곧 南涯 옹에게 診治를 請해 桃核承氣 數貼을 복용하니 神氣가 醒快하고 諸患이 일신되었다고 한다. 按컨대, 이는 비록 타박상은 입지 않았으나 처음에 떨어지는 돌을 손으로 받을 때 노력하여 경락을 상한 것이며, 또 變動으로 인하여 血이 경락을 阻碍

하여 四肢痿弱을 일으킨 것이리라. 桃核承氣湯의 증상은 血이 경락에 핍박하는 경우가 있으므로 그 條에서 이르기를, 열이 방광에 結하고 其人이 如狂하며, 血이 自下하는 자는 癒한다고 한 것이다.

『靑州治譚』에,

부인으로서 오래 두통을 앓아 諸藥이 무효인 자에게 桃核承氣湯을 투여하고 桃花散을 겸용하여 능히 효험을 볼 수 있다.

火患頭瘡으로 약효가 없는 자에게 桃仁承氣湯을 투여하고 桃花散을 겸용시켜 효험이 있는 경우가 있으며, 桃仁油를 外貼하는 것도 역시 가하다.

『生生堂醫談』에,

한 부인이 처음에 토사를 다량으로 하여 그 증상이 곽란과 흡사하며 전신이 얼음과 같이 厥冷하고 맥이 끊어질 듯하기를 반나절 동안 계속하더니 이윽고 煩躁하여 옷을 벗어던지고 不食하며, 大渴하여 물을 마시려 해도 물을 주면 반드시 토하였다. 이러기를 4, 5일 지났으나 아직 죽지는 않고 증상은 여전하였다.

내가 가서 診한즉, 前醫의 처방인 듯한 附子理中湯이 아직 爐邊에 1, 2첩 남아 있었다. 그 복부를 診한즉, 臍下가 돌과 같이 堅硬하였다. 내가 이르기를, 이는 血症으로서 理中湯을 주어서는 안 된다고 주의를 주고, 이미 달여 둔 理中湯의 약즙을 쏟아버렸다. 그리고는 따로 桃仁承氣湯(이는 즉 本方이다-我註)을 지어 복용시키니 臭穢物을 많이 下하고 3일이 지나지 않아서 厥이 회복되었으며 諸症이 消退하고 全癒하였다.

그후 2년이 지나서 또 前症을 發하였으므로 나는 또 桃仁承氣湯을 투여하니 癒하였다. 만약 此症과 같은 경우에 思慮가 情密하지 못하면 반드시 사람을 죽게 하는 것이다. 대저 今時의 醫家들은, 四肢厥逆에는 四逆湯을 쓰고 身大寒한데 도리어 不欲近衣하는 자에게는 無條件 白虎湯을 쓰며, 또 그 다음에는 附子理中湯 혹은 眞武湯, 當歸四逆을 쓰고, 혹은 水逆이 있는 경우에는 五苓散類를 쓴다. 그래서 낫지 않으면 蔘附, 獨蔘類를 쓰는 것으로 그친다. 이는 참으로 한심한 일로서 今時 醫家들의 통폐라 할 것이다.

我說. 此症은 寒厥과 흡사하지만 기실은 瘀血的 熱厥인 것으로 二者의 구별을 精究하지 않으면 안 될 것이다.

30여세의 한 부인이, 전신이 肉脹하고 그 중에서도 脚이 가장 巨大하였고, 四體가 不仁하여 起居에 곤란을 받기를 이미 해가 넘었다. 나에게 診治를 청하매, 내가 이에 放痧하여 매일 2, 3合에서 3, 4合의 血을 取하여 약 30일 동안에 뺀 血이 거의 8, 9升이 되었다. 그리고나서 桃仁承氣湯을 투여하여 全癒하였다.

我說. 이 治驗으로 볼 때, 知覺痲痺가 어혈에 기인하는 경우도 많음을 알 수 있다.

한 사람이 찾아와 문을 두드리며, 큰일이 났으니 빨리 와 줍시사고 선생을 청하고는, 그 까닭도 말하지 않은 채 창황히 사라졌다. 선생이 가 본즉 堂上堂下에 남녀가 狂躁하는 가운데 그 옆에 한 부인이 넘어져 있었다.

선생이 괴이하게 여겨 사유를 물어보니, 그 남편되는 사람이 이르기를, 나에게 망나니 자식이 하나 있는데 누차 재화를 요구하면서 귀찮게 하기에 내가 이번에는 좀 심하게 그를 나무랐더니 狂奮怒起한 자식이 나를 때리려고 덤벼들었는데, 그 때 拙荊(妻)이 놀라서 이를 가로막고 나섰다. 그런데 망나니녀석은 그만 어미의 목을 졸라서 넘어뜨리고는 달아나 버린 것이라 하였다.

이에 곧 선생은 傍人에게 명하여 냉수를 길어 대야에 가득이 채우고 이를 베개(枕)로 하여 頸項部를 물로 灌하기를 반 시간 가량 하고나서 이를 刺한즉 곧 소생하였다. 다시 安臥시켜 놓고 또 手巾을 물에 적셔 頸部에 깔고 이것이 따뜻해지면 다시 갈아 대어 어혈이 凝結하지 못하도록 하였다. 그리고 선생은 桃仁承氣加五靈脂湯을 지어 주고는 돌아갔다. 이튿날 다시 診한즉, 부인이 크게 감사하면서, 이제 인후는 평안하게 되었으나 다만 胸肋體灣에 微痛을 느낄 뿐이라고 하였다. 음식도 평상과 다름이 없었다. 선생은 다시 수건에 냉수를 적셔 脇肋에 냉찜질을 처음과 같은 方法으로 시키니, 3日을 지나서 癒하게 되었다.

我說. 方意를 잘 攄得하여 이를 활용하면 그 効가 의외로 나타나는 것이 이와 같다. 가히 深思해야 할 바인 것이다.

『方伎雜誌』에,

한 부인이 診治를 청해 왔다. 가족이 이르기를, 임신한 지 6개월이었는데 前月 初부터 어혈을 下하여 衆醫들의 치료를 받았으나 効가 없었다. 30일 가량 지나서 유산을 시켰는데, 溫熱의 탓이었는지 子胎가 糜爛하여 逆産이 되어 몸체만 나오고 머리는 나오지를 않았다. 그후 갖은 방법을 다 써 보았으나 도무지 머리가 배출되지 않으니 참으로 괴이한 일이다. 아무쪼록 머리가 나오게 해 주시오 하고 간청하였다.

이를 診한즉, 身體에 혈색이 없이 柴瘦하고 脣口가 건조하며 맥은 미약하였다. 복부를 按撫한즉, 머리가 뱃속에서 꿈틀꿈틀 游移旋轉하여 마치 수박을 물에 띄워 놓은 것 같았다. 그래서 가족에게 이르기를, 강제로 배출시키려고 복부를 너무 按撫하면 血暈을 일으킬지도 모르므로 약으로써 下해야 한다고 하였다.

그날 밤으로 桃核承氣湯 3첩을 썼더니 翌朝에 快利하여 머리가 홀연히 배출되었다. 병자는 물론이고 그 가족들이 모두 갱생한 것처럼 기뻐하였다. 나도 이러한 증상은 처음 보는 일로서 古方의 妙야말로 진실로 감탄을 금할 수 없다. 내가 13세부터 70에 이르기까지 古方을 신앙하여 他念을 품지 않은 것은 이런 까닭인 것이다.

한 부인의 청을 받고 患家에 이르러 보니 신음소리가 사방에 들리고 있었다. 그 시어머니가 이르기를, 3월부터 經水가 停滯하고 때때로 복통하였으므로 8월에 이르러 一醫에게 보여 복약한즉 어혈을 下하였다. 그 후로도 역시 복통을 발하면 수일 동안 멎지 않을 뿐더러 오히려 점점 심해지기만 하였다. 그래서 醫者도 치료를 할 수 없다고 하므로 선생을 청한 것이라고 하였다.

내가 그 복부를 診한즉, 拘滿攣急이 胸脇에까지 미쳤으며 小腹이 滿하여 고통이 심하였고, 困憊하여 糜粥을 소량 마실 수 있을 뿐이었다. 그래서 미리 약의 명현이 있을 것을 알려 주고 桃核承氣湯에 當歸建中湯을 겸용시켜 매일 兩方을 3첩씩 투여하니, 과연 복통이 倍前하고 下利를 매일 3, 4行씩 하였다. 3일을 복용하니 그 동통이 截然히 멎어 病家가 대단히 기뻐하였다. 그러나 腹滿攣急은 依然하였으므로 다시 前劑를 30일 가량 복용시키니 腹中이 軟해지고 식사도 상당히 좋아졌다.

그런데 寒中 때문인지 腰腹이 함께 冷하고 兩脚이 痲痺함을 느낀다고 하므로 當歸建中湯을 끊고 그 대신 當歸四逆加吳茱萸生薑湯을 겸용하니, 病人이 점차 쾌차하여 歲末에는 梳浴해도 아무 탈이 없었다. 그래서 다시 前의 2方을 30일간 복용시키니 翌春 정월에 이르러 복부가 상당히 軟하게 되었고 兒胎가 隆然하게 나타났다. 그래서 임신 4개월임을 알려주니 크게 기뻐하여 마지 않았다.

『類聚方廣義』 本方條에,

痢疾로서 身熱하고, 腹中이 拘急하며, 口乾脣燥하고, 舌色이 殷紅하며 便膿血하는 자를 治한다.

血行이 不利하여 上衝心悸하고 小腹이 拘急하며, 四肢痲痺하고 혹은 痼冷하는 자를 治한다.

淋家로서 小腹이 急結하고 동통이 腰腿에 미치며, 莖中이 동통하고 소변이 涓滴不通하는 자는 利水劑로써는 능히 이를 治할 수 없는 것이다. 此方을 쓰면 2便이 快利해지고 고통이 아울러 제거된다. 또 此方은 소변이 癃閉하고, 小腹이 急結하여 동통하는 자, 打撲으로 동통하여 轉側不能하며, 2便이 閉澀된 자에게도 역시 좋다.

會陰打撲은 속히 瘀滯를 驅逐하고 血熱을 洗滌하지 않으면 어혈이 凝滯되고 焮熱이 腫脹하여 반드시 소변이 不通하게 된다. 만약 尿道 焮閉되고 陰莖腫痛하여 심한 경우 도뇨관을 쓸 수 없게 되면 죽는 수밖에 없는 것이므로, 이러한 증상이 있으면 2便의 利不利를 불문하고 조속히 此方을 써서 瘀滯를 驅逐하고 熱閉를 解하면 凝腫溺閉에 이르지 않게 되니, 이것이 최상의 治法이다. 또한 打處를 곧 鈹針으로써 가볍게 亂刺하여 放血시키는 것도 좋다.

『勿誤藥室方函口訣』本方條에,

此方이 傷寒蓄血, 小腹急結을 治함은 물론이려니와 그 외의 諸 血證에도 이를 運用할 수 있는 것이다. 예컨대, 吐血・衄血이 멎지 않을 경우에 此方을 쓰지 않고서는 効를 볼 수가 없는 것이다. 또, 走馬疳・齗疳으로서 출혈이 멎지 않는 자도 此方이 아니면 治할 수 없고, 癰疳 및 痘瘡으로서 紫黑色이 되어 內陷하려 하는 자를 此方으로서 快下하면 의외로 揮發하게 되는 것이다.

또, 부인의 陰門腫痛 혹은 血淋에 유효하다. 만약 산후에 오로가 少下하고 복통하는 자라든가 胞衣가 오래 배출되지 않는 자는 此湯에 청주를 加하여 서서히 투여해야 한다. 또, 打撲・結閉 등 어혈로 인한 요통에 쓴다. 어혈의 목적은, 반드시 낮에는 輕하고 밤에는 重한 것이다. 痛風症 등에서도 낮에는 輕하다가 밤이면 동통이 심한 것은 血로 인한 것이다.

또, 치통이 수년 동안 멎지 않는 자는 此方을 丸으로 하여 복용하면 효험이 있다. 기타 荊芥를 加하여 痙病 및 發狂을 治한다(荊芥를 加하는 것은 사족이다－我註). 附子를 加하여 血瀝腰痛 및 월경통을 治한다(반드시 附子를 加할 필요는 없다－我註). 此方의 効는 너무 많아서 이를 모두 열거할 수 없을 정도이다.

4) 桃仁의 醫治効用

『本草綱目』에,

桃(核仁)

氣味 苦甘 平性이며 무독이다.

主治 瘀血·血閉, 癥瘕邪氣를 治하고 小蟲을 殺한다(『本經』).

咳逆上氣를 멎게 하고 心下堅硬을 消하며, 卒暴擊血을 除하고 月水를 통하게 하며, 心腹痛을 멎게 한다(『別錄』).

血結·血秘·血燥를 治하고, 대변을 通潤케 하며 蓄血을 破한다(『元素』).

三蟲을 殺한다-(하략) (『孟說』).

血滯風痺·骨蒸肝瘧의 寒熱·鬼疰疼痛·產後血病을 主治한다(時珍).

發明 杲曰, 桃仁은 -(중략)- 苦味는 血滯를 泄하고 甘味는 新血을 生한다. 그러므로 凝血을 破하는 데 이를 쓴다. 그 効에 네 가지가 있는데, 열이 血室에 들어감을 治하는 것이 그 하나요, 腹中의 滯血을 泄하는 것이 그 둘이며, 피부의 血熱燥痒을 除하는 것이 그 셋이고, 피부에 凝聚한 血을 散行시키는 것이 그 넷이다.

『本草備要』에,

桃仁 苦味는 甘味에 比하여 重하다. -(중략)- 苦味는 血滯를 泄하고, 甘味는 肝氣를 緩하게 하여 新血을 生한다. 大腸의 血秘를 통하게 하고 열이 血室에 들어가는 血燥, 血痞, 損傷積血, 血痢經閉咳逆上氣(血和하면 氣가 降下한다), 皮膚血熱, 燥癢, 蓄血發熱이 如狂함을 治한다. -(중략)- 血虛한 자에게 써서는 안 된다.

『續藥徵』에,

桃仁 어혈, 小腹滿痛을 主治한다. 그러므로 腸癰 및 부인의 經水下利를 兼治한다. -(중략)- 桃仁이 瘀血急結, 小腹滿痛을 主治하는 것이 분명하다. 무릇 毒이 小腹에 結하면 小便不利하고 혹은 淋과 같이 된다. 이런 증상으로서 후에 반드시 膿이 自下하거나 혹은 瀉血을 하거나 혹은 부인으로서 經水가 不利한 者는 臍下에 久瘀血이 이는 所致이다.

이상의 諸說에 의하여 이를 고찰하건대, 本藥은 消炎性 驅瘀血的 解凝藥으로서 진해·진통·緩下·살충살균 작용을 겸하는 것이라고 할 수 있다.

16. 桂枝茯苓丸에 관한 師論 註釋

부인이 숙환으로 癥病이 있고, 經斷 후 아직 3개월이 안 되어 漏下가 생겨 멎지 않으며, 胎動이 臍上에 있는 자는 癥痼가 임신을 害한 것이다. 血이 멎지 않는 까닭은 그 癥이 去하지 않았기 때문이다. 마땅히 그 癥을 下해야 하는데, 桂枝茯苓丸으로 이를 主治한다.

(婦人宿有癥病, 經斷未及三月, 而得漏下不止, 胎動在臍上者, 爲癥痼害姙娠也. 所以血不止者, 其癥不去故也, 當下其癥, 桂枝茯苓丸主之－『金匱要略』)

(註) 原文에는 癥故가 임신을 害한 것이다라는 구절 다음에 "六月動者, 前三月經利時胎也, 下血者, 後斷三月衃也"의 21字가 있지만, 程林 씨가 闕文이라고 지적한 바와 같이 意義가 전혀 不通하므로 이를 빼버린 것이다.

宿은 從前이란 뜻이고, 癥 및 癥痼는 旣述한 바와 같이 血塞을 말한 것이므로 全文의 뜻은, 부인이 從前부터 臍下部에 血塞이 있었는데, 마침 임신을 하여 아직 3개월이 안 되어 자궁출혈을 하여 멎지 않고 또 臍下에 태동이 있는 것은 血塞이 임신을 障碍한 데 기인하는 것으로서, 자궁출혈이 멎지 않는 것도 역시 그 癥이 제거되지 않은 탓이므로 마땅히 本方으로써 血塞을 下해야 한다는 뜻이다. 그리고 출혈과 임신장애를 治한다는 뜻은 言外에 있는 것이다.

그리고 本論에 태동이 臍上에 있다 하였으나 그것은 아마도 臍下의 誤植일 것이다. 왜냐하면, 임신 3개월 미만에 자궁이 臍上에까지 달할 이치가 없기 때문이다.

1) 桂枝茯苓丸方

桂枝, 茯苓, 牡丹皮, 桃仁, 芍藥 各 2.4

이를 細末하여 蜂蜜 및 米糊로써 作丸하여 1일 3회로 나누어 복용한다. 단, 現今은 普通 上記 용량을 2, 혹은 3倍로 증량하여 물 2合 5勺으로써 1合이 되게 달여 去滓한 다음 1일 3회로 나누어 溫 혹은 冷服한다.

2) 桂枝茯苓丸加大黃湯方

前方에 大黃 2.5 이상을 加함.
前法・용법은 同前.

(主治) 前方의 證으로서 下해야 하는 자를 治한다.

3) 腹 證

本方 중에는 芍藥이 들어 있기 때문에 그 證으로서 복직근의 攣急이 있음을 물론이지만, 此證에 있어서의 攣急은 穀水 二毒에 의한 것과는 달리, 주로 血毒에 의한 것이므로 左의 복직근만 攣急하고, 우측은 전혀 攣急하지 않거나 가령 攣急한다 해도 좌측에 비하면 약한 것이 상례인 것이다. 또, 桃仁・牡丹皮를 함유하고 있는고로 臍의 直下部에 瘢, 즉 血塞을 徵知할 수 있는 것이지만, 大黃牡丹皮湯의 小腹腫痞, 抵當湯의 小腹硬滿과 같이 高度인 것은 아니며 비교적 연약한 凝塊를 이루어 이를 按하면 미통하는 데 그친다.

또, 桂枝, 茯苓이 있기 때문에 苓桂朮甘湯證의 경우처럼 上衝・眩暈・心下悸를 發하기는 하지만, 그것이 반드시 水毒을 동반하고 右腹直筋을 沿하여 상충해서 위내정수를 일으키는 것과는 달리 이것은 반드시 左腹直筋을 沿하여 상충하고 위내정수를 일으키지 않는다.

그러므로 병자가 만약 上衝・心悸・心下悸 等症을 호소하며, 그 左腹直筋을 橫經으로 按하여 攣急疼痛을 認定하고 또한 臍下部에 연약한 凝塊가 觸知되며 압통이 있는 자는 남녀노소를 불문하고 이로써 本方의 腹證을 삼아야 한다.

4) 先輩의 論說・治驗

『婦人良方』에,

奪命丹(이는 즉 本方이다－我註)은 婦人의 유산으로 하혈이 과다하고, 태아가 腹中에서

死함을 治한다. 환자가 憎寒하고, 手指·脣口·爪甲이 靑白하며 面色이 黃黑하고, 혹은 胎가 心을 상충해서 悶絶하여 죽으려 하며, 冷汗이 自出하고 喘滿不食하며, 혹은 毒物을 먹거나 草藥을 誤服하여 胎氣를 傷動한 결과로 하혈이 멎지 않을 경우, 胎가 아직 손상되지 않았으면 이를 복용하여 안정시키고, 이미 죽었으면 이를 복용하여 下해야 한다. 此方은 異人이 전수한 것으로서 지묘한 方이다. 方後에 또 이르기를, 胎가 腹中에서 糜爛하여 심히 위급하게 된 경우도 此方이 좋다고 하였다.

『濟陰綱目』에,

催生湯(이는 즉 本方의 煎劑이다－我註)은 산모의 복통을 살펴서 胞漿이 下함을 보고 곧 쓰되, 水煎하여 熱服한다. 또 奪命丸(이 역시 本方을 말함－我註)은 胞衣가 不下함을 治하고 아울러 胎가 死함을 治한다.

東洞 옹은 本方을 定義하여,
월경의 變이 있거나 혹은 胎動으로, 拘攣上衝하고, 心下悸하는 증상을 治한다고 하였다.

我說. 本方은 남녀에 모두 통용할 수 있는 것이므로, 어혈이 있어서 腹拘急·上衝·心下悸하는 증상을 治한다고 定義해야 할 것이다.

『方機』 本方의 主治에,

· 漏下不止하고 胎動이 臍上에 있는 자,
· 부인의 衝逆頭眩 혹은 心下悸 혹은 肉瞤筋惕하는 者,
· 經水가 不利하여 面部 혹은 足部가 浮腫하는 자,
· 병자로서 血症의 變이 있어서 수족이 煩熱하고 소변이 不利한 자를 治한다.

『續建珠錄』에,

한 부인이 신체가 羸瘦하고 腹中이 攣急하며, 經水가 소량씩 끊어지지 않고, 上逆目眩하며 음식은 如常한데 대변이 秘結하고 脣口가 건조하였다. 이에 桂枝茯苓湯(本方의 煎劑이다－我註)을 투여하고 蟅蟲丸(大黃蟅蟲丸의 略이다－我註)을 겸용하니 얼마 안 가서 諸證이 癒하였다.

『方輿輗』本方條에,

『金匱』의 此條는 衍文脫簡이 있는 듯하다. 이제 그 골간을 추리하건대, 월경이 끊어지고 임신이 되어 아직 3개월도 되지 않았는데 血下하고 태동한다고 하였는데, 무릇 血下하고 태동하는 것은 유산이 될 염려가 있는 것이다. 그러나 정말 태동이라면 臍下部에 있어야 할 것인데, 여기서는 臍上部에 있다고 하였으니 이는 본래 癥이 胎에 누를 끼친 것이다. 이런 경우에는 桂枝茯苓丸으로써 그 癥을 제압하면 血이 止하고 胎가 안정된다. 비록 임신이라 하더라도 질환이 있으면 그것을 攻하지 않으면 안 되는 것이다. 癥이란 舊血이 積聚한 것을 일컫는 것이고 痼란 凝固를 뜻하는 말이다.

此方은 産前에 있어서는 催生作用을 하고, 産後에 있어서는 惡露停滯, 心腹疼痛 혹은 發熱憎寒하는 증상을 治한다. 또 死胎를 배출시키고 胎盤을 배출시킨다. 산전산후의 諸 雜症에 攻效가 있음은 다 설명할 수 없을 정도이다.

我說. 本方은 다만 산전산후의 諸症에 偉効가 있을 뿐만 아니라, 그 腹證만 있으면 남녀노소의 병증 여하를 불문하고 두루 쓸 수가 있는 것이다.

經水가 불통하거나, 통하더라도 寡少하며 혹은 빠르거나 혹은 늦고, 때로는 1개월에 두 번 혹은 2개월에 한 번 發來하는 등 蓄洩이 비정상인 자에게 모두 此方이 유효하다. 언제나 大黃을 加하여 水煎해서 써도 좋다. 만약 積結이 오래되어 癥이 된 경우는 此方의 主治가 못된다.

『青州醫談』에,

留飮症으로 畜血이 있는 자는 이런 腹候가 아니고서는 難得이다. 心痛等症이 있는 자는 甘草乾薑湯加牡丹桃仁 혹은 桂枝茯苓丸類가 좋다.

我說. 나는 本方을 大小柴胡湯에 合用하여 써서 屢次 此症을 速治하였다.

『生生堂治驗』에,

醫員인 藤本 씨의 처가 처음에 瘟疫을 앓았는데 餘邪가 가시지 않았으므로 神氣가 幽鬱하여 동작이 懶怠하고 飮食이 不進하며 暗處에 있기를 좋아하였다. 醫員인 그 남편이 선생을 찾아와서 이르기를, 내가 『金匱』『千金』 등의 諸方書를 두루 閱讀하고 조금이라도 近似하다고 생각되는 方이 있으면, 모두 다 써 보았으나 결국 허사였습니다. 원컨대, 선생께서 이를 診하여 주시면 고맙겠다고 하였다.

선생이 이를 診한즉, 맥이 細하면서도 힘이 있고 小腹이 急結해 있었다(急結의 2字는 타당하지 않다-我註). 그래서 이르기를, 邪는 이미 제거되었고 이제 患處는 다만 血室에 殘熱이 있는 것이다. 이런 경우 만약 醫治를 그르치면 변하여 骨蒸이 되는 것이다. 무릇 骨蒸瘵疾은 매우 드문 것인데, 이는 問診과 切診이 잘못되고 약제를 잘못 써서 誤治한 결과 그렇게 되는 것이다. 어찌 소홀히 병을 다룰 수 있겠는가라고 하였다. 그리고는 곧 桂枝茯苓丸加大黃湯을 투여하였다.

그 후에 다시 찾아서 고하기를, 諸證이 退했으나 새로이 疫痢의 厄에 罹患되어 腹이 絞痛하고 裡急後重하며 赤白이 糅然한 便을 下한다고 하였다. 선생이 다시 이를 診하여 이르기를, 鷓鴣菜湯의 證이라 하고 13貼을 지어 주었다. 과연 蚘蟲을 數條를 下하고는 이내 癒하였다.

『方伎雜誌』에,

한 농가의 부인이 산후에 痿躄症이 發하여 3년이 되었다. 그런데 병중에 또 임신을 하여 배가 커짐에 따라 변기에조차 앉을 수가 없게 되어 나를 찾아왔다. 나는 이를 診하고, 此症은 산후가 아니면 속히 治할 수 없는 것으로써 먼저 腹部 足部를 緩하게 해 놓고 산후에 곧 일어설 수 있도록 하겠다고 이르고 桂枝茯苓丸加大黃을 煎湯으로 하여 복용시켰다. 그랬더니 대변 소변이 모두 快利해져 기분이 좋아지고 전체적으로 緩解되었다고 하였다.

그 월말에 이르러 아무 탈이 없이 분만하게 되었다. 산후에는 桃核承氣湯으로 轉方하였는데, 오로가 잘 下하고 毒便이 주야 2行씩 통하여 모든 閉塞된 독이 解渙하고 氣血도 차차 宣通하여 腰膝도 점차 움직이기 시작하였다. 20일 가량의 복약으로 起步가 如常하게 되었다. 古人이 이르기를, 跛者는 不忘起요, 盲者는 不忘觀이라고 하였는데, 회복된 병자의 기쁨은 필설로 나타낼 수 없는 일이다.

『類聚方廣義』 本方條에,

임부가 顚仆하여 태아가 腹中에서 死하여 하혈이 멎지 않으며 小腹이 攣痛하는 자에게 이를 쓰면 胎는 곧 下한다. 또 血淋·腸風·下血에 撰用하면 모두 効가 있다. 이상의 諸證

에는 大黃을 加하여 煎服하는 것이 좋다.

5) 牡丹皮의 醫治効用

『本草綱目』에,

牡丹(根皮)

氣味 辛味이고 寒性이며 무독하다.

主治(상략) – 癥堅瘀血을 除하고, –(중략)– 癰瘡을 療한다(『本經』).

時氣의 頭痛客熱을 除하고 五勞氣, 頭腰痛, 風噤癲疾을 治한다(『別錄』).

(상략) – 諸痛을 散하고 여자의 經脈不通 및 血瀝腰痛을 療한다(甄權).

關膝의 血脈을 통하게 하고 배농작용을 하며, 撲損瘀血을 消退시키고, –(중략)– 風痺를 除하여, 胎를 治하고 胞를 下하며, 産後의 일체의 冷熱血氣를 治한다(『大明』).

神志不足·無汗의 骨蒸·衄血吐血을 治한다(『元素』).

血을 和하고 血을 生하며, 또 血을 凉하고 血中의 伏火를 治하며 煩熱을 除한다(時珍).

『本草備要』에,

牡丹(皮) 辛苦, 微寒하며, –(중략)– 血中의 伏火를 瀉한다. 和血·凉血·生血의 作用이 있고 積血을 破하며 經脈을 통하게 한다. 吐衄의 必須藥이다. 五勞中風·瘈瘲驚癎[1]을 治하며, 煩熱을 除하고 癰瘡을 療하며 無汗의 骨蒸을 退한다. 붉은 單瓣花를 약에 넣는데, 肉이 厚한 것이 좋다.

이상의 諸證이 가리키는 바와 같이 本藥의 작용은 桃仁과 酷似하지만, 다른 점은 그것이 驅瘀血·진통·완하작용에 있어서 우수한 데 비하여 이것은 소염·지혈작용에 있어서 우수하다는 점이며, 또 그것에 있어서처럼 아미그달린(Amygdalin)을 함유하고 있지 않기 때문에 독성이 없다는 점이다.

---

1) 一筋急하여 縮하는 것을 瘈라 하며, 緩하여 伸하는 것을 瘲이라 하며, 伸縮이 不止함을 瘈瘲이라 한다. 갑자기 眩仆·瘈瘲抽掣하고 혹은 口眼喎斜하며, 涎을 토하고 身軟하는 증상이 때로는 發하고 때로는 멎는 것을 癎이라 한다.

17. 大黃牡丹皮湯에 關한 師論 註釋

腸癰證은 小腹이 腫痞하여, 이를 按하면 곧 동통하고 淋과 같으며, 소변이 自調하고 때때로 발열·自汗出하며 도리어 오한한다. 그 맥이 遲緊한 것은 膿이 아직 이루어지지 않은 것으로서 이를 下해서는 안 된다. 大黃牡丹皮湯으로 이를 主治한다.

(腸癰者, 小腹腫痞, 按之卽痛如淋, 小便自調, 時時發熱, 自汗出, 復惡寒. 基脈遲緊者, 膿未成, 可下之, 當有血. 脈洪數者, 膿已成, 不可下也. 大黃牡丹皮湯主之－『金匱要略』)

(註) 腸癰, 즉 盲腸炎은 下腹部가 腫痞하여 이를 按壓하면 곧 동통한다. 그 압통 및 自發痛이 임질과 같이 방광·뇨도부에 放散하지만 眞字淋疾이 아니므로 尿利에는 변화가 없는 것이다. 그리고 때때로 發熱 自汗出함에도 불구하고 도리어 오한하는 자로서 그 맥이 遲緊한 경우에는 아직 완전히 화농되지 않은 것이므로 本方을 써서 이를 瀉下하면 어혈을 下하고 치유되는 것이다. 맥이 洪數한 경우는 이미 완전히 화농된 것이므로 此方으로써 下해서는 안 된다는 뜻이며, 薏苡附子敗醬散·排膿散·排膿湯의 主治라는 뜻이 言外에 포함되어 있는 것이다.

1) 大黃牡丹皮湯方

大黃, 冬瓜子 각 9.5
牡丹皮 7.0
桃仁 6.0
芒硝 2.0

이를 細剉하여 물 3合을 붓고 1合이 되게 달여 去滓한 다음, 芒硝를 넣고 용해하여 1일

3회로 나누어 溫服 혹은 冷服한다. 농이 있으면 마땅히 下해야 하며, 만약 농이 없으면 마땅히 血을 下해야 한다(我註. 농이 있으면 마땅히 下해야 한다는 말로 볼 때, 앞의 농이 아직 이루어지지 않았다는 말은 농이 아직 완전히 이루어지지 않았다는 뜻이라고 봐야 한다).

2) 大黃牡丹皮湯加薏苡仁方

前方에 薏苡仁 9.5를 加함.
煎法・용법은 同前.
(主治) 前方의 證으로서 薏苡仁의 證이 있는 者를 治한다.

大黃牡丹皮湯去芒硝加薏苡仁方

前方에서 芒硝를 去함.
煎法・용법은 前方에 準함.
(主治) 前方의 證으로서 堅塊가 없는 者를 治한다.

大黃牡丹皮湯去大黃芒硝加薏苡仁方

(『千金方』에서는 腸癰湯이라고 되어 있음-我註).
前方에서 大黃을 去함
煎法・용법은 同前.
(主治) 大黃牡丹皮湯加薏苡仁方의 證으로서 下해서는 안 되는 자를 治한다.

3) 腹 證

仲景師는 小腹腫痞라고 說하였고, 東洞 옹은 本方을, "臍下에 結毒이 있어서 이를 按하면 곧 동통하며, 膿血便하는 자를 治한다"고 定義한 바와 같이, 臍下部에 凝塊 혹은 堅塊가 있어서 이를 按하면 곧 동통하는 것이 卽 本方의 腹證이지만, 내가 은사인 故 和田 先生의 創見에 관여하였고 이에 따라 실험한 바에 의하면 前說과 같은 경우는 비교적 稀有하고 오히려 맹장 혹은 충양돌기부와 그에 상대되는 좌측복부에 각 한 개의 凝塊 혹은 堅塊가 있어서 이를 按하면 곧 동통하는 경우가 더 많았다.

그러므로 此 二說을 合하여 本方의 腹證으로 삼는다. 만약 此 腹證만 있다면 그것이 맹장염이건 기타 여하한 병증이건 불문하고 널리 本方을 써야 한다. 그리고 大黃牡丹皮湯去芒硝加薏苡仁方은 凝塊 혹은 堅塊의 堅度가 비교적 약한 것을 목적으로 하고, 大黃牡丹皮湯去大黃芒硝加薏苡仁方은 그보다 더욱 약한 것을 목적으로 해야 한다.

4) 선배의 論說·治驗

『産育保慶』에,

牡丹皮散(本方을 가리킴-我註)은 산후에 血暈症을 일으켜 悶絶狼狽함을 治한다. 만약 口噤하면 拗開하여 이를 灌入하면 반드시 有効하다. 方後에 이르기를, 출산하려 하면 먼저 煎下하여 위급에 대비하라고 하였다.

『方機』 本方主治에,

- 腹癰症으로 이를 按하면 곧 동통하고 때때로 발열·自汗出하며 도리어 오한하는 자,
- 腹中에 堅塊가 있으며 經水가 불순한 자,
- 腹이 鼓와 같이 脹滿하여 靑筋이 돋고 혹은 浮腫하여 小便不利한 자,
- 小腹에 堅塊가 있으며 소변이 淋瀝하는 자를 治한다.

『建珠錄』에,

나이 80이 된 한 노인이 항상 약을 팔러 선생댁을 출입하였는데 수일 동안 오지 않았다. 사람을 보내본즉, 근자에 慍鬱을 앓아서 출입을 못한다는 것이었다. 며칠이 지난 뒤에 다시 사람을 보내 알아보니, 臍上에 癰이 發하여 그 직경이 9寸 가량 되고 正氣가 乏絶하며 邪熱이 매우 盛하다는 것이었다. 선생이 가엾게 여기고 이에 大黃牡丹皮湯 및 伯州散을 지어 보내니 수일만에 농이 消盡하고 生肉되어 늙어도 기력이 왕성하게 출입할 수 있게 되었다.

어떤 사람이 원래 성질이 剛强하였다. 그런데 臍下에 癰이 發하여 瘍醫(외과의)에게 치료를 받았으나 効가 없자, 자기 스스로 칼로 이를 째고 그 위에 施灸하니 汁이 나오고는 癒하였다. 그러나 그 부분이 돌과 같이 단단하여져서 온천욕을 하였는데, 크게 동통을 일으켜 참을 수 없을 정도가 되었다.

이에 스스로 생각하기를, 처음에 짼 것이 너무 얕아서 그 根이 아직 빠지지 않은 탓이

리라 하고는 다시 이를 째고 그 위에 數十 壯을 施灸하였다. 그러자 곧 腸이 燒爛하고 水血이 迸出하였으나 식사는 능히 할 수가 있었다. 그러나 食하면 곧 淸穀을 배출하는고로 언제나 면으로 배를 싸고 있었다. 선생이 이를 診하고 大黃牡丹皮湯 및 伯州散을 지어 복용시킨즉 수일 만에 全癒하였다.

我說. 此症은 곧 小腸腹壁瘻인데 本方 및 伯州散으로써 이를 쉽게 治하였다. 이로써 한방의 內治가 얼마나 우수한가를 알 수 있을 것이다.

『成績錄』에,

한 부인이 복통으로 13년간이나 고생하였는데 諸藥이 무효였고 小腹이 硬結하였다. 大黃牡丹皮湯을 투여하였더니 수일만에 碗狀의 배설물을 下하였다. 그것을 碎割하여 보니 牛蒡根 한 줌이 나왔다. 그래서 캐물어 보니, 10여년 전 牛蒡을 먹고 食傷하여 결국 복통을 발하여 오늘에 이르게 된 것이라 하였다. 물론 그 후에는 다시 牛蒡을 먹은 일은 없었다는 것이었다. 이를 배설한 후로는 복통이 멎게 되었고 牛蒡을 전과 같이 먹을 수 있게 되었다.

池田이라는 자의 처가 소위 鼓脹을 앓기를 3년이 지났으나 百治가 무효였다. 그래서 방치하고 치료를 하지 않고 있었는데 선생이 起癈排痼의 術이 있다는 소문을 듣고 찾아와 診治를 구하게 되었다. 선생이 이를 診한즉, 그 腹이 脹大하고 靑筋이 나타났으며 行步할 수조차 없었다. 이에 大黃牡丹湯을 투여한즉 旬餘만에 소변이 쾌통해지고 1개월쯤 지나니 舊痾가 씻은 듯이 가셨다.

我說. 洋醫가 복막염이라고 하여 난치라 칭하는 것도 腹證에 따라 本方을 쓰면 놀랄 만한 偉効가 있다. 修學者는 모름지기 이를 試驗해 보시라.

한 부인이 鼓脹으로 이미 5년을 경과하였는데 脹勢가 最甚하여 이를 치료할 수가 없었다. 이에 선생에게 診治를 청하게 되었는데, 先生이 이를 診하고 이르기를, 이는 不治症은 아니지만 이미 痼疾이 되어 있기 때문에 오래 복약하지 않으면 고치지 못하는데, 치료를 받겠느냐고 물었다. 부인이 이에 따르겠다고 응락하므로 大黃牡丹湯을 투여한즉 10여일 만에 소변이 쾌통하였다. 계속 복용함에 따라 소변이 통하고 脹滿症이 눈에 띄게 漸減하였다. 계속 前方을 복용하기 수십 일이 지나서 질병이 제거되고 평상과 같게 되었다.

浪華의 某 婦人이 腹滿症으로 8, 9일이 되었는데 飮食은 如賞하고 소변이 自利하며 그 色이 蘗汁과 같았다. 선생에게 診治를 求하매 선생이 이를 診하고 이르기를, 이는 어혈이라 하고는 大黃牡丹湯을 10일 가량 투여하니 赤白穢物을 泄下하였다. 前方을 益進한즉 마침내 魚腸狀의 下物을 數枚 下하고는 腹滿症이 漸減하였다. 30일쯤 경과하니 諸患이 모두 退하였다.

浪華의 한 상인이 나이는 30 가량이었는데 腹이 大滿하고 사지가 枯燥하였다. 衆醫가 이를 치료하였으나 10년여 동안 寸効도 나타나지 않자 선생에게 診治를 求하였다. 선생이 이를 診하고 大黃牡丹湯을 투여하고 夷法丸(이는 不明이다-我註)을 겸용한즉 穢物을 泄下하고 腹滿症이 減退하여 마침내 완전히 회복되었다.

한 부인이 나이는 19세였는데, 8월 이래 경수가 不來하고 대변이 불통하며 소변이 自調하였고 飮食은 如常하였으나 때로 腹이 自痛하였다. 11월에 이르러서는 대변이 비로소 一通하게 되었고 달리 고통스러운 곳은 없었다. 醫者가 때로 下劑를 투여하면 곧 대변이 약간씩 통하였다. 다음해 봄부터 여름까지의 사이에는 대변이 단 1회밖엔 통하지 않았으며 經水도 역시 적었다. 7월 하순에 이르러 선생에게 診治를 求하매 이를 診한즉, 腹이 軟弱하면서도 小腹에는 突兀하게 솟아 있는 것이 있어 이를 按하면 곧 동통하였다. 이에 大黃牡丹湯을 1개월쯤 투여한즉 諸證이 消盡하고 치유되었다.

我說. 腹이 軟弱하며 小腹이 突兀하게 솟아 있는 것이 있어 이를 按하면 곧 동통하는 것은 즉 小腹腫痞의 變態로서 이 역시 本方의 主治이다. 나도 일찍이 如斯한 症에 此方을 썼더니 劇腹痛한 후에 塊物이 脫落하여 速治를 얻은 일이 있었다.

『古方便覽』 本方條에,

한 남자가 風毒腫을 앓고 난 午에 瘡口가 아직 아물지 않아서 물이 나오고, 후에 脚이 攣急하여 동통을 참을 수가 없게 되었다. 내가 此方을 투여한즉 동통이 제거되고 瘡口도 역시 全治되었다.

한 여자가 나이는 14세였는데, 처음 左腿에 毒腫이 發하여 그것이 潰破한 후에도 餘毒이 해소되지 않고 膿汁이 淋瀝하여 낫지 않고 脚이 막대기처럼 强直하여 변소에 앉을 수도 없게 되었다. 그러기를 이미 久年이나 되었으나 諸治가 무효여서 나에게 診治를 구해 왔다.

곧 此方을 복용시키고 때때로 虎黛丸으로 이를 攻한즉, 2개월여 만에 全癒하게 되었다.

我說. 나는 左股關節이 疼痛强直하고 發赤腫脹하며 焮痛하여 按할 수가 없게 되어 首都의 각 대학과 명의를 歷訪하기 1년여가 되었으나 寸効도 얻지 못한 16세의 한 여자를 療한 일이 있었다. 그 때 나는 그 腹證에 따라 大柴胡加石膏湯·大黃牡丹皮湯·桃核承氣湯의 合方을 투여하고 黃解丸을 겸용하였었는데 수개월 만에 全治되었다. 다만, 左脚이 약간 短縮되어 좀 절기는 하였지만.

한 남자가 熱病을 앓았었는데 거의 癒한 후에 하루는 腹이 大滿하고 臍傍이 찌르는 듯이 아팠다. 이에 此方을 3劑쯤 투여한즉 癒하였다.

『方與輗』에,

瓜子仁湯(이는 즉 大黃牡丹皮湯去大黃芒硝加薏苡仁方이다-我註)은 産後惡露 혹은 經行瘀血로 作痛하거나 腸癰을 發함을 治한다. 『千金』의 제23권에는 이 方을 腸癰湯이라 이름하여 말하기를, 腹中이 㽲痛하고 煩滿하여 편치 않고 혹은 脹滿하여 음식이 내리지 않고 소변이 澁하다고 하였다. 이런 병의 대부분은 腸癰이다. 사람들이 이를 모르고 있다. 부인의 産後虛熱은 대부분 이 병인데, 비록 癰疽가 아니더라도 이것을 服하여 손상이 없다.

5) 大黃牡丹皮湯

맥이 遲緊한 것은 아직 화농하지 않은 것이어서 이를 下해야 한다. 맥이 洪數한 것은 이미 화농된 것이니 下하지 말아야 한다고 한 것은 大法을 가리킨 것이지마는, 치료에 임해서는 한계를 구분하기가 어렵다. 그래서 方後에 보면 "膿이 있으면 마땅히 下하고 膿이 없으면 마땅히 血을 下해야 한다"고 하였으니, 이로써 大黃牡丹皮湯의 方意를 알 수가 있을 것이다.

이질로 여러 날에 걸쳐 膿血 혹은 魚腦髓와 같은 오물을 배설하는 데는 大黃牡丹皮湯을 써야 한다. 대개 이 오물은 腸胃에 낀 垢物이 아니다. 腸胃面의 皮肉이 熱毒으로 인하여 瀫爛腐敗해서 下해지는 것이다(魚腦髓와 같은 것을 下함은 有持 씨 말의 機轉에 의하는 것이지만, 대부분은 어혈이 病機를 틈타서 저절로 발생하는 것이다-我註). 결국 腸癰의

泄下物과 유사한 것이기 때문에 腸癰의 治法으로써 이를 治하는 것이 묘법이라 하겠다. 이것은 奧村 옹의 千載未發의 견해로서 그 수단이 奇古하다고 말할 수 있다. 이제 大黃牡丹의 一方을 열거하였지만 瓜子仁湯, 排膿散, 薏附子敗醬散 등을 참작하는 것이 좋다.

『生生堂治驗』에,

室町의 서쪽에 사는 한 남자가 나이는 21세인데, 어느 날 대변을 보다가 갑자기 복통하여 사지가 땅기고 急縮하여 굴신할 수가 없었다. 家人이 그의 번민하는 소리를 듣고 달려가 보니 혼절하여 사지가 厥冷하였다. 곧 그를 부축하여 방으로 옮기고 醫者를 불러 鍼灸를 시술하니 서서히 厥이 풀리고 맥이 되살아났다. 그러자 다시 복통이 급격하게 발작하여 그의 痛煩하는 소리를 차마 들을 수 없었다.

항문이 탈출되고 腐爛魚腸과 같은 것을 泄下하며 膿血이 이에 섞였고, 心中이 懊憹하며 食飮을 취할 수 없었다. 醫者가 噤口痢라고 보아 이를 치료하기 수일 만에, 마침 선생에게 많은 奇術이 있음을 듣고 사람을 보내어 왕진을 청해 왔다. 선생이 진찰해 보니 맥이 遲하고 實하며, 이를 按하면 복부가 모두 동통하고, 臍下를 按하면 더욱 심하여 온몸을 비틀면서 그 통증을 견디지 못하였다.

선생이 腸癰이라 진단하고, 우선 음식을 냉수에 담갔다가 먹게 하였더니 병자가 맛을 본 다음 1盃를 다 먹었다. 곧 大黃牡丹皮湯을 투여하였더니 5, 6일 만에 全癒하였다.

한 부인이 나이는 30세인데 奇疾이 있었다. 항문이 閉塞되어 통하지 않고, 대변이 前陰으로 배설되었다. 이르기를 旬餘日 만에 腰腹이 陳痛하고 大煩悶하면서 燥屎가 비로소 통하였으며, 前陰으로 배설되던 것도 저절로 멎었다. 그후 해마다 주기적으로 再發하기를 10여년이 되었는데, 의약을 백방으로 써보았지만 무효였다. 그의 용모는 羸瘦하여 神氣가 매우 결핍하였다.

선생이 이를 진찰해 보니 맥이 數하고 힘이 없었다. 또한 처음에 그 臍下를 按하니 粘屎가 있었으며 곧 前陰으로 나왔다. 다시 按하니 1塊가 있어서 손에 觸知되었다. 선생이 묻기를 "월경이 없은 지가 몇 해나 되었소?" 하니, 10년이나 된다고 하였다.

우선 大黃牡丹皮湯을 투여하여 서서히 이를 下하고 아울러 龍門丸(이것은 梅肉丸에 滑石을 加한 것으로서, 즉 梅肉, 山梔子, 巴豆, 輕粉, 滑石으로 이루었다—我註)을 써서 한 달에 1차씩 瀉하였더니, 그후부터 전후의 陰口가 제 구실을 하게 되었으며, 數旬이 지난 후에 그녀가 말하기를 "저에게 牡痔가 있는데 대변을 볼 때마다 그 疾痛을 견딜 수가 없습니다"고 하였다. 선생이 이를 보니 창문 언저리에 指頭 크기 만한 것이 있었다. 藥線으로 잘라내고 이를 치료한 다음 계속해서 前方을 투여하여 1년여 만에 塊가 저절로 소멸하였다.

我說. 이것은 直腸膣瘻이었다.

『痲疹一哈』에,

어느 女婢가 나이는 20세인데 疹後 14, 5일을 지나서 鼻內에 팥알 크기의 息肉이 생겨 5, 60일이 지나도 愈하지 않았다. 醫者가 매독으로 의심하여 用藥을 하였으나 듣지를 않았다. 다시 나에게 診治를 청하기에 가서 병자의 腹狀을 按해 보니 臍腹에 盤과 같은 塊가 있었고, 이것을 按하면 堅硬하고 腰脚이 酸痛하며, 소변이 淋瀝하고 대변이 어려우며, 經水가 不利하였다. 그래서 大黃牡丹湯을 지어 무려 백여일 만에 大便下利가 2, 3行 있었고 經利도 많았으며, 息肉이 차츰 銷滅하여 鼻內가 회복되어 모든 증상이 저절로 편하게 되었다.

我說. 국부를 청진하지만 腹內를 고려하지 않는 耳鼻科의 醫者가 이런 경우를 알 리가 없다.

『方伎雜誌』에,

溝口某의 처가 經水가 없은 지 3, 4개월이 되어 어느 醫者가 보고 임신이라고 하였다. 자신도 여러 번 출산한 경험이 있어 임신의 상태를 알고 있었으므로 임신으로만 알고 있었다. 그런데 11개월이 지나도 산기가 없었다. 그래서 나에게 診治를 청하기에 熟診해 보니 腹狀이 임신 같으면서도 임신이 아니었다. 그래서 經閉라고 말했더니 부부가 놀라며 약을 원하기에 곧 大黃牡丹皮湯을 투여하였다. 하루에 4服씩 썼더니 4, 5일 만에 紫血凝血이 섞인 것을 다량 泄下하였다. 20여일 만에 下血이 멎고 腹狀이 平常과 같아졌다. 다음 달에 월경이 있었고 그 후 바로 임신하여 익년 여름에 아들을 낳았다. 이것은 어혈을 말끔히 없애버렸기 때문이다.

『類聚方廣義』 本方條에,

大黃牡丹皮湯은 諸癰疽 疔毒, 下疳, 便毒, 임질, 치질, 臟毒, 瘰癧, 流注, 陳久疥癬, 結毒瘻瘡, 無名惡瘡, 膿血이 계속 있으며 腹中이 凝閉되고 혹은 塊가 있으며, 2便이 通利하지 않

는 것을 治한다. 증상에 따라서 伯州散, 七寶丸, 十幹丸 등을 겸용한다. 七寶丸 혹은 十幹丸을 용법대로 쓰되, 그 사이에는 탕약을 중지한다. 혹은 薰藥을 쓰는데 薰藥을 쓸 때도 역시 그렇게 한다. 약을 쓴 다음 咽口의 腐爛이 심한 자에게는 瀉心湯, 調胃承氣湯 등을 써서 그 殘毒을 疏滌해야 한다. 그리고 含嗽劑를 쓰는 것이 좋다.

또한 산후에 惡露가 下하지 않고 소변이 不利하며 血水가 壅遏되고 小腹이 滿痛하며 전신이 浮腫하고 대변이 어려운 자를 治한다. 또 산후에 惡露가 그치지 않고, 수일이 지나서 寒熱이 交作하고 맥이 數急하며, 小腹 혹은 腰髀가 痛劇하는 것은 癰을 發하려는 징조이다. 병의 情機를 詳審하여 빨리 이 方을 써서 下해야 한다. 이미 膿潰한 것도 역시 이 方이 좋다.

또한 經水가 不調하고 赤白帶下가 있으며, 赤白痢疾, 小腹凝結하여 小便赤澀 혹은 水氣가 있는 것을 治한다.

福井楓亭의 『疝氣八味方』條에,

무릇 小腹 이하의 병에 이 方이 많이 쓰인다. 寒疝症의 목적으로 하는 것은 臍를 둘러싼 부위에 통증이 있는 것이다. 이 병증은 본래 水氣와 어혈의 두 가지 원인으로 作痛하는 병명이다. 實症은 臍下 및 脚이 攣急하고 음낭이 浮腫하며 혹은 동통하고, 부인은 腰部가 결리고 동통하는 등의 증상이 있는데, 이 方을 써야 한다. 그리고 小腹에 어혈의 塊가 있고 脚이 攣急하여 寒疝과 같은 경우나, 혹은 부인들의 음문이 땅기며 때때로 통증이 있는 경우, 혹은 陰中이 돌출하는 경우, 또는 腸癰 등에도 써야 한다.

본래 이 方의 主意는 大黃牡丹皮湯 中에서 牡丹皮, 將軍(大黃), 桃仁을 取하고, 牡丹五等散에 준거하여 桂枝를 쓰며, 本事方의 無憂散에 준거해서 牽牛子와 木通을 주로 하고, 四烏湯 및 烏沈散에 따라 烏藥을 쓴다. 烏藥은 즉, 肉을 溫하게 하고, 氣를 順하게 한다. 그리고 延胡索을 써서 瘀血痛을 和한다. 만약 복통하는 경우는 莪朮을 쓴다. 大黃을 쓰기 어려운 경우는 이를 去하여 疝氣七味方이라 한다. 牽牛는 甘遂, 大乾보다 藥力이 劇하지 않으며, 小腹 以下의 통증에 쓴다. 그 効가 빠르다. －하략－

我說. 福井 씨는 이 方을 自製하여 가지가지의 이유를 附加하고 있지만, 이것은 仲景方의 활용에 어둡기 때문이며, 大黃牡丹皮湯 및 그 去加方을 활용하든가 혹은 이들에 桃核承氣湯, 桂枝茯苓丸, 當歸芍藥散 중의 一方을 합용하면 구태여 이 方의 필요성이 없다. 그러므로 福井 씨가 말한 그 적응증은 곧 상기 諸方 혹은 合方의 적응증이라고 알아야 할 것이다.

『勿誤藥室方函口訣』의 大黃牡丹皮湯條에,

이 方은 腸癰의 膿潰 이전에 쓰이는 약이지만, 그 方이 桃核承氣湯과 닮았기 때문에 선배는 瘀血衝逆에 運用하였다. 무릇 桃核承氣의 증상으로서 소변이 不利한 것에는 이 方이 좋다. 기타 內痔 毒淋, 便毒에 쓰면 효과가 있다. 이것은 모두 排血利尿의 攻이 있기 때문이다. 그리고 痢病으로 魚腦와 같은 것을 下하는 데도 이 方을 쓰면 주효한다.

만약 허한 자는 駐車丸(駐車丸은 黃連, 乾薑, 當歸, 阿膠로 이루어졌는데 後世方이다－我註)의 類가 좋다. 무릇 이질을 오래 앓는 자는 腸胃가 腐爛하여 赤白物을 下한다고 간주한 것은 後藤艮山의 發明으로서 奧村良筑이 그 說에 따라, 陽症에는 이 方을 쓰고, 陰症에는 薏苡敗醬散을 써서 훌륭하게 고칠 수 있다고 하였다. 참으로 古來未發의 발견이라 할 수 있다.

『勿誤藥室方函口訣』의 腸癰條에,

이 方은, 腸癰으로 大黃牡丹皮湯 등을 사용하여 攻下한 후, 精氣가 虛敗하고 사지가 무력하여, 餘毒이 아직 解하지 않고 腹痛淋瀝이 멎지 않는 것을 고친다. 따라서 肺癰의 虛症이나 臭膿이 아직 멎지 않고 面色이 萎黃한 者에게 運用하면 좋다. 그리고 後藤艮山의 說에서 말한 바와 같이 痢病은 일반적으로 腸癰으로 간주하고 痢後의 餘毒에 쓰는 일이 있다. 또한 부인대하증으로 동통이 멎지 않고 安眠할 수 없이 수일을 지난 경우도 腸癰과 같은 것으로 보고 쓰는 일이 있다. 그 妙用은 쓰는 사람에게 달려 있다.

6) 冬瓜子의 醫治効用

『本草綱目』에,

白瓜子(別錄에서 말하는 冬瓜仁이다. 8월에 수확함)

氣味 甘平이며 독이 없다.

主治 사람을 悅澤하게 하고, 안색을 좋게 하며, 氣를 益하게 하고, 饑하지 않게 한다. 오랫동안 복용하면 몸이 가뿐하고 老化를 견딘다(『本經』).

煩滿하고 우울함을 없애고 面脂를 만든다(『別錄』).
皮膚風 및 黑䵟(面色이 검은 것－我註)을 없애고 肌膚를 潤하게 한다(『大明』).
腸癰을 治한다(時診).

『本草備要』에,

冬瓜 寒은 熱을 瀉하고, 甘은 脾를 益하며, 二便을 利하게 하고, 水腫을 消하며, 소갈을 멎게 하고, 熱毒癰腫을 散한다. 冬瓜子는 肝을 補하고 눈을 밝게 한다(약 중에 쓰는 瓜子는 모두 冬瓜子이다－我註).

以上의 諸說을 보면 本藥은 소염성 이뇨 겸 완하약으로서 癰腫을 主治하는 特能이 있다고 할 수 있다.

18. 大黃甘遂湯에 관한 師論 註釋

부인의 小腹滿이 敦狀과 같으며, 소변이 微難하고 渴하지 않은 生後者는 水血이 함께 結하여 血室에 있는 것이다. 大黃甘遂湯으로 이를 主治한다.

(婦人小腹滿如敦狀, 小便微難而不渴, 生後者, 此然水血俱結在血室也. 大黃甘遂湯主之 -『金匱要略』)

(註) 敦(대)란, 和久田 씨가 말하기를,
敦는 제사 때 쓰는 黍稷을 담는 그릇인데 복부가 脹滿한 상태를 말하는 것이라고 하였다.

尾臺 씨의 말.
"敦狀과 같다"고 한 것은 小腹이 高起하여 형상이 敦(대)와 같으며, 急結하지 않고 硬滿하지 않다. 敦는 器名이다. 禮明堂位에 말하는 有虞 씨의 兩敦, 鄭注가 말한 黍稷을 담는 그릇이다. 周禮天宮에는 珠盤玉敦라 하였고, 鄭注는 "敦는 盤의 類이다. 옛날에는 盤에 血을 담고, 敦에 食을 담는다"고 하였다. '生後者'는 産後者의 뜻이며, 全文의 의미는 "부인의 산후에 있어서 敦狀과 같이 하복부가 팽만하며 소변이 약간 難通하고 渴하지 않은 者는 水血二毒이 자궁에 併結된 것으로서, 곧 本方의 主治이다"라는 뜻이다.

1) 大黃甘遂湯方

大黃 5.2
甘遂, 阿膠 各 2.8

이를 細剉하여 물 1合 5勺을 붓고 5勺이 되게 달여 去滓하고 頓服한다. 血이 당연히 下

할 것이다.

2) 선배의 論說 · 治驗

東明 옹은 本方의 主治를 定義하여,

小腹滿이 敦狀과 같으며 소변이 微難하고 혹은 經水가 不調한 것을 治한다고 하였다.

『方機』의 本方主治에,

小腹이 紋痛 堅滿하여 손을 댈 수 없는 것을 治한다.

『續建珠錄』에,

한 부인이 산후에 갑자기 煩悶하고 2便이 秘閉하며, 小腹이 硬滿하여 이를 按하면 아파서 손을 댈 수 없고, 兩足은 洪腫하여 굴신할 수도 없었다. 또한 乾嘔短氣하여 생명이 위독하였다. 곧 八味湯(八味丸의 煎劑이다-我註)을 투여하여 大黃甘遂湯을 겸용하였더니 兩便이 快利해져서 소변은 주야 6, 7行이 됐으며, 惡露가 계속해서 下하고 이후 小腹滿症이 크게 줄고, 이를 按해도 아프지 않으나 부종은 가시지 않았다. 그래서 木防已湯을 투여하고 夷則丸(夷則丸-浮石丸-은 大黃, 赤石脂, 浮石으로 된 方이다-我註)을 겸용하니 諸證이 완전히 나았다.

『成績錄』에,

한 부인이 산후에 煩悶하며 2便이 秘閉하고 小腹이 硬滿하여 손을 댈 수가 없었다. 兩足도 크게 부종하여 굴신할 수 없었으며, 乾嘔短氣하여 생명이 위독하게 되었다. 선생이 이를 진찰한 다음 桃仁承氣湯을 투여하고 大黃甘遂湯을 겸하였더니 2便이 快利하였다. 소변은 주야 6, 7行이나 되었으며 惡露가 下하고 小腹滿도 사라져서 이를 按해도 아프지 않았으나 며칠이 지나도 足腫이 아직 풀리지 않았다. 다시 木防已加茯苓湯을 쓰니 諸證이 全癒되었다.

『古方便覽』 本方條에,

한 스님이 나이는 28세인데 淋瀝을 수년 동안 앓았다. 때로는 膿血을 배출하고, 혹은 米

泔水와 같았으며, 대변을 下利하고 때로는 秘閉하였다. 下利할 때는 小便淋瀝이 약간 낫고 대변이 秘閉되면 심하였다. 내가 診해 보니 小腹이 滿하여 敦狀과 같았고, 按하면 莖中이 땅기며 아프다고 하였다. 곧 이 方을 지어 마시게 하였더니 크게 下利하고 병이 현저하게 나았고 며칠 후에는 全癒되었다.

『類聚方廣義』 本方條에,

按컨대 大黃甘遂湯은 抵當湯과 함께 小腹滿을 主治한다. 抵當湯症은 硬滿하고 小便自利하는데, 本方症은 小腹이 膨滿하지만 크게 堅硬하지 않고 또한 소변이 微難하다. 이로써 어혈과 水血結滯의 차이점을 알 수 있다.

이 方은 유독 산후뿐만 아니라 무릇 經水不調, 남녀의 癃閉, 小腹滿痛하는 증상, 淋毒沈滯, 梅淋으로 小腹滿痛을 견디지 못하여 膿血을 溲하는 증상을 모두 고칠 수 있다.

子炳이 말하기를 "이 方과 甘遂半夏湯과는 同症으로서 대동소이하다. 부인의 경우는 本方을 쓰고, 남자의 경우는 甘遂半夏湯을 쓴다"고 하였다. 무릇 甘遂半夏湯은 心下堅滿을 主治하고, 本方은 小腹滿하여 敦狀과 같은 것을 主治한다. 같이 甘遂를 쓰지마는 그 증상과 그 부위는 본래가 아주 다른 것인데 혼동할 것인가? 또한 症에 따라 方을 處하는 것이지 어찌 남녀를 가릴 것인가? 子炳이 藥方의 主治를 모를 뿐만 아니라 거기에다 膠柱의 說을 폈으니 이는 틀린 일이다.

『勿誤藥室方函口訣』 本方條에,

이 方은 水血 二物을 제거함을 主治하는 것이지만, 水氣가 重하고 血은 客이다. 微難이란 것은 전혀 不通하다는 것이 아니고 이 症에 흔히 있는 것이다. 그러나 부인이 갑자기 小腹滿結하고 小便不利하는 경우는 속효가 있다. 또한 남자의 疝症으로 小便閉塞하고 小腹滿痛하는 데도 이 方을 쓰면 크게 효험이 있다.

19. 下瘀血湯에 관한 師論 註釋

仲景師가 말하기를 産婦腹痛의 治法은 마땅히 枳實芍藥散으로 다스려야 한다. 만약 癒하지 않으면 腹中에 乾血이 있어서 臍下에 붙어 있는 것이다. 마땅히 下瘀血湯으로 이를 主治한다. 또한 經水不利한 것을 主治한다.

(師曰, 産婦腹痛, 法當以枳實芍藥散. 假令不癒者此爲腹中 有乾虛着臍下. 宜下瘀血湯主之. 亦經水不利主之－『金匱要略』)

(註) 제1권 어혈의 해독 및 제2권 枳實芍藥散條에 있다.

1) 下瘀血湯方

大黃 2兩
桃仁 20枚
蟅蟲 20枚

위의 3味를 作末하여 煉蜜로 和해서 4丸으로 만들어 술 1升으로 1丸을 달여 8合을 取해서 이를 頓服한다. 新血이 豚肝같이 下할 것이다. 上記한 바와 같이 本方은 평소 煎方이지마는 이제 下記와 같이 丸方으로 쓴다.

2) 下瘀血丸方

大黃 16.0
桃仁 7.0
蟅蟲 20.0

이를 細末로 하여 蜂蜜로써 丸을 만들어 1회 1.0~5.0씩 1일 1회 내지 3회 酒 또는 白湯으로 복용한다.

3) 腹 證

仲景師가 "乾血이 있어서 臍下에 붙었다"고 말한 바와 같이 本方證의 瘀血塊는 臍下部의 腹底에 밀착하여 이를 按하면 抵抗壓痛이 있다. 知覺이 과민하기 때문에 왕왕 촉진할 수가 없다. 여타의 瘀血證과 감별해야 할 것이다.

4) 선배의 論說 · 治驗

東洞 옹이 本方을 定義하여,
臍下毒痛 및 經水不利한 자를 治한다고 하였다.

『腹證奇覽』(稻葉克禮 著) 本方條에,

-상략- 臍下에 어혈이 있어서 小腹急痛을 견디기 어렵고 심하면 손도 대지 못하는 것은 本方의 主治이다. -중략- 이 症은 臍下를 촉진하여 指頭에 단단한 것이 있음을 느낄 수 있으며 때로는 急痛하는 것은 이 方의 正症이다. 내가 생각컨대 이것은 大血症으로서, 부인은 經水가 통하지 않고 남자도 또한 血症에 많다. 혹은 요통이 오래도록 멎지 않고, 혹은 임질, 痔, 탈항 등의 질환이 있는 경우도 그렇다. 또는 大建中湯의 症을 發하는 자에게도 간혹 이 症이 있다.

내가 이전에 東都에 있을 때, 34, 5세의 한 남자가 大腹痛으로 臍下가 동통하기를 3년이나 되었는데 그동안 百療가 무효였다고 한다. 내가 이를 진찰해 보니 暗然하게 냉기를 느꼈으며, 腹皮가 强急하여 흡사 頭足이 있는 것 같았다. 곧 大建中湯을 투여하여 1개월여에 점차 나았는데, 아직도 臍下에 심한 통증이 있었으므로 下瘀血湯을 투여하였더니 수일 만에 全治되었다.

『成績錄』에,

한 부인이 월경이 과도하여 어떤 때는 한 달에 두 번씩 있기도 하고 肩背가 强直하며 腹中이 攣急하고 或은 硬滿하였다. 음식은 잘 먹을 수 있었으나 대변이 秘結하며 때로는 음문이 가려웠다. 이렇게 수년을 앓았지만 아직도 治効를 얻지 못하던 중, 선생이 當歸芍

藥散을 투여하고 下瘀血丸을 겸용시켰더니 宿痾가 마침내 全治되었다.

『類聚方廣義』本方條에,

이 方을, 『本草綱目』「蟅蟲條」에서 大蟅蟲丸이라 이름하여, 산후복통으로 乾血이 있는 것을 고친다고 하였으며, 또한 『大觀本草』에도 역시 大黃蟅蟲丸이라 이름하여 久瘕積結을 主治한다고 하였다. 按컨대 이것은 本來 丸方이지 湯方이 아니다. 그 制方이 低當丸과 닮았으므로 丸이라 하는 것이 옳을 것이다. '下瘀血'이라고 칭한 것은 아마도 後世人이 그 方効를 따서 이름한 것으로 본다. 또한 陷胸, 備急의 類와 같다.

그리고 『倪珠謨』의 『本草彙言』에는 "仲景方에, 五勞虛極하고 羸瘦腹滿하여 음식을 먹을 수 없으며, 내부에는 乾血이 있고 肌膚甲錯하는 것을 治하는 데, 乾漆, 大黃 각 1兩, 蟅蟲 10개를 半 日 동안 술로 달여 찧어서 黍米 크기로 膏丸을 만들어 白湯으로 每服 10丸씩 送下한다"고 하였다. 이것은 金匱大黃蟅蟲丸에 비하면 藥味가 적으면서 攻力이 專有하다. 後人의 裁酌과 같지마는 簡捷하고 効가 있다.

산후에, 腹中이 結實拘攣하고 혹은 煩滿하며 동통하는 자는 마땅히 枳實芍藥散으로 이를 和하여야 한다. 만약 愈하지 않으면 반드시 乾血이 있다. 이 때는 下瘀血湯이 좋다.

5) 蟅蟲의 醫治効用

『本草綱目』,

蟅蟲

氣味 鹹寒이며 毒이 있다(『甄權』은 '鹹苦'라 하였다).

主治 -상략- 血積癥瘕瘕의 堅을 破하고 血閉를 下하게 하며, 生子에 매우 좋다(『本經』).

月水의 不通과 留血積聚를 破한다(『藥性』).

乳脈을 통하게 한다 -하략-(『宗奭』).

産後血積, 折傷瘀血을 행하게 하고 重舌, 木舌, 口瘡, 소아의 腹痛夜啼를 治한다.

發明 頌曰, 張仲景이 雜病을 治하는 方 및 久病積結에 大黃蟅蟲丸과 大鼈甲丸을 쓰고 婦人藥으로 이를 병용하는 것은 그 堅을 破하고 血을 下하는 攻이 있기 때문이다.

이상의 諸說을 師論과 대조해 볼 때, 本藥은 일종의 驅瘀血藥으로서, 이를 桃仁, 牡丹皮에 비하면 그보다 한층 陣舊한 病을 主治한다고 볼 수 있다.

20. 土瓜根散에 관한 師論 註釋

帶下로 經水가 利하지 않고 少癩滿痛하며, 經水가 한 달에 再見되는 것은 土瓜根散으로 이를 主治한다.

(帶下, 經水不利, 小癩滿病, 經一月再見者, 土瓜根散主之-『金匱要略』).

(註) 대하는 帶下病者의 뜻이다. 尾臺 씨가 말하기를, 『本草綱目』의 「土瓜根附方」에는 1월의 위에 '或' 字가 있는데, 이것이 옳으니 그렇게 本條를 意解해야 한다.

1) 土瓜根散方(陰癩腫도 이를 主治함)

土瓜根, 芍藥, 桂枝, 蟅蟲 각 4.0

이를 細末로 하여 1일 3회로 分服하고 혹은 이를 2배 이상으로 증량하여 물 2合 5勺으로 1合이 되게 달여 去滓한 다음 1일 3회로 나누어 溫 또는 冷服한다.

(註) 陰癩란, 『類聚方廣義』 本方條에,

'癩'는 '癀'와 같으며 陰囊腫大이다. 『劉熙釋名』에도 '陰腫'을 '隤'라고 하였다. 氣가 下隤하는 것이다. 그렇다면, '隤'도 곧 '癩'와 통한다. 按컨대 『本草綱目』의 鯪鯉條(鯪鯉는 '穿山甲'의 別名이다-我註)에 摘玄方을 따서 말하기를, 婦人陰癩는 硬하여 卵狀과 같다 운운하였는데, 나는 일찍이 한 부인으로부터 듣기를, 자기의 陰戶左邊에 凝鞕 같은 돌기물이 생긴 지 10여년이나 되는데 해마다 통증을 발하며 衆治가 무효였다고 한다.

내가 이를 진찰해 보니 그 형태가 오리알과 같았다. 즉, 癩疝이다. 이것이 발작하면 그 크기가 平常보다 倍가 되고 堅硬疼痛하여 寒熱이 交作하며 疼痛이 小腹으로부터 臍傍에 이르며, 甚하면 心胸에 미치어 그 苦楚를 견딜 수가 없다고 한다. 해마다 2, 3次 發作하는데, 發作할 때마다 桃核承氣湯 大黃附子湯 芍藥甘草湯의 合方을 썼더니 그 痛症이 가시고 腫이 消去되었다.

또 한 婦人이 나이가 17歲인데, 陰口右邊이 隆起하여 그 形態가 睾丸과 같았다. 이것 亦是 陰癩이다. 大黃牡丹皮湯을 주어 癒하였다. 陰癩가 남녀에게 共通的으로 있음을 알 수 있다.

라고 말하였으니 즉, 鼠蹊, 陰囊陰脣 部位에 있어서의 假性腫瘤로서 '헤르니아'와 같은 것도 역시 여기에 속한다고 할 수 있다.

2) 先輩의 論說

『腹證奇覽』에,

－上略－ 臍傍의 小腹이 滿하고 拘攣하는 것이 있으며, 婦人은 經水가 不利하고, 或은 白物을 下하며, 或은 帶下의 疾患이 있다. 男子는 血症으로 때로는 腹痛하는 者에게 間或이 症狀이 있다. 또한 小腹拘急하는 수도 있음을 알아야 한다.

我說. 이 小腹拘急은 左腹直筋(下部)의 攣急이다.

『類聚方廣義』 本方條에,

土瓜根散은 低當湯과 같이 瘀血을 治하는 것인데, 各其 아래와 같은 差別이 있다. 低當湯症은 瘀血이 凝結하여 움직이지 않는 것이고, 本方症은 아직 凝結되지 않은 것이다. 그러므로 帶下 및 經水의 不利 或은 再見, 陰癀腫, 白帶下 등을 고친다. 이로써 그 差異를 알 수 있다.

我說. 本方 및 下瘀血湯은 血塞이 아직 組織化되지 않은 것을 治하며 低當湯 및 丸은 거의 組織化된 것을 治하는 것이니 混同해서는 안 된다.

3) 土瓜根의 醫治効用

『本草綱目』에,

王瓜(釋名) 土瓜

根(氣味) 苦寒하며 毒이 없다.

主治 消渴內痺, 瘀血月閉, 寒熱酸疼을 治하고, 氣를 益하며 聾을 治한다(『本經』).

諸 邪氣, 熱結鼠瘻를 療하고 癰腫留血을 散하며, 婦人帶下不通을 治하며 乳汁을 下하고 小便不禁하는 것을 멎게 하며, 四肢骨節 中의 水를 逐去한다. -下略-(『別錄』)

流行熱疾, 酒黃病, 壯熱心煩悶, 熱勞를 治하고 膿을 排出하며, 撲損瘀血을 消하고, 落胎의 効가 있다(『大明』).

大小便을 通利케 하고 面黑面瘡을 治한다(時珍).

『本草備要』에,

王瓜(즉 土瓜根)는, 苦寒하며 熱을 瀉하고 水를 利하게 하며, 流行熱疾, 黃疸, 消渴, 便數帶下, 月閉瘀血을 治하고, 大小腸을 通利시키며 膿을 排出하고, 腫을 消하며 乳를 下하고 (乳를 通하게 하는 藥으로 本藥을 많이 쓴다. 單服하는 것도 可하다-我註) 落胎의 効가 있다.

以上의 諸說이 가르치는 바에 의하면 本藥은 驅瘀血的 利尿藥으로서 兼하여 消炎排膿作用이 있다고 봐야 한다.

21. 低當湯에 관한 師論 註釋

太陽病의 6, 7일에 表證이 아직 있으며 맥이 微하고 沈한데 도리어 結胸되지 않고 그 사람이 狂을 發하는 것은 열이 하초에 있기 때문이다. 小腹은 마땅히 硬滿할 것이다. 小便自利하는 것은 血을 下하면 곧 愈한다. 그 까닭은 太陽經에 따라 瘀熱이 裏에 있기 때문이다. 低當湯으로 이를 主治한다.

(太陽病, 六, 七일, 表證仍在, 脈微而沈, 反不結胸, 基人發狂者, 以熱在下焦. 小腹當硬滿. 小便自利者, 下血乃癒, 所以然者, 以太陽隨經, 瘀熱在裡故也. 低當湯主之-(『傷寒論』)

劉棟 씨의 말.

'所以然' 이하의 15字(譯文으로는 '그 까닭은' 이하 전부-譯者 註)는 後人의 註로서 잘못하여 본문에 들어간 것이다.

山田正診 씨의 말.

이는 太陽病의 蓄血이 있는 것을 논한 것으로 桃核承氣湯證에 비하면 한층 重한 것이다. 그것은 小腹이 急結하고, 이것은 小腹이 硬滿하며, 그것은 狂症과 같은 정도인데 이것은 광증을 發하며, 그것은 汗後에 發하는데, 이것은 下後에 發하는 것으로 차별이 있다.

桃核承氣湯症은 血이 저절로 下하므로 瘀血症임을 쉽게 알 수 있지만, 本方症은 血이 下하지 않으므로 小便의 利不利에 따라 그것이 瘀血症임을 판단하는 것이다. 桃核承氣는 傷寒病 中 熱邪가 하초에 結하여 血이 이로 인해서 순행하지 않고, 정체되어 어혈이 된 것을 主治하고, 低當湯丸은 본래 어혈이 있는데 熱邪가 이에 첨가되는 것을 主治한다.

그러므로 陽明篇에서 말하기를 사람이 喜忘(건망)하는 것은 본래 오랜 어혈이 있어서 그런 것이니 低當湯이 이에 좋다고 하였다. 이로서 그 차이를 알 수 있다. 下焦에 본래부터 積血이 있는 사람이 우연히 傷寒을 앓아 그 열이 어혈에 첨가되어 穢氣가 올라가서 心을 침공하여 사람으로 하여금 광증을 발하게 하는 것이다.

按컨대 『劉向新序』에 말하는, 楚나라의 惠王이 寒葅[1]를 먹다가 거머리를 삼켜버렸다. 그래서 腹中에 질병이 생겨 음식을 取할 수가 없었다. 令尹[2]이 들어가서 묻기를 "왕께서는 어쩌다가 이 질환을 얻었나이까?" 하니 왕이 "내가 寒葅를 먹다가 거머리가 있음을 알고도 이를 삼켜버렸노라. 이를 譴責하려고 생각했으나 그 죄를 다스리지 않으면 법의 권위가 서지 않게 될 것이다. 즉, 벌을 내리자면 庖宰食監[3]은 법대로 모두 죽음을 면치 못할 것이, 이 불쌍한 일을 내 어찌 볼 수가 있겠는가? 그래서 거머리를 먹어버렸노라"고 하였다. 令尹이 자리를 물러나서 다시 재배하고 아뢰기를 "신이 듣기로는 天道에 無觀이요 惟德是輔라 하였는데, 왕에게 仁德이 있음은 天이 보살피는 바이니 병환은 더 傷하지 않으실 줄 아나이다"라고 하였다. 그날 저녁에 惠王이 용변을 볼 때 거머리가 나왔다. 그러므로 久病인 心의 질환이 모두 愈하였다.

『王充論衡福虛篇』에서 말하기를 "蛭은 血을 먹는다. 惠王의 心腹積은 거의가 積血이다. 그러므로 血을 먹은 蟲은 죽고 積血의 병은 愈한 것이다"라고 하였는데, 이 사실로 미루어 보건대, 남자에게도 積血症이 있음은 옛날부터 알려졌으나 다만 부인의 경우처럼 많지 않을 뿐이다.

太陽病을 앓아 6, 7일에 이를 下한 후에 두통 발열 오한 등이 아직 있고 맥이 沈微한 것은 곧 傳變하여 結胸이 될 것이다. 大陷胸湯條에서 말하는 맥은 沈하고 緊하다고 보아야 한다. 結胸은 그 맥이 대개 沈한데, 이제 도리어 結胸하지 않고 광증을 發하는 것은 열이 蓄血에 乘하기 때문이다. 예컨대, 小腹이 硬滿하더라도 소변은 평상과 같이 快利한 것으로 보아 蓄血이라고 단정되면 이를 下해야 한다. 어째서 이 증상이 攻下한 다음에 發하는 것인지를 알 수 있느냐 하면 '仍在'의 2字와 '反不結胸'이라는 4字가 있기 때문에 알 수 있다.

太陽病 下篇에서 "병이 陽證으로 發하였는데도 도리어 이를 下하면 熱이 들어가서 結胸이 된다고 說하였다. 結胸은 반드시 下後의 병임을 알아야 한다. 再按컨대 傷寒의 下法이

---

1) '葅'는 '菹'와 같고 소금이나 酢에 담근 생야채 과실 등을 말한다.

2) '令尹' 古代 楚나라에 있었던 官名(후세에서는 지방장관의 異稱으로도 쓰인다).

3) '庖宰食監'은 炊事監督을 말한다.

가지가지이지만 모두가 表解한 다음에 下하는 것으로 되어 있다. 그런데 本條에서는 表證이 아직 있는데도 下法을 쓰는 이유는, 맥이 이미 沈微로 변하였기 때문이다. 만약 아직도 맥이 浮大한 것은 下해서는 안 된다. 下條에서 말하는, 太陽病의 身黃脈沈結과 그 脈象으로써 表症이 있는 것 같더라도 其實은 이미 解한 것을 알 수 있는 것이다.

我說. 太陽病으로 6, 7일이 경과했을 때, 이를 下한 후에도 아직 두통, 발열, 오한 등의 증이 있고, 또한 맥이 微하며 沈한 것은 誤下로 인하여 表熱이 하복부로 內陷하여 기존의 어혈과 합해서 小腹硬滿을 이루어 그 여파가 上部로 파급하여 발광케 하는 것으로서, 그 열이 오로지 血이 핍박하고 水와 結하지 않으므로 上部에서는 結胸하지 않고, 下部에서는 소변이 不利하게 되지 않으며 또한 表證이 아직 있는 것 같지마는 이것은 다만 그 痕跡에 지나지 않으며, 나머지는 모두 內部로 陷入하여 어혈과 合하여 諸症을 나타내는 것이므로 本方을 써서 어혈을 下하게 하면 열도 역시 따라서 泄하고 前症이 모두 낫게 된다는 뜻이다.

太陽病으로 身黃하고 맥이 沈結하며 小腹이 硬하고 소변이 不利한 것은 血이 없는 것이다. 小便自利하고 狂症과 같은 것은 血證이 분명하다. 低當湯으로 이를 主治한다.

(太陽病, 身黃, 脈沈結, 小腹硬, 小便不利者, 爲舞血也. 而小便自利, 其人如狂者, 血證諦也. 低當湯主之 -『傷寒論』)

(註) 成無己 씨의 말.

身黃할 맥이 沈結하며 소변이 不利한 것은 胃熱의 發黃症이다. 茵蔯湯을 투여해야 한다. "身黃 脈沈結하고 小腹이 硬하며 소변이 自利하고 狂症과 같은 것"은 胃 中의 어혈이 아니고 열이 하초에 結하여 蓄血을 이룬 것이다. 低當湯을 투여하여 蓄血을 下하라.

錢潢 씨의 말.

이는 소변의 通利와 不利에 따라 血證인지 아닌지를 구별하는 것이다. 身黃이란 전신이 모두 黃色을 띠는 것이다.

我說. 本條는 血性 黃疸의 證治를 말한 것이다.

陽明證으로 환자가 喜忘하는 것은 반드시 蓄血이 있다. 그렇게 되는 이유는 본래부터 오래된 어혈이 있으므로 喜忘하게 된다. 대변이 硬하더라도 도리어 통하기 쉽고, 그 색깔이 검은 것은 마땅히 低當湯으로 이를 下해야 한다. (陽明證, 其人喜忘者, 必有蓄血, 所以然者, 本有久瘀血, 故令喜忘. 屎雖硬, 大便反易, 其色必黑, 宜抵當湯主之-『傷寒論』)

(註) 成無己 씨의 말.

『內經(素問調經論)』에서 말하기를 "血이 並下하면 亂하여 喜忘한다"고 하였는데, 이것은 하초에 본래부터 오래된 어혈이 있어 喜忘(건망)하게 되는 것이다.

程應旄 씨의 말.

下焦에 蓄血이 되면 心竅가 막히기 쉽고 의식이 혼미되기 때문에 應酬問答에 있어서 반드시 正常을 逸失하게 된다. 病은 陽明에 屬한다. 그러므로 대변이 硬하고 血이 糞便과 함께 나온다. 따라서 용변이 쉽고 검다.

『傷寒準繩』에,

생각컨대 邪熱의 燥結은 色이 아직 검지 않다. 다만, 어혈이라면 대변이 溏하고 黑黏함이 漆과 같으며, 燥結하면 대변이 硬하고 黑晦함이 黑煤와 같다. 이것으로 그것을 명백히 분별할 수 있다.

山田正珍 씨의 말.

'喜忘'이란 '數忘(삭망)'을 말하며, '畜'은 '蓄'과 같다. 『韻會小補』의 蓄字의 註에 말하기를 勅六切의 說文에 '積'이라 하였는데, '畜'으로 통하고 그렇게 쓴다고 하였다. -(중략)- 이것은 陽明證으로서 하초에 畜血이 있음을 논한 것이다. 무릇 論 中에 小陰證, 陽明證이라 한 것은 모두가 章 中에서 말하고 있는데, 이를 冒頭로 하는 것은 유독 이 一條뿐이다. 陽

明의 二字는 오랫동안 대변을 못 봄을 말하는 것이다. 要旨는 병자가 오래도록 대변이 불통하고 자꾸 前言往事를 잊는 것은 하초에 오랜 어혈이 있기 때문이다. 低當湯으로 이를 下하면 곧 愈한다는 것이다. －하략－

병자가 表裏의 證이 없이 발열하기를 7, 8일이 되는 것은 맥이 浮數하더라도 이를 下해야 한다. 만약 이미 下하여 脈數이 解하지 않고, 合熱하면 消穀善饑하며 6, 7일에 이르러서 대변불통한 것은 어혈이 있다. 低當湯이 이에 좋다.

(病者無表裏證, 發熱 七, 八日, 雖脈浮數者, 可下之. 假令已下, 脈數不解, 合熱則消穀善饑, 至六, 七日, 不大便者, 有瘀血也. 宜低當湯－『傷寒論』)

(註) 병자에게 表證 및 半表半裏의 證이 없이 7, 8일 계속하여 발열하는 것은 裏證이 분명하므로 맥이 浮數하더라도 適方으로 下해야 하지만, 만약 이를 下하여도 浮脈만 사라지고 數脈이 解하지 않는 것은 열이 어혈과 合한 것이므로 반드시 多嗜症을 發한다. 이런 증상이 나타난 다음 6, 7일이 지나도 대변이 불통한 것은 어혈이 있음이 분명하므로 本方으로 이를 下함이 좋다는 뜻이다.

부인의 經水가 利下하지 않으면 抵當湯으로 이를 主治한다.

(婦人經水不利者, 抵當湯主之－『金匱要略』)

(註) 특히 註解가 필요 없지만, 여기에 "經水가 利下하지 않으면"이라고 한 것은, 下瘀血湯 및 土瓜根散의 經水不利에 此한 말로서 그 장애가 한층 더 高度한 것임을 가리키는 것이다.

1) 低當湯方

水蛭, 虻蟲, 桃仁 각 1.6

大黃 4.8

이를 細末로 하여 물 1合을 붓고 5勺이 되게 달여 頓服한다.

2) 腹 證

仲景師는 本方의 腹證을 說하기를, '小腹硬滿' 혹은 '小腹硬'이라 하였는데, 視觸診上 大黃牡丹皮湯의 小腹腫痞와 구별하기 어려울 때가 많다. 外證과 脈證을 참조하여 진단을 내려야 한다.

3) 선배의 論說 · 治驗

『金匱要略』의 本方小註에,

남자의 방광이 滿急하고 어혈이 있는 것을 治한다.

『瘟疫論』에,

按컨대, 傷寒으로 太陽病이 解하지 않고 경락을 따라 腑로 傳入되면 熱이 방광에 結하여 사람이 광증과 같게 된다. 血이 저절로 下하는 것은 愈하며, 血이 結하여 行하지 않은 것은 低當湯이 좋다.

我說. 이것은 桃核承氣湯을 써도 効가 없으면 低當湯이 좋다는 뜻이다.
-상략- 그러나 低當湯은 '瘀'를 行하게 하고 '蓄'을 쫓는 데 가장 좋다. 대소변을 구분할 것 없이 함께 쓸 수 있다. 그리고 蓄血의 結이 심한 것으로서 桃仁의 힘이 미치지 않은 경우는 低當湯이 좋다. 大毒猛厲의 劑가 아니므로 低當할 것이 못된다. 그래서 이 이름이 붙게 되었다.

東洞 옹이 本方을 定義하기를,

어혈을 治한다(무릇 어혈에 두 가지가 있다. 小腹이 硬痛하고 소변이 快利한 것이 그 하나이고, 또 하나는 腹滿하지 않은데 本人이 스스로 滿하다고 하는 것이다. 급하면 湯으로 다스리고 緩하면 丸으로 다스린다-我註).

我說. 가장 陳久한 어혈을 治한다고 말을 고치지 않으면 定義라 하기 어렵다. 그리고 腹滿하지 않고 그 사람이 스스로 滿하다고 하는 것은 瘀血一般의 징후로서 本方만이 그런 것은 아니다.

『方機』 本方의 主治에,

· 小腹이 硬滿하고 소변이 自利하며 발광하는 자,
· 喜忘하며, 대변이 硬한데도 오히려 易通하고 색깔이 검은 자,
· 맥이 浮數하고 善饑하여 대변이 통하지 않는 자,
· 經水가 不利한 자를 治한다.

『慢遊雜記』에,

한 부인이 나이가 30여세인데, 월경이 단절되어 없었고 年年이 비대하여 腰帶가 數圍나 되었다. 한 달에 1, 2차 大頭痛을 發하여 약과 食物을 함께 토하였다. 내가 이것을 진찰해 보니 그 腹脈이 堅實하며, 心下가 硬塞하여 이를 눌러도 底部에 徹하기 어려웠다. 低當丸, 漆濕丸(生漆의 丸方) 수백 첩을 투여하였는데도 월경이 도래하지 않았다. 그래서 瓜帶末 1錢으로 크게 토하게 하고, 그 다음날 心下를 按하니 硬塞이 반감하였다. 다시 低當湯을 지어 수일 동안 투여하였더니 대변을 溏瀉하기를 하루에 5, 6차례나 하였으며 그후 10일이 지나서 다시 瓜帶 5分을 투여하고 또 低當湯을 전과 같이 투여하였더니 肚腹이 劇痛하였다. 그래서 丸으로 바꾸어 하루에 3~5分씩 30여일을 복용시켰더니 經水가 평상과 같이 도래하고 두통이 차츰 사라지고 말았다.

『古方便覽』에,

한 여인이 나이는 30세인데, 癩疾을 3년이나 앓고 眉毛가 탈락되어 鼻梁이 腫大하고 전신이 부종하여 赤班雲과 같았으며, 수족이 마비되고 월경이 통하지를 않았다. 나는 低當丸을 만들어 하루에 3錢씩 30일간을 복용시켰더니 하혈을 數升이나 하고 1백여일 만에 癒하였다.

『方輿輗』에,

低當湯 이 方에서 蓄血이라 하고 小腹硬滿이라 하는데, 桃核承氣湯의 症에 비하면 이것은 沈結하고 병근이 이미 깊으며, 帶도 이미 단단하다. 이쯤되면 水蛭, 虻蟲類를 쓰지 않으면 이를 破할 수가 없다. 이상 2方에 대한 상세한 것은 本論에 의해서 그 변화를 다각도로 考究해야 할 것이다.

앞에 말한 症으로서 體虛한 경우가 있다. 무릇 體虛한 자는 어혈이 小腹에 있더라도 專攻하지 말아야 한다. 그러나 攻하지 않으면 병이 제거되지 않는다. 다행히 陳自明이 이 方에서 大黃을 去하고 地黃을 加하여 '通經丸'이라 이름하였다. 去加하는 것이 單一味로서, 攻守를 함께 다한다는 孫吳의 병법이라고 할까. 어쨌든 나는 이 四味로써 水煎하여 乾血勞를 치료한 일이 있다.

『傷寒論述義』에,

어혈이란, 血이 常度를 失하고 하초에 瘀蓄되는 것을 말한다(說文에서는 '어혈'이란 '積血'이라고 하였다. 그러나 '어혈'의 '瘀'는 '瘀熱'의 '瘀'와는 그 뜻이 다를 것이다－我註). 대개 邪熱이 血中에 壅鬱하면 相搏하여 '瘀'가 된다. 오직 '瘀'하게 되면 血은 水分이므로 반드시 下部로 내려가서 小腹에 結하는 것이다. 이 證으로, 結한 지가 아직 일천한데 병세가 劇한 것이 있고, 結한 지 오래 되었는데도 병세가 완만한 것이 있다. 이를 고치는 방법도 역시 다르다. 즉 前者는 桃核承氣湯證이다. 이것은 대개 汗을 失期하여 邪氣가 內併한 所致로서 그 結이 아직 緊하지 않은 것이다. 그러므로 熱이 아직 收斂되지 않아서 병세가 劇하며, 이 方으로써 신속하게 逐利하는 所以가 여기 있다(방광은 하초와 같은데, 胃 中에 燥屎가 있는 例와 같다－我註)

結한 지 오래 되었는데 병세가 완만한 것은 低當湯丸證이다. 이것도 대개 汗을 失期함으로써 그 結이 이미 緊하고 그 熱이 이미 收斂되었기 때문에 병세가 거의 완만하다. 오로지 이를 破潰하는 所以가 여기 있지마는 여기에도 輕重이 있으므로 湯과 丸의 區分이 있다(6, 7일에 表證이 있는 것은 대개 발한이 철저하지 않기 때문이다. "表證이 아직 있다"는 一句에는 그 外邪가 아직 解하지 않은 것은 攻하지 말아야 한다는 뜻이 포함되어 있다. 마땅히 桃核承氣湯條와 대조해서 고찰하여야 한다. "맥이 微하고 沈하다"는 '微'는 沈滯不起의 脈狀으로서 '微弱'의 '微'가 아니다. 楊士瀛이 말하기를, 血을 挾하는 것은 맥의 도래가 갑자기 澀하고 數하여 閃灼明滅하며, 혹은 沈細하고 隱伏한 것이라 하였다. "도리어 結胸하지 않다"는 뜻은 아직 분명하지 않다. －중략－ 程씨가 말하기를, 맥이 沈한 것은 結胸의 맥이다. 맥이 沈한데도 結胸하지 않으면 邪가 이미 깊이 들어가서 곧 下焦血分에 結하였음을 알아야 한다고 하였다-我註).

桃核의 血은 대개의 경우 득병한 후에 結하고, 低當의 血은 대개 득병하기 이전에 結한 것이다. 그러나 아직도 일정한 論斷을 내릴 수 없다(張兼善이 말하기를, 桃核承氣 및 低當湯證은 함께 不焦蓄血에 관계된다. 중간에 輕重이 있다고는 하지만 아직 무엇 때문에 이런 경우가 생기는지는 모른다고 하였다. 이것은 모두가 발한이 아직 適宜하지 않거나 혹은 마땅히 발한시켜야 하는데도 발한하지 않았거나 혹은 발한이 늦었거나, 혹은 脈盛汗微하거나 혹은 이불을 잘 덮지 않아서 발한하지 않음으로써 太陽의 邪가 따라 나갈 수 없으므로 경락을 따라 腑로 들어가서 방광에 結한다(하략)고 하였다-我註). 이것을 요약하면, 병이 하초에 있더라도 모두가 '實'에 속하며, 즉 陽明病의 類變이다.

『類聚方廣義』 本方條에,

腹滿하지 않고 病人이 스스로 滿하다고 하는 것은, 유독 血塊症뿐만 아니라 어혈이 오로지 絡에 있는 병상이다. 이것을 그 증상에 비추어 보면 저절로 알 수 있을 것이다. 子炳이 말하기를, 心下가 痞하고 이를 按하면 濡한 것과 腹滿하지 않은데도 病人이 스스로 滿하다고 말하는 것은 症에 있어서는 같고 方에 있어서는 다르다. 남자의 경우는 반드시 三黃丸을, 부인이면 浮石丸, 抵當丸이라 함은 잘못이다. 心下痞와 瘀血壅滯가 어찌 같을 수 있는가? 하물며 2方의 主治하는 바가 같지 않으니 方用 역시 이와 같이 구애될 것이 아니다.

隨撲折傷, 瘀血凝滯하며 心腹이 脹滿하고, 2便이 통하지 않는 증상, 經閉하여 小腹이 硬滿하고 혹은 眼目이 赤腫疼痛하며 瞻視하지 못하는 증상, 經水가 閉滯하여 腹底에 癥이 있고 腹皮에 青筋이 나타나는 증상은 모두 本方이 좋다. 만약 煮服하지 못하는 자는 丸으로 하여 溫酒로써 送下하는 것이 좋다.

4) 水蛭의 醫治効用

『本草綱目』에,

水蛭

氣味 鹹甘平하고 유독함.

主治 惡血, 어혈, 月閉를 驅逐하고, 血癥積聚를 破하며 無子케 하고 水道를 利한다(『本經』).

胎墜시킨다(『別錄』).

여자가 月閉하여 血勞(乾血勞의 약칭으로, 즉 瘀血性 肺結核이다－我註)가 되려는 것을 治한다(『藥性』).

赤白遊瘮 및 癰腫毒腫을 빨아낸다(『藏器』).

折傷墜撲, 蓄血을 治한다(『冠宗奭』).

이상의 諸說 및 活蛭吸盤에 血液凝固 制止作用이 있음을 볼 때 本藥에 凝血 용해작용이 있음이 분명하다.

5) 虻蟲의 醫治効用

『本草綱目』에,

蜚虻(釋名) 虻蟲('蜚'는 '飛'와 같다)

氣味 苦微寒하고 유독함.

主治 瘀血을 驅逐하고 血積堅痞癥瘕를 破하며 －(중략)－ 혈맥 및 九竅를 通利하게 한다(『本經』).

婦女의 월경불통, 積聚, 賊血이 胸腹五臟에 있는 것 및 喉痺結塞을 除한다(『別錄』).

癥結을 破하고 積膿을 淸하며 墜胎시킨다(『日華』).

이상의 諸說에 의하면 本藥은 水蛭과 대동소이하다고 볼 수 있다.

22. 抵當丸에 관한 師論 註釋

傷寒으로 열이 있고, 小腹이 滿하면 마땅히 소변이 不利하게 되는 것인데 이제 도리어 利한 자는 血이 있기 때문이다. 마땅히 이를 下해야 하며, 다른 약은 불가하다. 低當丸이 좋다.

(傷寒有熱, 小腹滿, 應小便不利, 今反利者, 爲有血也. 當下之. 不加餘藥, 宜低當丸－('有熱'之下, 『玉函』『外臺』俱有而字, 僞是)－『傷寒論』)

(註) 方有執 씨의 말.

前條의 方으로서 湯을 丸으로 한 것이므로, 이름은 비록 丸이지만 煮湯과 같다.

山田正珍 씨의 말.

抵當湯보다 더 가벼운고로 發狂·加狂 等證이 없고 다만 滿하고 硬하지 않다. 따라서 方도 역시 4분지 1이다(本條에서 發狂·如狂 等症을 들지 않은 것은 이를 생략한 것이지 此症이 없다고 한 것은 아니다. 그러므로 湯과 다른 점은 다만 완급의 차이가 있을 뿐이며 경중의 구별이 있는 것은 아니다－我註). 만약 傷寒으로 열이 있으며 小腹이 滿하고 小便不利한 자는 五苓散證이다(猪苓湯證도 역시 그러하다－我註). 만약 몸에 發黃하는 자는 茵蔯蒿湯證이다. 이제 소변이 도리어 利한고로 血證임을 알 수 있는 것이다.

1) 抵當丸方

水蛭, 虻蟲, 桃仁, 大黃 各 6.0

이를 細末하여 蜂蜜로써 作丸하여 1회 4.0씩 1일 3회 복용한다. 晬時에 마땅히 혈을 下

할 것이다. 만약 下하지 않으면 다시 복용한다(原法은 丸을 煎服한다).

(註) 陶弘景 씨의 말. 晬時는 곧 周時로서 당일 아침부터 다음날 아침까지이다.

2) 선배의 論說

『類聚方廣義』 本方條에,

나는 本方을 쓸 때 前記 4味를 분말로 하여 煉蜜로 和해서 8丸으로 만들어 溫酒로서 咀嚼하여 送下하는데 하루 2丸씩 4일 만에 全服한다. 酒服할 수 없는 자는 白湯으로 送下한다. 産後惡露가 盡하지 않고 凝結하여 塊가 되어 숙환을 이루는 자가 있는데, 평소에 약을 써도 効를 얻기 어렵지만 再妊 분만 후에 此方을 쓰면 10일을 지나지 않아서 그 塊가 소진된다.

我說. 평소에 이를 써서 전혀 무효인 것이 아니라, 다만 산후의 효험 만큼 빠르지 못할 뿐이다.

23. 大黃䗪蟲丸에 관한 師論 註釋

五勞·虛極으로 羸瘦하고 腹滿하며 飮食不能하고 食傷·憂傷·飮傷·房室傷·饑傷·勞傷 등은 經絡榮衛를 氣傷한다. 內에 乾血이 있고 肌膚가 甲錯하며, 兩目이 黯黑한 자는 中을 緩하게 하고 虛를 補하라. 大黃䗪蟲丸으로 이를 主治한다.

(五勞虛極, 羸瘦, 腹滿, 不能飮食, 食傷, 飮傷, 房室傷, 饑傷, 勞傷, 經絡榮衛氣傷. 內有乾血, 肌膚甲錯, 兩目黯黑者, 緩中補虛, 大黃䗪蟲丸主之－『金匱要略』)

(註) 程씨의 말.

五勞虛極의 1句는 이 1章의 제목이다. 羸瘦腹滿하며 飮食不能한 것은 그 證候이며, 食傷·憂傷·飮傷·房室傷·饑傷·勞傷 등은 그 所因이다. 무릇 이들 諸因 가운데 한 가지가 있으면 모두 經絡榮衛를 氣傷함에 족하다. 그리고 혈맥이 凝積하여 내부에 乾血이 생기게 되고 마침내는 五勞虛極이 되는 것이다. 또한 肌膚甲錯·兩目黯黑의 2證은 모두 乾血의 징후이다. 그 맥이 數하고 蒸熱하는 것 역시 대개 같은 것으로 알아야 한다.

我說. 憂傷은 두뇌를 傷하고, 食傷·飮傷·饑傷은 消化器를 傷하고, 房室傷은 생식기를 傷한다는 뜻이며, 勞傷은 神身過勞의 뜻이다. 그리고 經絡榮衛를 氣傷한다는 것은 혈관계 및 혈액림파를 傷害한다는 말이다.

1) 大黃䗪蟲丸方

大黃 20.0
黃芩 12.0
甘草 24.0

桃仁 65.0
芍藥 32.0
地黃 80.0
乾漆 8.0
虻蟲, 蠐螬 各 107.0
水蛭 166.0
䗪蟲 71.0

丸法 · 용법은 抵當丸과 같음.

2) 선배의 論說 · 治驗

程씨의 말.

婦人虛勞의 태반은 내부에 乾血이 있고, 남자에게도 역시 간간이 乾血이 있다. 攻해야 할 증상을 詳審하여 이를 攻하면 厥疾을 癒할 수 있다.

我說. 이를 攻한다는 것은 本方으로써 이를 攻한다는 뜻이다.

魏씨의 말.

이는 婦人女子 · 寡婦女尼들이 월경이 閉止되어 점점 虛勞를 이루는 자에게 투여하기 가장 적합한 方이다.

『醫學綱目』 本方條에,

結(血結을 말함-我註)이 內部에 있는 자는 수족의 맥이 반드시 상실한다. 本方을 쓰는 것이 좋다.

我說. 나의 경험에 의하면, 血結이 심한 자는 左手의 맥이 喪失하는 것이 상례이다.

『蘭臺軌範』 本方條에,

血이 乾하면 結하여 流通하지 않는다. 이 때는 草木의 약품으로는 능히 이를 下할 수 없으므로, 반드시 食血의 蟲을 써서 이를 化해야 한다. 此方은 오로지 어혈이 勞證을 이룬 症을 治한다. 瘀를 제거하지 않으면 正氣가 오래 復理할 수 없는고로 병을 제거하는 것이 곧 虛를 補하는 所以이다.

我說. 此說은 治病의 規矩準繩이다. 마땅히 熟思할 일이다.

『方與輗』 本方條에,

喩嘉言이 이르기를, 此方을 속칭 乾血勞의 良方이라 하였다. 愚按컨대, 腹滿의 2字는 乾血勞를 診하는 第一義이다. 일찍이 한 부인이 나이는 17, 8세였는데 寒熱羸하고, 시시로 塗汗하며 食少하고 전신이 倦急하여 勞狀이 약간 갖추어졌으나 다만 맥이 細數하지 않고 腹滿이 太甚하였다.

내가 이를 診視하고 부인에게 이르기를, 이는 乾血勞이다. 그러나 아직 大肉이 脫削되지 않았고 元氣가 未敗하였으니 속히 大黃蟅蟲丸을 복용해야 한다고 하였다. 대개 瀉를 忌하고 補를 즐기는 것은 庸俗의 常態이다. 그대가 만약 庸俗으로 빠지지만 않으면 治病은 如反掌이라 하였다. 부인이 나의 말을 믿고 이에 따르려 하였으나 마침 나에게 此丸이 없었다. 그래서 四物鱉甲湯에 芒硝를 加하여 복용시키니 몇 달이 되지 않아서 癒하였다.

我說. 四物鱉甲湯은 虎杖 · 鱉甲 · 桃仁 · 大黃으로 이루어진 後世方이다.

『續建珠錄』에,

20여세된 한 부인이 去春 이래 穀肉之類를 전혀 먹지 못하고, 만약 먹었다 하면 곧 心下滿痛 혹은 胸中滿痛하다가도 이를 토해 버리면 증상이 그쳤다. 언제나 熱湯 혹은 냉수를 마시기를 좋아하여 만약 過飮이라도 했을 때는 반드시 복통하고 과다하게 吐水하였다. 腰 이하의 羸痩가 심하고 胸 이상은 正常人과 다름 없었으며 행보도 이상이 없었다. 腹을 按한즉, 臍傍小腹이 흡사 돌과 같이 단단했으며, 대변이 秘閉하였다. 그래서 下劑를 쓰면 水瀉만 할 뿐이다. 월경은 없었다.

부인이 스스로 말하기를, 腹滿으로 괴롭다고 하는데 이를 按해도 滿하지 않았다. 그래서 茯苓澤瀉湯을 투여하고 硝黃湯을 겸용시켜 5, 60일을 경과하니, 갈증이 약간 감퇴되고 조금이나마 糖菓를 먹을 수 있게 되었으나 복통만은 여전하였고, 잔기침을 하며 咯血을 토하였다. 후에 當歸芍藥散과 蟅蟲丸을 겸용하니 諸症이 漸退하였다.

『腹證奇覽』에,

小建中湯證과 흡사하여, 虛羸가 심하고 肌膚가 건조하며 腹滿攣急하여 이를 按하면 堅하여 동통하는 것은 乾血로서 大蟅蟲丸의 證이다(『金匱』에는 大黃蟅蟲丸이라고 誤記되어 있는데, 大黃蟅蟲丸은 下瘀血湯의 本名이다. 『證類本草』에 상세히 있다). 證에 이르기를 五勞虛極하고, 羸瘦腹滿하여 飮食不能하며 내부에 乾血이 있고 肌膚甲錯하며 兩目이 黯黑(黑白不明을 말함)한 것은 中을 완화하고 虛를 補하라(此證은 小建中湯보다 한층 重한 血證이며, 方中의 四蟲 및 乾漆・桃仁은 모두 血結癥瘕를 破하는 것이다). 此方을 轉用하여 鼓脹血瘕, 산후의 血腫水腫, 瘰癧, 小兒의 癖瘕等症에 응용할 수 있고, 혹은 勞咳, 白沫 중에 血線이 섞인 것을 토하는 증상에 써서 効가 있다고 하였다.

我說. 나는 폐결핵성 객혈에 이를 써서 効를 보았다.

中川故 씨의 말.

神仙病(不食病)은 아직 치료의 효험을 본 일이 없었다. 防州의 福田某라는 자가 일찍이 이 질환에 걸렸는데 考究한 끝에 이것이 어혈의 所致임을 알아내어, 이에 大黃蟅蟲丸을 투여하여 効를 얻은 이래, 此症에는 언제나 이를 투여하여 治했다고 한다.

『類聚方廣義』 本方條에,

부인으로서 經水가 不利하고 점점 心腹이 脹滿해지며, 煩熱咳嗽하고 面色이 煤黃하며 肌膚이 건조하여 皮細가 일어나 마치 麩片과 같이 되고, 目中이 暗曇 혹은 赤澀羞明하고 克明을 두려워하는 자를 治한다.

소아가 疳眼으로 雲翳가 생기고 瞼爛羞明하며, 不能視物함을 治하며, 아울러 雀目(야맹증)도 治한다.

3) 蠐螬의 醫治効用

『本草綱目』에,

蠐螬(蟬의 幼蟲으로, 地蠶이라고도 함)

氣味 鹹味이고 微溫性이며 有毒이다.

主治 惡血·血瘀痺氣·破折血在脇下堅滿痛·月閉·目中淫膚·靑瞖白膜을 治한다(『本經』).

吐血이 胸腹에 있어서 제거되지 않는 것, 破骨踒折(骨折) 血結, 金瘡內塞, 産後中寒을 療하고 유즙을 下한다(『別錄』).

汁을 取하여 滴眼하면 瞖障을 제거하고 血을 다스려 동통을 멎게 한다(『日華』).

汁은 赤目遊癧을 主治하는데, 癧을 擦破하여 바른다(『藏器』).

汁을 取하여 喉痺에 點滴하다. 下하게 되면 곧 開한다(『蘇頌』).

脣緊口瘡·丹癧·破傷風瘡·竹木入肉, 芒物眯目(티 따위가 눈에 들어가 침침한 것) 等症을 主治한다(『時珍』).

發明 頌에 이르기를, 張仲景이 雜病을 治하는 大蟅蟲丸方에 이것을 쓴 까닭은 그 脇下堅滿을 제거하기 위함이다.

이상의 諸說에 의하건대, 本藥의 작용은 水蛭·虻蟲과 대동소이하다고 할 수 있다.

4) 乾漆의 醫治効用

『本草綱目』에,

乾漆(生漆을 蕎麥粉과 混和하여 오래 晒乾해서 쓰든가 혹은 漆桶 밑에 固着된 것을 쓴다).

氣味 元素가 이르기를, 辛味로서 平性이며 유독하다 하였다.

主治 咳嗽를 療하고 瘀血痞結의 요통·여자의 瘕疝을 제거하며, 소변을 利하게 하고 蚘蟲을 제거한다(『別錄』).

三蟲을 殺하고 여인의 經脈不通을 主治한다(『甄權』).

傳尸勞를 治하고 風을 제거한다(『大明』).

해묵은 堅結의 積滯를 消削하고, 오래된 凝結의 어혈을 破한다(『元素』).

發明 時珍이 이르기를, 漆은 약성이 독하여 蟲을 殺하며 降하여 血을 流行시킨다. 비록 諸症에 쓰이는 바는 많으나 그 攻効는 다만 이 二者에 있는 것이라고 하였다.

『本草備要』에,

乾漆 辛味로서 溫性이며 유독하다.

攻効는 오로지 血을 流行시키고 蟲을 殺하며, 해묵은 堅結의 積滯를 消削하고 오래된 凝結瘀血을 破하며(能히 瘀血을 水로 化하게 한다), 筋骨絶傷을 잇고(損傷하면 어혈이 停滯한다), 傳尸勞瘵·瘕疝蚘蟲을 治한다.

이상의 諸說이 가르치는 바에 의하면, 本藥은 陣舊瘀血을 구축함과 동시에 살충살균 작용을 발휘하는 것이라고 할 수 있다.

5) 起癈丸方

乾漆, 桃仁, 反鼻霜 1.0
大黃 2.0

이를 細末하여 混和해서 蜂蜜 및 米糊로써 作丸하여 1일 3회로 분복한다.

主治 陣久瘀血을 主治하는 점에 있어서는 下瘀血湯·抵當湯 및 丸과 大差가 없지만, 乾漆이 있기 때문에 살충살균 작용이 있으며, 또 反鼻가 있기 때문에 瘀血性 피부병·창상을 兼治하는 特能이 있다. 그리고 本方은 원래 蝮蛇起癈丸이라 稱하여 蝮蛇·生漆·大黃의 三味로써 조성된 것이지만, 生漆은 그 작용이 맹렬하여 이를 견디지 못하는 경우가 많으므로 나는 乾漆로써 이를 대신하고, 또 下瘀血湯 등의 方意에 기초하여 새로이 桃仁을 加하였다.

6) 第貳起癈丸方

乾湊, 桃仁, 反鼻霜, 地黃 각 1.5

丸法・用法은 同前.

主治 大黃䗪蟲丸證이 있는 자 및 前方의 證으로서 虛한 자를 治한다.

前 2方에 對한 註.
下瘀血湯・抵當湯 등의 諸方을 써야 할 경우에 䗪蟲・水蛭・虻蟲・蠐螬 등을 현재 구하기 어려우므로 나는 오로지 前 2方으로 이에 대용하고 있다. 反鼻霜이란 蝮蛇를 黑燒한 것을 말하며, 第貳起癈丸에서 大黃 대신 地黃을 쓴 것은 旣述한 陣自明說에 따른 것이다.

7) 先輩의 論說・治驗(下記의 起癈丸, 蝮蛇起癈丸 등은 모두 生漆을 쓴 것이다)

『松原家藏方』에,
起癈丸(이것은 蝮蛇起癈丸에서 蝮蛇가 빠진 것이다. 이하도 같다－我註)은 일체의 癃疾을 治한다.

我說. 痼疾의 대부분은 어혈에 기인하는고로 이렇게 말한 것이다. 蝮蛇起癈丸은 痼疾로서 움직이기 어려운 자를 治한다.

同書의 哮喘條에,
起癈丸은 해묵은 것으로 낫지 않는 자를 治한다.

同書의 中風條에,
起癈丸은 해묵은 것으로 낫지 않는 자를 治한다.

『芳翁醫談』에,
起癈丸의 主治는 대단히 많다. 血塊積聚의 여부를 가리지 않고, 무릇 腹中에 塊가 있어서 外로 攣急하고 氣促한 諸症을 發하는 자는 모두 반드시 이를 쓴다. 소위 勞瘵症은 대부분이 어혈에 기인하는고로 乾血勞라고 일컫는다. 그 腹에 반드시 塊가 있어서 腹中이 拘急하고 形體瘦小한 자는 모두 此丸을 장복함이 좋다. 대개 治勞의 方으로 此方보다 더

좋은 것은 없다.

反胃症으로 난치인 자는 그 증상이 언제나 吐食 후에 탐식하는 것이다. 世醫들이 이를 脾胃가 노한 탓으로 보고, 으레 小半夏加茯苓湯을 장복해야 한다고 하지마는 此方이 아니고서는 다만 그 停飮을 구제할 뿐이며 완치하기는 어려운 것이다.

虛勞 -(중략)- 咳가 설한 증상에는 麥門冬湯이 좋으며, 아울러 起癈丸을 겸용하는 것이 필요하다. 무릇 此丸은 남녀 모두에게 두루 쓸 수 있는 것이다.

我說. 반드시 起癈丸을 겸용해야 하는 것은 아니다.

『方輿輗』에,

起癈丸(이는 蝮蛇起癈丸을 말함- 我註)은 癲癇 및 血毒 諸症을 療한다. 此藥은 실로 排山決海의 힘이 있으므로 起癈하는 명칭이 결코 잘못된 것이 아니다. 一方에 보면 反鼻를 빼고 麵粉을 加하여 赤丸 또는 濕漆丸이라 부르고 있는데, 血癖癥痼로 疼痛하는 것을 治하며, 아울러 蛔蟲을 治한다.

『百疢一貫』에,

起癈丸을 써서 効가 있는 증상은 반드시 赤疹을 發하는 것이니 이를 징후의 목표로 삼아야 한다. 원래는 어혈의 久腹痛을 治한다. 또 諸痼瘀血에 抵當湯을 쓰는 증상과 약간의 차이가 있는데, 抵當湯症은 經閉의 어혈에 기인하는 것을 治함에 유효한 듯하고, 起癈丸은 원인불명의 어혈에 좋다. 따라서 抵當湯을 癲症에 활용할 경우에는 起癈丸이 大効가 있다. 또 濕勞에도 쓰는데, 胎毒이나 어혈로 인한 勞症이다.

起癈丸은 어혈복통 기타 일체의 어혈로 인한 痼疾에 쓴다. -(중략)- 此方을 쓴 후에 瘙痒이 생기는 것은 좋은 징조이다. 此方 역시 蟲積症에 鷓鴣菜湯 등과 겸용하면 능히 蟲을 下한다.

만약 病人이 精氣가 脫하여 大黃을 쓰기 어려운 자에게는 千金地黃煎丸을 쓴다. 이 方은 주로 월경불통, 臍下堅結하여 杯盤과 같고, 發熱往來하며 下利羸瘦하고 血瘕를 이루는 것을 治한다. 이는 地黃(30錢 取汁)·乾漆(1斤 作末)의 2味로 이루어진 것이다. 丸法 및 복용법은 漆末을 地黃汁에 넣고 微火로써 煎熬하여 作丸하고, 梧子大 3丸을 酒服한다. 만약 下하지 않으면 증량하여 매 식후에 복용한다. 대개 乾血勞를 목적으로 하는 증상은 月水

不調, 小腹急結, 肌膚甲錯하고, 手掌斑紋, 脣口乾燥, 消穀善饑 等症이다.

『叢桂亭醫事小言』에,

生漆 50錢을 味淋酒 1升에 和하여 7일간에 다 마시면, 전신에 癩와 같이 발진하고 瘀濁이 外泄하여 숙환이 頓治된다. 久年의 血枯腹痛 等症에 써서 妙効가 있으면, 赤丸도 마찬가지이다.

赤丸은 血痼腹痛을 治하는 方으로서,

生漆·大黃·麵粉 각 等量을 蜜로 調和해서 作丸하여 每服에 5分을 白湯으로써 送下하되 낮에 2회 밤에 1회 복용한다. 赤疹이 發하는 것으로써 유효한 징조로 삼는다.

『生生堂治驗』에,

한 남아가 3세 적부터 소리를 내지 못하는 병에 걸려 1년여를 지났는데, 온갖 의료와 秘呪禱祀를 다하였으나 낫지 않았다. 선생이 이를 診한즉, 心下가 急하고 腹內가 盤과 같았다. 시험적으로 입을 벌려 소리를 내게 해 보니, 그 舌이 따라서 攣縮하였다.

이에 大陷胸加烏頭湯을 투여하고 겸하여 漆膝丸(이는 起癥丸에 牛膝을 加한 것이다-我註)을 5, 6일 동안 쓰니 전신에 紫斑이 發하여 마치 새우를 튀긴 것처럼 화끈거리고, 悶痒을 견디지 못하여 계속해서 긁어 주어야만 했다.

그래도 병자는 더욱 보채면서 갑자기 '가려워' 하는 소리를 沈吟하는 소리와 교대로 발하였다. 주위사람들이 크게 놀라고 다시 말을 시켜 보니 그때마다 입을 달싹거리며 말을 하려는 시늉을 했다. 이튿날이 되니 喉舌이 상당히 旋轉하여 제법 또렷하게 말을 할 수 있게 되었다, 發斑도 역시 날을 따라 癒하였다. 前方을 백여 첩 계속 복용시켰는데, 他醫가 치료를 맡게 되어 투약을 중단한 것이 애석하였다.

24. 麻子仁丸에 관한 師論 註釋

趺陽脈이 浮하고 濇한 경우 浮하면 곧 胃氣가 강하고, 濇하면 곧 소변이 頻數하며 浮濇이 相搏하면 대변이 難하고, 脾約症이 된다. 麻子仁丸으로 이를 主治한다.

(趺陽脈浮而濇, 浮則胃氣强, 濇則小便數, 浮濇相搏, 大便則難, 基脾爲約, 麻子仁丸主之-『傷寒論』)

(註) 山田正珍 씨의 말.

위의 四條(本條도 역시 四條의 하나이다-我註)는 叔和의 攙入으로서 마땅히 이를 刪해야 한다고 하였다.

尾臺 씨의 말.

謹按컨대, 此章은 仲景의 辭氣가 아니며, 그 方意 역시 不明하다. 아마도 仲景의 方이 아닌 것 같다. 『外臺』에서 『古今錄驗』을 인용하고 『傷寒論』을 인용하지 않은 것으로 보아서도 고증할 수 있다. 그러나 선천적 체질이 脆薄한 사람이나 久病으로 虛羸한 사람 혹은 노인으로서 혈액이 枯燥한 사람은 此方으로써 緩緩하게 轉泄시키는 것이 좋을 것이다.

이상의 說과 같이 論과 方이 모두 仲景師의 證述이 아닌 것 같지마는 종래의 관례에 따라 이를 게재한다.

1) 麻子仁丸方

麻子仁 4.0

芍藥, 枳實, 厚朴 각 1.6
大黃 3.2
杏仁 2.4

이를 분말하여 蜂蜜 및 米糊로서 調丸하여 4.0씩 1일 3회 복용한다.

2) 선배의 論說

東洞 옹은 本方을 定義하여,
평일에 대변이 秘하는 증상을 治한다고 하였다.

我說. 아무런 병독이 없는데, 대변이 秘結한 자를 治한다고 써야 할 것이다.

25. 蜜煎導 및 大猪膽汁에 관한 師論

陽明病으로 自汗出 혹은 발한하고 소변이 自利하는 자는 진액이 內竭한 것이다. 비록 大便이 硬하더라도 이를 攻해서는 안 되며 마땅히 스스로 大便하려 할 때를 기다려 蜜煎導로써 이를 통하게 하는 것이 좋다. 혹은 土瓜根 및 大猪膽汁도 導劑로 좋다.

(陽明病, 自汗出, 若發汗, 小便自利者, 此津液內竭. 雖硬不可攻之, 當須自欲大便, 宜蜜煎導而通之. 若土瓜根, 及與大猪膽汁, 皆可爲導 – 硬字之上, 『玉函』有大便二字, 是也 –『傷寒論』)

(註) 成無己 씨의 말.

진액이 內竭하고 腸胃가 건조하면 大便이 그로 인하여 硬하게 되는데, 이는 結熱이 아닌고로 攻해서는 안 되며 마땅히 약으로 外治하고 이를 導引해야 한다.

方有執 씨의 말.

竭은 역시 亡이다.

『醫完金鑑』에,

대변이 비록 硬하더라도 滿痛의 괴로움이 없다면, 이를 攻해서는 안 된다.

我說. 陽明病으로 自汗出하든가 혹은 잘못하여 발한시키면 체액의 亡失이 초래되는고로 尿利가 감소되는 것이 보통인데, 도리어 尿利가 과다하게 되면(小便自利는 평상보다 尿利가 많다는 뜻이다) 더욱 체액이 고갈된다. 따라서 비록 대변이 硬하더라도 大承氣湯으로써 이를 攻下해서는 안 되고 병자 스스로 便意를 일으키는 것을 기다려서 蜜煎導 또는 土瓜

根 大猪膽汁으로 誘導하는 것이 좋다는 뜻이다.

1) 蜜煎導方

蜜 7合

위의 1味를 銅器에 넣고 微火로써 煎하여 飴狀으로 약간 응고되면, 이를 잘 저어서 눋지 않게 한다. 丸을 만들 만큼 되면, 이를 손으로 비벼서 손가락 굵기의 막대기를 만들어 끝이 뾰족하게 하며 길이는 2寸 가량으로 한다. 식으면 硬해지므로 뜨거울 때 급히 만들어야 한다. 이를 항문 속에 밀어 넣고 손으로 잡고 있다가 대변을 보려 할 때는 이를 拔去한다.

2) 大猪膽汁方

大猪膽汁 1枚

즙을 짜서 약간의 醋를 和合하여 항문 속에 灌入하면, 한식경쯤 되어 틀림없이 대변이 나온다.

3) 선배의 論說

東洞 옹은 此 2方을 定義하여,
肛中이 乾燥하여 대변이 불통하는 자를 治한다고 하였다.

我說. 直腸 內가 건조하여 대변이 불통하는 자를 治한다고 정정해야 한다.

『類聚方廣義』蜜煎導條에,

傷寒으로 열기가 치성하고 汗出이 과다하며, 소변이 自利하여 진액이 耗竭하고 肛中이 건조하며 硬便不通한 者 및 諸病으로 인하여 대변불통하고 구토 때문에 약즙을 복용할 수 없는 자, 노인으로서 혈액이 枯燥하고 대변이 항상 秘閉하여 小腹이 滿痛하는 자 등은 모두 此方이 좋다. 蜜 1合을 加溫하여 喞筒으로 肛中에 射入하면 편리하다.

我說. 灌腸法이 洋醫의 專賣特許가 아님을 알 수 있을 것이다. 또 그 용도가 下劑를 쓰는 경우와 엄연히 구별이 되어 있다. 결코 洋方에서처럼 무분별하게 관장하는 것이 아님을 알아야 한다.

26. 已椒藶黃丸에 관한 師論 註釋

腹滿하고, 口舌이 건조함은 腸間에 水가 있는 것이다. 已椒藶黃丸으로 이를 主治한다.

(腹滿, 口舌乾燥, 此腸間有水氣, 已椒藶黃丸主之－『金匱要略』)

(註)『勿誤藥室方函口訣』本方條에,

此方은 원래 腸胃間에 留飮이 있어서 水腫으로 변한 증상에 유효한 것이다. 사지의 부종보다는 腹脹滿을 위주로 해야 하며, 腹이 堅實한 者에게는 芒硝를 加해야 한다. 이 芒硝는 木防已去石膏加茯苓芒硝와 同意로서 實을 挫하고 利水를 위주로 하는 것이다. 方後에 渴한 경우에 加한다고 한 말에 구애될 필요는 없다.

1) 已椒藶黃丸方

防已, 椒目, 葶藶, 大黃 各 8.0

이를 細末한 다음 蜂蜜 및 米糊로써 作丸하여 1회 4.0씩 1일 3회 복용한다(단, 煎劑로도 좋다). 약간 증량한다(尾臺 씨의 말에 의하면, 약간 증량한다는 말 위에 "아마도 듣지 않으면"이라는 말이 빠진 것 같다고 하였는데, 이 說이 옳은 것 같다). 口中에 진액이 있는데 渴하는 자에게는 芒硝 半 兩을 加한다.

2) 선배의 論說

東洞 옹은 本方을 定義하여,

腹滿하고, 口舌이 건조하며 2便이 澁滯하는 자를 治한다고 하였다.

3) 椒目의 醫治効用

『本草綱目』에,

椒目

氣味 苦辛味로서 小毒이 있다(『權曰』).
主治 水腹脹滿의 소변을 利한다(『蘇恭』).
12種의 水氣 및 腎虛하여 갑자기 耳鳴耳聾하거나 방광이 急한 자를 治한다(『甄權』).
氣喘을 止한다(『震亨』).

『本草備要』에,

川椒(四川省産 山椒－我註)子를 椒目이라 하는데, 苦辛味로서 오로지 水道를 流行시키고 椒道를 流行시키지 않는다. 능히 水蠱을 消하고 脹을 除하며, 喘 및 腎虛耳鳴을 鎭定한다.

이들 說로 볼 때, 本藥은 溫性 刺戟的 利尿藥으로서 腹水를 主治하는 特能이 있는 것 같다.

27. 走馬湯에 관한 師論 및 方 註釋

外臺走馬湯은 中惡으로 心痛腹張하며 대변불통하는 자를 治한다.

(外臺走馬湯, 治中惡心痛腹張, 大便不通 ─『金匱要略』)

巴豆 2個(外皮를 去한 것)
杏仁 2個

위의 2味를 綿布로 싸서 細剉하여 熱湯 5勺 속에 넣어 汁을 우려내어 頓服한다. 마시면 반드시 下할 것이다. 노인과 소아는 적의 감량한다. 便通하면 飛尸·鬼擊病을 治한다.

(註) 中惡이란『肘後方』에,

"中惡이란, 노상이나 옥외에서 득병하여 사람으로 하여금 心腹刺痛케 하고, 氣가 心胸을 上衝하여 胸脹하게 하는 것으로서 治하지 않으면 사람을 해한다."고 했으며, 飛尸·鬼擊病은 本書 제1권 麻黃湯條에 述한 바와 같은 것이지만, 이는 모두 古代의 病候的 病名에 불과한 것으로서 其實은 水毒이 急劇하게 체내에 充塞되어 發하는 병인 것이다. 따라서 이들 병명에 현혹되지 말고, 腹脹이 극렬하여, 胸咽으로 上迫하거나 혹은 心痛 혹은 呼吸障礙하며, 아래로 2便이 閉澁하는 것을 목적으로 이를 운용해야 한다.

1) 선배의 論說·治驗

『肘後百一方』에,

水病으로 다만 腹大하고, 만약 動搖하면 水聲이 나며 피부가 검은 것을 水蠱라고 한다. 巴豆 10枚와 杏仁 60枚를 함께 熬黃하여 이를 和合해서 小豆大 1枚를 복용하는데, 水가

下하면 복용을 그친다.

『外臺秘要』에,

文仲에서 갑자기 諸疝病에 걸려서 小腹 및 陰中이 서로 땅기고 絞痛하며, 自汗出하여 죽으려 할 때 쓰는 方인데 沙蔘을 찧어 체로 걸러서 酒로써 方寸匕를 복용하면 곧 癒한다. 만약 차도가 없으면 諸利丸을 복용하여 이를 下해야 한다. 走馬湯도 역시 좋다. 이들을 寒疝 또는 陰疝이라 한다고 하였다.

東洞 옹은 本方을 定義하여,

胸腹에 毒이 있어서 혹은 心痛하고 혹은 복통하는 자를 治한다고 하였다.

我說. 此說은 감히 불가하다고 할 수는 없지만 腹脹이 猛劇하다는 뜻을 첨가하지 않으면 완전하다고 할 수는 없다.

『方機』 本方의 主治에,

中惡症으로 心痛腹脹하며 대변불통하는 자를 治한다.

喘鳴急迫하는 자(소아마비풍<디프테리아>의 類)를 治한다.

我說. 此項은 喘鳴息迫이 劇한 자를 治한다고 고치는 것이 옳다.

소위 중풍·吼喘息迫한 자를 治한다.

吉益南涯 씨의 말.

馬脾風으로 胸腹이 暴脹하고, 喘急하며 不大便하는 증상에 此湯이 좋다.

『蕉窓雜話』에,

한 여인이 봄에 산중으로 艾를 채취하러 갔다가 부주의하여 미끌어져 深谷으로 떨어졌다. 그리하여 面體·수족·皮肉이 모두 상했으나 破碎되지는 않았으며, 호흡도 있었으나 곧 끊어질 듯하였고 의식이 없었다. 곧 지게에 지고 내려와 나의 가형에게 이를 보였다.

가형이 이를 診한즉, 六脈이 때에 따라 있는 것 같기도 하고 없는 것 같기도 하며, 그

胸腹을 診한즉 때로 하부로부터 상충하는 것이 있어서, 이것이 상충할 때는 반드시 煩悶하고 또 맥이 伏하였다. 그 상충하는 것을 重按하면 곧 하강하여 腹中에 雷鳴을 일으켰다.

가형은 본래 打撲傷損症에 어혈이 있다는 說을 의심하였으나, 이 증상의 주된 소견은 모두 水氣였음을 알았다. 필경 추락되는 순간에 변동된 水氣의 소치일 것으로 보고, 먼저 가족들에게 난치병임을 알린 다음에 外臺走馬湯을 沸湯으로 우려내어 하룻밤 내내 곁에서 이를 조금씩 복용시켰더니 水를 많이 吐下하였다. 그러나 血은 조금도 나오지 않았다. 吐下를 함에 따라서 上衝하던 것도 역시 점차 이완되고 煩躁도 역시 점차 안정되었으며, 용태가 호전되었다.

이튿날 아침에 이르러서는 上衝이 완전히 사라졌으나 腹底의 邪水는 아직 소진되지 않았으므로 약을 계속 쓰게 하였다. 3일째 이르니 정신도 또렷해져서 走馬湯을 끊고 調理劑만을 쓰니 얼마 안 가서 全快하게 되었다. 가형이 그후부터는 水氣의 변동임을 믿게 되어 蘇木·桃仁을 쓰지 않고 치료하게 되었다. 나의 오랜 경험에 의하건대, 走馬湯은 袋에 넣어 沸湯으로 여러 번 우려내는 데 그 白沫을 복용해야 한다.

我說. 打撲外傷은 어혈이 主證이고 水毒이 客證인 경우도 있고, 水毒이 主證이고 어혈이 客證인 경우도 있으며, 염증이 主證이고 水血이 客證인 경우도 있으니, 언제나 일정한 것은 아니다. 偏執되어서는 안 된다.

『靜儉堂治驗』에,

50여세된 한 남자가 2, 3일 이래 心下가 痞硬하고 때때로 拘痛이 있었다. 그러나 그대로 참고 일을 보았는데, 익일 황혼시에 이르자 痰涎이 湧盛하고, 호흡이 급박하며 煩躁悶亂하는 인후에서 鋸聲과 같은 소리가 나고 身體가 壯熱하며 수족이 厥冷하고 頭面胸背에 細汗이 如雨하였으며 橫臥할 수도 없었고 그저 신음만을 계속할 뿐이었다.

급히 나를 請하매 왕진한즉, 비록 惡症이 鋒起해 있었지만 맥은 沈細한데 神氣가 있었고, 眼睛도 아직 脫하지 않아서 손을 쓸 餘地는 있었다. 급히 走馬湯을 지어 법대로 우려내어 白沫 一小盞을 투여하니 痰喘이 7, 8할은 감퇴하였다. 이어서 大劑의 麻黃杏仁甘草石膏湯 3첩을 투여하고 하룻밤을 지나니, 諸症이 脫然히 사라지는 것 같았다.

만약 此症의 手足厥冷과 脈沈細를 보고 四逆湯 등을 쓰거나, 또는 痰涎湧盛·呼吸急迫을 보고 沈香降氣湯(後世方-我註)이나 正脈散(이는 後世方으로서 生脈散의 誤記이다-我

註)을 쓰거나, 혹은 煩躁自汗을 보고 承氣湯 등을 썼다면 그 變症이 忽生하였을 것이다. 이와 같은 證狀은 상세히 診治하지 않으면 안 되는 것이다.

『類聚方廣義』本方條에,

此方과 備急丸과는 그 용도가 대체로 비슷한데, 다만 병이 胸咽에만 있는 것은 此方이 좋다.

卒中風·急驚風·脚氣冲心·痘瘡內陷·疥癬內攻·乾霍亂·諸般의 卒病으로 그 병세가 險急하여 胸咽에 핍박하여 숨을 쉴 수 없는 자는 모두 此方이 좋다.

按컨대 外臺走馬湯에 이르는 "갑자기 諸疝에 걸려서 小腹 및 陰中이 相引하여 絞痛하며 自汗出하여 죽으려 하는 증상을 療하는 바 이것을 寒疝 혹은 陰疝이라 名한다"고 한 증상은 諸 烏附劑의 증상과 거의 비슷하지만, 오한·手足不仁·逆冷 等症이 없는 것으로 그 구별이 된다. 마땅히 그 증후를 詳審하여 施治해야 하는 것이다.

我說. 本方을 脚氣衝心에 쓰면 속효가 있다.

『勿誤藥室方函口訣』本方條에,

此方은 紫圓의 元方으로서 救急藥이다. 무릇 中惡卒倒·諸急症·牙關緊急·인사불성인 자에게 此藥을 2, 3滴 떨어뜨리면 주효한다. 또 打撲墜下·絶倒口噤인 자에게도 쓴다.

2) 紫圓方

巴豆, 代赭石, 赤石脂 각 1.0
杏仁 2.0

이를 細末하여 混和해서 米糊로써 調丸하여 1.0을 頓服한다.

本方은 唐의 孫思邈의 創方이지만, 其實 仲景師의 走馬湯에 沈降性 收斂藥인 代赭石·赤石脂를 加한 것에 불과하므로 그 작용은 서로 酷似하다. 그러나 그것에 비하면 약간 緩弱한 차이가 있다. 이것이 孫씨가 "紫圓으로 고치지 못하는 것은 없다. 비록 下한다고 하더라도 虛에 이르지는 않는다."고 한 所以이다.

3) 선배의 論說·治驗

東洞 옹은 本方을 定義하여,

胸腹結毒 或은 腹滿하여 不大便하거나 혹은 水氣가 있는 자를 治한다고 하였다.

『建珠錄』에,

京師 木屋街에 사는 某씨의 家婢가 痘瘡을 앓았는데, 布根이 稠密하여 起脹이 잘 안되고 煩躁痒渴하여 조금도 편안하지 못했다. 게다가 瘡窠가 黑陷하여 다시 潤色되지 않았다. 衆醫들이 모두 이는 반드시 죽는다고 하는 것을 선생이 診하여 紫圓을 복용시키니 下利를 數十行하고 翌朝에 두창이 모두 紅活하면서 諸證이 消退하였다.

京師의 유생 某씨의 3세된 아들이 痘前에 大熱하고 喉乾口燥하며, 무엇이 臍上으로부터 心胸을 上衝하면 咬呀喘渴하여 고통을 이기지 못하였다. 痘도 역시 회색으로서 광택이 없었다. 衆醫들이 모두 손을 들고 돌아섰는데 선생이 紫圓을 복용시키니 대변을 下하고 곧 紅澤을 發하고 諸證이 頓退하였다.

『險症百問』에,

師曰, 瘧이 오래도록 낫지 않는 것은 方이 적당하지 않은 탓이거나, 毒結하여 약방이 미달한 탓이다. 이를 治하려면, 탕약을 그 증상에 따라 쓰되, 발작시에 앞서 紫圓 5, 6分을 투여하여 吐下하면 반드시 治한다. 재발하면 처음과 마찬가지로 반복한다. 비록 劇病이라 하더라도 2, 3發 후에는 반드시 낫는다.

師曰, 卒中風으로 痰涎이 壅盛하고 호흡불능하며, 正氣가 昏冒한 경우는 그 증상을 불문하고 먼저 그 痰涎을 제거해야 하는데, 桔梗白散 혹은 紫圓을 투여하는 것이 좋다. 이를 복용하고 粘痰을 數升 吐하면 곧 낫는다. 그러나 만약 痰涎이 壅塞하여 약즙이 不下하고 口開眼閉하며, 四肢不動하고 厥症이 회복되지 않는 경우는 반드시 당일로 죽는다.

厥症이 회복되고 半身을 움직이며 입도 평소와 다름이 없어 약즙을 下할 수 있다 하더라도, 眼不開·神氣不正하여, 吼喘不止하고, 面色如醉하며, 足大熱한 자는 1, 2일 만에 죽는다. 그보다 더 지탱하는 자는 病이 劇烈하지 않은 것이니 吼喘하고 鼻息鼾睡 等症이 있더라도, 吐瀉를 적당히 하고 厥症이 회복되어 不大熱하며 吼喘이 漸退하고 신체가 안정된 자는 반드시 낫는다.

그 반신불수자는 桂枝加朮附湯 혹은 烏頭湯이 좋은데, 南呂丸 혹은 姑洗丸을 겸용하고 때때로 白散으로써 攻하며, 증상에 따라서는 瓜帶散도 역시 좋다. 先人들은 이 경우에 흔히 紫圓을 썼다. 소위 卒中風의 약간 輕한 자로서 諸 惡症이 緩解한 후에 맥이 洪大하고 面色이 붉으며 他醫가 施治하여 기히 날짜를 끈 자는 병독이 凝結되어 治할 수 없다. 또 諸症이 大同하고 맥이 沈微하며 面色이 如常하고, 사지가 拘急 혹은 마비되고 수족이 냉한 자가 있다. 이런 병인은 비록 痰飮의 變이 있더라도 主證이 아닌 것이다.

附子湯에 應鐘을 겸용하고 때때로 紫圓으로써 이를 攻하는데, 만약 주효하지 않을 경우에는 七寶丸으로써 이를 攻해야 한다. 한 말로 癱瘓偏枯症이라 하지만 그것에도 완급이 다른 경우가 있다. 그러나 治方은 다르지 않다.

我說. 桂枝加朮附湯·烏頭湯·附子湯이라 할지라도 그 증상이 있을 때 비로소 써야 한다. 결코 斯論에 맹종해서는 안 된다.

師曰, 手의 2, 3指가 大屈할 수는 있으되 小屈할 수 없는 者 운운 이런 증상은 적지 않게 볼 수 있는데 久服하지 않고는 治할 수 없다. 桂枝加朮附湯·應鐘이 좋다. 머리를 똑바로 가눌 수가 없어서 혹은 뒤로 젖히거나 혹은 수그리는 증상은 그 독이 모두 胸中에 있는 것으로서 紫圓으로써 이를 攻해야 한다.

師曰, 8, 9세된 한 여아가 홀연히 사지가 痿弱하여 신체에 마치 骨이 없는 것 같았으며, 다리는 앉을 수가 없고 입은 말을 할 수 없게 되었다. 그러나 神色은 평상과 같아서 아무런 苦狀을 찾아볼 수 없었다. 이에 先人이 桂枝加朮附湯을 투여하고 하루에 5, 6分의 紫圓을 겸용시키니 穢物을 下利하기 2旬 만에 회복하였다.

소아가 발열구토하여 諸藥이 무효인 경우, 수일 만에 반드시 크게 설사를 하고 열이 더욱 盛하며, 그 腹心下가 陷凹되어 전혀 힘이 없고 다만 주먹 같은 堅塊가 있어서 때때로 상충하는 증상이 있다. 世人이 이를 慢驚風이라 부르는 것이며, 전혀 不治이다.

師曰, 소아가 발열구토 운운하는 이 증상은 독이 심흉에 핍박한 劇症으로서 실로 난치이다. 黃連의 症이 많다. 先人은 下利에 구애되지 않고 紫圓으로써 이를 攻하여 穢物을 下利시켜 혹간 治하는 자가 있다. 下利는 하되 穢物이 下하지 않으면 不治이다.

小兒가 갑자기 大熱을 發하고 호흡이 촉박하며 頤下에 大腫을 發하는 증상으로 실로 發頤症과 같고 弄舌悶亂하여 위독한 경우.

師曰, 소아가 갑자기 大熱을 發하고 운운하는 증상은 실로 난치이다. 이런 증상에 先人들은 반드시 紫圓을 투여했는데 나는 桔梗白散을 투여하여 粘痰을 大吐하고 治하는 경우가 있다.

소아가 갑자기 搐搦上竄하여 인사불성이 되기를 하루에도 수회나 발작하고, 혹은 발작할 때마다 叫呼 혹은 羞明하며, 맥이 數實하는 증상으로서 하절에 가장 많이 나타나는데, 이것을 흔히 驚風 혹은 癖疾 혹은 癇이라고 한다. 심한 경우에는 弄舌厥冷하여 죽는데, 경우에 따라 그 증상이 약간씩 다른 점이 없진 않겠지만 대체로 같은 것이다.

師曰, 소아가 갑자기 搐搦 운운하는 증상에 나는 紫圓을 써서 治한 일이 있다. 다른 緩劑로써는 능히 이를 治할 수 없는 것이다.

소아로서 전신이 顫振不止한 증상을 갓난아기에게 많지만, 2, 3세된 아이들에게도 역시 있는 증상이다.

師曰, 소아의 전신이 顫振 운운하는 증상은 대인이건 소아이건간에 그 치법이 다른 것은 없다. 按컨대, 이것은 독이 心胸으로 상충하여 일으킨 것으로서 先人은 紫圓을 투여하였다. 수년이 경과한 증상은 난치로서 眞武湯을 투여하여 治하는 일도 있다. 부인으로서 身體攣痛을 겸한 자에게는 當歸芍藥散을 투여하여 治한 일도 있다.

心痛이 등에까지 미쳐 칼로 찌르는 듯하고, 心下痞・惡心嘈囃・時時下利 혹은 嘔吐不食하고 腹中이 拘急하여 諸治가 무효인 자는 마침내 죽는데, 此症은 대단히 많다.

師曰, 心痛이 徹背 운운하는 증상에는 紫圓 혹은 備急圓을 투여하여 治하는 경우가 간간이 있다. 括蔞薤白半夏湯을 투여하여 痰飮을 數升 토하고 治하는 경우도 또한 있다. 그대가 말하는 '諸藥이 무효'인 경우는 어떠한 증상인가?

『成績錄』에,

京師의 한 동자가 나이는 십여세쯤 되었는데 起居가 불편하고 면목이 失色하였다. 이에 선생을 청하매 그 腹을 按한즉, 물체가 낭중에 있는 것처럼 쌓여 있으며 기력이 羸弱하여 槃礴(펄썩 주저앉아 있는 모양)이 되어 있었다. 寢臥할 수도 없는 상태여서 이에 鷓鴣菜湯을 투여하고 紫圓을 겸복시키니 회충을 수십 頭씩 도합 수백 頭나 下하더니 며칠되지 않아서 癒하였다.

『焦窓雜話』에,

35세된 한 부인이 병독에 시달려 체형이 마치 12, 3세된 소녀와 같았다. 등은 굽어서 곱사등이와 같았고 兩脥은 屈하여 펼 수가 없었으며, 脚肉은 瘦削되어 있는데도 脥頭에 응결되어 鶴膝이 되지는 않았고 월경도 極少하였으며, 행동이 부자유하였다. 그 맥은 沈緊하고, 腹은 소위 虛濡라는 상태로서 등에 붙어 있었다. 肋下를 探한즉 攣急된 筋이 胸背에 內陷되어 있었다.

그래서 此症은 무엇보다도 胸膈을 推下疏滌하지 않으면 治할 수 없다는 것이라고 이르고, 家方인 理氣湯加山慈姑를 투여하고 紫圓을 겸용시켰더니 수개월로써 全癒하였다. 그런데 이들 증상은 腹中의 癖物이 脇肋에 끼워져서 위로 몹시 땅기므로 底部에서 攣急해지는 것이다. 오로지 胸膈의 病變인고로 大黃附子湯을 쓸 수 없는 것이다. 따라서 理氣湯으로써 胸中의 癖物을 推下하고 紫圓으로써 축적된 水毒을 疏滌한 것이다.

我說. 理氣湯은 半夏厚朴湯과 橘皮枳實生薑湯의 合方이다.

紫圓의 功能은 먼저 赤石脂・代赭石과 함께 胸膈의 氣를 鎭墜시키는 것이다. 杏仁도 利氣之劑이다. 胸中이 疏利되면 上下升降하는 氣를 巴豆로써 하행시키는 의미이다.

소아가 初生時에 薄弱하게 보이는 경우에 다만 허한 것으로 생각할 것이 아니다. 태독에 의해서 薄弱하게 보이는 경우가 많다. 나의 장녀가 初生時 그 형체가 至小하여 대단히 薄弱하게 보였기 때문에 사람들이 모두 선천적으로 박약한 아이라고들 했다.

그러나 나는 그렇게 보지 않았다. 이는 태독 때문이라고 보아 출생초기에 紫丸 1粒을 썼다. 그 다음날인 출생 제2일이 되니 아침부터 저녁에 이르기까지 通氣가 없고 전신이 白色으로 되어 죽을 것만 같았으나 호흡은 끊어지지 않았다. 그 腹을 살펴보니 心下에 動氣가 있었다. 나는 또 이것을 蓄毒의 所致라고 보아 곧 紫丸 3粒을 썼다. 그랬더니 心下動氣가 下하고 面赤하여 심하게 명현이 되어 몹시 울면서 黑物을 많이 吐下하였다. 그 이튿날 역시 기가 불통하므로 다시 또 3粒을 썼다. 이렇게 사흘이 지나니 그 후로는 兩便이 快利하고 전신에 赤色이 보이며 점차 生長하였다.

我說. 나의 셋째 딸도 역시 이와 비슷하여, 신체는 瘦小하였지만 腹部가 팽만하고 不乳

便秘하여 頻啼하였다. 그래서 本方을 투여하니 啼泣을 그치고 변이 利해지며 哺乳할 수 있었다. 이를 수회 반복했더니 諸症이 모두 가시고 점차 성장하여 오늘에 이르렀다.

『春林軒丸散便覽』 本方條에,

此方은 胸膈으로부터 臍下까지 사이의 독을 제거한다. 結毒이 있어 觸指되는 자라든가 心下에 응결물이 있는 자로서 간혹 땅기는 자에게 쓰지만 下利하는 자에게는 쓸 수 없다. 소아경풍 等症의 有塊하거나 혹은 緊張한 자에게 쓴다. 복부에 어쨌든 塊가 있는 자에게 이것을 쓰면 잘못되는 일이 없다.

이 약은 원래 反張을 主治하는고로 積聚 등에 쓴다. 모두 下에서 상충하는 자를 治한다. 此方이 喘을 治하는 所以는 下에서 逆上하는 것을 推下하고, 병독이 上部에 있는 것은 토하게 하므로 치유되는 것이다. 대체로 말을 못하거나 昏冒하는 자 등은 병이 모두 心에 부착된 것이니 此方으로 이를 主治한다.

『青州醫談』에,

解顱의 초기는 경풍과 같이 발열·直視搐搦 등의 증상이 있고 頭腫이 있다. 급히 葛根加朮附를 투여하고 紫圓으로써 이를 下하면 治한다. 만약 施治가 늦으면 점차 腫하여 治할 수 없게 된다. 또 소아가 발열 후에 사지가 痿弱하는 경우가 있는데, 그 증상은 비록 다르지만 그 독은 解顱와 같고 그 초기증상도 같다. 후에 脊骨이 大起하는 등의 증상이 있는 자는 조속히 前方을 투여함으로써 治할 수 있다.

我說. 解顱는 뇌수종이며, 소아가 발열 후에 사지가 痿弱하는 것은 소아마비이다.

師曰, -(중략)- 紫丸(紫圓과 같음-我註)을 쓰는 증상은 그 전부를 紙上에 다 記述할 수는 없지만 -(중략)- 대체로 紫丸의 적응증은 臍下에 凝結이 있어서 微滿의 情狀이 있는 것이다. 몹시 팽만한 腹候에는 투여할 수 없다. 이러한 腹證의 판단은 숙련에 의하여 알 수 있는 것이다.

龜背龜胸을 治하는 方

紫圓을 每服 2分 내지 5分씩 5일에 1회 혹은 10일에 1회 복용하는데, 어깨에 동통이 생기면 효험이 있는 징조이다. 이렇게 반 년 혹은 1년을 복용한다. 소위 不食癎에는 紫圓을 쓰고 후에 消癖湯을 쓰면 全癒한다.

我說. 이 不食癎은 食毒이 停滯되어 그렇게 된 것이므로 紫圓을 투여한 후에 그 증상에 따라 이를 治해야 하는 것이지, 반드시 消癖湯을 써야 하는 것은 아니다.

『方伎雜誌』에,

紫圓은 『千金方』에 그 효험·복용법 등이 상세하게 나와 있다. 宋의 楊士瀛, 王碩 및 淸의 陳復正 등도 이를 잘 썼다. 내가 그 사실을 『橘黃醫談』에 기재해 놓았는데, 世醫들이 심히 두려워하고 쓰지 않는 자가 있는가 하면 한편 方도 모르면서 두려워하고 꺼리는 자도 많다. 이는 서양의 설에 "巴豆는 腸胃를 糜爛한다"고 하는 妄說을 믿는 所致로서, 그 무식에 실소를 금할 수 없다. 사용에 숙달되면 그 용도가 매우 광범한 것이다.

소아가 風邪 혹은 乳食停滯로 大熱을 發하고 맥이 數急하여 잠을 자면서 놀라고, 홀연히 경풍을 發하는 자가 있는데 비록 表證이 있더라도 조속히 紫圓으로써 下해야 한다. 그러면 열이 제거되고 胸腹이 和穩해진다. 만약 風邪뿐이라면 葛根加石膏湯을 쓰고, 咳嗽라면 麻黃湯을, 갈증이 있으면 大靑龍湯을, 前證으로 구토하는 자는 麻杏甘石加半夏湯을 쓰며, 어느 경우이든 停滯가 있으면 紫圓을 겸용해야 한다.

腸胃는 음식물을 수용하여 소화하는 器官이므로 갖가지 食物을 여기에 받아들이기 때문에 비록 化熟轉輸에는 능하지만 埿濁瘀液이 생기는 것을 막지는 못한다. 이는 역시 자연의 추세이다. 이질 등에 감염되는 것은 이 독이 留滯된 때문이다. 留滯되지 않고 기혈이 宣通하며 毛蒸理泄할 때는 결코 이런 질환에 걸리지 않는다. 疫痢가 유행할 때 예방적으로 紫圓 6, 7分 내지 1錢을 복용하여 俊瀉 8, 9行을 取하여 腹中을 蕩滌洗浣하고, 다음날 하루는 糜粥으로 將養하면 神氣가 快然해져서 이질의 厄을 면할 수 있다. 참으로 妙効가 있으니 시험해 보면 내 말이 거짓이 아님을 알 수 있으리라.

我說. 諸病이 自家中毒症에 淵源함이 이 說과 같다. 그렇지만 紫圓 1方으로써 이에 대응

한다는 것은 잘못이다. 모름지기 증상에 따라 이를 예방해야 할 것이다.

『橘窓書影』에,

某女가 발진이 하룻만에 沒하여 흔적도 없이 사라지고, 心下痞硬, 直視喘鳴하며 맥이 洪數하고, 잠깐 동안에 悶絶如死하였다. 내가 이를 診한즉, 맥이 아직 끊어지지 않았으므로 紫圓을 투여하였다. 그러자 심한 토사를 하고 喘滿症이 사라졌다. 이어서 麻杏甘石湯을 투여하여 안정되었다.

註) 27에서 33까지의 7方은 그 證이 熱實이 아니고 寒實에 속하는 것이므로 本 陽明病篇에 포함시킬 수 없는 것이지만, 巴豆劑는 腹滿證이 있는 이유로 여기에 싣는 것이고, 또 烏附劑는 他編에 실을 수 없기 때문에 부득이 여기에 수록하는 것이다.

28. 備急丸方 및 이에 관한 師論 註釋

三物備急丸方(『千金』에 있다. 司空裴秀는 散으로 썼는데 역시 가하다. 먼저 和해서 즙을 만들어 口中에 부어 齒間으로 스며들게 하면 매우 良驗하다)(『金匱要略』).

大黃, 乾薑, 巴豆(外皮를 去한 것) 각 1.0

이를 細末하여 混和해서 散 혹은 蜜丸으로 1.0을 溫湯 혹은 酒로서 頓服한다.

> 心腹의 諸 卒暴百病 혹은 中惡客忤, 心腹脹滿, 卒痛如錐刺, 氣急口噤, 停尸卒死하는 자를 主治한다. 暖水 혹은 酒로써 大豆大의 3, 4丸을 복용하는데, 만약 不下하면 머리를 떠받치고 灌注咽下시킨다. 곧 차도가 있을 것이로되 만약 차도가 나타나지 않으면 다시 3丸을 투여하라. 마땅히 腹鳴이 있을 것이고 곧 吐下하여 便差한다. 만약 口噤할 때는 역시 折齒하여 灌入해야 한다.
>
> (主心腹諸卒暴病, 若中惡客忤, 心腹脹滿, 卒痛如錐刺, 氣急, 口噤, 停尸卒死者. 以暖水, 若酒, 服大豆許三, 四丸, 或不下, 捧頭起, 灌令下咽. 須臾當差, 如未差, 更爲三丸. 當腹中鳴, 卽吐下, 便差. 若口噤, 亦須折齒灌之－『金匱要略』)

(註) 停尸卒死란 돌연 假死상태에 빠지는 諸 急症을 뜻하는 것이고, 其他는 제1권 麻黃湯 및 本卷 走馬湯條에 설명한 바 있다.

本方 및 走馬湯, 紫圓의 3方은 모두가 巴豆를 主藥을 삼고 있는 것들이므로, 그 主治하는 바도 대체로 엇비슷하다. 그러나 그 사이에 小異가 없는 것은 아니다. 곧, 走馬湯은 治水毒作用을 주로 하고 驅食毒作用을 客으로 하는데, 本方은 驅食毒作用을 주로 하고 治水

毒作用을 객으로 하고 있는 것이다. 그리고 또 紫圓은 走馬湯과 매우 近似하지만 走馬湯이 巴豆·杏仁만으로 이루어진 것과는 달리 紫圓은 그밖에 鐵鹽類인 赤石脂·代赭石을 함유하여 沈降·收斂·强壯·解凝性을 띤고로 그 작용이 走馬湯처럼 맹렬하지 않고 深達하는 점에서 차이가 있다.

이것이 此方의 特能으로서 前 二者가 오로지 급성증에만 쓰이는 데 반하여 急慢兩症에 통용되고 또 소아에게도 主用되는 所以인 것이다. 그러나 3方이 모두 大實大滿을 목적으로 한다는 점에서는 일치한다. 이와 같이 이 3方이 大實大滿을 목표로 하는 것이므로 大承氣湯證과 심히 疑似하지만 大承氣湯은 裡熱이 있고 腹脹滿함을 목적으로 하고, 此 3方은 裡熱이 없이 腹脹滿함을 목표로 하는 것이니 이를 쉽게 분별할 수 있는 것이다.

1) 선배의 論說·治驗

『外臺秘要』에,

許仁則이 이르기를, 곽란에 2種이 있는데 그 하나를 乾霍이라 하고 다른 하나를 濕霍이라 한다. 乾霍은 죽는 경우가 많고 濕霍은 죽는 경우가 적다. 모두 음식의 불절제와 將息失宜에 기인한다. 乾霍의 증상은, 心腹脹滿하고 攪刺疼痛하며 煩悶을 견딜 수 없고 수족이 逆冷하며 심한 경우는 땀이 물 흐르듯 하고 대소변이 불통하며, 토하려 해도 토출되지 않고 利하려 해도 下하지 않는다. 재빨리 구하지 않으면 곧 생명이 위험하게 된다. 巴豆 등의 三味丸을 乾霍症으로 대소변이 불통하고 煩寃欲死하는 경우에 복용시켜 快利를 取하라.

『傷寒緖論』에,

下利가 差한 후에 그 年月日에 이르러 다시 재발하는 자는 痼寒이 留結한 것으로 備急丸을 쓴다.

我說. 此症은 大承氣湯證과 유사하지만, 痼寒留結은 곧 水毒留結에 의한 것이지, 熱毒이 아니므로 그것을 쓰지 않고 本方을 쓰는 것이다.

『得効方』에,

備急圓은, 임신으로 熱이 있고 대변이 秘閉되며 맥이 實한 경우, 死胎로서 인사불성인 증상을 治한다. 溫水로써 7圓을 下하면 곧 愈한다.

我說. 病症이 위급한 경우는 열의 다소에 구애되지 말고 本方으로써 이를 구해야 한다. 備急이라는 이름이 있는 所以이다.

『聖惠方』에,

備急丸은 熱食이나 冷飮이 과다한 결과 폐를 上攻하여 喘急이 그치지 않는 증상을 治한다.

我說. 熱食이 과다한 경우에 다시 熱劑를 투여한다는 것은 이해하기 難하다. 아마도 착오가 아닌가 여겨지는데, 그 점에 있어서는 『得効方』도 역시 마찬가지이다.

『聖濟總錄』에,

備急三物丸은 喉痺症의 水漿不下와 소아의 重舌·木舌 等症으로 腫脹하여 語聲이 不出하고 水飮이 不下함을 治한다.

『幼幼新書』脂迷論에,

寒熱이 瘧과 같은데 때를 가리지 않고 脹滿膨脝(腹脹)하며 일어서면 곧 頭眩하고 大便不通하며 혹은 때로 腹脹隔痞悶하는 것은 宿穀이 滯留不化하여 腸間에 結하며 氣道가 舒暢하지 않고 음양이 反亂함에 기인하는 것이다. 備急丸이 좋다.

東洞 옹은 本方을 定義하여,

心腹卒痛하는 자를 治한다고 하였다.

我說. 이는 定義로서 대단히 불완전하다. 왜냐하면 心腹卒痛은 비단 本方의 主治만은 아니기 때문이다.

『方機』本方의 主治에,

· 식체하여 복통하는 자,

· 心痛·諸卒痛하는 자,

· 곽란으로 토하하며 심통하는 자를 治한다.

我說. 本方의 주치로서는 어느 것이나 완벽하지 못하다. 雷同하지 말아야 한다.

『建珠錄』에,

恕首坐라는 자가 있었는데 伯州人이었다. 京師에 遊學하여 우리들과 친하게 지냈다. 하루는 首坐가 선생에게 謁하여 이르기를, "최근에 고향에서 소식이 왔는데 빈도의 戒師이신 某 禪師께서 종창을 앓아 대소변이 불통하고 衆醫들이 모두 죽을 것이라고 했다 하니, 제가 돌아가 탕약으로 스승을 모실까 합니다. 원컨대, 선생님께 備急圓이라는 것을 얻고 싶습니다."라고 하였다.

그래서 數劑를 지어 가지고 首坐가 돌아가 보니 禪師는 호흡이 겨우 존속되는 형편이었다. 곧 備急圓을 꺼내어 이를 복용시키니, 下利를 數十行하고 腫脹이 약간 감퇴하였고 10일이 지나지 않아서 全癒하였다.

이때 里中에 癩疾을 앓고 있던 자가 있었는데, 그 奇効를 보고 首坐에게 謁하여 診治를 求하였다. 이에 首坐가 이르기를, 京師에 東洞 先生이라는 良醫가 계시는데 그분이 질병을 잘 치료한다. 禪師께 드린 약도 바로 그분께서 지어 주신 것이니, 이제 다시 당신을 위하여 청해 보겠노라고 하니 其人이 간절히 부탁하고 물러갔다.

首坐가 다시 京師로 돌아와 선생에게 그 사람의 證候를 詳告하고 治方을 구하매, 이에 선생이 七寶丸 2劑를 지어 주었다. 이를 그 사람에게 보내서 복용시키니 全治하였다. 그 翌年에 京師로 와서 선생을 謁하였는데 병을 앓은 사람 같지 않게 완전히 愈하였다.

河合九浪兵衛라는 자가 하루는 졸도하여 호흡이 촉박하고 角弓反張하여 스스로 轉側할 수가 없었다. 급히 備急圓을 복용(每服 五錢重)시키니 下利를 심히 하고나서 곧 회복하였다.

『漫遊雜記』에,

한 남자가 疥癬을 앓았는데, 散藥으로써 수일 동안 摩擦을 하니 癒하였다. 그 후에 다시 약탕을 만들어 목욕을 했는데, 浴後에 風邪에 손상되어 寒熱을 發하고 毒氣가 內攻하여 滿身暴脹하였으며, 兩便이 불통하고 氣急 脈數하여 1보도 옮기지를 못했다.

나에게 診治를 청하매, 내가 家人에게 이르기를 此症은 죽음을 면키 어려운 것이나 峻攻之劑를 쓰지 않고서는 그 예봉을 꺾기 어렵다고 하여 곧 備急圓 5分을 투여하였다. 그랬더니 快利를 3行하였다. 그 이튿날에는 東洋先生赤小豆湯을 지어 3大碗을 복용시키니 또 2行을 利하였다. 그 다음날에는 또 備急圓을 투여하였더니 10餘行을 利하고 毒氣가 漸減하여 瘡痕에서 發膿하였다. 이어서 赤小豆湯을 20餘日間 투여하여 全癒하였다.

我說. 東洋赤小豆湯을 투여한 것은 麻黃連軺赤小豆湯加反鼻를 쓰는 것만 같지 못하다.

大阪의 商人이 더위를 먹고 泄利하였다. 時醫들은 모두 虛火가 上衝한 所以라 하며 益氣湯을 투여하였다. 30여일을 복용하니 下利는 멎었으나 心下가 3주야나 간단없이 絞痛하고 사지가 拘攣하여 말을 할 수 없게 되었다. 그래서 附子理中湯을 수첩 복용하였으나 낫기는커녕 금방 죽을 것만 같았다. 나에게 診治를 청하매, 내가 이르기를, 이는 邪毒이 結하여 上攻한 것으로서 마땅히 下해야 한다고 하였다. 그러자 옆에 있던 醫生은 물론 다른 사람들도 모두 불가하다고 반대하는 것이었다. 그러나 환자가, 下해도 죽고 下하지 않아도 죽는다면 죽기는 마찬가지인데, 이렇게 된 바에는 선생의 지시대로 복용하는 것이 오히려 유감이 없을 것이라고 하였다.

그래서 곧 備急圓을 20粒 투여하니 복용 후에 悶瀎症이 한 식경 가량 지속되다가 絞痛은 發하지 않게 되고 便은 아직 下하지 않았다. 복부를 診한즉 臍下가 隱然히 怒脹하였다. 그래서 이르기를, 이는 心下가 이미 解하였으나 藥氣가 疝症 때문에 閉鎖된 所致라 하여 黃連瀉心(大黃黃連瀉心湯의 略) 2첩을 지어 복용시키니 그날밤 2경쯤에 변을 下하였다고 家人이 와서 보고하였다. 나는 5, 6行쯤 더 下할 것이며 다른 病變은 없을 것이라고 일러보냈다. 이튿날 과연 下를 6行이나 하고나서 神氣가 輕健해지고 行步도 가능해졌다. 그 후에 半夏瀉心加大黃湯을 20여일간 투여하여 全愈하였다.

『續建珠錄』에,

한 남자가 식사시에 갑자기 咽痛하더니 오래지 않아서 수족이 厥冷해지면서 死狀과 같이 되었다. 2醫가 이를 診하였는데, 한 醫者는 寒疾이라 하였고, 다른 한 醫者는 纏喉風이라 하여 此證에는 備急圓이 좋은데 아직 시험해 본 일이 없다고 하면서 施治를 固辭하였다. 이에 선생을 모셔다 상세하게 설명해 드린즉, 선생이 이르기를, 備急圓은 진실로 적당하다고 하면서 이를 투여하니 한 시간쯤 되어 대변이 쾌통하고 疾病이 씻은 듯이 나았다.

『方輿輗』에,

備急丸 『外臺』에서 許仁則이 말한 乾霍의 증상은, 腹滿疼痛하고 煩悶을 견딜 수 없으며 수족이 逆冷하고 심한 경우는 땀이 물 흐르듯 하고 2便이 불통하며 토하려 해도 토해지지 않고 利하려 해도 利하지 않는 바, 재빨리 구하지 않으면 곧 생명을 잃을 염려가 있다고 하였다. 按컨대, 此丸은 원래 酒로써 복용하는 方인데 근래 醫者들이 흔히 白湯으로써 送下시키고 있는 바, 酒를 쓰면 藥力을 도와 한층 더 功効가 있는 것이다.

한 남자가 食傷하였는데 社中의 醫生이 備急·走馬 등을 썼으나 寸効도 없었다. 技倆이 궁한 나머지 시험삼아 酒를 마시게 했더니 앞서 복용한 藥力까지 誘導한 탓인지 快吐下를 일으키고는 곧 癒하게 되었다. 내가 醫生에게 이르기를, 羅謙甫가 말하기로, 常軌를 지키는 것은 衆人의 知見이고, 변화를 아는 것은 智者의 能事라고 했는데, 이제 그대에게도 역시 같은 말을 할 수가 있다고 하였다.

『叢桂亭醫事小言』에,

惡症의 곽란은 藥水를 함께 토출하지마는 乾嘔하며 快吐하지 않고 토사가 없는 것을 乾霍亂이라 하여 중증이다. 반드시 죽는다고는 말할 수 없으나 惡症이므로 구하기 어려운 경우가 많다. 반드시 그 脈象과 腹證을 考究하여 길흉을 판단해야 한다. 그 원인은 모두 食傷에 기인하는 것이다.

음식의 조절이 적당하다면 곽란에 걸리지 않는 것으로 알아야 한다. 곽란은 暑傷이 아니고 食傷인고로 토사를 하는 것이 좋다. 그러므로 心腹이 卒痛하는 경우에는 먼저 備急丸을 先鋒으로 삼아야 한다. 快吐下가 되면 곧 수족의 냉도 가시고 맥도 되살아 난다. 비록 死症이라 하더라도 備急·紫圓의 힘에 못 당하는 것이다-(하략).

『春林軒의 丸散便覽』에,

大呂丸은 毒이 心下에 핍박하여 心腹이 卒痛하고 氣急하는 者를 治한다. 此方은 소위 備急圓으로서 後世家들도 많이들 그 所用을 알고 있는 方이다. 후세에 와서는 흔히 식독에 쓰지만, 비단 식독에만 한정하지 않고, 諸毒이 心下에 핍박하여 급통하는 자에게 쓰는 것이다. 무엇보다도 不大便 혹은 腹滿急痛으로 인한 四肢微冷이나 혹은 暑毒으로 心下에 핍박하여 急痛하는 경우 理中湯이나 香薷飮 등이 잘 듣지 않는 경우에 모두 此方을 쓰는 것이다.

『類聚方廣義』 本方條에,

此方은 飮食傷, 곽란 및 일체의 諸病이 폭발하여 心腹이 滿痛하는 것을 治한다. 임신으로 水腫하여 死胎冲心하고, 脈實便秘한 자에게 이를 쓰면 곧 下한다. 紫圓도 역시 좋다. 다만, 환자의 강약을 소상히 살펴서 이에 대처하여야 한다.

2) 巴豆의 醫治効用

『本草綱目』에,

巴豆

氣味 辛味이고 溫性이며 유독하다.

主治 (상략) - 癥瘕·結聚·堅積·留飮痰癖을 治하며, 大腹을 破하고, 오장육부를 蕩滌하며, 閉塞을 開通시키고, 水穀道를 通利하며, 惡肉을 제거하고 鬼毒·蠱疰·邪物을 제거하며, 蟲魚를 殺한다(『本經』).

여자의 月閉를 療하고 胎를 爛한다-(하략) (『別錄』).

10種의 水腫·痿痺를 治하고 胎를 落한다(『藥性』).

일체의 병을 通宣시키고 壅滯를 泄하며, 風을 제거하고 勞를 補하며, 脾를 健하게 하고 胃를 開하며, 痰을 消하고 血을 破하며, 膿을 排除시키고 腫毒을 消하며, 腹臟의 蟲을 殺하고 惡瘡息肉 및 疥癩丁腫을 治한다(『日華』).

氣를 導하여 臟腑의 停寒을 제거하며, 生冷硬物에 傷한 것을 治한다(『元素』).

瀉痢驚癎·心腹痛疝氣·風喎耳聾·喉痺牙痛을 治하고 관절을 通利한다(『時珍』).

『本草備要』에,

巴豆 辛味이고 熱性이며 大毒이 있다. 날것은 맹렬하며 熟한 것은 약간 緩하다. 升하고 降하며, 止하고 行하는 작용이 있어서 竅를 開하고, 滯를 宣通시키며 臟腑의 沈寒을 제거한다. 斬關奪門之將이 된다. 血瘕痰癖을 破하고, 氣痞 食積과 生冷硬物에 손상된 大腹의 水腫瀉痢 驚癎, 口喎耳聾, 牙痛 喉痺를 治하며, 그 독성은 또 능히 殺蟲解毒의 작용을 하고 瘡瘍蛇蝎의 諸毒을 療한다. 峻用하면 크게 병을 劫할 수 있고, 微用해도 역시 可히 中

을 和하고 經을 通하며 胎를 爛한다.

本藥에는 크로톤油가 함유되어 瀉下作用이 준열함은 서양의들도 잘 알고 있는 바이다. 그러나 그들은 음양허실의 법칙을 알지 못하여 약물배합의 機微에 통하지 못한고로 다만 이를 頑固한 변비에 單用할 뿐이다. 그러나 本藥은 그처럼 狹用되는 데 그칠 것이 아니라 마땅히 師論 및 上記 諸說을 熟讀玩味하여 그 용도를 확충해야 할 것이다. 그러나 그 약성이 타약에 비하면 대단히 준열하므로 초학자가 함부로 輕用해서는 안 된다.

29. 大黃附子湯에 관한 師論 註釋

脇下가 偏痛하며 發熱하고 그 맥이 緊弦한 것은 寒症이다. 溫藥으로써 이를 下해야 하는데, 大黃附子湯이 좋다.

(脇下偏痛, 發熱, 其脈緊弦, 此寒也. 以溫藥下之, 宜大黃附子湯 -『金匱要略』)

(註) 脇下偏痛이란, 동통이 季肋 下部의 좌우 어느 한쪽에 偏在함을 뜻하고, 그 이하는 무릇 발열할 때는 그 맥이 浮數해야 마땅한데 이제 도리어 緊弦한 것은 水毒이 壅塞된 確徵이므로 溫藥인 本方으로써 下해야 한다는 뜻이다(여기서 寒이란 寒實, 즉 陰證으로서 實證인 것을 말한다). 그러나 尾臺 씨는,

此方은 實로 偏痛을 能治하는 것이지마는 비단 偏痛만이 아니라 寒疝으로 흉복이 絞痛하고 心胸腰脚에까지 引痛하며, 음낭이 焮腫하고 腹中에 때때로 水聲이 있으며 오한이 심한 자를 治한다. 만약 拘攣이 극렬한 자에게는 芍藥甘草湯을 合用한다.

고 말한 바와 같이, 다만 偏痛뿐이 아니라 兩側의 脇下 및 腰腹痛을 능히 治하는 것이므로 반드시 偏通의 2字에 집착할 것은 없다.

1) 大黃附子湯方

大黃, 附子 각 11.0
細辛 7.0

이를 細剉하여 물 2合 5勺을 붓고 1合이 되게 달여서 去滓하고 1일 3회로 나누어 온복한다.

2) 芍甘黃辛附湯方

大黃, 附子 各 11.0
細辛 7.0
芍藥, 甘草 각 14.5
煎法 · 용법은 同前

主治 本方은 吉益南涯 씨의 創方으로서 大黃附子湯에 芍藥甘草湯을 合方한 것이므로 이 2方證이 相合하는 자를 主治한다.

3) 선배의 論說

東洞 옹은 大黃附子湯을 定義하여,
腹絞痛 · 오한하는 자를 治한다고 하였다.

『方機』의 大黃附子湯 主治에,

胸下偏痛하고 발열하는 자,
惡寒이 甚하고 腹痛하며, 대변불통하는 자를 治한다.

『漫游雜記』에,

한 남자가 膝脛이 刺痛하여 3년이 지나도록 낫지 않았다. 腹證과 脈象은 이상이 없었다. 나에게 診治를 청하매 내가 이르기를, 이는 濕氣로서 나중에 혹시 脚氣가 될지도 모른다 하고 大黃附子細辛湯(本方을 가리킴－我註)을 투여하였더니 100일 만에 癒하였다.

『方輿輗』에,

大黃附子湯

脇下偏痛은 곧 久寒이 聚를 이루어 1偏에 附着하여 동통하는 것이다. 此病이 비록 발열하더라도 맥이 緊弦하다면 寒을 取하여 溫藥으로써 이를 下해야 하는데, 大黃附子湯이 그 主方이다. 여기서 寒이라 하는 것은 當歸四逆加吳茱萸條에서 內有久寒이라 한 것과 같은 것으로 평소를 가리켜 말한 것이다. 그런데 當歸四逆條에 있어서는 문진에 따라서 이를 판단하거나 혹은 現疾에 의거하여 판단할 것이지마는, 此條는 맥이 緊弦하다는 것이 확징이 된다. 무릇 仲景의 書 가운데는 症으로써 治論을 삼은 것도 있고, 맥으로써 說을 세운 것도 있는데, 오늘의 醫者는 다만 症만을 取하고 맥을 取하지 않고 있으니 어찌된 일인가.

일찍이 한 남자가, 右脇下로부터 腰에 連하여 동통이 심하여 4, 50일을 지나는 동안 諸治가 무효였다. 내가 그 맥을 診한즉 緊弦하였으므로 此湯을 투여하였는데 대단한 기효를 나타내어, 그 滯淹의 患이 십여일 만에 全癒하였다. 按컨대, 『金匱』의 寒疝 第1條에 이르기를, "하초가 閉塞하고 대변이 難하며 兩胠가 동통함은 虛寒이 下로부터 上逆하는 것으로서 마땅히 溫藥으로써 이를 下해야 한다."고 하였는데, 此症은 비록 兩胠疼痛이 있다고 하지만 大黃附子湯으로 可한 것이다. 偏痛의 偏字에 구애할 것은 없는 것이다.

我說. 위에서 引用한 『金匱』 所載의 數句는 원문과 다르다. 원문은 "趺陽의 맥의 微弦하면 반드시 腹滿할 것이다. 만약 腹滿하지 않은 자는 반드시 便이 難하고 兩胠가 동통하는데, 이것은 虛寒이 下로부터 上하는 것이다. 마땅히 溫藥으로써 이를 下해야 한다."고 되어 있다. 또, 胠란 軍陣의 翼을 뜻하는 말이므로 兩胠란 곧 左右季肋部를 뜻하는 말이다.

『蕉窓雜話』에,

한 남자가 나이는 25세였는데, 4年來 右膝이 微腫하여 행보가 곤란하였으며 그 증상이 鶴膝風과 비슷하였다. 그 복부를 診候한즉, 右臍下의 拘攣이 심하였으며 이를 按하면 右脚에 땅겨 동통하였다. 또 右膝의 浮腫이 있는 부위는 마치 근육을 덧붙인 것처럼 左膝과는 딴판이었다. 이런 병이 오래되어 환자의 성질은 매우 급해 있었다.

처음에 大黃附子加甘草湯을 쓰고 후에 四逆散加良薑牡蠣劉寄奴를 加하여 썼더니 癒하였다. 此症은 肝氣에 依해 이루어진 것이 많으므로 다만 足만을 주목해서는 고치기 어렵다. 葳靈仙·杜沖·牛膝 등을 쓰는 것은 모두 지엽적인 治法이며, 그 腹裡의 癖物을 제거하도록 병의 근본을 治하면 簡約한 用藥으로 的實한 효험을 얻을 수 있는 것이다. 이러한 질병은 그 병독이 모두 沈痼하여 좀처럼 움직이지 않으므로 먼저 大黃附子湯을 써서, 腹底에 깊이 있는 癖物을 浮腫시키는 것이다.

此症의 小腹에 沈痼해 있는 癖物 등은 附子로써 浮腫시켜야 한다. 그리고 癖物의 沈痼된 상태를 예의 파악하여 病情을 잘 기억해야 한다. 그런데 附子만으로는 그 병을 激動시킬 뿐이므로, 요동하는 병세를 大黃으로써 削取하여 拔下하고, 또 大黃으로 내려누르는 것을 附子로써 들어올려 交互作用을 하는 것이 바로 本 藥方의 妙用이다. 附子는 脫腸을 만회하는 효능이 있다고 하는 것도 역시 이 경우와 같은 것이다.

그러므로 四肢厥冷한 증상에 복부의 浮出은 없는 것이다. 복부가 沈沒하므로 厥冷脫腸하는 것이다. 따라서 그 沈을 浮揚시키면 곧 回陽하는 것이다. 脫腸이라 함을 밖으로 脫하는 것이라고 생각해서는 안 되는 것이다.

我說. 此說은 後世家的 文套가 있지마는 대체로 卓論이니 숙독해 볼 만하다.

회음부를 다쳐서 소변이 點滴도 불통하고 다만 약간의 출혈이 되는 증상에는 먼저 桃核承氣湯 등을 쓰는 것이 좋다. 만약 그것으로 낫지 않을 때는 大黃附子湯을 써야 한다. 附子를 쓰는 治法은 進藤玄之가 數次 시험해 본 것으로서 1貼에 附子를 2錢 가량을 쓰면, 조속히 通利하게 된다. 지혈이 될 때까지 쓰면 좋다. 또, 증상에 따라서 八味丸을 복용하는 경우도 있다.

我說. 이러한 尿閉症에 桃核承氣湯을 쓰는 것은 瘀血急迫을 제거하기 위한 것이며, 本方 또는 八味丸을 쓰는 것은 尿道痲痺를 회복시키기 위한 것이다. 그리고 이뇨를 기하는 데 있어서는 두 가지가 동일한 효능을 나타낸다.

『古方便覽』大黃附子湯條에,

한 남자가 나이 50여세였는데, 수년 동안이나 복통을 앓고 있었다. 내가 診한즉, 心下가 痞鞭하고 腹中이 雷鳴하였다. 이에 半夏瀉心湯을 복용시켰으나 効가 나타나지 않았다. 그러던 어느날 갑자기 大惡寒 戰慄하고 平常의 2, 3배 정도로 絞痛하였다. 이에 다시 大黃附子湯을 투여한즉, 통증이 금방 가시고 續服 數日에 병이 재발하지 않게 되었다.

『格堂翁療難指示前錄』에,

脇下偏痛은 원래 大黃附子湯이 主治하는 것이지만, 동통이 胸中으로 땅기고 또 咳하는 자는 오한 脚冷하고 맥이 微하더라도 十棗湯을 투여해야 하며, 동통이 臍傍으로 連하거나 또는 小腹까지 牽疼하는 자는 烏頭湯이 좋으며 또, 當歸四逆加吳茱萸生薑湯이 좋은 경우도 있다. 대개 병증에는 攻해야 할 경우가 있고 조화시켜야 할 경우도 있으며 攻和를 倂施해야 할 경우도 있어서, 치료법이 다만 한 가지로 한정되어 있는 것은 아니다. 마땅히 그 病情을 잘 살펴서 옳은 처치를 해야 하는 것이며, 만약 잘못 조치를 하면 고칠 수 있는 병이 오히려 극렬해지는 것이다.

我說. 大黃附子湯證은 往往 大黃牡丹皮湯證과 혼동하기 쉽다. 왜냐하면 후자의 증상으로서 만약 극렬한 경우는 그 동통이 右脇下로 放散되어 소위 脇下偏痛과 疑似하게 되기 때문이다.

『橘窓書影』에,

한 老醫가 이르기를, "산후 및 諸 病後에 脚이 不立하는 증상이 있는데, 桂枝加朮附湯 혹은 大黃附子湯을 쓰고, 증상에 따라서는 紫圓을 때때로 써야 한다. 곧 이런 경우에는 언제나 附子劑가 좋다"고 하였다.

長濱街의 某씨가 腰脚이 拘急하고 동통이 심하며 兩脚이 攣急해서 일어설 수가 없어 주야로 신음하였다. 내가 이에 芍甘黃辛附湯을 투여하여 2, 3일이 지나니 동통이 全愈하였다. 按컨대 此證은 寒疝에 속하여 尋常한 疝劑로서는 완만하여 주효하기 어렵다. 나는 평소에도 寒疝을 治하는 경우에 此方 및 附子理中湯을 쓰고, 熱疝의 경우에는 四逆散加茴香茯苓 및 大柴胡湯加茴香甘草를 써서 빨리 주효하였다. 古方의 妙가 이와 같은 것이다.

我說. 이 加味法은 蕪雜하다. 증상에 따라서 加味 혹은 合方을 해야 하는 것이다.

南傳馬街의 某씨가 左脚이 腫痛攣急하여 굴신할 수가 없었는데 수개월이 되어도 낫지를 않았다. 醫者들이 모두 風濕이라고 하였다. 내가 診하여 이르기를, 열도 없고 痺도 없고 병이 筋脈에 偏하여 있으니 아마도 疝毒이 流注한 소치인 듯하다고 하여 芍藥甘草湯에 大黃附子湯을 합하여 복용시키는 한편 當歸・蒸荷葉・礬石으로써 熨劑를 삼아 數旬 만에 癒하였다.

그런데 앞에서 쓴 芍甘黃辛附湯은 吉益南涯의 創方이며, 내가 疝毒이 偏處로 流注하는 증상에 써서 수차 주효한 바 있다. 기타의 黃解散 같은 것도 역시 南涯의 發明이다.

小石川에 사는 나이 30세 가량되는 한 여인이 다년간 월경이 不調하고 요통이 脚部까지 땅기면서 동통하여 俯仰이나 행보할 수 없어서 數醫를 거쳤으나 효과가 없었다. 내가 이를 血瀝痛으로 보고 桂枝茯苓丸加附子大黃을 투여하고 角石散을 겸용시켰으나 낫지 않았다. 하루는 이를 診한즉, 臍下右傍에 結塊가 있어서 이를 按하면 腰脚이 땅겨 심히 동통하였다. 아마도 그 結塊가 縮脹하여 동통에도 완급이 있는 것 같았다. 나는 단연코 이것은 腸中에 瘀毒이 있는 소치라고 보아 芍甘黃辛附湯을 투여하고 趁痛丸을 겸용하였으며, 또 當歸・蒸荷葉・礬石으로써 塊上을 蒸熨하였다. 그러자 結塊가 漸解하고 腰脚을 굴신할 수 있었으며, 數年의 痼疾이 全癒하였다. 내가 근자에는 매년 3천여 명을 치료하건만 이와 같이 오진하였으니 실로 부끄럽기 짝이 없는 일이다.

我說. 本方의 소위 疝塊는 곧 腸의 假性腫瘤였으니 때때로 縮脹하여 동통에도 완급이 있었던 것이다. 大黃牡丹皮湯에 해당하는 증상은 眞結塊로서 假性的인 것이 아니므로 如斯한 변화가 없었던 것이다. 이로써 2方을 감별해야 한다.

『勿誤藥室方函口訣』 大黃附子湯條에,

此方은 偏痛을 主治하는 바 좌우를 불문한다. 胸下部位도 넓게 取하여 胸肋으로부터 腰까지 동통하는 증상에 이를 적용할 수 있다. 다만, 烏頭桂枝湯은 腹中의 중앙으로부터 한쪽 복부에 동통이 미치는 것이며, 此方은 脇下痛으로부터 타 부위가 引痛하는 것이다. 按컨대, 大黃・附子를 배합한 것은 모두 尋常한 증상이 아닌 것이며, 附子瀉心湯 및 溫脾湯(後世方이다－我註) 같은 것도 역시 그러하다. 무릇 頑固偏僻하여 難拔한 증상은 모두 陰陽 兩端에 걸친 것이므로 平常과 다른 배합을 하는 것이다. 附子・石膏를 배합하는 것도 역시 같은 이치이다.

30. 大烏頭煎에 관한 師論 註釋

복통으로, 맥이 弦하고 緊한 경우, 弦하면 衛氣가 不行하여 오한하며, 緊하면 不欲食하고 邪正이 相搏하여 寒疝이 된다. 寒疝이 臍를 圍繞하여 동통하며 만약 발작하면 白汗出하고 수족이 厥冷하며 그 맥이 沈弦하는 자는 大烏頭煎으로 이를 主治한다.

(腹痛, 脈弦而脈, 弦則衛氣不行, 卽惡寒, 緊則不欲食邪正相搏, 卽爲寒疝. 寒疝繞臍痛, 若發, 則白汗出, 手足厥冷, 其脈沈弦者, 大烏頭煎主之 -(『金匱要略』)

(註) 和久田 씨의 말.

弦은 강하게 땅기는 것이고, 緊은 팽팽한 것이다. 衛氣는 表를 호위하는 氣이다. 弦脈은 衛氣가 순행하지 않는 틈에 寒邪가 침범한 징후이므로 오한한다고 하는 것이다. 緊脈은 내부에서 寒邪가 胃陽을 침범하여 곡식을 정체시킨 징후이므로 不欲食한다고 한 것이다. 예컨대 맥이 緊하여 轉索이 無常한 것과 같은 脈狀은 宿食이 있는 것이다.

또 脈緊 운운은 腹中에 宿食이 있어 소화되지 않는 것이라고 한 것이 이에 해당한다. 맥이 弦하며 緊한 것은 寒邪가 외부에서 衛氣를 침범하고, 내부에서 위장을 침범하여 正氣와 相搏하는 징후이다. 邪正이 相搏하여 전쟁의 형세가 있기 때문에 복통도 극렬한 것이며, 이를 이름하여 寒疝이라 하는 것이다. 正氣와 並立한 邪로서 眞寒이 아님을 알아야 한다.

그러나 이 寒은 하초로부터 침범하는 것이므로 그 독이 臍를 圍繞하여 凝結하거나 혹은 小腹에 弦急을 나타내어 그 독으로부터 동통을 發하는 것이다. 동통을 발하면 自汗出하고 수족이 逆冷하여 弦緊한 脈狀이 침복하게 된다. 그러므로 寒을 退하고 水를 逐하는 烏頭를 煎하고, 다시 蜜을 和하여 그 급박한 독을 治하는 것이다.

和久田 씨의 말과 같이 本條를 해석해야 하겠지만, 그 진의는 腸閉塞의 證治를 가리키는 것이므로 內外嵌頓 헤르니아(hernia)이건 혹은 腸捻轉症 등임을 불문하고 前症만 있으면 모두 本方을 써야 하는 것이다.

1) 大烏頭煎方

烏頭(大者) 12.0

이를 細剉하여 물 9勺을 붓고 3勺으로 달여 去滓한 다음, 蜂蜜 6勺을 넣고 再煎하여 6勺이 되면 頓服한다. 만약 차도가 없으면 당일에 再服해서는 안 되고, 반드시 다음날 다시 복용해야 한다.

2) 선배의 論說·治驗

東洞 옹은 本方을 定義하여,
毒이 臍部를 圍繞하여 絞痛하고 自汗出하며 수족이 厥冷한 자를 治한다.

『方機』 本方의 主治에,

腹痛하여 自汗出하고 수족이 厥冷하여 맥이 沈弦한 자를 治한다.

『建珠錄』에,

京師에 사는 70여세의 某人이 장년시부터 疝瘕를 앓아서 10일, 5일에 반드시 一發하였다. 임오년 가을에는 그것이 大發하여 腰脚이 攣急하고 陰卵(고환)이 偏大하여 복부로 들어갈 것 같고, 絞痛을 참을 수가 없었다. 衆醫들이 모두 必死라 하는 것을 선생이 診하고 大烏頭煎(每貼 八錢重)을 지어 복용시켰다. 그러자 곧 瞑眩氣絶하더니 얼마 지나지 않아서 心腹이 鳴動하고 水를 數升 토출하고는 곧 회복하였다. 그리고는 그 후로 다시 재발하지 않았다.

我說. 이는 嵌頓鼠蹊 헤르니아(hernia)의 중증인데 이를 일거에 根治시켰으니, 古方의 절묘함을 이로써 가히 알 수 있는 것이다.

『類聚方廣義』本方條에,

寒疝으로 腹中이 동통하여 叫呼欲死하며, 面色이 如土하고 冷汗이 淋漓하며 사지가 拘急하고 厥冷 煩燥하며, 맥이 弦遲한 者에게 此方을 쓰면 곧 물을 數升 토하고 동통이 멎는다. 이런 古方의 묘법을 후인의 作爲로써는 따를 수 없는 것이다.

『黴瘡治方論』에,

50여세된 한 승려가 소위 長腹痛을 앓았는데, 주야로 3, 4發을 하여 腹中이 雷鳴刺痛하며, 小腹에 結塊가 있었고 心下가 痞塞하였다. 一醫가 이를 附子粳米湯 및 滾痰丸으로 반년 가량 치료했으나 촌효도 없었다.

그래서 醫者를 바꾸어 보이니 이르기를, 前醫의 치료는 잘못된 것이다. 이 병은 小腹의 結塊 때문에 心下가 痞塞하고 腹中이 동통하는 것이요, 그 나머지는 모두 旁證에 불과한 것이라 하였다. 그리고는 半夏瀉心湯 및 消塊丸을 투여하였다. 그러나 또 반년이 지나도 병은 전혀 차도를 보이지 않는 것이었다.

그래서 또 醫者를 바꾸기를 수십 명, 어떤 이는 益氣劑를 투여하고, 어떤 이는 補脾劑를 투여하면서, 혹은 疝이라 하고 혹은 黴라 하며 혹은 積이라 하고 혹은 聚라 하여 百方의 의료를 다 받았으나 4년이 지나도록 낫지 않고 병세는 날로 악화되었다.

마침 나에게 診治를 청하므로 이를 診한즉 腹裡에 1個의 痼毒이 있어서 輕按하면 느끼지 못하나 重按하면 약간 이를 느꼈다. 그리고 기타의 증상은 前述한 바와 같았으므로, 먼저 烏頭煎 및 三黃丸을 50여일간 복용시키고 다시 化毒丸을 투여하였으며, 또 때때로 流毒丸(大黃・礬石・巴豆・輕粉으로 構成된 丸劑)을 써서 이를 攻하였다. 그러기를 100여일이 경과하자 수년간을 괴롭히던 복통이 홀연히 消退하고 小腹의 結塊도 釋然히 解하며 腹裡의 痼毒도 소진되었다.

31. 烏頭桂枝湯에 관한 師論 註釋

寒疝으로 服中이 동통하고 逆冷하며 수족이 不仁하고, 혹은 身疼痛하여 灸刺諸藥治가 듣지 않을 때는 抵當烏頭桂枝湯으로 이를 主治한다.

(寒疝, 腹中痛, 逆冷, 手足不仁, 若身疼痛, 灸刺諸藥不能治, 抵當, 烏頭桂枝湯主之-(『千金』無抵當二字)-『金匱要略』)

(註) 和久田 씨의 말.

寒疝이란, 下焦의 寒毒이 凝結한 것을 이름이다. 逆冷은 수족에서 거꾸로 냉해지는 것으로, 手足逆冷이라고 하지 않는 까닭은 此證의 냉이 수족에만 한하는 것이 아니기 때문이며 腹中까지 포함시켜서 말한 것이다.

不仁은 痛痒을 모르는 것이고, 身疼痛은 氣血의 不和에 기인하는 것이며, 低는 當과 同義이며 물질에 다닥친다는 뜻이다. 此方은 瞑眩劑로서 병독이 凝結한 곳에 다닥치는 것이므로 抵當이라고 한다. 그러므로 灸刺諸藥이 듣지 않는다고 하여 篤劇한 병상을 가리킨 것이다.

丹羽元堅 씨의 말.

按컨대, 烏頭煎證은 寒氣가 오로지 裡部에만 성한 것이며, 此證은 表裡가 모두 寒壅된 것이다. 그래서 桂枝를 반드시 쓰는 것이다. 灸刺諸藥이 듣지 않는다는 것은 병세가 극렬한 것이므로 상투적인 치법으로는 고칠 수 없다는 말이지, 灸刺諸藥의 誤治를 말한 것은 아니다.

1) 烏頭桂枝湯方

烏頭 12.0

이를 細剉하여 蜂蜜 1合 2勺을 加하여 6勺이 되게 달여서 去滓한 다음, 桂枝湯 6勺으로써 이를 和解하여 6勺을 頓服한다. 만약 効가 없으면 다시 6勺을 복용한다. 처음에 2合을 복용하고 만약 不知[1]이면 3合을 복용하며, 역시 不知이면 다시 加하여 5合에 이른다. 여기서 不知라고 했는데, 不知가 아닌 경우, 즉 知는 醉狀과 같은 상태가 되는 것이며, 토하는 것은 병에 적중된 것이다.

2) 선배의 論說 · 治驗

東洞 옹은 本方을 定義하여,

腹中絞痛, 手足逆冷 혹은 不仁 혹은 身疼痛者를 治한다.

『古方便覽』 本方條에,

40여세된 한 남자가 수개월 동안 疝氣를 앓아서 腰部가 마치 水中에 앉은 것처럼 냉하였는데, 每旬에 반드시 一發하였다. 발작할 때는 臍腹이 크게 동통하고 수족이 땅겨서 굴신할 수가 없었다. 이에 此方 20劑를 투여한즉 크게 吐水하고 병이 태반은 감퇴하였다. 다시 控延丹으로 下하여 마침내 全癒하였다.

50세의 한 남자가 좌반신불수로 口眼이 비뚤어지고 말을 더듬거리며 수족을 벌벌 떨었다. 내가 此方을 투여하니 吐水하고 크게 困倦하여 家人이 대경실색하였다. 그러나 나는 이르기를, "놀라지 마라. 이는 약의 명현이니라." 하고 家人들을 안심시키니, 후에 아니나 다를까, 諸症이 사라지고 全効를 거두었다.

『腹證奇覽』 本方條에,

臍下에 大筋이 나타나서 弓弦을 당긴 것 같고, 그 筋이 고환 혹은 股際에 뻗치며 혹은

1) 尾臺 씨의 말. 『靈樞』 客邪篇에 보면, 知로써 度를 삼는다고 하였고, 楊子方言에서는 知를 愈하는 것이라 하였는데, 此條에서의 知는 명현을 뜻하는 말이다.

上腹에 뻗쳐 복부가 絞痛하였으며 혹은 臍를 圍繞하여 塊를 이루게 된다. 이를 寒疝이라고 하는데, 氣血의 不和를 겸한 것이다. 烏頭桂枝湯의 證이다.

按컨대, 此方은 烏頭煎과 桂枝湯을 合方한 것으로, 合方의 이유는 身疼痛에 있는 것이다. 身疼痛은 肌表를 말하여, 氣血이 不和한 탓이다. 論에 이르기를, 身疼痛者는 급히 그 表를 救해야 하는데, 桂枝湯이 좋다고 하였다.

我說. 此說에 의하여 本方과 大烏頭煎과를 감별해야 한다.

『類聚方廣義』本方條에,

按컨대 身疼痛을 『千金』에서는 一身盡痛이라 했고, 또 抵當의 2字가 없는데, 그것이 모두 옳은 것 같다.

寒疝으로 臍를 圍繞하여 동통하며, 心胸으로 上連하고 아래로는 음낭이 땅겨서 고초를 참을 수 없고, 수족이 逆冷하며 땀이 비 오듯 하는 자는 此方이 아니고서는 구할 수 없다.

疝은 水毒이며 대개 外感에 기인하여 發하는 것이지만 간혹은 어혈을 겸하여 發하는 경우도 있고, 蚘蟲을 挾하여 動하는 경우도 있으며, 혹은 宿食에 기인하여 發하는 경우도 있으므로, 치료에 있어서는 마땅히 明辨하여 손을 써야 한다.

東洞 先生은 此方의 煎法은 大烏頭煎의 경우와 같이 해야 한다고 했지만 나는 언제나 本論의 煎法에 좇되 다만 분량·服法만을 適宜 裁酌할 뿐이다.

『勿誤藥室方函口訣』本方條에,

此方은 寒疝의 主劑이므로 腰腹과 음낭에 걸쳐 고통하는 자에게 쓴다. 후세에서는 附子建中湯을 쓰지만 此方을 密煎한 것이 速効가 있다. 또 失精患者, 언제나 腰足이 냉하고 臍腹이 무력하며 脚弱하고 羸瘦腰痛하는 자는 此方 및 大烏頭煎이 유효하다. 증상에 따라서 鹿茸을 가하는데, 분말로 해서 加入해도 좋다.

32. 烏頭湯에 관한 師論 註釋

歷節痛을 앓아서 굴신할 수가 없고 동통하는 것은 烏頭湯으로 이를 主治한다.

(病歷節, 不可屈伸, 疼痛, 烏頭湯主之－『金匱要略』)

(註) 歷節이란, 和久田 씨가 설명하기를, "歷이란 경과한다는 뜻이며, 마디마디를 거쳐 아픈 것을 歷節이라 한다."고 말한 바와 같이 諸 關節疼痛의 명칭이다.

烏頭湯은 脚氣로서 동통하여 굴신할 수 없는 것을 治한다.

(烏頭湯, 治脚氣, 疼痛不可屈伸－『金匱要略』)

外臺烏頭湯은 寒疝으로 腹中이 絞痛하고, 賊風이 침입하여 五臟을 攻해서, 拘急하여 轉側不能하고 발작에 때가 있으며, 사람으로 하여금 陰縮, 手足厥逆하게 하는 것을 治한다.

(外臺烏頭湯, 治寒疝, 腹中絞痛, 賊風入攻五臟, 拘急不得轉側, 發作有時, 今人陰縮, 手足厥逆－『金匱要略』)

(註) 和久田 씨의 말.

此章은 『外臺』의 글이다. 絞는 쥐어짜는 뜻이며 絞痛이란 쥐어짜듯이 아픈 것을 말한다.

이 絞痛이라는 두 글자는 烏頭煎證인 복통의 상태를 잘 형용한 것이다. 前 2章(大烏頭煎·烏頭桂枝湯條를 가리킴－我註)과 함께 이 意義를 생각해야 할 것이다. 此證은 寒疝의 持病이 있는데다가 賊風이 침입하여 五臟을 攻하므로 신체가 拘急하고 轉側不能한 것이다. 賊風이 침입하였으므로 麻黃 등의 4味를 合用한 것이다. 또 발작에 때가 있다는 것은 복통이 그렇다는 것이고, 음낭이 縮하는 것은 寒疝의 독 때문이다.

1) 烏頭湯方

麻黃, 芍藥, 黃耆, 甘草 각 2.4
烏頭 12.0

이를 細剉하여 먼저 烏頭만을 蜂蜜 6勺으로써 달여 去滓한 다음, 따로 물 1合 8勺으로써 餘藥을 6勺이 되게 달여 去滓해서 蜜煎 중에 넣고 다시 6勺으로 달여 頓服한다.

2) 선배의 論說·治驗

東痛 옹은 本方을 定義하여,
골절이 동통하여 굴신할 수 없는 경우 및 腹中絞痛·手足厥冷者를 治한다.
按컨대, 마땅히 自汗·盜汗·浮腫 등의 증상이 있을 것이다.

『方機』本方의 主治에,

- 歷節疼痛하여 굴신할 수 없는 자,
- 脚攣急하고 동통하여 굴신할 수 없는 자.
- 疼痛腫脚하는 者(이상은 蕤賓丸을 겸용하고 때때로 紫圓으로써 이를 攻하며, 仲呂도 역시 可하다).
- 腰部 이하가 腫하여 동통하는 자(蕤賓 혹은 仲呂 혹은 桃花散).
- 腹中이 絞痛拘攣하여 轉側할 수 없고 身重하며 수족이 厥冷하고 陰縮하는 자.
- 小腹이 攣急하고 음낭이 偏大한 자.
- 自汗 盜汗하고 浮腫하는 자(桃花散) 등을 治한다.

『成績錄』에,

한 남자가 左脚이 攣急하여 굴신할 수가 없고 때때로 轉筋入腹하여 小腹으로부터 胸下에 이르기까지 硬滿하고 上衝하여 숨을 쉴 수가 없었다. 自汗이 비 오듯 하고 兩足이 厥冷하며, 2便이 秘閉하고, 微渴하며 주야로 不眠하고 仰臥하여 轉側도 불능했으며 舌上이 약간 검었다.

선생이 烏煎湯을 투여하니 汗이 멎고 厥症이 愈하며 諸證이 약간 緩解되었으나, 兩便이 불통하고 硬滿하기는 여전하였으며 轉筋은 오히려 더욱 심해졌다. 이에 다시 桃仁承氣湯을 투여하여 2, 3일을 경과하니 대변이 快利해지고 소변 역시 잘 통하여 10일 가량을 지나서 諸症이 모두 癒하였다.

『續建珠錄』에,

한 남자가 心下硬痛, 手足厥冷하고 頭部에서 冷汗이 나며 구토하여 음식을 먹을 수가 없었다. 紫圓 2錢을 복용하니 下利를 數行하고 동통이 益甚하여 쥐어짜는 듯하였고 冷汗이 멎지 않았다. 이에 大柴胡湯을 投與하니 鞭痛이 益甚하였다. 다시 烏頭湯을 지어 복용시킨즉 諸證이 頓退하였다.

『腹證奇覽』 本方條에,

이상의 3方(大烏頭煎, 烏頭桂枝湯 및 烏頭湯을 가리킴－我註)은 모두 烏頭煎으로써 本方을 삼는 것인데 다시 外證에 따라서 加味한 것으로, 그 趣意를 각기 달리하는 것이다. 요컨대 桂枝湯은 表를 救하고 榮衛를 調整함으로써 힘을 合치고 麻黃·黃耆·芍藥·甘草는 邪風을 祛하고 瘀水를 逐하며, 筋脈을 和하여 正氣를 선양하기 위해 配伍하는 것이다.

烏頭煎은 홀로 선봉이 되어 凝寒을 散하고 結水를 解하는 바, 그 勢가 맹렬하여 심상한 약재가 아니다. 그러므로 이를 소량만 복용해도 오한·身痺하고 口舌이 椒를 씹는 듯하며, 메스꺼워 토하려 하고 일어나면 頭眩하는 것이다. 이를 多服하면 신체가 냉하고 自汗이 비 오듯 하며 吐瀉嘔逆하고, 맥이 沈伏하며 심한 경우는 死狀이 되어 輕하면 1, 2시간, 重하면 半日 가량 지나서 解하게 된다.

그러므로 方下에 이르기를, 知者는 醉狀과 같고, 得吐者는 병에 的中한 것이라고 하였다. 이는 실로 瞑眩之劑로서 조심하지 않으면 안 되는 것이다. 만약 眩瞑時에 놀라서 함부로 他藥을 투여하거나 당황하여 火로써 이를 따뜻하게 해서는 안 되며, 조용히 깨어나기를 기다려야 한다. 깨어난 후에 토하는 경우가 있고, 명현에 곁들여 토사가 병발하는 수도 있다. 다만, 깨어난 후에 渴하여 欲飮하는 자는 냉수를 주어 將息해야 한다.

만약 잘못하여 烏頭附子에 중독된 경우는 된장국을 복용하거나 혹은 黑豆甘湯 혹은 乾薑甘草湯을 복용해야 하는데, 이런 증상도 역시 명현 후에만 發하는 것이다. 혹은 이르기를, 만약 緩和한 명현을 원하거든 川烏頭를 쓰라고 하였지만 병증이 극한 경우에는 草烏頭가 아니면 功効를 얻을 수 없는 것이다. 다만, 그 분량 및 蜜水의 煎法에 착오가 없도록 조심하고 조심할 일이다.

以上의 3方은 疝症偏墜의 證에 施治할 수 있는 것이다.

我說. 偏墜는 음낭 헤르니아(hernia)이다.

『黴瘡治方論』에,

安田某라는 자가 매독을 앓기를 5, 6년이 되었으나 諸藥이 무효였다. 내가 이를 診한즉, 脈이 沈數하고 面色이 黧黑하며 骨立身焦하고 歷節疼痛하며 때때로 寒熱이 왕래하고 喘咳가 특히 심하였다. 그래서 衆醫들이 모두 일어설 수 없을 것이라고 하였다.

이에 내가 東洞 先生의 말을 인용하여 이르기를, 死生이 有命한데 이러한 증상은 어찌 할 도리가 없다고 하였거늘 하물며 나 같은 者가 어찌 이를 능히 알 수 있을까마는 病毒을 제거함이 醫者의 본분이다. 盡人事하고나서 待天命해야 할 것이라고 하니, 병자가 心服하고, 그 친척들도 施治를 간청하였다.

그래서 먼저 烏頭湯을 지어 30여일간 복용시키니 그 독이 비로소 運動하였다. 다시 會津比留丸(水銀・消石・砒石・礬石・丹礬・錄礬・식염으로 구성된 丸方이다－我註)을 10일간 복용시키니 諸證이 모두 退하였으나 다만 脚攣急하여 起居가 不能하였다. 그래서 芍藥甘草附子湯을 다시 40일 가량 복용시키니 全癒하여 肥滿壯健해져서 능히 백 리를 걸을 수 있게 되었다.

讚州引田浦의 한 부인이 매독으로 10여년을 고생하였으나 諸藥이 모두 무효였다. 내가 이를 診한즉, 맥이 沈數하고 顏色이 憔悴하며 사지가 拘急하고 扁腕腹背에 독이 結하여 膿汁이 常出하고 臭氣가 코를 찔렀다. 그래서 먼저 烏頭湯 및 伯州散을 40여일간 복용시키고, 다시 化毒丸(薰陸 · 大黃 · 雄黃 · 亂髮霜 · 生生乳로 구성된 丸方－我註)을 8일 동안 복용시키니 諸患이 반감하였다. 그 20일 후에 다시 化毒丸을 지어 전과 마찬가지로 8일 동안을 복용시키고나서 紫圓을 격일로 투여하여 이를 攻하니 병이 10 중 8, 9는 감하였다. 그러나 독이 아직 완전히 소진하지 않아서 전신에 微腫이 있었으므로 越婢加朮附子湯을 복용시키고 때때로 梅肉散으로써 이를 攻하기를 50여일을 하니 독이 완전히 소진하여 제거되었다.

『類聚方廣義』本方條에,

脚氣로서 痿弱하여 起立이 불능하고 痲痺가 특히 심하며 諸烏附劑가 무효인 경우는 此方이 좋다.

통풍으로 百節이 동통하고 腫起하며 偏枯 · 癰瘓 · 結毒 · 骨節酸疼 혹은 隆起하는 자를 治하는데, 모두 七寶承氣丸 · 十幹承氣丸을 겸용한다. 腹滿便秘 혹은 堅塊가 있는 자에게는 夾鐘圓 혹은 大承氣湯을 겸용하고 月經의 變이 있는 者에게는 桃核承氣湯, 偏枯症으로 心氣가 不定하며 혹은 健忘 · 心下痞한 자에게는 瀉心湯을 겸용한다.

痘瘡으로 起脹貫膿의 勢가 不振하여 회백색으로 內陷하고 下利身冷하며 寒戰咬牙하고 悼頭不止(머리를 흔드는 것)하는 자를 治한다.

癰疽가 오래도록 膿潰되지 않고 堅硬疼痛하여 참을 수 없는 자, 이미 潰破한 후에 독기가 凝結하여 腐蝕이 회복되지 않고 新肉이 難生하는 자, 附骨疽 · 瘻瘡 · 瘀膿이 消盡하지 않는 자, 매독이 오랫동안 沈滯하여 不動하는 자는 모두 此方으로 主治하는데, 七寶 · 十幹 · 梅肉 등을 適宜 겸용해야 한다. 또 薰藥을 써야 하는 경우도 있다.

『方伎雜誌』에,

破傷風은 대개 足의 상처로부터 發하는 것인데, 切疵 · 打撲 · 足傷 등의 小疵로 5일 또는 7일 내지 15일 혹은 20일이 지나 자신도 망각했을 무렵에 風으로 발병하는 경우가 있다. 그러므로 醫者들도 흔히 오진을 하기가 쉽다. 심한 경우에는 角弓反張하고, 兩便이 不利하며, 수족이 拘急하고 인사불성이 되기도 하는데, 그 증상이 輕한 경우에는 大劑葛根加附子湯을 쓰고, 중병에는 烏頭湯에 大承氣湯을 써야 한다. 拘攣하여 牙關緊閉한 자에게는 紫圓을 6, 7分 혹은 1錢을 주어야 한다. 만약 재빨리 치료하지 않으면 사망을 면키 어렵다. 또 心下痞塞하고 때때로 鬱冒하는 자가 있는데, 이때는 瀉心湯을 써야 한다.

齊藤鐵之助라는 자가 診治를 청하며 이르기를, 9월경부터 腰脚이 동통하여 보행이 불능하여 藩醫에게 보이니 疝이라 하여 30일 가량 복약했으나 効가 없었다. 그래서 또 他醫에게 보였더니, 이는 氣血水症이라 하면서 그 醫者가 이르기를 氣血의 停滯로서 소위 乾脚氣라 하여 치료를 받았으나 역시 30여일을 복약해도 効가 없었다.

또 다른 醫者에게 보이니 타박상을 입은 일이 없었느냐고 물었다. 사실 젊었을 때부터 弓馬 槍劍 柔術을 수업하고 있었기 때문에 足腰를 다친 일이 가끔 있었다. 그래서 어쩌면 宿疾이 발동한 것이 아닐까 하여 약을 구입하였다. 친척들과 상의하니 타박상이라면 이 두 요법으로 외부를 溫하게 하고, 內藥으로써 기혈의 순환을 꾀하면 속효가 있을 것이라 하였다. 그래서 그대로 50일간을 치료해 보았으나 역시 무효였다는 것이다.

내가 이를 診한즉, 伏枕이 이미 오래되었으므로 身體가 크고 肉脫하고, 腰股의 동통이 심하였다. 그래서 烏頭湯에 七寶承氣丸을 겸용하여 5, 6일을 복용시키니 동통이 약간 輕해지는 것 같다고 하였다. 그러면서 病人은 도대체 병명이 무엇이냐고 묻는 것이었다. 이에 내가 농담으로 一人兩名은 天下의 禁令인데, 지금까지 或者는 疝이라 하고 或者는 각기라 하며 或者는 打撲이라는 등 여러 가지 병명을 붙였으므로 나는 이 병명을 말하지 않겠노라고 하니, 病人도 크게 웃으면서, 병명이야 어찌 되었든 약효가 나타났으므로 구태여 묻지 않겠다고 하였다.

이렇게 10일 가량 환약을 쓰니 便通이 적다고 하였으므로 芍藥甘草附子大黃湯으로 轉方하여 6첩씩 20일 가량 썼더니 지팡이를 짚고 방 안을 걸을 수 있게 되었다. 계속 복약을 정성껏 하니 점차 동통이 제거되고 筋이 이완되어 極月(12월) 중순에는 대체로 全快하였고, 하순경에 이르러서는 平常과 같이 일을 할 수 있게 되었다.

上槇町의 한 부인이 3, 4년 전에 右脛에 附骨疽가 發하였는데 一瘍科醫의 치료를 받고 癒한 일이 있었다. 그런데 작년 연말에 遠方으로 여행을 갔다가 風寒에 觸感하였는데 腰臀兩脚이 동통하고 오한이 심하여 괴로워서 仰臥하여 兩脚을 펴고자 했더니 조금도 움직이지 않았다고 한다. 그러나 附骨疽는 아닐 것이라고 하였다. 그때가 正月 2일이었는데 세밀하게 진찰하니 역시 附骨疽의 殘毒이 발동한 것이었다.

그래서 葛根加朮附反鼻湯을 투여하니 長强骨 部位가 심하게 동통하고 漫腫하며, 兩足의 跟 및 十指頭가 모두 黑色이 되었다. -(중략)- 이젠 죽게 되었다고 생각했는데 여름이 지나고 暑熱이 退함에 따라 차츰 음식을 조금씩 먹게 되었고 瘡口도 차차 아물어져 9월이 되니 상쾌한 일기와 함께 쾌차하였다. 그러나 오랜 伏臥로 인하여 腰脚이 强直되어 막대기처럼 되어 앉을 수가 없었으므로 식사는 물론이고 兩便도 누워서 보았다. 그래서 烏頭湯으로 轉方하는 한편 여기에 七寶丸을 겸용하였다. 그리고 안마사까지 동원하였더니 점차 굴신할 수 있게 되고 10월 말에 이르러서는 완전히 회복하였다. -(하략).

『勿誤藥室方函口訣』 本方條에,

此方은 歷節의 劇疑에 써서 속효가 있다. 또 白虎風으로 동통이 심할 때에도 쓴다. 白虎風證은 『聖濟總錄』에 상세히 기재되어 있는 바, 굴신할 수 없는 것을 목적으로 삼는다. 한 부인이 심한 臂痛으로 굴신이 불능하여 주야로 號泣하였는데, 衆醫들이 모두 치료하지 못하는 것을 내가 此方을 써서 速治한 일이 있다. 또 요통이 수년간 멎지 않고 佝僂狀이 된 자에게 此方을 쓰고 腰部에 芫菁膏를 貼布하여 全治한 治驗이 있다. 또 青州 옹은 囊癰에 此方을 써서 効를 보았다. 그런데 此方은 甘草의 분량이 적다든가 또는 蜜을 가하지 않으면 効가 없다. 이 二味는 능히 혈맥을 和하고 근골을 완화하는 것이다.

『橘窓書影』에,

여덟 살의 남아가 작년 이래 右脚이 攣急하여 걸을 수가 없고, 점점 우측 臂骨이 돌출하고 經筋이 동통하여 按할 수가 없었다. 다른 이상은 없었으므로 醫者가 肝證이라고 보고 抑肝散類를 투여하였다. 나는 이것을 태독이 流注한 所致라고 보아 烏頭湯(蜜煎)을 法대로 투여하고 化毒丸을 겸용하였다. 그렇게 수십 일을 지나니 攣痛이 緩解되고 起步가 가능해졌다. 그후부터 나는 此證을 療하는 경우 언제나 이 수단을 사용하여 沈痼의 병을 제거시켰다. 다만, 病足이 枯柴와 같거나 혹은 椎骨이 돌출하여 龜背를 이루거나 또는 兩足이 뒤틀리고 指甲이 橫斜한 자는 始初에 배려하지 않으면 안된다.

한 부인이 산후에 手足疼痛이 不解하였다. 醫者가 風濕으로 보고 수일간 치료하였으나 무효였다. 이에 내가 診하여 이르기를, 몸에 寒熱이 없고 동통하되 走痛하지 않고, 병이 凝結하여 腫起한 것으로 보아 아마도 어혈이 流注하는 所致이리라 하고, 桂苓丸料加大黃附子를 투여하는 한편 當歸·蒸荷葉·礬石으로써 痛處를 慰한즉 腫이 散하고 痛이 완화하며 兩足이 平復되었다. 다만, 左手掌後에 腫起가 돌출하여 굴신할 수가 없고 동통이 심하였다. 그래서 烏頭湯을 투여하는 한편, 掌後에 芫青膏를 貼付하니 膿水가 出하고 동통이 제거되어 회복되었다.

II

太陰病篇

太陰病에 관한 師論 註釋

太陰病은 腹滿하여 吐하고 食不下하며, 自利가 점점 심해지고 때때로 腹自痛한다. 만약 이를 下하면 반드시 胸下結硬(結을 『玉函』에는 痞로 쓰고 있는데, 그것이 옳다) 한다.

(太陰之爲病, 腹滿而吐, 食不下, 自利益甚, 時腹自痛, 若下之, 心胸下結硬－『傷寒論』)

(註) 山田正珍 씨의 말.

三陰諸證은 대개 평소 허약한 사람이 걸린다. 때문에 傳變이 빠르고 兼併이 빠르다. 그러므로 少陰篇에서 이르기를, 少陰病에 걸려 2, 3일은 麻黃附子甘草湯으로 微汗을 發한다. 2, 3일간은 裡證이 없기 때문에 微汗을 發하는 것이라고 하였다. 3, 4일이 되면 곧 裡證이 兼生하는데, 裡證이란 自利腹痛의 類로서 眞武證과 같은 것이다. 즉, 少陰은 비록 表病이라고 해도(여기서 少陰이란, 少陰의 表證을 가리킨다－我註), 약간 중한 증상에는 下利腹痛 等證을 겸함을 알 수 있다.

太陰이란, 少陰의 邪(少陰의 表邪를 약칭한 것이다－我註)가 裡로 轉入한 것을 말하는 것이다(太陰病은 少陰의 邪가 裡로 轉入해서 되는 것이 아니라, 太陰病을 誤下함에 기인한다. 또한, 誤下하지 않더라도 자연히 太陰病으로 되는 수도 있으며 또 少陽으로부터 변화되는 수도 있다). 寒邪가 裡에 있게 되면, 臟腑가 그 職能을 잃게 되므로 腹滿하여 토하고 食不下하며, 自利가 더욱 심해지고 때로 腹自痛하는 것이다. 토한다는 것은 食物이 胃中으로부터 반출되는 것이며, 食不下는 胃脘이 肯容하지 않는 것이다. －(중략)－

때로 腹自痛한다는 것은, 때에 따라 복통이 저절로 發한다는 말인데, 때(時)라는 것이 무엇이냐 하면, 得寒時에는 동통하고 得暖時에는 멎는 것을 말한다. 또 '自痛'의 '自'는 무엇이냐 하면, 내부에 燥屎가 없기 때문이다. 무릇 陽明의 腹滿痛이란 내부에 燥屎가 있기 때문이다. 그러므로 得寒하지 않고도 發하며, 得暖하지 않고도 멎는 점이 다른 것이다.

'時'·'自'의 2字에 유의할 것이다. 여기서는 攻下하지 않았으므로, 그 뒤에 다시 이를 논하여 이르기를, 腹滿하여 때로 동통하는 자는 太陰에 속한다고 하여 그 意義가 더욱 분명해졌다. "만약 이를 下하면"이란, 서툰 醫者가 그 腹滿症을 보고 陽明의 滿痛으로 보아 함부로 이를 攻下함을 말한 것이다. 더구나 이 滿痛은 본래 虛寒에 속하는 것으로, 陽明의 實熱證과는 크게 攻救의 구별이 있음을 모르기 때문이다.

이에 "반드시 胸下가 結硬한다"고 가르친 것은, 裡虛가 더욱 심해져서 心氣가 鬱結하기 때문이다. 앞의 제139조에서 말하기를, 병이 陰에 發하였는데 도리어 이를 下하면 痞가 된다고 한 것이 바로 이를 말하는 것이다.

我說. 이 腹滿이 비록 陽明證의 腹滿과 비슷하지만, 그것이 陽實證인 것과는 달리 이것은 陰虛이기 때문에 다만 腹壁만이 膨滿攣急하고 내부는 空虛하며 無物하고, 按하면 抵抗도 熱도 없다. 또 토하며 食不下하는 것은 少陽의 柴胡湯證과 비슷하지만 그것이 陽熱에 기인함에 반하여 이것은 胃筋이 衰弱한 결과 停水로 因해 그렇게 되는 것이며, 自利가 더욱 甚해지는 것도 역시 腸筋이 痿弱하여 停水가 될 뿐만 아니라 이를 保持할 능력이 없기 때문이다. 또 때로 腹自痛하는 것은 주로 水毒의 侵襲에 기인하는 것이니 得寒時에는 自痛하고 得暖時에는 自止하기 때문이다. 그리고 "이를 下하면 반드시 胸下가 痞硬한다"는 것은 如斯한 虛滿證을 陽明의 實滿으로 오인하여 이를 瀉下할 때는 반드시 心下痞硬을 이루게 된다는 뜻으로서 곧 誤下를 경계하는 말이다.

本條는 太陰病의 大綱을 說한 것이므로 以下에 열거하는 諸方도 이 定義의 범위를 벗어나지 않는 것이지만, 그 증상이 극렬할 때는 혹은 少陰病, 혹은 厥陰病을 兼發하는 경우가 있으니, 이것이 陰病과 陽病이 相異한 所以이다(陽病에는 轉入, 轉屬, 合病은 있으나 兼發하는 일은 없다. 예를 들면 太陽病은 少陽으로 轉入하고, 혹은 陽明病과 합병하는 일은 있지만, 太陽病으로서 少陽病 혹은 陽明病을 兼發하는 일은 없는 것이다).

1. 甘草乾薑湯에 관한 師論 註釋

傷寒으로 맥이 浮하고 自汗出하며, 小便이 頻數하고, 心煩하며 微惡寒하고 脚攣急한 경우에 도리어 桂枝湯을 투여하여 그 表를 攻하려 하는 것은 잘못이다. 이러한 誤治로 인하여 厥하며 咽中이 건조하고 煩躁吐逆하는 자에게는 甘草乾薑湯을 지어 투여함으로써 그 陽을 회복시켜라.

(傷寒, 脈浮, 自汗出, 小便數, 心煩, 微惡寒, 脚攣急, 反與桂枝湯, 以攻其表, 此誤也. 得之便厥, 咽中乾, 煩躁吐逆者, 作甘草乾薑湯與之, 以復其陽-『傷寒論』)

(註) 『醫宗金鑑』에,
微惡寒하는 것은 表陽虛로서 制禦할 수 없는 것이다.

方有執 씨의 말.
厥이란 四肢가 냉함을 이름이다.

程應旄 씨의 말.
誤治로 因해 厥하게 되는 것은 眞寒이며, 咽中이 건조하고 煩躁하는 것은 假熱이다.

『類聚方廣義』 本方條에,
이 厥은 다만 誤治로 인한 일시적인 激動이 급박한 厥症일 따름이지, 四逆湯證의 下利淸穀, 四肢拘急, 脈微, 大汗厥冷의 증상과는 비교가 안 된다. 甘草의 분량을 乾薑의 2배로 하는 것은 急迫을 완화시키는 것이다. 咽中이 건조하고 煩躁吐逆하는 증상을 보아 그 病

情을 알 수 있다.

我說. 脈이 浮하고 自汗出하며 소변이 빈삭하고 心煩 微惡寒하며, 脚攣急하는 것은 表裡陰陽이 相半하는 것으로서 桂枝加附子湯의 證이다. 그런데 맥이 浮하고 自汗出하며 微惡寒하는 것을 純表證으로 보아 桂枝湯으로 發表하는 것은 잘못이다. 그런데 만약 잘못으로 이를 투여하면 곧 四肢厥冷, 咽喉乾燥, 煩躁吐逆하게 되는 것이다. 이는 誤治로 인해 水毒을 激動시켜 急迫하게 한 것이므로 本方을 투여하여 이를 진정 완화시켜 血行을 복구시켜야 한다는 뜻이다.

> 肺痿로서 涎沫을 토하면서 咳하지 않는 자는 不渴하면서 반드시 遺尿하고 소변이 頻數하게 된다. 그렇게 되는 所以는 上虛하여 下를 制禦할 수 없기 때문이다. 이를 肺中冷이라 하며, 반드시 현훈하며 涎唾가 많다. 甘草乾薑湯으로 이를 溫하게 한다. 만약 탕을 복용하고서 渴하는 자는 소갈에 속한다.
>
> (肺痿, 吐涎沫, 而不咳者, 其人不渴, 必有尿, 小便數, 所以然者, 以上虛不 能制下故也. 此爲肺中冷, 必眩, 多涎唾, 甘草乾薑湯以溫之, 若服湯已, 渴者, 屬消渴 -『金匱要略』)

(註) 肺痿로서 涎沫을 토하고 渴하지 않고 遺尿, 小便頻數한 것은 모두 水毒이 있고, 無熱하기 때문이다. 그래서 이를 肺中冷이라고 한다. 그리고 반드시 현훈하는 것은 水毒이 상충하여 급박함에 기인하는 것이다. 여타는 해결할 필요가 없지마는 "만약 탕을 복용하고서" 이하는 만약 肺痿症으로서 不渴한 자가 本方을 복용한 후에 渴하게 되는 것은 이는 이미 肺痿症이 아니고 消渴病으로 轉化한 것이라는 뜻이다.

1) 甘草乾薑湯方

甘草 8.0
乾薑 4.0

이를 細剉하여 물 1合을 붓고 5勺이 되도록 달여서 去滓하여 頓服한다.

2) 선배의 論說

吳遵程이 『方注』에서 이르기를,

甘草乾薑湯은 四逆湯에서 附子를 제거한 것이다. 辛甘을 合用하여 오로지 胸中의 陽氣를 회복시킨다. 食을 夾하고 陰을 夾하여, 面赤足冷하며 發熱喘咳하고 복통하며 便滑하고 內外의 邪가 相合하여 發散하기 難하며 혹 寒藥으로 위를 傷하여 理中할 경우에 蔘朮을 合用하기 불편한 자는 모두 이를 복용하면 좋다. 진실로 胃虛 挾寒의 聖劑이다. 만약 맥이 沈하며 冷을 두려워하고 嘔吐自利한다면 비록 厥逆症이 없더라도 四逆湯證에 속한다.

『外臺秘要備急』에,

吐逆하며 水米가 不下하는 자를 療하는 데는 乾薑甘草湯(이것은 즉 本方이다-我註)을 쓴다.

我說. 비록 吐逆, 水米不下하더라도 本方證이 없으면 이를 쓸 수 없다.

『直指方』에,

乾薑甘草湯(本方에 大棗를 加한 것이다-我註)은 脾中冷痛, 嘔吐不食함을 治한다.
甘草乾薑湯은 남녀의 諸 虛出血과 胃寒하여 氣가 잘 순행하지 못하므로 歸元不能하여 그 血을 收約할 수 없는 자를 治한다.

『魏氏家藏方』에,

二宜丸(本方의 丸方이다-我註)은 赤白痢를 治하는데 作末 蜜丸해서 복용한다.

『傷寒緒論』에,

傷寒으로 만약 心下가 結痛하며 熱證이 없고, 不渴 不煩한 것은 寒實結胸이다. 甘草乾薑湯으로 효과가 없으면 枳實理中湯을 쓰고, 實人에게는 三物白散을 쓴다.

我說. 本方 및 枳實理中湯(理中湯에 枳實을 加한 것)證은 寒實結胸이 아니므로 이 說에

따를 수 없다.

『平易方』에,

頭暈吐逆하는 것은 胃冷하여 痰이 생긴 것이다. 乾薑 2錢 半, 甘草 1錢 2分을 水煎服한다.

『證治要訣』에,

음주가 과다하여 衄血이 심하면 理中湯에 乾葛, 川芎을 각각 半 錢씩 加用하거나 혹은 乾薑, 甘草 2味 만을 쓴다.

我說. 음주가 과다하여 衄血이 심한 경우 반드시 本方 및 理中湯을 써야 하는 것은 아니다. 또 理中湯에 乾葛, 川芎을 加하는 것은 사족이다.

『朱氏集驗方』에,

二神湯(이는 즉 本方이다－我註)은 吐血을 治하는 데 極妙하다. 남녀를 막론하고 血을 토하는 질병은 대개 久病이거나, 혹은 急勞를 하여 그 榮衛를 손상한 결과, 壅滯된 氣가 上迫하여 血이 妄行하는 所致이다. 만약 藕汁, 生地黃 등의 凉劑를 써서 이를 治하려 하면 반드시 死를 자초할 것이다. 환자를 대할 적마다 用藥에 엄격한 분별을 할 것이다.

我說. 本方은 토혈의 특효약이 아니므로 此說을 輕信할 수 없다.

東洞 옹은 本方을 定義하여,
厥하고 煩躁하며 涎沫을 많이 토출하는 자를 治한다고 하였다.

『方機』 本方의 主治에,

涎沫을 토하며 不咳하고, 遺尿하며 소변이 頻數한 자를 治한다(南呂).

我說. 苓薑朮甘湯은 本方에서 胚胎된 것으로 그 遺尿를 治하는 所以를 알아야 한다.
足厥하고 咽中이 乾燥하며 煩躁嘔逆하는 자를 治한다.

吐下한 후에, 厥逆煩躁하여 견딜 수 없는 자를 治한다.

『青州醫談』에,

甘草乾薑湯은 독이 心下로 핍박하여 盜汗하는 것을 治하며, 또 胸中이 동통하여 左臥하면 좌측이 아프고 右臥하면 台側이 아픈 등의 증상을 治한다. 이들은 모두 독이 心胸으로 핍박하는 所致이다. 마땅히 이 方을 투여할 것이다. 氣가 上迫하여 喘咳하고 汗出이 많고 涎沫도 많이 토하는 자가 있다. 世醫가 이 方이 汗을 治함을 알지 못하는데, 이 方이 능히 汗을 治하는 所以는 氣逆이 盛하여 독이 내부에서 외부로 發하기 때문이다.
癇症으로 角弓反張하며 筋惕하고 氣急息迫하며 혹은 叫呼하는 자는 甘草乾薑湯이 좋다.

『百疢一貫』에,

四逆湯을 써야 할 증상에 嘔가 심한 자에게는 甘草乾薑湯을 투여하여 치료되는 수가 있다. 腹이 脊에 붙어 拘攣하며, 어떤 脈腹證이든지간에 急迫한 증상에 쓰면 좋다. 또한 心煩을 목적으로 하며, 脊筋 등의 동통으로 心煩한 자에게도 역시 유효하다. 분량은 等量으로 하면 된다. 『王函』에 等量으로 되어 있다.
吃逆으로 急迫한 증상에는 橘皮竹茹湯보다 甘草乾薑湯을 투여하면 大効를 얻을 수 있다.
甘草乾薑湯을 쓸 경우는 四逆湯에서 附子를 去하여 쓰는 것으로 알면 된다.

『類聚方廣義』 本方條에,

本方과 生薑甘草湯은 다같이 肺痿를 治하지만, 그 효력이 미치는 곳은 相反한다. 이로써 乾薑과 生薑의 主治가 相異함을 알아야 한다.
노인으로 평소에 소변이 頻數하여 괴로워하고 涎을 吐하며, 短氣 현훈하여 起步가 어려운 후는 本方이 좋다.

『勿誤藥室方函口訣』 本方條에,

本方은 간단하면서도 그 용도는 넓다. 傷寒의 煩躁 吐逆에 쓰고, 肺痿의 涎沫을 토하는 증상에 쓰고, 傷胃의 吐血症에 쓰며, 또 虛候의 喘息症에는 本方으로 黑錫丹을 送下한다. 무릇 肺痿의 冷症은, 肺中이 냉하고 기가 허하여 진액을 溫布할 수 없기 때문에 진액이 聚結하여 涎沫로 化한다. 그러므로 多唾하게 된다. 그러나 熱症患의 唾가 凝結되어 重濁한 것과는 다르다. 또 不咳하며 咽渴하고 반드시 遺尿하며 소변이 頻數하다. 이러한 증상에 本方을 투여하면 奇效를 나타낸다. 또 환자가 本方을 嫌忌하고, 不咳하며 다만 涎沫을 多吐할 뿐 唾가 없는 경우는 桂枝去芍藥加皀莢湯을 써서 奇效를 볼 수 있다. 또, 煩躁하지 않으면서 다만 吐逆하여 苦味藥을 쓰기 難한 자에게 本方을 써서 弛緩할 때는 속효가 있다.

2. 人蔘湯(理中丸)에 관한 師論 註釋

傷寒으로 탕약을 복용하여 下利가 멎지 않고, 心下가 痞硬하는데, 瀉心湯을 복용하고 또 다른 약을 써서 이를 下하여 下利가 멎지 않은데, 醫者가 理中을 투여하면 下利가 더욱 심해진다. 理中이란 中焦를 理하는 것이며, 이 利는 下焦에 있다. 赤石脂禹餘糧湯으로 이를 主治하는데, 그래도 利가 멎지 않는 자는 마땅히 그 소변을 利해야 한다.

(傷寒, 服湯藥, 下利不止, 心下痞硬, 服瀉心湯已, 復以他藥下之, 利不止, 醫以理中與之, 利益甚, 理中者, 理中焦, 此利在下焦, 赤石脂禹餘糧湯主之, 復利不止者, 當利其小便 –『傷寒論』)

(註) 醫理中을『千金』에서는 人蔘湯을 써서라고 하였으며, '復利不止'를 '若利不止'라고 하였는데 그것이 옳으므로 그에 따라 해석한다. 瀉下의 탕약을 복용하여 下利가 멎지 않고 心下가 痞硬하는 것은 甘草瀉心湯證이므로 이를 복용하여 병이 일단 輕快해졌는데, 또 다른 下劑를 써서 이를 誤下하면 下利는 멎지 않게 된다. 그래서 이를 治하려고 人蔘湯을 투여하면 다만 그 효력이 없을 뿐만 아니라 오히려 下利가 益甚해진다.

왜냐하면 理中湯丸은 원래 心下에서부터 臍에 이르는 부분을 理治하는 것인데, 이 下利는 再三의 誤治로 인해 臍 이하의 腸部가 虛衰해져서 그렇게 된 것이므로 赤石脂禹餘糧湯으로 이를 收濇하지 않으면 안 된다. 그러나 이 탕 역시 무효일 때는 신기능장애로 인한 代償性 下利일 것이므로 이뇨제를 써서 이뇨를 시키면 下利는 저절로 낫는다는 뜻이다.

尾臺 씨의 말.

만약 그 소변을 利하고자 하면 猪苓湯, 眞武湯을 撰用해야 한다고 하였다. 이는 옳은 說

이니 믿을 만하다.

곽란으로 두통발열하고, 身疼痛하며 열이 많아 飮水하고자 하는 자는 五苓散으로 이를 主治한다. 寒이 많아 수를 不用하는 자는 理中丸으로 이를 主治한다. (霍亂, 頭痛, 發熱, 身疼痛, 熱多欲欲水者, 五苓散主之, 寒多不用水者, 理中丸主之-『傷寒論』)

(註) 곽란(解는 제1권 五苓散條에 있음)으로 두통 발열하고, 身疼痛 등의 熱證이 많고 飮水하고자 하는 자는 五苓散으로 主治하는 것이지만, 이들 熱證이 없이 도리어 寒狀이 많고 水를 좋아하지 않는 자는 本方의 主治라는 뜻이다.

大病이 差한 후, 喜唾하며 오래도록 不了了한 자는 胃上에 寒이 있다. 마땅히 환약으로 이를 溫해야 하는데, 理中丸이 좋다. (大病差後, 喜唾, 久了了者, 胃上有寒, 當以丸藥溫之, 宜理中丸-『傷寒論』)

(註) 方有執 씨의 말.

唾는 口液이고, 寒은 飮을 뜻하며, 不了了하다는 것은 그칠 때가 없음을 뜻한다.

『醫宗金鑑』에,

大病이 差한 후에, 喜唾(唾液을 자주 토출하는 것)가 오래도록 멎지 않는 자는 胃 中이 虛寒하여 運化가 不能하므로 진액이 聚해서 唾를 이룬다. 그러므로 唾가 오래도록 그치지 않는 것이다. 理中丸이 좋다. 이로써 그 胃를 溫補한다.

山田正珍 씨의 말.

按컨대 論 中의 '寒' 字는 '熱'에 대해서 말하는 자도 있고, 留飮을 가리키는 것이라고 말하는 자도 있으며, 痰을 가리키는 것이라고 말하는 자도 있다. 本條와 小靑龍湯條, 四逆湯條는 모두 留飮을 말하는 것이다.

> 胸痺로 心中이 痞하며 留氣가 胸에 結在하고, 胸滿하며 脇下로부터 心을 逆搶하는 것은 枳實薤白桂枝湯으로 이를 主治한다. 人蔘湯 역시 이를 主治한다.
>
> (胸痺, 心下痞, 留氣結在胸, 胸滿脇下逆搶心, 枳實薤白桂枝湯主之, 人蔘湯主之-『金匱要略』)

(註)『叢桂亭醫事小言』에,

胸中이 痞하고 留氣가 結하여 胸에 있어서 滿하며, 아래로부터 거슬러 心을 搶하는 데는 枳實薤白桂枝湯을 쓰며, 또 人蔘湯도 쓴다고 하였는데, 2方의 方意는 크게 다르므로 마땅히 그 완급을 가려서 써야 한다.

『類聚方廣義』의 本方條에,

按컨대 本條는 枳實薤白桂枝湯의 正證이다. 만약 人蔘湯證으로서 胸痺한 자에게는 人蔘湯을 투여해야 한다.

『雜病辨要』 胸痺條에,

만약 心中 痞하고, 逆滿搶心하는 者는 枳實薤白桂枝湯으로 이를 主治한다. 만약 中氣가 虛寒하여 心을 逆搶하여 心中이 痞하고, 胸滿한 자는 人蔘湯으로 이를 主治한다.

위의 3說을 一括하면, 本條는 枳實薤白桂枝湯의 正證이지마는, 만약 胸痺하여 人蔘湯證이 있을 때는 이를 써야 하는 것이며, 此證은 彼證이 비교적 實證인 것과는 달리 이미 陰虛證으로 轉化한 것이다. 그러므로 心中이 痞한 증상이나, 胸滿症이나 心을 逆搶하는 증상도 모두 彼證에 비하여 緩弱한 것이라는 결론에 도달한다. 이로서 本條의 뜻을 알아야 한다.

1) 人蔘湯(理中丸)方

人蔘, 甘草, 朮, 乾薑 各 9.0

이를 細剉하여 물 2合 5勺을 붓고 1合이 되게 달여 去滓한 다음 1일 3회로 나눠 溫服한다. 또는 細末하여 蜂蜜을 作丸해서 1일 3회로 나눠 복용한다(단, 丸方은 煎劑처럼 효험이 빠르지 못하다).

2) 선배의 論說 · 治驗

『千金方』에,

四順理中圓(이는 本方이다－我註)은 산후에 이를 복용해야 한다. 출산으로 인해 허해진 臟氣를 養補해 주기 때문이다.

我說. 만약 本方證이 있으면 이를 투여할 것이지만, 그렇지 않다면 투여하지 말아야 한다. 後世家들은 왕왕 이런 妄語를 하는데, 결코 雷同하지 말아야 한다.

『傷寒六書』에,

太陰을 誤下하여 結胸 項强하는 경우에는 大陷胸丸을 쓰며, 또한 一法으로 理中丸을 頻繁히 투여한다.

我說. 太陰病을 誤下하여 結胸이 될 이치도 없으려니와 大陷胸丸을 쓴다는 것도 어불성설이다.

『三因方』에,

병자가 飮食이 과도하여 위를 상하거나 혹은 위가 허하여 소화불능하고 翻嘔吐逆을 일으켜, 物과 氣가 上衝한 결과 胃口가 損傷決裂되고, 거기서 吐出하여 색깔이 선홍색이며, 心腹이 絞痛하고 白汗이 自流하는 것을 傷胃吐血이라 한다. 理中湯이 능히 傷胃吐血을 멎게 하는 까닭은 그 効가 무엇보다도 中脘을 理하여 陰陽을 分利시키고 혈맥을 안정시키기 때문이다. 方證이 광범한 것은 局方과 같다. 다만 토혈이 없는 증상은 修學者가 마땅히 스스로 이를 알아야 한다. 혹은 乾薑甘草湯을 煮하여 이를 마셔도 역시 妙効가 있다.

我說. 吐血로서 만약 本方證이 있으면 이를 투여할 수 있으나, 그렇지 않으면 쓰지 말아야 한다. 그리고 甘草乾薑湯은 本方의 原方이므로 이와 유사한 効가 있음은 不問可知이다.

『醫方選要』에,

理中湯은 五臟中寒, 口噤失音, 四肢强直한 것을 治하며, 겸하여 胃脘에 停痰이 있고 冷氣로 刺痛하는 것을 治한다.

『衛生寶鑑』 補遺에,

仲景의 理中湯은 傷寒諸證으로서, 寒毒으로 不利하며, 臍下가 寒하고 腹脹滿하며, 대변이 혹은 黃하고 혹은 白하며 혹은 青黑하고 혹은 淸穀이 되거나 寒蛔가 上隔하여 吐蛔하는 자를 治하는데, 이것은 胃寒에 기인하는 것이지 實寒은 아니다(實寒이 아니라는 것은 本方이 陰虛證의 경증은 能治하지만, 중증은 治할 수 없음을 암시한다－我註).

我說. 本方으로 下利淸穀, 蛔蟲을 治한다는 것은 틀린 말이다.

『婦人良方』에,

人蔘理中湯(本方을 말한다－我註)은 산후에 陽氣가 허약하여 小腹痛을 일으키고, 혹은 脾胃가 허약하여 水飮을 적게 하며 혹은 대변이 無度하고 혹은 嘔吐腹痛하며 혹은 음식을 잘 소화시키지 못하고 胸膈이 不利한 자를 治한다.

『直指附遺』에,

理中湯은 柔痓으로 厥冷하며 自汗하는 자를 治한다.

『聖濟總錄』에,

白朮丸(이는 本方이다－我註)은 小兒軀啼(몸을 구부리고 우는 것)와 脾胃가 風冷에 傷하여 心下가 虛痞하며 腹中이 疼痛하고 胸脇이 逆滿한 것을 治한다.

또 理中湯은 風邪가 腹에 침입하여 心腹이 㽲痛하고, 痰逆惡心하며 혹은 때때로 구토하고 膈塞不通하는 것을 治한다.

『赤水玄珠』에,

理中湯은 소아가 吐瀉한 후에 脾胃가 허약하여 사지가 점점 냉해지고 혹은 얼굴에 부기가 있으며, 사지는 虛腫하고 눈을 감고 뜰 수가 없는 것을 治한다.

『小靑囊』에,

理中湯은 惡心乾嘔하여 토하고자 해도 토해지지 않고, 心下映漾하여 배(船)를 두려워하는 것 같은 증상을 治한다. 또 小兒慢驚으로, 脾胃가 虛寒하여 설사하거나 寒邪로 인한 腰痛症을 治한다.

『外科正宗』 咽喉門에,

理中湯은 中氣가 부족하고, 虛火가 上攻하여 咽間이 건조하고 作痛하여 吐嚥을 妨碍하거나 脾胃가 不建하여 食少作嘔하며 肚腹이 陰疼하는 等證을 治한다.

『瘍醫大全』에,

理中湯은 癰疽潰瘍과 臟腑中寒으로 사지가 强直한 것을 治한다.

『痘疹金鏡錄』에,

理中湯은 痘瘡으로 裡가 虛寒하여 설사하는 것을 治한다. 方後에 이르기를, 수족이 厥冷하고 설사가 심한 자에게는 附子를 加하여 쓰는데, 이것을 附子理中湯이라 한다고 하였다.

東洞 옹은 本方을 定義하여,

心下가 痞硬하고 小便不利하여 혹은 急痛하고 혹은 胸中이 痺한 자를 治한다고 하였다.

我說. 후세가들이 분분하게 변설을 弄하지만 陰陽五行의 妄語를 제외하면 모두 지엽적인 의론에 불과하며, 또 腹證에는 전혀 언급이 없는 것을 개탄하면서 東洞 옹이 이를 定

義한 것이다. 修學者는 마땅히 師論과 斯說을 참조하여 本方의 주목적을 삼아야 할 것이다.

『方機』本方의 主治에,

心下가 痞硬하는 자(大簇),[1] 心下가 痞하고 喜唾가 오래도록 그치지 않는 자(南呂), 暑病(소위 곽란), 嘔吐下利, 心下痞硬하는 자(紫圓).

『成績錄』에,

한 남자가 項背强急하고 혹은 요통하며, 음식이 정체하여 때때로 胸痛하고 心下痞硬, 噫氣喜唾하였다. 선생이 人蔘湯을 투여하고 當歸芍藥散을 겸용시켜 癒하였다.

我說. 項背强急하거나 혹은 요통은 當歸芍藥散證이며 나머지는 모두 本方證이다.

『續建珠錄』에,

한 부인이 胸痛을 앓기를 1, 2년이 되었는데, 발작하면 飮食할 수 없었고 섭식하면 嚥下시킬 수 없었으며, 수족이 微厥하고 心下가 痞硬하여 이를 按하면 돌과 같았으며, 맥은 沈結하였다. 이에 人蔘湯을 투여하여 數旬 만에 諸證이 漸退되고 胸痛이 全癒하였다.

我說. 此症은 소위 胸痺이다.

『古方便覽』에,

한 남자가 전신이 모두 부종하였고 소변이 불통하였으며, 心下가 痞硬하고 鬱鬱하여 飮食할 생각이 없었는데 本方에 三黃丸을 겸용하여 20劑만에 癒하였다.

『證治摘要』鼓脹條에,

人蔘加附子湯은 腹이 平滿하고 대변이 滑한 자를 治한다.

我說. 本方의 主治症인 腹脹滿은 이를 按하면 軟弱하고 다소의 冷感이 있다. 仰臥位를

---

1) 大簇은 大黃, 黃芩, 人蔘으로 이루어진 丸劑이다.

취하게 하면 側腹部가 膨起하고 그 脹滿이 減退한다.

『類聚方廣義』本方條에,

산후에 이어서 下利가 생겨 乾嘔하며 不食하고, 心下가 痞硬하며 복통하고, 소변이 不利한 자와, 諸久病이 낫지 않고 心下가 痞硬하며 乾嘔不食하고, 때때로 복통하며 대변을 溏瀉하며 微腫 等症을 나타내는 자, 그리고 노인으로서 寒暑時마다 下利하고 腹中이 冷痛하며 瀝瀝하게 소리가 나고, 小便不禁, 心下痞硬, 乾嘔하는 자는 모두 난치증인데 本方이 좋다. 만약 오한하거나 혹은 사지가 냉한 자에게는 附子를 加用한다.

我說. 本方 중에는 朮, 乾薑, 甘草를 含有하여 方意가 苓薑朮甘湯과 類似하다. 그로써 小便不利 혹은 自利의 症이 있다. 그리고 本方證은 노인에게 많다.

『勿誤藥室方函口訣』本方條에,

本方은 胸痺의 虛症을 治하는 方인데 理中丸을 탕으로 하여 쓴다는 뜻이며 中寒, 곽란과 모든 太陰吐利症에 쓰면 좋다. 厥冷症에는 局方에 따라 附子를 加해야 한다. 朮과 附를 배합하면 附子湯, 眞武湯의 뜻이 되며 內濕을 驅逐하는 効가 있다. 四逆湯과는 그 뜻이 약간 다르다. 四逆湯은 下利淸穀을 제1목적으로 하는데, 本方은 吐利를 목적으로 하는 것이다.

『橘窓書影』에,

太田生女라는 여인이 종래 치질을 앓았는데 탈항이 멎지 않았다. 灸를 數十壯 뜨니 갑자기 발열하고 衄血하며 心下가 痞硬하고 嘔吐下利하였다. 한 醫者가 寒凉劑로 이를 攻하여 더욱 극렬해졌다. 내가 理中湯을 써서 漸瘉하였는데 一醫者가 이 藥性의 緩함을 責하였다. 내가 답하여 이르기를, 痞에 虛實이 있다. 邪氣로 痞가 되었다면 마땅히 疎劑를 써야 한다. 만약 胃 中이 空虛하고 客氣가 衝逆하여 痞가 되었다면 이를 攻하면 害가 된다. 古方에서 瀉後의 膈痞에는 理中湯을 쓰고 또 理中湯으로 토혈을 治한다고 한 것은 이런 理由에서이다.

3. 大建中湯에 관한 師論 註釋

心胸 中이 大寒痛하여 嘔하며 飮食不能하고, 腹中이 寒하여 上衝하고 皮로 솟아나고 頭足이 上下에 있으며 아파서 觸近이 不可한 자는 大建中湯으로 이를 主治한다.

(心胸中, 大寒通, 嘔不能欲食, 腹中寒, 上衝, 皮起, 出見, 有頭足上下, 痛不可觸近者, 大建中湯主之－『金匱要略』)

(註) 나의 경험에 의하면, 本方證은 腹壁 胃腸이 弛緩縱脹한 병자에게서 누차 보았다. 그리고 胃와 자궁의 下垂를 수반하는 경우가 甚多하다. 그리고 上衝하며 皮로 솟아나는 것은 胃腸의 蠕動이 불안한 상태가 皮表에 隱見된다는 뜻이며 頭足이 上下에 있다는 것은 가스로 충만된 腸管이 假性腫瘤狀을 이루어 上下左右로 출몰함을 말한다. 그러나 이 師論은 발작이 극렬한 경우를 說한 것으로 반드시 如斯한 것은 아니다.

稻葉文禮 씨가,

腹皮가 뭉클뭉클 융기하여 頭足이 있는 것 같다고 한 것은, 예컨대 包袋에 樹枝를 넣고 만져 보는 것과 같으며, 동통이 발작할 때는 크게 寒痛하여 嘔하고 飮食不能하며 上下의 아픈 곳에 손을 댈 수가 없다. 혹은 대변이 秘하고 혹은 心胸이 大寒痛하여 상충한다.

때때로 뱀이나 혹은 뱀장어 같은 것이 腹中을 游走하며 頭部처럼 생각되는 곳이 동통하고, 尾部처럼 생각되는 곳도 역시 동통하여 질환을 참을 수 없으며, 諸藥이 무효이다. 그 밖에 아픈 곳이 사람마다 다를 수 있지마는 모두 本方이 아니고서는 治할 수 없다.

혹은 腹이 평상시에는 平穩하다가 발작할 때는 腹皮가 물결처럼 움직이고 혹은 평상시에는 腹을 按해도 이상이 없다가 발작시에는 갑자기 塊物이 上下로 游走하며 동통하여 손을 댈 수 없으며 혹은 때때로 小囊과 같은 것이 갑자기 사라지는 것 같다가 다시 發來할 때는 동통을 참기 어렵고, 腹中에 있는 것 같은데 갑자기 背部로 돌아가고 背部에 있는 것 같다가 또 腹中으로 옮겨져 安處가 없는 증상이다.

라고, 말한 바와 같이, 그 休作에 輕重緩急이 있을 뿐만 아니라 變證 역시 多種하여, 마땅히 병자를 대하여 醫者가 病證을 自得해야 한다. 비록 如上의 증상이 있더라도 腹中에 寒을 인정하지 않는다면 本方證이 아니다.

1) 大建中湯方

蜀椒 6.5
乾薑 17.0
人蔘 8.5

이를 細剉하여 물 3合을 붓고 1合 2勺이 되게 달여서 去滓한 다음 赤飴 40匁을 넣고 1合이 되게 再煎하여 1일 3회로 나눠 溫服한다(但, 胃部에 停滯膨滿感이 있는 경우 및 甘味를 嫌忌하는 경우에는 飴를 適宜 감량한다).

2) 선배의 論說 · 治驗

東洞 옹은 本方을 定義하여,

胸腹이 크게 疼痛하고 嘔하여 飮食不能하며 腹皮가 隆起하여 頭足이 있는 것 같은 증상을 治한다고 하였다.

『方機』 本方의 主治에,

心胸間이 동통하고 嘔하며 飮食不能한 자를 治한다.

腹中의 寒으로 상충하여 皮로 솟아나서 頭足이 上下에 있으며, 아파서 손을 댈 수 없는 자를 治한다(紫圓을 兼用한다).

我說. 이러한 陰虛證에 紫圓을 겸용한다는 것은 아주 잘못이다. 따를 수 없다.

『古方便覽』本方條에,

한 남자가 나이는 70여세였는데 胸滿하고 心下가 동통하며 때때로 발작하였다. 혹은 蚘蟲을 吐하고 飮食이 不能하여 伏枕하기를 3개월여가 되었는데 내가 本方을 투여하여 곧 癒하였다.

我說. 本方으로 胃腸神經痛을 治하며 또 蛔蟲을 治한다. 古方의 妙를 깊이 음미해야 할 것이다.

한 부인이 나이는 32세였는데 飮食이 不進하고 날로 羸瘦하여 복통을 앓기를 3개월여가 되었다. 諸醫가 血積으로 보고 치료를 하고 혹은 어혈을 下하는 약을 써서 병은 더욱 심해졌다. 내가 이를 診하니 臍傍에 塊物이 있어서 수족을 벌린 것 같았고 心下 및 脇肋으로 拘攣하였다. 重按하면 아픔을 참을 수 없고, 輕按하면 괜찮았다. 이에 本方을 투여하여 병이 날로 감퇴되어 마침내 全癒하였다.

『方輿輗』本方條에,

本方을 蚘蟲의 心腹痛에 써서 有効하다. 京極街의 한 여인이 傷寒病이 差한 후에 크게 복통하였다. 내가 그의 脇下에 痞硬이 있음을 보고 大柴胡 및 桂枝(柴胡桂枝湯)의 類를 투여하였으나 寸効도 없었다. 그래서 脈診을 자세히 해 보니 寸關이 洪大했다. 아마도 이것은 蚘蟲의 所致라고 보아 곧 鷓鴣菜湯 및 檳榔鶴風散(後世方)을 썼으나 동통은 여전하였다. 그러나 患家의 간청을 고사할 수 없어서 다시 大建中湯을 투여하니 1첩에 반응이 나타나고 3첩으로써 비로소 식욕이 생기고 5첩으로써 동통이 멎었다. 그런데 환자의 腹中에는 大建中湯의 定候가 없었는데도 시험삼아 써 본 것이 神効를 나타내었다. 그러므로 後考를 위하여 기록해 두는 것이다.

我說. 此症을 本方의 定候가 아니라고 한 것은 腹診이 미숙한 탓이었다. 만약 그렇지 않다면 어찌 이런 奇効를 나타낼 수 있었겠는가.

『類聚方廣義』本方條에,

小建中湯은 裡急拘攣急痛을 治하고, 本方은 寒飮이 升降하고 心腹이 劇痛하여 嘔하는 것을 治한다. 그러므로 疝瘕, 腹中痛을 治하고 蚘蟲을 挾한 것을 治한다.

『千金』에는,

心胸中이 大寒大痛하며 嘔하여 음식이 불능하고 만약 음식이 咽下하면 全部가 下流하여 꾸르륵 하는 소리가 난다. 만약 腹中의 寒氣가 상충하면 皮로 융기하여 上下로 頭足이 있으며 동통하며, 그 頭部에 觸近할 수 없는 者를 治한다고 하였다.

『勿誤藥室方函口訣』本方條에,

此方은 小建中湯과 그 方意는 크게 다르지만 膠飴一味가 있음으로 해서 建中의 意義가 명료하다. 寒氣로 인한 복통을 治하는 데는 本方보다 나은 것이 없다. 무릇, 大腹痛으로 胸을 상충하여 嘔症이 있거나, 腹中에 塊狀의 응결이 있음을 목적으로 한다. 그러므로 諸積痛이 심하여 아래에서 위로 치미는 증상에 써서 妙効가 있다. 解急蜀椒湯은 本方證보다 한층 중한 증상이다.

我說. 解急蜀椒湯은 本方 중에서 人蔘 膠飴를 제거하고, 附子粳米湯과 合方한 것인데, 이런 去加法은 후세가들의 淺見이다.

3) 蜀椒의 醫治効用

『本草綱目』에,

蜀椒(其實은 山椒로서, 蜀國産이 가장 우량하다 해서 이런 명칭이 붙은 것이다-我註)
氣味 辛味이고 溫性이며 유독하다.
主治 六腑의 寒冷, -(중략)- 心腹의 留飮宿食, 腸澼下痢, 洩精, -(중략)- 風邪, 瘕結水腫, 黃疸, 鬼疰蠱毒을 散하며, 蟲魚毒을 殺한다(『別錄』).
頭風으로 淚下하고, 腰脚이 不遂하며, 虛損이 留結함을 治하며, 血을 破하고 諸石水를 下하며, 해수, 腹內冷痛을 治하고 치통을 제거한다(『甄權』).
癥結을 破하고 胸을 開하며, -(중략)- 腰膝을 暖하게 하고 소변의 頻數을 治하며, 嘔逆을 멎게 한다(『大明』).

寒을 散하고 濕을 제거하며, 鬱結을 解하고 宿食을 소화하며, 三焦를 통하게 하고 脾胃를 暖하게 하며, -(중략)- 蚘蟲을 殺하고 설사를 멎게 한다(『時珍』).

『本草備要』에,

川椒(四川省産이 우량해서 이런 명칭이 붙었다-我註). 辛熱純陽하여 폐로 들어가서 汗을 發하고, 寒을 散하며 해수를 治한다. 脾에 들어가서 胃를 暖하게 하며 食을 소화하고 脹을 제거하며, 心腹冷痛, 吐瀉澼痢, 痰飮水腫을 治한다. -(중략)- 陽이 衰하여 溲數하고 洩精하며 癥結(下焦虛寒)함을 治한다. 經水를 蟲하게 하고 蚘蟲을 安蛔하며(蟲이 椒를 만나면 伏한다). 鬼蛀를 殺하고(勞蟲을 殺함에 가장 能하다), 魚蟲의 毒을 殺한다. 肺胃에 평소부터 열이 있는 자는 복용을 忌한다.

이들 諸說에 의하여 고찰하면 本藥은 溫性으로 자극적인 살충살균약이며, 健胃驅風, 解凝 이뇨작용을 겸하는 것이라고 할 수 있다.

4. 吳茱萸湯에 관한 師論 註釋

穀을 食하고 嘔하려는 자는 陽明에 속하며 吳茱萸湯으로 이를 主治한다. 탕을 복용하고 도리어 劇한 자는 上焦에 속한다.

(食穀欲嘔者, 屬陽明也. 吳茱萸湯主主之. 得湯反劇者, 屬上焦也－『傷寒論』)

(註) 方有執 씨의 말.

穀을 食하고 嘔하려는 것은 胃寒이다.

山田正珍 씨의 말.

陽明이란 두 字는 본래 中焦로 써야 할 것이다. 즉 下文의 上焦에 상대한 句이다. 王叔和는 文法이 이와 같음을 알지 못하여, 함부로 中焦라고 하면 곧 陽明胃腑가 위치하는 곳이라 하여 마침내 陽明으로 고친 것이다. 곡식을 먹고 嘔하려는 것은 胃 中이 虛寒하여 飮水가 游蓄하기 때문이다. 吳茱萸가 中을 溫케 하고, 生薑이 飮을 驅逐함은 이 때문이다.

按컨대, 太陽下篇에서 이르기를, 傷寒으로 胸中에 열이 있고, 胃 中에 邪氣가 있어서 腹中이 동통하고 구토하려는 자는 黃連湯으로 이를 主治한다고 하였다. 이 說에 따라 고찰하건대, 上焦에 속한다고 한 것은 곧 胸中에 열이 있음을 말하는 것이며, 마땅히 小柴胡湯을 투여해야 할 것이다. 앞의 154조에서 小柴胡湯은 上焦를 治하는 方이라고 하였으니 이를 징험으로 삼을 수 있다.

我說. 山田 씨의 말은 매우 타당하다. 원래 本方은 陰虛證의 治劑이므로 該證으로서 곡식을 먹고 嘔하려 하는 증상의 主治가 되는 것은 물론이지만, 이를 복용하여 嘔症이 도리어 극렬하게 되는 것은 陰證이 아님이 분명하므로 上焦에 속하는 것이라고 하여 그것이

小柴胡湯의 主治임을 암시한 것이다. 왜냐하면, 本方證은 內에 속하는 것으로, 下方에서 胃로 핍박하며, 小柴胡湯證은 外에 속하는 것으로, 上部에서 이에 핍박하는 것으로, 寒熱의 차이는 있지만 함께 嘔證이 있어서 매우 비슷하여 판별이 용이하지 않으므로 仲景師는 本方의 證治를 說함에 있어서 2方의 類症鑑別을 제시하였다고 이해할 수밖에 없다.

稻葉文禮 씨가 그의 저서인 『腹證奇覽』의 本方條에서,

柴胡를 써서 고칠 수 없는 증상에 간혹 이 證이 있다. 왜냐하면, 胸脇苦滿하고 嘔가 멎지 않기 때문이다. 그러나 胸脇苦滿하고 嘔하는 자는 柴胡를 써서 낫는다. 柴胡證으로서 오직 胸滿하는 것은 吳茱萸湯의 證이다.

라고 말하였다. 또한 亡師께서 舍息이 위독하게 되었을 때, 小柴胡加吳茱萸을 써서 奇効를 거둔 것을 보더라도 그 方意를 짐작할 수 있다.

그런데 尾臺 씨가 그의 저서인 『類聚方廣義』, 本方條에,

탕을 복용하여 도리어 劇한 자에게 此方을 더 투여하면 嘔氣는 저절로 멎는다. 단, 한 첩의 약을 2, 3차로 分服하는 것이 좋다. 이것은 종래 註家들이 字句만을 고집하여 해석하였으므로 잘 알지 못한 것이다. 修學者들은 모름지기 친히 경험하여 스스로가 체득해야 할 것이다.

하고 說하였지만, 本方으로 인한 명현의 例證을 가지고 本條를 곡해한 것이니 妄從하지 말아야 한다.

嘔하여 胸滿하는 자는 茱萸湯으로 이를 主治한다. (嘔而胸滿者, 茱萸湯主之 -『金匱要略』)

(註) 吳國에서 산출되는 茱萸가 양호하므로 吳茱萸라는 이름을 붙이게 된 것이며, 茱萸는 곧 本名이므로 本條 역시 本方의 主治를 해설한 것으로 알아야 한다. 그리고 嘔하여

胸滿하다 함은 먼저 嘔하고 후에 胸滿하다는 뜻이며, 嘔는 主證이고, 胸滿은 客證이다. 이것이 小柴胡湯證의 胸脇苦滿하고 嘔하는 것과의 차이인 바, 이것을 熟記하여 失誤하지 말아야 한다.

小陰病으로 吐利하며 手足厥冷하고 煩躁하여 죽을 것 같은 자는 吳茱萸湯으로 이를 主治한다. (小陰病, 吐利, 手足厥冷, 煩躁欲死者, 吳茱萸湯主之－『傷寒論』)

(註) 本條는 이를 少陰病篇에 게재하는 것이 지당하겠으나, 편의상 여기에 게재한다. 그리고 여기서 吐利하고 手足厥冷한 것은 四逆湯證과 비슷하지만,

劉棟 씨가 이르기를,

下利淸穀하고 手足厥冷하며 煩燥欲死하는 자는 四逆湯으로 主治한다. 구토하며 下利하고 手足厥冷하며 煩燥欲死하는 자는 吳茱萸湯으로 主治한다. 그러므로 吳茱萸湯은 吐症을 위주로 하고, 四逆湯은 利症을 위주로 한다. 이것이 下利二證의 분별임을 알아두어야 한다. 라고 말하였고,

또 尾臺 씨는『類聚方廣義』本方條에서,

吐利하고 手足厥冷하며 煩燥欲死하는 者는 四逆湯症과 서로 비슷하지마는 같지 않다. 四逆湯은 下利厥冷을 主治하고, 此方은 嘔吐煩燥을 主治한다. 이것이 그 차별이다. 또 脚氣冲心하여 煩憒嘔逆하고 悶亂하는 者를 治한다라고 說한 바와 같이, 그 사이에 분별이 있음을 알아야 한다.

또 張璐 씨는 本方條에서,

少陰이 厥陰을 겸하는 徵候이다라고 說한 것처럼, 仲景師는 單只 少陰病이라고 칭하였지만 其實은 少陰病으로서 厥陰病을 兼한 것으로 알아야 한다.

乾嘔하며 涎沫을 토하고, 두통하는 자는 茱萸湯으로 이를 主治한다.

(乾嘔, 吐涎沫, 頭痛者, 吳茱萸湯主之－『傷寒論』)

(註) 이것 역시 厥陰病篇에 게재하는 것이 지당하지만 前條와 聯關이 있으므로 이에 게재하는 것이다. 그리고 乾嘔하며 涎沫을 토하는 것은 곡식을 먹고 嘔하려는 증상과, 嘔하고 胸滿하는 증상과 동일하게 水毒이 내부의 下方에서 肺胃로 핍박한 所致인데, 두통하는 것은 그 독이 한층 더 上迫하여 두뇌를 침범하는 劇症이다. 그러므로 仲景 先生은 이 뜻을 가리키기 위하여 이것을 太陰, 少陰篇에 게재하지 않고 厥陰篇에 게재하였다.

그러나 이 두통은,

『續醫斷』에서 이르기를,

증상에 주객이 있음은 곧 物에 주객이 있는 것이다. 그 主된 것을 治하면 客은 이에 따르게 된다. 그러므로 治法은 모름지기 주객을 분별해야 한다. 主된 것은 먼저 나타나고, 客은 후에 나타난다. 그러므로 토하고 渴하는 것은 吐를 主로 삼고, 滿하여 토하는 것은 滿을 주로 삼는다. 桂枝湯證에 두통과 乾嘔가 있으며, 吳茱萸湯證에도 두통과 乾嘔가 있다. 桂枝湯證은 두통이 主이고 乾嘔가 客이다. 그러므로 두통이 첫머리에 있다. 吳茱萸湯證은 乾嘔가 主이고 두통이 客인고로 두통이 말미에 있다. 무릇 客證은 動하고, 主證은 不動이다 －(하략)－ 라고 칭한 바와 같이 이 두통은 그 客證에 지나지 않으며, 乾嘔가 실로 主證인 것이니 이로써 그 類證과 감별해야 한다.

1) 吳茱萸湯方

吳茱萸 4.0
人蔘, 大棗 각 2.4
生薑 4.8

이를 細剉하여 물 1合 5勺을 붓고 5勺으로 달여서 去滓하여 頓服한다.

2) 선배의 論說 · 治驗

『肘後方』에,

一方(本方을 말함－我註)은 식사 후에 噫醋 및 醋心하는 것을 治한다.

我說. 噫醋 및 醋心은 呑酸嘈囃이다.

『聖濟總錄』에,

人蔘湯(本方을 말함－我註)은 心痛을 治한다.

張元素 씨의 말.

吳茱萸湯은 세 가지 용도가 있다. 즉 胸中의 逆氣滿塞를 去하고, 心腹에 觸寒하여 疞痛함을 멈추고, 宿酒를 解消한다. 東洞 옹은 本方을 定義하여 이르기를, 嘔하고 胸滿하며 心下가 痞硬한 자를 治한다.

『方機』의 本方主治에,

穀을 食하고 嘔하려 하는 자(方意는 氣逆을 主證으로 삼는다). 吐利(吐瀉이다), 手足厥冷, 煩燥하는 자.

乾嘔하고, 涎沫을 吐하며, 頭痛하는 者.

嘔하여 胸滿하는 자(『紫圓』).

脚氣上攻하여 嘔하는 자(『紫圓』), 만약 水腫으로서 嘔하는 증상에는 이 탕이 듣지 않는다.

『續建珠錄』에,

어떤 사람이 일찍이 두통증을 앓았는데, 통증이 發하면 곧 嘔하고 발작시에는 말을 하지 못하고 다만 손으로 자기 머리를 두드릴 뿐이다. 가족들은 그것이 두통증임을 알지 못하고 모두 미쳤다고 생각했다. 선생은 이를 진찰하니 복부가 大攣하여 마치 줄로 꼭두각시를 움직이는 상태와 같았다. 추측컨대 두통이 심하여 그러한 狂狀을 나타낸 것으로 보아 급히 吳茱萸湯을 2첩 투여하였더니 이를 복용하고 질병이 愈하였다.

天崎候의 신하 掘某 씨가 갑자기 乾嘔를 發하였다. 醫가 小半夏湯을 투여하였으나 7일이 되어도 낫지 않고 그 소리가 隣方에까지 들렸다. 이에 선생을 맞아 치료를 청하여 진찰한즉, 心下가 痞硬하고 사지가 厥冷하였다. 이에 吳茱萸湯을 투여하여 3첩만에 질병이 완치되었다.

어떤 사람이 처음에 두통을 앓고, 다음날 복통구토하며 수족이 厥冷하고 大汗이 물 흐르듯하고, 正氣가 昏冒하여 때로는 上攻하여 氣急息迫하고 말을 할 수 없었다. 선생이 吳茱萸湯을 투여하여 諸證이 頓除되었다. 그러나 困倦이 심하여 사지가 휘늘어지는 상태였다. 그래서 다시 當歸四逆加吳茱萸生薑湯을 투여하여 수일이 지나서 愈하였다.

『成績錄』에,

한 남자가 돌연이 미친 것같이 머리를 떠받치고 踊躍하는 것이 頭痛狀과 같았고, 말을 할 수 없었으며 乾嘔하고 수족이 微冷하며 눈을 감고 안면에 혈색이 없이 堂中을 헤매면서 조금도 안정되지 않았다. 선생이 이 吳茱萸湯 5, 6첩을 투여함으로써 완전히 치유시켰다.

한 남자가 乾嘔 두통하며 胸中이 疞痛하고 전신이 微冷하며 面色이 靑白하였다. 선생이 吳茱萸湯을 투여하니 수貼 만에 약간 완화되었다. 다시 當歸芍藥散을 겸용하여 완전히 愈하였다.

『餐英館治療雜話』에,

(상략) - 『傷寒論』에서, 吐利하고 수족이 厥冷하며 煩燥하여 죽을 것 같은 증상은 吳茱萸湯으로 이를 主治한다고 하였다. 증상으로 보면, 四逆湯症과 같으나, 四逆湯症은 吐利하고 元氣가 飛騰하며 수족이 厥冷하고 煩燥症을 發하는데 元陽이 이탈할려고 하므로 手足厥冷도 무엇인지 모르게 밑에서부터 냉해지는 기미가 있고 복부도 유연하며 心下部에도 각별히 阻塞되는 것이 없다.

吳茱萸湯의 목적은 수족이 厥冷한다 할지라도 惡冷은 아니며, 手指의 表에서 냉해지는데, 四逆證은 手指의 裏에서 냉해진다. 또한 煩燥症도 吳茱萸湯證은 반드시 心下에 痞塞되는 물체가 있으므로 이를 목적으로 한다. 그러므로 上下로 기혈이 왕래하는 經脈을 막는 고로 수족이 厥冷한다. 此證에 대하여 傷寒論에서 脈狀에 대한 논급이 없지마는 兩證 모두 맥이 絶하거나 또는 극히 沈微沈細한 脈狀이다. 그러므로 脈證을 가지고 말한다면 마찬가지이지만 원인은 빙탄의 차이가 있다.

하절의 곽란토사증으로, 吐利 후에 수족이 厥冷하고 煩燥 等症을 발하는 병이 가끔 있다. 世醫들은 吐利 후이므로 虛寒證일 것으로 짐작하여 四逆, 附子理中湯 등을 連進하여 도리어 煩燥症을 加增시키는데 心下에 膨滿痞塞이 있으면 虛寒症이 아니다. 吳茱萸湯을 써야 한다. 吳茱萸의 苦味로써 心下의 痞塞를 제압하면 陰陽이 通泰하여 煩燥症이 그치고 厥冷이 회복된다. 이것은 내가 새로이 발견한 治法이다. 다만 心下의 痞塞을 표준으로 하며, 수족이 指表에서 냉해지는 것도 목표로 삼아야 한다.

此證으로 粘汗이 나오면 脫陽으로서 附子가 아니면 고치지 못한다. 하절이므로 으레 땀이 나는 것인데 전신에 薄汗이 나는 정도라면 吳茱萸湯證이다. 煩燥症이 그치고 厥冷도 회복되며 心下痞도 10 중 7, 8은 제거되었으나 약간의 痞가 제거되지 않은 증상은『活人書』의 枳實理中湯이 좋다. 무릇 吐瀉 후의 心下痞에는 枳實理中湯이 妙이다. 이것은 곧 理中湯에 枳實을 加한 것이다.

『類聚方廣義』本方條에,

噦逆症에 此方이 좋은 경우가 있다. 按컨대『外臺』에서 이르기를, 식후에 醋咽多噫하는 것을 治한다고 하였다.

곽란증으로 토하지 않고, 下하지도 않으며 心腹이 극통하여 죽을 것 같은 자에게는 먼저 備急圓 혹은 紫圓을 쓰고 이어서 本方을 투여하면 곧 토하지 않는 자가 없다. 토하면 곧 下하지 않는 자가 없다. 快吐下를 하게 되면, 곧 苦楚가 脫然하게 제거된다. 그 치험이 극히 빠르니 알아두어야 한다.

『勿誤藥室方函口訣』本方條에,

本方은 濁飮을 하강시키는 것을 主治로 한다. 그러므로 涎沫을 토하는 증상을 治하고 두통을 治하며 곡식을 먹고 嘔하려는 것을 治하고, 煩躁 吐逆함을 治한다. 肘後에서는 吐酸嘈囃을 治한다고 하였고 후세에서는 噦逆을 治한다. 모든 危篤症과 濁飮의 上溢症을 詳審하여 이 처방을 쓰면 그 효과가 매우 광범하다.

吳崑은 鳥頭를 加하여 疝症에 사용하였다. 이 증상은 음낭에서 上攻하여 刺痛하면서 뒤틀리고 구토하는 等症도 있는데, 어쨌든 上迫하는 것이 목적이다. 또 오랜 복통으로 水穀을 토하는 자에게는 此方에 沈香을 加하여 쓰면 유효하다. 또한 곽란 후의 轉筋에 木瓜를 加하면 큰 효과가 있다.

我說. 沈香, 大瓜를 加하는 것은 小策이다.

『橘窓書影』에,

한 남자가 매독을 앓고 差한 후에 두통하며 肩背가 强急하고 眼睛이 때로 朦朧하였다. 醫者는 대대 遺毒으로 여기고 仙遺糧과 함께 汞劑를 連服시키니 혈액이 枯燥하고 胃中이 空虛하였고, 하루는 大嘔吐를 發하고 절식하며 心下가 痞塞하고 煩躁하여 죽을 것 같았다. 衆醫가 놀라고 치료를 사퇴하여 돌아갔으므로, 내가 진찰하여 일러주기를, 환자의 체내에 深毒이 있는 것이 아니라 환자가 병을 恐懼하기 때문에 醫者가 過攻하여 이런 변을 일으킨 것인데, 이는 마치 닭을 잡는 데 牛刀를 쓴 것과 같은 것이다. 먼저 그 胃를 平케 하고 嘔逆을 내리게 하면 活路를 얻게 될 수도 있다. 그래서 吳茱萸湯을 지어 半夏, 黃連(官參三分)을 加하여 2일간 투여하니, 구토가 멎고 식사도 약간 할 수 있게 되었다. 나는 앞의 처방을 고수하여 변동하지 않았는데, 어떤 醫者는 완고함을 비웃었다. 그러나 連服 數旬만에 두통과 肩背强急症도 따라서 나았다.

3) 吳茱萸湯의 醫治効用

『本草綱目』에,

吳茱萸

氣味 辛溫하며 독이 있다.

主治 中을 溫케 하고, 氣를 내리며 痛을 멈추고 濕血痺를 제거함(하략)－(『本經』).

五臟을 利하게 하고, 痰을 제거하며 冷逆氣와 飮食不消, 心腹의 諸冷과 絞痛, 中惡心腹痛을 治한다(『別錄』).

霍亂轉筋, 胃冷吐瀉腹痛, 産後心痛, 遍身의 㿏痺刺痛, 腰脚軟弱을 治하며 大腸의 壅을 通利시키고, 腸風痔疾을 治하며 三蟲을 殺한다(『甄權』).

산후의 餘血을 버리고, 腎氣脚氣의 水腫을 治하며 관절을 통하게 하고 陽을 일으키며, 脾를 健壯케 한다(『大明』).

痞滿胸塞, 咽膈不通을 治한다(하략) (『好古』).

鬱을 開하고, 滯를 化하며, 呑酸과 厥陰의 痰厥頭桶, 陰毒腹痛, 疝痢, 血痢, 喉舌口瘡을 治한다(『時珍』).

『本草備要』에,

吳茱萸 辛苦 大熱하고 小毒이 있다(중략). 脾를 燥하고, 中을 溫하게 하며 氣를 下하고 濕을 제거하며, 鬱을 풀고, 痰을 去하며, 蟲을 殺하고 腠理를 열어 風寒을 쫓는다. 陰頭痛, 陰毒腹痛(동통이 少腹에 있다). 嘔逆呑酸, 痞滿噎膈(胃冷), 食積瀉痢, 血痺陰疝, 腸風痔疾, 脚氣水腫을 治하고, 口舌에 生瘡하여 衝脈에 發病해서 氣逆裏急함을 治한다. 약성이 비록 熱하지만, 열을 능히 引下시킨다. 大腸壅氣를 通利시키고, 산후의 餘血을 下하지만, 氣를 走行시키고, 火를 움직이게 하며, 昏目發瘡케 한다. 血虛有火者는 禁用한다.

이상의 諸說에 의하여 이를 고찰컨대 本藥의 작용은 蜀椒와 酷似하지만, 蜀椒는 水毒의 上攻을 治하는 효력이 微한데 반하여 吳茱萸는 그 효력이 매우 준열하다고 할 수 있다.

5. 乾薑附子湯에 관한 師論 註釋

이를 下한 후에 다시 汗을 發하여 주간에는 煩躁하여 잠잘 수가 없고, 야간에는 안정되어 嘔하지도 渴하지도 않고, 表證이 없으며, 맥이 沈微하고 身表에 大熱이 없는 자는 乾薑附子湯으로 이를 主治한다.

(下之後, 復發汗, 晝日煩躁不得眠, 夜而安靜, 不嘔不渴, 無表證, 脈沈微, 身無大熱者, 乾薑附子湯主之 -『傷寒論』)

(註) 本條는 太陰病의 定義와 합치되는 것이 아니지마는 本方은 甘草乾薑湯과 함께 四逆湯의 原方이므로 여기에 게재하였다. 그리고 그 大意는, 汗下誤施에 의하여 表裏가 함께 虛衰하고 완전히 陰證에 빠진 것을 논한 것으로서, 낮에는 煩躁하여 잠잘 수가 없고 밤에는 안정되는 것은 어혈에 기인한 것이 아니기 때문이며(어혈에 기인하는 것은 주간에는 명료하고, 야간에는 譫語煩躁하거나 혹은 病苦가 증진된다. 제2권 小柴胡湯條 참조), 嘔하지 않는다는 것은 少陽證이 없다는 뜻이며, 渴하지 않는다는 것은 陽明證이 아니라는 뜻이다. 身表에 大熱이 없다는 것은, 이 경우에 있어서는 山田正珍 씨가, "身表에 大熱이 없다는 것은 피부의 表部에 翕翕한 열이 없음을 말하는 것이다."라고 한 것처럼 表熱이 없음을 말한 것이다.

『類聚方廣義』 本方條에,

乾薑附子湯은, 汗下의 誤施에 의하여 그 變症으로서 이렇게 되는 것이며, 甘草乾薑湯의 煩躁와 거의 비슷하다. 그러나 그것은 誤治로 말미암아 병세가 激動急迫한 所致이고, 이 병은 誤治로 인하여 병이 加重되지 않고, 또 急迫症이 없이 오직 精氣의 脫이 심하다. 그래서 감초와 附子를 서로 바꾸어 썼을 것이다. 身表에 大熱이 없다는 1句는 그 頭面에서 사지에 이르기까지 大熱이 없음을 알 수 있다. 이 條는 梔子豉湯症을 참고로 하여 그 차이를 알아두어야 한다.

이것은 本條의 뜻을 나타내는 것이니 精思해야 한다.

1) 乾薑附子湯方

乾薑, 附子 각 6.0

이를 細剉하여 물 1合 5勺을 붓고 5勺으로 달여서 去滓하여 頓服한다.

2) 선배의 論說

『外臺秘要』에,

深師乾薑丸(이는 곧 本方의 丸方이다－我註), 傷寒病의 吃逆이 멎지 않는 것을 治한다.

『和劑局方』에,

薑附湯(이는 곧 本方이다－我註)은 갑자기 風冷에 손상되어 오랫동안 痰水가 쌓여 心腹冷痛, 霍亂轉筋하는 것을 治하며, 일체의 虛寒症도 아울러 治한다.

『三因方』에,

乾薑附子湯은 中寒으로 갑자기 暈倒하거나 혹은 涎沫을 吐逆하여 暗風과 같은 상태이고, 手脚攣搐, 口噤, 四肢厥冷하거나 혹은 燥熱함을 治한다.

我說. 이 燥熱은 소위 眞寒假熱이다.

『易簡方』에,

薑附湯(이는 本方이다－我註)은 陰證傷寒으로 大便自利하며 발열하는 자에게 이를 복용케 하는 것이 더욱 좋다.

『名醫方考』에,

附子散(이는 本方의 散劑이다-我註)은 寒痰으로 인한 反胃症을 治한다.

『衛生寶鑑』에,

身冷하고 맥이 沈數하며 煩躁하고 물을 마시지 않는 것을 陰盛格陽이라 하며 乾薑附子湯에 人蔘 半 兩을 加하여 이를 治한다.

『聖濟總錄』에,

附子散은 소아의 凍足爛瘡을 治하는 바, 附子 2枚와 乾薑 2兩을 擣羅하여 散을 만들어 綿 中에 넣어 양말처럼 해서 신는다. 瘡膿이 있으면 陰曆 12月의 猪脂를 여기에 바르라.

『痘證寶筏』에,

朱子薑附湯(이는 本方이다-我註)은 痘瘡이 出痘하여 風을 따라 眼直斜視하고 牙關緊閉하는 증상에 驅風藥을 쓸 수 없으므로 이를 복용하여 풀어야 한다.

東方 옹은 本方에 定義하여,
下利 煩躁하고 厥하는 증상을 治한다고 하였다.

『方機』 本方의 主治에,

煩躁하여 잠을 잘 수가 없는 맥이 沈微한 자를 治한다.

6. 四逆湯에 관한 師論 註釋

傷寒으로 맥이 浮하고, 自汗出하며, 소변이 頻數하고, 心煩, 微惡寒, 脚攣急하는데 도리어 桂枝湯을 써서 그 表를 攻하려고 하는 것은 잘못이다. 이 증상으로 厥하며 咽中이 건조하고 煩躁하며 吐逆하는 자에게는 甘草乾薑湯을 지어 이를 투여하여 그 陽을 회복시켜야 한다. 만약 厥이 愈하고 足이 溫한 자에게는 다시 芍藥甘草湯을 지어 이를 투여하면 그 脚이 펴진다. 만약 胃氣가 和하지 않고, 譫語하는 자에게는 調胃承氣湯을 소량 투여하고, 만약 거듭 汗을 발하며 혹은 또 燒鍼을 가한 자는 四逆湯으로 이를 主治한다.

(傷寒, 脈浮, 自汗出, 小便數, 心煩, 微惡寒, 脚攣急, 反與桂枝湯, 以攻其表, 此誤也. 得之便厥, 咽中乾, 煩躁吐逆者, 作甘草乾薑湯與之, 以復其陽. 若厥愈, 足溫者, 更作芍藥甘草湯與之其脚卽伸. 若胃氣不和, 譫語者, 少與調胃承氣湯. 若重發汗, 復加燒針者, 四逆湯主之－『傷寒論』)

(註) 本方證은 『醫宗金鑑』에서

"만약 거듭 汗을 발한다"는 것은 단지 誤治로서 桂枝湯을 복용할 뿐만이 아니라, 다시 잘못하여 麻黃湯을 복용함을 말한다. 혹은 또 燒鍼을 가하여 汗을 劫取함으로써 亡陽證을 갖추게 되었을 때는 甘草乾薑湯의 能治하는 바가 아니다. 그러므로 마땅히 四逆湯을 투여하여 급히 그 陽을 구해야 한다.

라고 말한 바와 같이 桂枝加附子湯證을 잘못하여 桂枝湯으로 發表하여 甘草乾薑湯證을 초래케 하였음에도 불구하고, 다시 麻黃湯을 써서 誤汗하고 게다가 燒鍼을 加하여 正氣를 탈취해서 表裏를 虛乏케 한 것이므로, 甘草乾薑湯 乾薑附子湯의 合方인 本方으로 이에 응하는 것이다.

> 傷寒病에 醫者가 이를 下하여 계속 下利하고 淸穀이 멎지 않으며 몸이 동통하는 자는 급히 裏를 救해야 한다. 후에 몸이 동통하고 淸便이 自調하는 자는 급히 表를 구해야 한다. 裏를 구하는 데는 四逆湯이 좋고, 表를 구하는데는 桂枝湯이 좋다.
>
> (傷寒, 醫下之, 續得下利淸穀不止, 身疼痛者, 急當救裡. 後身疼痛, 淸便自調者, 急當救表. 救裏 宜四逆湯. 救表, 宜桂枝湯－『傷寒論』)

(註) 解說은 제1권 桂枝湯條에 있다.

> 병이 發熱 頭痛하며, 맥이 도리어 沈하고 만약 차도가 없이 身體가 동통하면, 마땅히 그 裏를 구해야 한다. 四逆湯이 좋다.
>
> (病發熱頭痛, 脈反深, 若不差, 身體疼痛, 當救其裡. 宜四逆湯－『傷寒論』)

(註) 尾臺 씨의 말에,

按컨대 이 章의 意義는 불분명하다. "반드시 脫誤가 있으니 억지로 해설하지 말라."고 한 것처럼 本條에 脫文이 있는 것은 분명하지만,

『醫宗金鑑』에서,

身體疼痛 아래에 마땅히 '下利淸穀'의 4字가 있어야 하며, 마땅히 그 裏를 溫하게 해야 한다는 문구와 合쳐야 한다고 하였다. 太陽篇을 보건대 "傷寒病에 醫者가 이를 下하여 계속 下利하고 淸穀이 멎지 않고, 동통하는 자는 급히 그 裏를 구해야 하며, 四逆湯에 좋다고 하였는데, 이는 아직 下하지 않았더라도 맥이 도리어 沈하므로 裏寒임을 알 수 있다.

반드시 이는 脫簡이다."

라고 述하였다.

또 柯씨는,

이는 太陽의 表證으로서 少陰裏脈을 띤 것이니 麻黃附子細辛湯으로 이를 發해야 한다. 만약 差하지 않고 下利淸穀하면 곧 身體동통의 表證이 아직 풀리지 않았더라도 다시 汗을 내지 말 것이며, 마당히 그 裏를 溫하게 해야 하나니 四逆湯이 좋다.

라고 說한 바에 의거하여 이를 고찰하건대, 本條는 병이 발열 두통하며, 맥이 도리어 沈하면, 麻黃附子細辛湯을 쓰고, 만약 差하지 않고 身體동통, 下利淸穀하면 마땅히 그 裏를 구해야 하나니 四逆湯이 좋다고 간주하여 해석해야 할 것이다.

맥이 浮하고 遲하며, 表熱裏寒하고, 下利淸穀하는 자는 四逆湯으로 이를 主治한다

(脈浮而遲, 表熱裏寒, 下利淸穀者, 四逆湯主之 -『傷寒論』)

(註) 이는 곧 眞寒假熱證이다. 그러므로 裏는 眞寒으로서 脈遲, 下利淸穀을 나타내지마는 表에 假熱이 있어서 맥이 浮하게 되는 것이다. 脈浮, 表熱을 가지고 表證으로 삼지 말 것이다.

自利하며 不渴한 자는 太陰에 속한다. 그 藏에 寒이 있기 때문이다. 마땅히 이를 溫하게 하여야 한다. 四逆輩를 복용하는 것이 좋다.

(自利不渴者, 屬太陰, 以其藏有寒故也. 當溫之. 宜服四逆輩 -『傷寒論』)

(註) 張兼善 씨의 말.

經에서 말하는 '輩' 字는 藥性의 同類임을 말한다. 다만 輕重優劣이 같지 않을 뿐이다.

『醫宗金鑑』에,

무릇 自利하며 渴하는 자는, 裏에 열이 있고 陽에 속한다. 만약 自利하며 渴하지 않으면 곧 裏에 寒이 있는 것이며 陰에 屬한다. 이제 自利하며 不渴하므로, 大飮은 원래부터 臟에 寒이 있다는 것을 알 수 있다. 그러므로 마땅히 이를 溫하게 해야 한다. 四逆輩란 四逆, 理中, 附子 등의 湯을 가리키는 것이다.

山田正珍 씨의 말.

'臟' 字는 모두 臟腑를 가리켜 말하는 것이다. 註家들이 脾의 한 臟으로만 보는 것은 잘못이다. 厥陰篇에서 이르기를 下利하며 陰水하고자 하는 자는 열이 있기 때문이다. 白頭翁湯으로 이를 主治한다고 하였는데, 이제 自利하며 不渴하므로 그 이치로서 寒이 있음을 알게 된다(중략). 按컨대 自利하며 渴하는 一證은 가끔 진액의 內亡으로 그렇게 되는 수가 있다. 다만 환자의 소변이 不利하면 역시 虛寒에 속한다.

나는 일찍이 下利 煩躁하고 小便不利한 자를 治함에 있어서 언제나 四逆湯類를 써서 자주 全効를 거두었다. 만약 함부로 갈증을 열로 삼고, 不渴을 寒으로 삼는 것은 완전한 診法이 아니다. 소위 自利 不渴을 가지고 寒이 있다고 하는 것은, 그 일반적인 것을 말한 것일 뿐이다. 만약 그 變證에 이르러서는 반드시 다 그런 것이 아니다.

我說. 그 臟에 寒이 있다는 '寒' 字에는 두 가지 意義가 있다. 즉, 하나는 寒冷의 뜻이며, 다른 하나는 水毒의 뜻인데, 水의 性은 본래 寒이므로 귀결하는 바는 동일하다. 또한 溫하게 해야 한다는 '溫' 字에도 또 두 가지 뜻이 있는 바, 그 하나는 字義가 가리키는 것과 같으며 다른 하나는 水毒을 除한다는 뜻인데, 水毒을 去하면 저절로 溫暖하게 되므로 귀결하는 바는 역시 동일하다.

그리고 全文은, 무릇 자연히 下利하며 不渴한 것은 太陰病에 소속하는 것으로서 이렇게 되는 까닭은 내장에 水毒이 있어서 이를 寒冷케 하기 때문이므로 四逆湯類似의 諸方을 選用함으로써 이 독을 去하고, 내장을 溫暖케 하는 것이 적당한 처치라는 뜻이다.

少陰病으로 脈沈한 자는 급히 이를 溫하게 할 것이며 四逆湯이 좋다.

(少陰病, 脈沈者, 急溫之. 宜四逆湯－『傷寒論』)

(註) 山田正珍 씨의 말.

按컨대, 本節에서 病證을 說하지 않고 오직 脈만을 說한 까닭은, 위의 3條를 계승하여(위의 3條란, 少陰病을 얻어 2, 3일에 口燥 咽乾하는 자는 급히 이를 下하라. 大承氣湯이 좋다. 少陰病으로 自利淸水하고 色이 純靑이며 心下가 반드시 동통하고 口乾燥하는 자는 급히 이를 下하라. 大承氣湯이 좋다. 少陰病의 6, 7일에 腹脹하여 不大便하는 자는 급히 이를 下하라. 大承氣湯이 좋다고 한 3條를 가리킨다－我註) 이를 밝힌 것이다.

소위 少陰病은 위의 3條에 記述한 바와 같은 것이 있다고 하지만, 만약 그 맥이 沈한 자는 이를 下해서는 안 된다. 급히 이를 溫하게 함이 可하다. 즉 위의 3條는 이름하여 少陰이라 하지마는 그 맥이 沈하지 않음을 알아야 한다. 다시 按컨대 少陰病의 脈沈은 곧 맥이 微細하고 沈한 것이다. 微細의 두 字는 함축되어 少陰病의 3字 속에 있는 것이다.

少陰病으로 음식이 입에 들어가면 곧 토하는데, 心中이 溫溫하여 토하려고 하면서 도리어 토할 수가 없다. 처음 이 병에 걸릴 때부터 수족이 寒하며 脈이 弦遲한 者는 胸中이 實한 것이다. 下해서는 안 된다. 마땅히 이를 토해야 한다. 만약 膈上에 寒飮이 있고 乾嘔하는 者는 吐해서는 안 된다. 급히 이를 溫하게 할 것이며 四逆湯이 좋다.

(少陰病, 飮食入口則吐, 心中溫溫欲吐, 復不能吐. 始得之, 手足寒, 脈弦遲者, 此胸中實, 不可下也. 當吐之. 若膈上有寒飮, 乾嘔者, 不可吐也. 急溫之. 宜四逆湯－『傷寒論』)

(診) 山田正珍 씨의 말.

溫溫은 곧 慍慍으로서 古字에서는 통용한다. 마땅히 慍慍을 正字로 삼아야 한다. 膈上은 마땅히 膈下로 고쳐야 한다. 『脈經』 第七卷의 不可吐篇에서 이 條文을 인용하여 이르기를, 만약 膈下에 寒飮이 있고 乾嘔하는 자는 토하지 말 것이며 마땅히 이를 溫하게 하라고 하였으며, 本論의 勞復篇에서 이르기를, 胃上에 寒이 있는 것은 마땅히 환약으로써 이를 溫하게 해야 한다. 理中丸이 좋다고 하였고, 太陽中篇의 小青龍湯條에서 이르기를, 心下에 水氣가 있다고 하였다. 乾嘔와 합쳐서 이를 고찰하면 '上' 字는 마땅히 '下' 字로 고쳐야 한다. '復' 字는 反(도리어)을 뜻한다.

少陰病의 3字는, 처음 이 병에 걸리자 열이 없이 오한함을 말한다. 소위 少陰病으로 음식이 입에 들어가면 곧 心下가 愠愠하여 토하려고 하면서 도리어 토할 수가 없다. 처음이 병에 걸릴 때부터 수족이 寒하고, 그 맥이 弦遲한 자는 邪氣가 胸中에 實한 것이다. 대개 邪氣가 胸中에 實하면 곧 陽氣가 이로 인해 폐쇄되어 사지로 通達할 수가 없다. 그래서 환자로 하여금 手足厥寒하고 그 맥이 弦遲하게 한다. 이러한 자는 마땅히 瓜蔕散으로써 토하게 해야 한다. 素問에서 이르기를, '其高者越之'라고 한 것이 바로 이것이다. 만약 이를 下하면 治法에 있어서 逆이 된다. 그러므로 下해서는 안 된다고 하였다.

厥陰篇 제363조에서 이르기를, 病人이 手足厥冷하고 맥이 갑자기 緊한 자는 邪가 結하여 胸中에 있다. 心中이 滿하고 煩하며, 飢하면서도 먹을 수 없는 자는 병이 胸中에 있다. 마땅히 이를 吐해야 한다. 瓜蔕散이 좋다고 하였다. 추측컨대 本節과 원인은 같은데 증상을 달리할 뿐이다.

按컨대 小柴胡湯證의 心煩喜嘔와 黃蓮湯證의 구토하려고 하는 것, 乾薑黃蓮黃芩人蔘湯證의 음식이 입에 들어가면 곧 토하는 것은 모두 胸中에 열이 있는 것이다. 吳茱萸湯證의 곡식을 먹고 嘔하려 하는 것은 中焦에 寒이 있는 것이다. 『金匱』의 大黃甘草湯證에서 식후에 곧 토하는 증상도 역시 胸中에 열이 있기 때문이다. 이 條에서 음식이 입에 들어가면 곧 토하며, 心中이 愠愠하고 토하려 하면서 도리어 토할 수가 없고, 처음 이 병에 걸릴 때부터 手足이 寒하고, 맥이 弦遲한 자는 邪氣가 胸中에 實한 것이다. 그리고 陽氣가 이 때문에 막히므로 그 寒熱을 논하지 않고 토함으로써 그 鬱閉를 通達시키는 것이다.

만약, 환자의 手足이 厥冷하며 음식을 토하지 않고, 다만 乾嘔하는 자는 膈下에 寒飮이 있는 것이다. 대개 脾胃의 虛冷으로 水漿을 轉化할 수 없는 경우에는 토하게 하지 말아야 한다. 마땅히 四逆湯으로 이를 급히 溫하게 해야 한다. 中焦가 溫하게 되면 寒飮이 저절로 散한다.

『類聚方廣義』 本方條에,

少陰病으로 음식이 입에 들어가면 곧 토하고 운운한 것은 調胃承氣湯證으로 의심하게 되므로 下해서는 안 된다고 말한 것이다. 按컨대 마땅히 이를 토해야 한다는 말 아래에 瓜帶散이 좋다는 문구가 빠졌다. 또 按컨대『千金方』에서 이 條를 인용하여, 溫溫을 慍慍으로 쓴 것은 옳은 것이다.『正字通』에서 慍은 心이 鬱積한 것이며 煩憒라고 했다. 이 條의 溫溫은 추측컨대 惡心憒悶의 상태를 말한 것이다. 또『素問』의 玉機眞藏論에서 이르기를, 사람으로 하여금 逆氣케 하고 背痛 溫溫케 한다고 하였으며, 王註에서는 舒暢하지 않는 것이라고 했고, 張註에서는 痞鬱의 狀態라 하였고 至眞要大論에서는 慍慍하며 또한 이미 崩한다고 했고, 張註에서는 縕積의 狀態라고 하였으니 이들을 종합해서 溫溫의 뜻을 밝혀야 할 것이다.

이 두 說에 의하여 本條의 뜻을 알아야 한다.

> 大汗出하고도 열이 去하지 않으며, 內가 拘急하고 사지가 동통하며 또한 下利厥逆하고 오한하는 자는 四逆湯으로 이를 主治한다.
>
> (大汗出, 熱不去, 內拘急, 四肢疼, 又下利厥逆, 而惡寒者, 四逆湯主之 -『傷寒論』)

(註) 以下의 諸條는 모두가 厥陰病이므로 同篇에 게재하는 것이 致當하나 이것을 本篇에 게재하는 까닭은 이미 記述한 諸條와 연관을 가지고 있기 때문이다. 그리고 그 뜻은,

山田正珍 씨가,

內는 腹內이다. 이 증상으로서 맥이 微하여 絶하려고 하는 자는 通脈四逆湯으로 主治한다고 하였다.

『類聚方廣義』本方條에서,

大汗出하고 열이 去하지 않으며 운운하는 것은 脫汗을 의미한다. 內는 腹中이고, 脈經에서는 '又' 字가 없다.

라고 하였으니 이를 알아두어야 한다.

大汗 또는 大下利하고 厥冷하는 자는 四逆湯으로 이를 主治한다.

(大汗, 若大下利, 而厥冷者, 四逆湯主之 -『傷寒論』)

(註) 成無己 씨의 말.

大汗과 大下利는 內外를 달리하는 것이지만, 그 진액을 망실하고 陽氣를 손상시키는 점은 동일하다. 陽虛하면 陰이 勝하는고로 厥逆을 일으킨다. 四逆湯을 투여하여 陽을 固하게 하고 陰을 退하라.

我說. 이는 大汗 혹은 大下利에 의하여 진액을 망실하고, 血行의 微細를 초래한 결과, 厥冷을 일으키는 것이다.

下利腹脹滿하며 身體疼痛하는 자는 먼저 그 裏를 溫하게 하고 곧 그 表를 攻하라. 裏를 溫하게 하는 데는 四逆湯, 表를 攻하는 데는 桂枝湯이다.

(下利腹脹滿, 身體疼痛者, 先溫其裡, 乃攻其表. 溫裡, 宜四逆湯, 攻表, 宜桂枝湯 -『傷寒論』)

(註) 仲景은 本條를 厥陰篇에 게재하였지만 도리어 太陰病에 가까운 것이다. 註釋은 제1권 桂枝湯條에 있다.

嘔하여 맥이 弱하고, 소변은 도리어 利하며, 身表에 微熱이 있고, 厥을 나타내는 자는 難治인 바, 四逆湯으로 이를 主治한다.

(嘔而脈弱, 小便復利, 身有微熱見厥者, 難治, 四逆湯主之 -『傷寒論』)

(註) 山田正珍 씨의 말.

이미 難治라고 하여, 또한 처분하는 데 四逆湯을 쓰라고 하였다. 仲景論 가운데 결코 이런 예가 없다. 아마도 仲景의 말이 아닐 것이다.

라고 說하였는데 이 說이 옳을 것 같다.

> 吐利하고 汗出하며, 發熱 惡寒, 四肢拘急 手足厥冷하는 자는 四逆湯으로 이를 主治한다.
>
> (吐利汗出, 發熱惡寒, 四肢拘急, 手足厥冷者, 四逆湯主之-『傷寒論』)

(註) 以下의 2條는 霍亂病篇에 게재해야 할 것이며, 本條는 그 裏寒外熱이 심한 것을 논한 것이다. 汗出하고 발열오한함을 잘못하여 表證으로 보지 말라.

> 이미 토하고 또한 利하여, 소변이 도리어 利하며 大汗出하고, 下利淸穀, 內寒外熱하며 맥이 微하여 絶하려고 하는 자는 四逆湯으로 이를 主治한다.
>
> (旣吐且利, 小便復利, 而大汗出, 下利淸穀, 內寒外熱脈微欲絶者, 四逆湯主之-『傷寒論』)

(註) 山田正珍 씨의 말.

이것은 虛寒이 내부에 盛하여 陽氣가 탈출하는 것이다. 四逆 위에 通脈의 2字가 탈락되었다. 일설에는 "도리어 利하다" 함은 마땅이 '不利'로 고쳐야 한다고 했는데 옳은 것이다.

『類聚方廣義』 本方條에,

이미 토하고 또한 利하여 운운한 다음의 四逆 위에 아마도 通脈의 2字가 탈락되었을 것이다.

我說. 이 두 가지 說은 모두 옳은 것이다. 왜냐하면, 맥이 微하여 絶하려는 자는 水毒의 急迫이 劇한 것이니 乾薑을 增量한 通脈四逆湯이 이를 主治하는 것은 당연한 이치이기 때문이다.

1) 四逆湯方

甘草 4.8
乾薑 3.6
附子 2.4

煎法과 용법은 同前.

2) 선배의 論說

『醫林集要』에,

乾薑附子湯(이는 本方이다－我註)은 傷寒陰證으로 脣靑 面黑하고 身背强痛하며 四肢厥冷하는 증상 및 諸虛沈寒 等證을 治한다.

『濟生方』에,

薑附湯(이는 本方이다－我註)은 五臟이 中寒하여 口噤하고 四肢强迫하며 失音不語하고 혹은 갑자기 暈悶하고 手足厥冷한 자를 治한다.

『萬病回春』에,

무릇 陰證은 身靜 身重하며, 언어에 소리가 없고, 少氣하여 천식이 難하고 眼睛이 了然하지 않으며 口鼻가 冷氣하고 水漿이 不下하며, 대소변을 不禁하고 面上이 오한하여 칼로

에이는 것 같은 증상은 먼저 蒐慰法을 쓰고 다음에 四逆湯을 복용한다.

『傷寒六書』에,

四逆湯은 脈이 浮하고 열이 심한데 도리어 이를 灸하면 火로 인하여 動하여서 반드시 咽燥吐血함을 治한다.

東洞 옹은 本方을 定義하여,

四肢厥冷, 신체동통, 下利淸穀 혹은 小便淸利한 자를 治한다고 하였다.

『方機』의 本方 主治에,

· 手足이 厥冷한 자.
· 下利淸穀하는 자.
· 腹이 拘急하고 사지가 厥冷하며 下利惡寒하는 자.
· 大汗出하고도 열이 제거되지 않고 拘急하며 四肢厥冷한 자.
· 下利하고 腹脹滿하며 신체동통한 자를 治한다.

『古方便覽』 本方條에,

世醫들이 말하는 中寒, 中溫 및 傷寒陰證, 곽란 등의 諸證에 厥冷 오한, 下利腹痛 等證이 있으면, 모두 此方을 써야 한다. 또한 1년이나 2년이 되도록 淸穀下利症이 멎지 않는 증상에 사용하면 좋다.

『類聚方廣義』 本方條에,

곽란으로 吐利가 심한 자 및 소위 暴瀉症으로 급한 자는 매우 위독하다. 만약 倉皇罔措하여 치료대책을 그르치면 환자를 非命으로 사망케 할 것이니 그 죄책을 누구에게 돌리겠는가. 醫者는 마땅히 평소에 討究講明함으로써 救急 濟變해야 할 것이다. 大汗出하고 열이 去하지 않으며 운운하는 以下의 諸章을 참고할 것이다.

곽란병은 外感에 기인한 것이라 할지라도 대개 傷食이다. 또한 疝癥을 끼고 激動하는 자가 있다. 토하지 않고 下하지 않으면서 胸腹이 극통하는 자에게는 마땅히 먼저 備急圓, 紫圓을 투여하여 이를 吐下시켜야 한다. 腹痛悶亂이 멎고도 嘔症이 不止하여 약즙이 不入

하는 자에게는 마땅히 小半夏加茯苓湯으로써 그 嘔症을 멎게 해야 한다. 吐下한 후에 두통 발열하고 身疼痛하며 渴하고 구토하며, 小便不利하고 맥이 浮數한 자는 五苓散이 좋다. 前症으로서 吐利가 멎지 않고 사지가 微冷하며 熱飮을 즐기는 자에게는 人蔘湯, 吐下가 멎고 大熱大渴하며 煩躁하고 心下가 痞硬하지 않은 자에게는 白虎加人蔘湯, 前症으로서 두통 汗出하며 오한하고 신체동통하는데 心下가 痞硬하지 않은 자에게는 白虎加桂枝湯, 乾嘔가 멎지 않고 冷汗 厥逆하며 轉筋腹痛하고 맥이 微하여 絶하려고 하는 자에게는 四逆湯을 써야 한다. 적어도 攻伐의 術은 治安의 대책을 精究하여 시술을 그릇치지 않는다면 可起者를 일으키게 되는 것이다. 그 術이 어찌 어렵지 않겠느냐.

四逆湯은 厥을 救하는 主方이다. 그러나 傷寒의 熱結이 裏에 있는 자, 중풍졸도, 痰涎沸湧하는 자, 곽란으로 아직 吐下하지 않고 내부에 아직 독이 있는 자, 노인 食鬱 및 諸卒病으로서 閉塞不開한 자는 비록 全身이 厥冷하고 冷汗하며 脈微할지라도 그 症狀을 잘 살펴서 白虎, 瀉心, 承氣, 紫圓, 備急, 走馬의 類로써 그 結을 풀고, 그 閉를 통하게 하면 厥冷은 고치지 않고도 저절로 회복된다. 만약 오인하여 脫症으로 보고, 갑자기 四逆, 眞武를 쓰는 것은 목맨 사람을 구하는데 다리를 잡아 당기는 것과 같이 죽음을 재촉하게 되는 것이다. 庸醫들이 사람을 죽게 하는 것은 언제나 이와 같은 것이다. 方技는 작은 것일지라도 死生에 관계되고 存亡과 연유한다. 高才卓識이 아니고서는 이치를 탐구하기가 참으로 어렵다.

『勿誤藥室方函口訣』 本方條에,

이 方은 陰症에 대한 正面의 治方으로서 四肢厥逆, 下利淸穀 등이 목적이다. 기타 假熱證에 이 方을 冷服시키는 방법도 있다. 역시 加猪膽汁의 뜻에 가깝다(중략). 또 이 方에 烏梅, 蜀椒를 加하여 溫中湯이라 이름하여 蚘厥을 治한다.

7. 附子粳米湯에 관한 師論 註釋

腹中에 寒氣가 脹하고, 雷鳴 切痛하여 胸脇이 逆滿하고 구토하는 것은 附子粳米湯으로 이를 主治한다.

(腹中寒氣脹, 雷鳴切痛, 胸脇逆滿, 嘔吐, 附子粳米湯主之－『金匱要略』)

(註) 『金匱』에는 '脹' 字가 없지만 『外臺』에 따라 이를 加하였다. 그리고 腹中에 寒氣가 脹하다는 것은 腹中이 寒冷하여 無形物로 인해 복부가 팽만한다는 뜻이며, 雷鳴 切痛이란 水聲이 雷鳴과 같고, 동통이 끊어지는 것 같다는 뜻이며, 胸脇逆滿이란 下方에서 胸脇部로 向하여 氣脹하는 것을 말한다.

1) 附子粳米湯方

附子 2.5
半夏 14.5
甘草 2.5
大棗 6.0
粳米 24.0

이를 細剉하여 물 2合 5勺을 붓고 1合으로 달여서 去滓하여 1일 3회로 나누어 溫服한다.

2) 선배의 論說 · 治驗

東洞 옹은 本方을 定義하여,

腹中雷鳴, 切痛, 구토, 오한하는 자를 治한다고 하였다.

『方機』 本方의 主治에,

오한 혹은 手足厥冷하며 腹滿痛, 구토하는 자를 治한다.

『慢游雜記』에,

어떤 壯夫가 매독에 걸려 앓기를 7년, 兩脚이 拘攣하여 일어설 수가 없었다. 醫者를 30여명이나 찾아다니면서 치료를 받았으나 치유되지 않았다. 이제는 지쳐서 탕약을 폐하고 있었는데 내가 때마침 그곳에 이르니 그 친척이 찾아와서 청하므로 이를 진찰한즉, 氣韻과 食飮은 如常하고, 그 맥은 遲緩하였으며 복부에도 다른 병이 없었는데 오직 臍下에 하나의 癖이 있어서 動悸하였다. 내가 이르기를 이것은 疝이라 하였다. 濕(梅毒)을 여러 해 攻下하였으므로 약으로 인해 위협되어 沈結하여 풀리지 않은 것이었다. 附子粳米湯을 30일간 투여하니 서서히 다리가 펴졌다. 그때 내가 그곳을 떠나려고 方을 써서 주면서 이를 복용하기를 게을리 말라고 하였다. 그로부터 1년이 지나서 傳해 온 소식에 의하면, 200일을 복약한 다음에 회복하였다는 것이다.

40세된 어떤 여자가 下利腰痛하고 腋脛이 때로 微腫하며, 맥이 沈結하여 끊어질 것 같았다. 微喘하며 潮熱을 發하고 음식은 하루에 한두 盞씩 밖에 먹지 못하였고, 腹底에 癥瘕가 있어서 요동하면 곧 인사불성하였다. 나는, 이 下利가 癥瘕에서 유래하며, 腰間에 겸하여 積冷이 있다고 말했다. 附子粳米湯을 투여하면서 일러주기를 주색을 금하고, 심려하지 말 것을 당부하고, 만약 주색하여 발병하고, 思慮하여 발병하는 것은 내가 알 바 아니며, 약의 죄가 아니라고 일렀다. 환자가 약을 복용한 지 50여일 만에 병이 8, 9할은 나았는데 때마침 그녀의 남편이 侍婢를 사랑하는지라, 이 여인이 이를 알고 妬忌忿恚하니 數日이 되자 諸症이 모두 재발하였다. 황급히 나를 초청하였다. 내가 이르기를 忿恚에 기인하는 것이니 忿恚가 散하지 않으면 약으로 다스리기 어려우므로 侍婢를 쫓아내게 하고 3일 후에 다시 粳米湯을 투여하였다. 이를 복용하기 100여일 만에 회복되었다.

『腹證奇覽』에,

(상략)－ 下脘 이하의 臍部를 둘러싸고 脇下와 腰間이 雷鳴 切痛하며 혹은 嘔하고 혹은 瀉하는 것은 附子粳米湯의 症이다. 이는 寒疝이니 반드시 腹中과 腰間에 냉기를 느낄 것이며, 心下는 痞硬하지 않는다. 이것이 그 구별이 된다.

我說. 本方證으로서 만약 구토 下痢症이 있으면 半夏瀉心湯證과 혼동하기 쉽다. 그러나 그것은 陽證으로서 心下가 痞硬하며 또한 雷鳴이 대개는 臍部 이상에 있고, 동통이 劇하지 않는데 반하여 이는 陰證으로서 心下가 痞硬하지 않고 대부분이 臍部 이하에서 雷鳴하며 동통이 劇하는 差가 있다.

『類聚方廣義』 本方條에,

孫思邈은 이 方으로써 雷亂四逆하며 吐는 적고 嘔는 많은 증상을 治하였다. 노련한 醫者는 스스로 脫套하는 수단인 것이다.

寒氣는 곧 水氣이다. 만약 동통이 심하여 心胸에까지 미치는 자에게는 大建中湯을 합용하면 奇效가 있다. 疝症과 留飮症에 이런 증상이 많다.

나도 또한 前症에 上記의 合方을 써서 훌륭한 효과를 얻었다. 후세가는 이 合方 가운데서 人蔘, 膠飴를 제거하여 解急蜀椒湯이라고 칭하는데, 이는 張仲景 先生의 뜻을 심히 몰각한 것이니 따르지 말아야 한다.

『勿誤藥室方函口訣』 本方條에,

이 方에 粳米를 쓰는 것은 切痛을 주목표로 한다. 外臺에서 복통에 秫米(차조) 一味를 쓴 것을 징험으로 삼아야 한다. 이 方은 寒疝의 雷鳴 切痛뿐만 아니라, 癖飮症의 복통이 심한 증상에 좋다. 또한 外臺에서 곽란구토에 쓰고 있다.

我說. 粳米는 切痛만을 主治하는 것은 아니다.

『橘窓書影』에,

어떤 사람이 魚肉을 과식하여 心腹이 刺痛해서 죽을 것 같았다. 備急圓을 투여하니 吐

利를 數行하고, 동통이 약간 가셨다. 그래서 黃連湯을 투여하니, 밤중에 大嘔吐를 일으키고 음식을 먹을 수가 없었으며, 고민이 심하였다. 곧 甘草粉密湯을 복용시키니 구토는 점차 가라앉고, 후에 寒疝症을 일으켜 小腹이 急痛雷鳴하여 심할 때는 胸中으로 上迫하고 自汗出하며 기절하려고 하였다. 먼저 附子粳米湯을 투여하고 발작하면 大建中湯을 겸용하기를 數旬 만에 諸症이 완전히 和하였고 환자가 蘇息하였다.

19세의 여자가 小腹에 結塊가 있어서 心下에서 小腹에 이르기까지 拘急하고 동통하며 때때로 衝逆해서 통증이 심하여 만질 수가 없었고, 默默하여 음식을 받지 않았다. 맥은 微細하고 足은 微冷하였다. 醫者는 鬱勞症이라 하여 약을 썼으나 愈하지 않았다. 내가 진찰하니 寒疝이었다. 곧 解急蜀椒湯을 주어 복용하기 수일 만에 衝逆이 멎고, 小腹의 結塊도 감소되었다. 다만 腹裏가 急急하고 음식이 부진하였으므로 小建中湯加蜀椒를 투여하여 점차 쾌유하였다.

我說. 解急蜀椒湯을 쓰는 것은 잘못이다. 마땅히 附子粳米湯에 大建中湯을 合用해야 한다.

8. 薏苡附子散에 關한 師論 註釋

胸痺로서 완급한 자는 薏苡附子散으로 이를 主治한다.

(胸痺, 緩急者, 薏苡附子散主之－『金匱要略』)

(註) 以下의 6方도 역시 太陰病의 定義와 부합되지 않는 것이지만 모두 이와 유사한 것이므로 여기에 이를 게재한다. 그리고 本條의 완급에는 다음의 說이 있다.

吉益南涯 씨의 말.

胸痺로서 완급한 자(胸痺를 들어 증상을 생략한 것이다. 완급이란 소위 喘息咳唾에 伏作이 있음을 말한다).

尾臺榕堂 씨의 말.

완급이란 동통에 완급이 있음을 말하는 것이다. 『本草綱目』에 薏苡仁條에서 『金匱』를 인용하여 周痺緩急이라 하였는데, 按컨대 『金匱』 水病篇에서 이르기를, 身이 腫하고 냉하여 증상이 周痺와 같다고 하였다. 이제 이를 胸痺로서 동통이 休作緩急한 자 혹은 전신이 痺하고 요한하며 혹은 부종 동통하는 자에게 써서 모두 효과가 있다. 또한 此方과 下方(下方이란 薏苡附子敗醬散을 가리킨다－我註)은 공히 咬咀[1]하여 煮服하는 것이 좋다. 靈樞周痺篇을 또한 참조하라.

上記의 두 說과 다음의 丹羽元堅 씨의 말에서,

---

1) 咬咀란 古代에 있어서는 藥物을 器械로서 細剉하지 않고, 모두 齒牙로 이를 깨물어서 썼기 때문이다.

이 완급은 주로 急에 뜻이 있는 것이지, 혹은 緩하고 혹은 急함을 말하는 것이 아니다. 『史記倉公傳』에서 이르기를, 완급할 때는 쓸 만한 것이 없다고 하였으며, 『袁盎傳』에서는, 一旦 완급할 때는 어찌 믿을 수 있겠는가라고 하였다. 이들은 완급을 모두 한때 절박을 이르는 말이니 이로써 考證을 삼기에 足하다.

淺田宗伯 씨의 말.

이 方은 散劑로 쓰면 瞑眩에 견디기 어려우므로 煎劑로 해서 쓴다. 胸痺急劇한 證狀을 治한다. 脹癰症으로 갑자기 脫候를 나타내는 者에게도 써야 한다.

두 가지 說이 있어서 甲乙의 어느 說이 옳은 것인지 분명하지는 않으나 아마도 甲說이 옳은 것 같다. 왜냐하면, 이 甲說은 어느 것이나 모두 실험에서 나온 것이며, 丹羽 씨는 그 字義를 선례에 따라 풀이한 것이며, 淺田 씨의 說도 역시 그렇다고 인정되기 때문이다 (淺田 씨에게 剽竊癖이 있어서 내가 그를 깊이 믿을 수가 없는 所以이다).

1) 薏苡附子散方

薏苡仁, 附子 각 6.0

위의 2味를 분말로 하여 1일 3회로 分服하며 혹은 細剉하여 물 2合 5勺을 붓고 1合으로 달여서 去滓하고 3회로 나누어 溫服한다.

2) 선배의 論說

『東洞 옹』은 本方을 定義하여 이르기를,
胸中이 痺하며 오한하고 혹은 부종하는 자를 治한다.

『用方經驗』 本方條에,

신체의 마비가 隔靴搔痒과 같은 증상이거나 혹은 遍身에 疣子가 생기는 等證에 투여하면 유효하다.

9. 薏苡附子敗醬散에 관한 師論 註釋

腸癰病은, 그 身이 甲錯하고, 腹皮가 急하여 이를 按하면 濡함이 腫狀과 같고, 腹에 積聚가 없으며, 身에 열이 없고 맥이 數하다. 이는 腸內에 癰膿이 있는 것이다. 薏苡附子敗醬散으로 이를 主治한다.

(腸癰之爲病, 其身甲錯, 腹皮急, 按之濡, 如腫狀, 腹無積聚, 身無熱, 脈數, 此爲腸內有癰膿, 薏苡附子敗醬散主之－『金匱要略』)

(註) 其身甲錯이란 腸癰病者의 피부 특히 腹皮가 魚鱗과 같다는 뜻이며, 腹皮가 급하다는 것은 腹筋攣急의 뜻이지만 이를 按하면 軟하기가 浮腫狀과 같고, 또한 腹內에 凝結物이 없는 것이니 그 정도는 극히 미약하여 다만 외관상으로 그렇게 보일 정도라는 뜻이다. 또 身熱이 없고 맥이 數하다고 하는 것은, 모든 數脈은 열이 징후인데 이 증상은 열이 없이 數脈을 나타내는 것이므로 身熱 없이 脈數하다고 하여 그것이 陰證임을 가리키는 것이며, 이는 腸內에 癰膿이 있는 것이다라고 한 것은 이상의 諸症이 있는 것은 腸內에 화농증이 있다는 뜻이다.

1) 薏苡附子敗醬散方

薏苡仁 7.0
附子 1.5
敗醬 3.5

煎法과 용법은 同前이다. 소변이 마땅히 下할 것이다.

2) 선배의 論說 · 治驗

東洞 옹은 本方을 定義하여,

전신이 甲錯하고 腹皮가 急한데 이를 按하면 濡하기가 腫狀과 같고, 腹積聚가 없는 증상을 治한다고 하였다.

『鶴台 先生의 腹證圖彙』本方條에,

그림과 같이 腹脹함이 脹滿과 비슷하며, 그 몸이 甲錯하고, 腹皮가 急한데 이를 按하면 濡하다. 이런 증상은 때때로 있는 것이다. 方과 症이 상대되지 아니하면 經年토록 낫지 않는다. 年前에 어떤 27세 가량의 여인이 이런 병을 앓았는데 3년이 지나도록 고치지 못하고, 諸 醫者가 갖은 術法을 다 썼으나 무효였다.

後에 나에게 診治를 청하매 왕진해 보니, 腹滿하고 身重하여 임신한 것 같았고, 애써 눕지는 않았으나 心煩하여 보행이 불능하였다. 내가 미숙한 탓으로 腹堅滿症으로 오진하여 大承氣를 써서 이를 攻下하였으나 효과가 없었으므로 轉方해서 大柴胡를 무려 반 년을 썼으나 역시 효과가 없었다. 病家는 실망하여 나에게 이르기를, 그대는 古醫道를 가지고 언제나 자부하더니 내 처의 병을 치료하는 상태가 이와 같이 효과가 없으니 이를 어찌 할 것인가 하였다. 내가 이 말을 듣고 언행이 일치하지 않았음을 부끄러워 하였다.

그래서 내가 스승이신 霍 先生께 고하였더니 선생이 왕진하시고 나를 꾸짖으며 이르시기를, 네 의술이 미숙한고로 병자가 있으면 반드시 나에게 고하고 치료해야 한다고 하시면서, 지금 보는 바의 腹症은 크게 잘못되었다. 네가 알지도 못하고 峻劑를 투여하여 병자로 하여금 괴롭게 하였으니 不仁하기 이를 데 없다. 무릇 大承氣湯의 腹症은 堅滿하면서 이를 按하면 힘이 있고, 또한 腹底에도 마치는 것이 있다. 또 大柴胡湯의 症은 胸脇苦滿하며 腹實하고, 약간 急攣이 있다. 그런데 지금 이 병자는 腹滿하다고 할지라도 이를 按하면 濡하고, 또 腹底에 힘이 없으며, 몸이 甲錯하고 腹皮가 急하다. 이는 곧 薏苡附子敗醬散의 正症이다. 네가 投處한 藥方은 孟浪하기 이를 데 없다고 하셨다.

나는 크게 두려워하고 과오를 사과하여 신중을 기하여 이를 투여한 지 二旬이 되지 못하여 치유되었다. 오호라, 선생의 腹診術이 묘함을 탄복하고도 남음이 있다. 이리하여 그 후부터는 병자를 진찰할 때마다 반드시 선생에게 고하고 조석으로 가르침을 받아서 그 深

甚한 의미를 깨달았다.

東洞 先生의 復古 以來 霍 先生이 그 醫術에 숙달하여 나에게 전해 주셨으니 이는 天幸이다. 그 후부터 此症의 병자를 8, 9인 치료했는데 모두 속효를 보았다.

왕년에 내가 東都享橋 附近에 거주하고 있을 때, 인근에 사는 某 侍醫가 나를 찾아와서 내가 古方家로 자처함을 알고 찾아왔다고 하면서 많은 古書를 들먹이며 나를 시험하였다. 그러나 나는 文盲不才하여 다만 『傷寒論』을 배웠을 뿐 다른 書冊을 그다지 못 보았으므로 나를 몹시 업신여겼다.

그러던 중 하루는 나에게 묻기를, "鵝掌風은 무엇으로써 이를 治하느냐"고 하였다. 그러나 나는 아직 그런 병명을 알지 못했으므로 어떤 병을 말하는 것이냐고 물었더니, 手足의 껍질이 벗겨지고 속칭 무좀과 같은 병이라 하였다. 나는 말하기를, 外狀은 어떻든간에 그 腹證을 按한 然後에야 그 方意를 말할 수 있다고 하였다. 그 사람이 승낙하면서 덧붙이기를 "내가 此證을 치료하는 방법이 기기묘묘하여 백발백중이다. 만약 그대가 모른다면 내가 이를 가르쳐 주겠다"고 하였다.

이튿날 그가 병자를 誘引해 왔으므로 내가 그 腹證을 診하고 이는 薏苡附子敗醬散證이라고 진단했다. 그러자 그 사람은 크게 탄식하며 말하기를, "내가 奇方이라 한 것이 바로 이것이다. 世醫들이 이를 아는 자가 적다. 처음 그대를 만났을 때 그 大言이 杜撰일 것이라고 의심했으나 이제 그렇지 않음을 알았다"고 하였다. 그후로는 나의 문하에 속하여 醫事를 배우고자 무척 노력하였다.

『用方經驗』 本方條에,

(上略)- 遍身에 瘡節이 있어서 마치 癩風과 같고 肌膚가 不仁하여 痛痒을 알지 못하는 자를 治한다.

『類聚方廣義』 本方條에,

此方과 大黃牡丹皮湯은 동일하게 腸癰을 治하는데, 輕重淺深이 있음은 물론이다. 그것은 小腹이 腫痞하고 동통이 임질과 같은데, 이것은 腹皮가 急하여 이를 按하면 濡하기가 腫狀과 같다. 그것은 시시로 발열하여 自汗出하고 다시 오한하는데, 이것은 身熱이 없다. 그것은 맥이 遲緊한데 이것은 다만 數하므로, 그 증상이 있음을 알 수 있는 것이다. 그리고 독이 結하는 부위도 역시 淺深이 있는 것이다. 腸癰으로서 施鍼할 수 있는 것은 마땅히

肌層에 甲錯處가 있음을 확인하고 刺鍼해야 한다. 만약 너무 오랫동안 유예하면 腐潰蔓延하여 膿이 臍孔으로부터 나오며 荏苒하게 오래 끌면서 癒하지 않거나 혹은 不起하게 된다. 자세히 膿의 淺深을 판단하여 淺한 경우에는 속히 施鍼할 필요가 있다. '腸內'의 2字를 마땅히 주목해야 한다.

『方伎雜誌』에,

銀座의 한 상인의 딸이 나이는 19세였는데, 去年에 痲疹을 앓고 난 후에 곳곳이 동통하여 치료를 받았으나 동통이 멎었다가 발했다 할 뿐이었고, 시일이 경과함에 따라 水氣가 나오고 복통이 심했다. 다른 醫者에게 보이니, 이렇게 쇠약해서는 水氣를 驅逐할 수 없으니 마땅히 먼저 補劑를 써서 元氣를 補하고 精力을 회복시키면 水氣는 자연히 치유될 것이라 하여, 그대로 치료를 받았으나 元氣도 정신도 나날이 虛衰해 갈 뿐이었다.

내가 이를 診하니, 腹에서부터 面部四肢까지 부종하였고 小腹의 右方 底部가 화농되었는데, 膿을 제거해도 10일을 넘길 수 있을까 의심스럽다고 病家에게 이르니, 病家에서 대경실색하면서 前醫들은 누구도 농이 있다는 것을 알지 못하고 다만 보약으로써 원기를 회복시키면 水氣는 치유된다고만 하더라고 푸념하면서 자꾸만 施鍼을 청했다. 내가 이르기를, 침은 이미 1월쯤 늦었으니 농을 제거하더라도 10일을 넘기기 어려울 것이라고 하였다.

그러나 死生은 천운에 맡기고 施鍼해 줄 것을 간청하였다. 그래서 鈹鍼을 1寸 정도 찌른즉 농이 내뿜어서 병실의 천정에 미치고 膿臭가 코를 찔렀다. 그리고 薏苡附子敗醬散을 쓰고, 瘡口에는 銘茶를 細筆의 軸만하게 삽입했다. 나날이 瘀膿이 나왔으나, 점차 탈진되어 가더니 11일 만에 죽었다. 이는 모두 醫者가 병증을 변별하지 못하고 애매모호한 치료를 하며 시일을 허송한 결과 병독이 增劇해지거나 혹은 변화하여 不治에 이르게 된 것이다. 醫者가 살인을 한 꼴이니 어찌 歎치 않으랴.

『橘窓書影』에,

韶林候의 下人이 나이는 60여세였는데, 小腹이 凝結되어 微痛을 느끼고, 소변은 淋瀝하여 쾌통하지 않았다. 보행을 하면 小腹이 攣急하고 汗出로 괴로워하며 身無寒熱하고 음식은 如常했다. 邸醫가 寒疝 혹은 淋毒으로 보고 數旬 동안 치료를 했으나 효과가 없었다. 내가 診하여 이르기를, 腸間에 일종의 壘壘한 凝固物이 있으나 疝塊도 아니고 積聚도 아니다. 이를 按하면 濡活하여 腸癰의 狀과 흡사하다.

마땅히 이를 溫和하여 그 진퇴를 보아야 한다 하고, 歸耆建中湯을 투여하고, 渴啓熨로써 臍下를 熨하기 4, 5일이 되자, 홀연히 臍中에서 赤色의 것이 돌출하더니 그날밤에 臍中에서 白膿을 1合餘나 분출하였다. 곧 薏苡附子敗醬散을 투여하니 2, 3일 만에 농이 盡하고 小腹의 結塊가 씻은 듯이 消失되었다. -(하략)

3) 敗醬의 醫治効用

『本草綱目』에,

敗醬(根)

氣味 苦味이고 平性이며 무독하다.

鹹味이고 微寒하다(『別錄』).

辛苦하고 微寒하며 酸味이다(『權』).

微苦하며 甘味를 띤다(『時珍』).

主治 癰腫浮腫, 結熱風痺 -(중략)- 산후통을 제거한다(『別錄』).

毒風瘴痺를 治하고, 多年의 凝血을 破하며, 능히 농을 化하여 水로 만들고 産後諸病, 두통, 餘疹煩渴을 멎게 한다(『甄權』).

血氣心腹痛을 治하고 癥結을 破하며, 催生作用이 있고 落胞하며, 血暈 鼻衄 吐血 赤白帶下 赤眼障膜 弩肉 聤耳 瘡癤 疥癬 丹毒을 治하고 농을 排除하며 瘻를 補한다(『大明』).

以上의 諸說로 볼 때, 本藥은 消炎解凝 排膿性 이뇨약으로서 驅瘀血作用을 띤 것이라고 말할 수 있다.

10. 天雄散에 관한 師論 補遺

『金匱要略』의 血痺虛勞病의 脈證 및 治篇에 기록되었음.

1) 天雄散方

天雄, 龍骨 各 6.0
朮 16.0
桂枝 12.0

이를 細末하여 酒로써 1회 2.0씩 1일 3회 복용하거나 혹은 물 3合을 붓고 1合이 되게 달여서 去滓하여 1일 3회 분복한다. 효험이 없으면 약간 증량한다.

이와 같이 方만 있고 證이 없어서 그 용도가 불분명하다. 이에 東洞 옹이, 本方은 失精症과 臍下에 動悸가 있어서 上衝 오한하고, 小便不利한 자를 治한다.

고 定義하고, 또
按컨대 失精患者로서 小便不利하며, 臍下에 動悸가 있고 혹은 오한 혹은 衝逆하는 자를 主治한다.

고 論定하였으므로 本方은 이 說을 주목적으로 하고, 기타 諸說을 참조하여 운용해야 할 것이다.
東洞 옹의 논거를 살펴보면 아래와 같다.

『藥徵』에,

天雄散은 『金匱要略』에 기재되었는 바, 桂枝加龍骨牡蠣湯條 다음에 실려 있으나 그 證

은 실려 있지 않다. 그런데 李時珍이 『本草綱目』에서 이르기를, 이는 仲景이 남자의 失精을 治하는 方이라고 하였다. 그렇다면 본래 이 證이 실려 있었는데 지금은 혹시 탈락된 것이 아닌가 싶다. "남자는 失精, 여자는 交夢하는데 桂枝加龍骨牡蠣湯으로 이를 主治한다"는 구절 다음에 마땅히 "天雄散 역시 이를 主治한다"고 해야 할 것이다. 이로 미루어 보건대 이는 時珍의 견해이며, 어찌 朮附로써 失精 夢交를 治할 수 있겠느냐 싶은데, 이는 本草의 氣味와 약성을 보아 알 수 있다. 무릇 失精夢交는 水氣의 변인고로 朮을 주약으로 삼는 것이다.

2) 선배의 論說

『類聚方廣義』 本方條에,

노인이 腰冷하고 소변이 頻數하며 혹은 遺尿하고 小腹에 動悸가 있는 자를 治한다.

陰痿病으로 臍下에 動悸가 있으며 혹은 小便白濁을 겸하는 자는 엄히 성교를 금하고 本方을 복용하면 1개월이 경과하지 않아서 반드시 유효하다. 탕으로 하여 쓰면 도리어 좋다.

『勿誤藥室方函口訣』 本方條에,

本方은 桂枝加龍骨牡蠣湯證으로서 陰寒에 속하는 자를 治한다. 한 남자가 음낭이 냉하여 괴로워했고 때때로 정액은 스스로 나왔는데 本方을 환약으로 해서 장복하여 癒하였다.

11. 芎歸膠艾湯에 관한 師論 註釋

師曰, 부인으로서 漏下하는 자, 유산한 후에 因하여 하혈이 그치지 않는 자, 임신하혈하는 자가 있다. 가령 임신하여 腹中이 동통하는 것은 胞阻이다. 膠艾湯으로 이를 主治한다.

(師曰 婦人有漏下者, 有半産後, 因續下血, 都不絶者, 有姙娠下血者, 假令姙娠腹中痛, 爲胞阻, 膠艾湯主之-『金匱要略』)

(註)『類聚方廣義』本方條에,

本條는 마땅히 四段으로 간주하여 읽어야 한다. 漏下者, 유산 후에 하혈이 그치지 않는 자, 임신하혈자, 임부의 腹中동통하는 자의 네 가지이다.『金鑑』에서 "胞阻란 胞中의 氣血이 不和하여 그 化育을 沮碍하는 것"이라고 했다.

上說에 의하면 本方은 자궁출혈이 매우 심한 자, 유산 후에 오로가 소진되었으나 자궁출혈이 계속하여 그치지 않는 자, 임신 중에 자궁출혈하는 자, 임신 중에 腹內가 동통하는 자를 主治한다는 뜻이며, 胞阻란 자궁 내에 沮碍가 있다는 뜻이다.

1) 芎歸膠艾湯方

芎藭, 阿膠, 甘草, 각 3.5

艾葉, 當歸 각 5.5

芍藥 7.0

地黃 11.0

이를 細剉하여 水酒 각 1合을 붓고 1合으로 달여서 去滓하여 1일 3회로 나누어 溫服한다(但, 水煎하여 복용시에 酒를 加해도 좋고, 酒를 嫌忌하는 자에게는 水煎으로도 可하다).

2) 腹 證

方中에 芍藥, 甘草가 있으므로 腹診上 비록 腹直筋의 攣急을 인정한다 하더라도, 다른 원인에 의한 것과는 달리 어혈에 의한 것이므로 그 攣急은 左側에 한한다. 그러므로 桂枝茯苓丸證과 유사하다. 그러나 이것은 桂枝를 함유하고 있지 않으므로 上衝의 징후가 없으며, 茯苓을 함유하고 있지 않은고로 心悸·心下悸肉瞤筋惕의 증상이 없다. 또 그것이 桃仁, 牡丹皮를 함유하고 있는 것과는 달리, 이것은 芎藭, 當歸, 艾葉을 함유하고 있으므로, 그것이 비교적 實證性 어혈을 治하는 데 반하여 이것은 陰虛性 어혈을 主治한다. 따라서 복부는 桂枝茯苓丸證의 경우처럼 實하지 않고, 일반적으로 軟弱無力하며 臍下에 비록 瘀血塊가 있더라도 역시 軟弱微小하다. 그러나 地黃이 있으므로 煩熱이 현저하고 또한 臍下不仁의 증상이 있다. 그리고 阿膠가 있으므로 脫血을 治하는 데 매우 유력하다.

3) 선배의 論說

東洞 옹은 本方을 定義하여,

漏下, 腹中痛 및 토혈 하혈을 治한다.

按컨대, 무릇 토혈, 하혈, 諸 血證은 남녀를 불문하고 能治한다.

我說. 나의 경험에 의하면, 本方은 토혈보다는 오히려 하혈을 主治한다.

『方輿輗』 本方條에,

임신하혈이 단 1회뿐인 것은 그대로 방치해도 좋다. 만약 계속 멎지 않으면 漏胞라고 하여, 胞가 말라서 태아가 죽을 염려가 있다. 또, 임신 중에 홀연히 하혈하는 자가 있는데, 빨리 치료하지 않으면 반드시 墜胎를 일으킨다. 이상의 2症은 완급으로 그 병세는 비록 다르지만 모두 芎歸膠艾湯이 좋다. 대저 이 탕은 下血뿐만 아니라 姙娠雜症에 효용이 甚多하다. 『千金』(卷三)의 姙娠諸病篇에서 이를 인용하여 이르기를, "姙娠 2, 3개월에서부터 7, 8개월에 이르기까지에 임부가 頓仆失踞하여 胎動이 불안하며, 腰腹을 손상하여 동통으로 欲死할 지경으로서 落胎의 기미가 있거나, 胎가 奔上하여 搶心 短氣하는 증상을 治하는 方이 되며, 또 자주 墜胎하는 자에게는 師가 이로써 保孕之藥으로 삼았다"고 씌어 있다.

我說. 本方이 傷胎, 墜胎에 有效함은 위의 2說과 같으나, 下記와 같은 腹證이 없을 때는 輕用해서는 안 된다.

가령 임신하여 腹中이 동통한다는 것은, 하혈하고 복통하는 것이며, 此症에 膠艾湯을 쓴다는 것은 『千金方』의 法에 명시되어 있다.

我說. 本方은 하혈하여 복통함을 治함은 물론이려니와 비록 하혈하지 않더라도 그 腹證이 있을 때도 역시 능히 그 복통을 主治하니 偏執해서는 안 된다.

明의 薛立齊는 이르기를, 大産(생리적 분만-我註)은 밤(栗)이 익어서 스스로 벌어지는 것과 같고, 小産(流産-我註)은 生栗을 따서 그 皮殼을 벗기고 그 根帶를 자르는 것과 같은 것이라고 하였다. 그래서 半産 후에 하혈이 멎지 않는 증상이 있는 것이다. 그러나 大産 후에도 하혈이 멎지 않는 경우가 있다.

무릇 治血에 있어서는 그 혈색을 보는 것인데, 紫色은 舊瘀血로서 그냥 방치해도 좋다. 紅色은 新血로서 속히 止澁策을 강구해야 한다. 그러나 紫色血이 盡하면 반드시 紅色血이 이어지고, 紅血이 盡하면 淡色血이 이어지는 것은 필연지세인 바, 이를 適宜 斟酌하여 치료해야 한다. 만약 그 血이 지붕에서 새는 물처럼 沈黑하여 紅色이 아니거나, 혹은 하혈하다가 때로 끊어지고 혹은 물과 같으며 혹은 塊가 있고 淋瀝하여 그치지 않는 것은 虛候이다. 잘못하여 寒冷之劑를 투여해서는 안 된다. 만약 맥이 浮脫하다면 附子를 써야 한다. 本方은 『千金』(卷三)에 大膠艾湯이라는 이름으로 실려 있고, 그 方後에, 婦人産後, 崩傷, 下血過多하여 虛喘欲死하고 腹中激痛, 下血不止者를 治하는 神方이라고 이의 主治를 설명하여 原論보다 더 상세하게 기술하였다.

『類聚方廣義』 本方條에,

임부가 자빠져서 태동이 心을 冲하고 복통하여 腰股가 땅기며 혹은 胎가 萎縮된 듯한 느낌이 있고, 혹은 하혈이 멎지 않는 자에게는 本方을 써야 한다. 만약 胎가 손상되지 않았으면 安胎되고, 胎가 죽었으면 流한다.

腸痔로서 하혈이 면면히 그치지 않고 신체가 痿黃하여 일어서면 현훈하고, 사지에 힘이 없으며 小腹이 刺痛하는 자를 治한다. 만약 胸中이 煩悸하고 心悸鬱結하며 대변이 燥結하는 자에게는 瀉心湯, 黃連解毒湯을 겸용한다.

血痢가 멎지 않고 腹滿熱實症이 없이 다만 腹中이 攣痛하고 脣舌이 건조하는 자에게 本方이 때로는 유효하다.

我說. 복통하여 腰股가 땅기고 혹은 胎가 萎縮된 듯한 느낌이 있으며, 신체가 痿黃하여 일어서면 현훈하고, 사지에 힘이 없고 腹滿熱實症이 없을 경우가 바로 本方을 쓰는 목표이니 精思할 일이다.

부인이 임신할 적마다 墮胎하는 자가 있고, 출산해도 매번 키우지 못하는 자가 있다. 이런 사람에게는 시종 本方을 복용시키고 5일 이후에는 枕席을 엄히 삼가 不育의 患을 면해야 한다. 만약 부종이 있고 소변이 不利한 자는 當歸芍藥散이 좋다.

我說. 流産癖의 원인은 多端하므로 上記의 腹證이 없으면 本方을 쓸 수 없다.

『勿誤藥室方函口訣』本方條에,

本方은 지혈의 主藥이므로 漏下, 胞阻에 쓸 뿐만 아니라, 『千金』『外臺』에는 姙娠失仆傷産 및 打撲傷損, 諸 失血에 쓴다고 되어 있다. 또, 『千金』의 芎歸湯, 『局方』의 四物湯은 모두 本方을 그 원조로 하는 것이지만 阿膠의 滋血, 艾葉의 調經, 그리고 甘草의 和中作用이 첨가되어 그 효력이 묘하다. 그래서 선배들은 "四物湯은 板實하며 不靈하다"고 한다.

4) 芎藭의 醫治效用

『本草綱目』에,

芎藭(根)

氣味 辛味이며 溫性이고 무효하다.

主治 中風入腦하여 두통, 寒痺, 筋攣緩急(근육의 攣縮이 혹은 급하고 혹은 緩한 것-我

註), 金瘡, 婦人血閉로 인한 無子 등을 治한다(『本經』).

腦中의 冷動, 面上에 遊風이 왕래하여 淚出하여 涕唾가 많으며 홀연히 醉한 것 같은 증상, 諸寒冷氣, 心腹堅痛, 中惡卒急腫痛을 治하고, 脇風痛을 제거하며, 中을 溫하게 하며, 內寒을 去한다(『別錄』).

腰脚軟弱, 半身不遂, 胞衣不下를 治한다(『甄權』).

일체의 風, 일체의 氣, 일체의 勞損, 일체의 血症을 治하고, 五勞를 補하며, 근골을 壯하게 하고, 혈맥을 조정하며, 癥結宿血을 破하고, 新血을 養하며, 吐血 衄血 尿血 腦癰 發背 瘰癧 癭贅 痔瘻 瘡疥를 治하며, 肉을 生長하고, 농을 배제하며, 어혈을 消去한다(『大明』).

濕을 燥하고 瀉痢를 멎게 하며, 氣를 순행하게 하고 鬱을 開한다(『時珍』).

『本草備要』에,

川芎 辛味이고 溫性이며 -(중략)- 血中의 氣藥으로서 淸陽을 돕고, 諸鬱을 開하며, 肝燥를 潤하게 하고 肝虛를 補하며, 頭目으로 上行하고 血海로 下行한다. 風을 搜하고 瘀를 散하며, 經을 調整하고 동통을 멎게 하며, 濕氣가 頭部에 있어서 血虛頭痛하고, 복통, 脇風, 氣鬱, 血痢, 濕鬱, 血痢, 寒痺筋攣, 目淚涕多 및 癰疽瘡瘍, 남녀 일체의 血症을 治한다. 그러나 香竄하고 辛散하므로 잘 走行하여 眞氣를 泄한다. 單服, 久服하면 사람을 갑자기 손상케 한다.

이상의 諸說에 의하건대, 本藥을 溫性 强壯藥으로서 빈혈성 어혈을 제거하는 特能이 있다고 할 수 있다.

5) 當歸의 醫治效用

『本草綱目』에,

當歸(根)

氣味 苦味이고 溫性이며(杲曰, 甘辛溫), 무독하다.

主治 咳逆上氣 -(중략)- 婦人漏下, 絶子, 諸 惡瘡瘍을 治하며, 金瘡에는 汁을 달여서 음복한다(『本經』).

中을 溫하며 동통을 멎게 하고, 客血內寒, 중풍, 痓汗不出, 濕痺, 中惡, 客氣虛冷을 除去

한다. -하략-(『別錄』)

嘔逆, 虛勞寒熱, 下痢腹痛, 치통, 여인의 癥血腰痛을 治하고, 崩中을 멎게 하며, 諸不足을 補한다(『甄權』).

일체의 風, 일체의 氣를 治하고, 일체의 勞를 補하며, 惡血을 破하고 新血을 差한다. -(하략)-(『大明』)

두통, 心腹諸痛을 治하고, 腸胃, 근골, 피부를 潤하게 하며 癰疽를 治하고, 농을 배제하며 동통을 멎게 하고, 血을 和하며 血을 補한다(時珍).

痿躄으로 嗜臥하며, 足下에 열이 있어 동통하고, -(중략)- 氣逆裡急하고, -(중략)- 복통하며 腰部가 水中에 앉은 것처럼 溶溶한 것을 主治한다(『好古』).

『本草備要』에,

當歸 甘溫性은 血을 和하고, 辛溫性은 內寒을 散하며, 苦溫性은 心을 助하고 寒을 散한다. -(중략)- 虛勞寒熱, 咳逆上氣(血和하면 氣降한다) -(중략)- 澼痢(便血을 澼이라 한다), 두통, 요통, 心腹諸痛(寒을 散하고 血을 和한다), 風痙無汗, 痿痺癥瘕, 癰疽瘡瘍 -(중략)- 氣逆裏急 -(중략)- 腹痛滿과 腰部가 水中에 앉아 있는 것처럼 溶溶한 증상 및 부인의 諸不足, -일체의 血症, 陰虛하여 陽附할 곳이 없는 증상을 治한다. 腸胃를 潤하게 하고 피부를 윤택하게 하며, 血을 養하고, 肌를 生하며(血旺하면 肉長한다), 배농, 止痛하고, -(중략)- 血氣를 각각 歸元케 한다. 그러므로 當歸라 하는 것이다.

이상의 諸說과 같이, 本藥의 작용은 거의 芎藭과 같지만, 그 강장작용은 그것을 능가하는 것이 다르다.

6) 艾葉의 醫治效用

『本草綱目』에,

艾

主治 百病에 灸用하며, 煎하여서 吐血下痢, 下部䘌瘡, 婦人漏血을 멎게 하고, 陰氣를 利하며 肌肉을 生하고, 風寒을 물리치며 사람으로 하여금 有子케 한다. -(하략)-(『別錄』)

汁에 搗하여 복용하면 傷血을 멎게 하고 蛔蟲을 殺한다(『弘景』).

衄血下血, 膿血痢를 主治하는 바, 水煮 및 丸散으로 임의 복용한다(『蘇恭』).

崩血, 腸痔, 血搨金瘡을 멎게 하고, 복통을 멎게 하며, 安胎의 効가 있고, 苦酒로 달이면 癬을 治하는 데 좋고, 汁에 搗하여 음복하면 心服의 일체 냉기 鬼氣를 治한다(『甄權』).

대하를 治하고, 霍亂轉筋, 痢後寒熱을 멎게 한다(『大明』).

帶脈의 病이 腹脹滿과 腰部가 水中에 앉아 있는 것처럼 溶溶한 것을 治한다(『好古』).

中을 溫하게 하고 냉을 구축하며 濕을 제거한다(時珍).

『本草備要』에,

艾葉 苦辛하다. 생것은 溫하고, 熟한 것은 熱하며 純陽의 性으로서 능히 垂絶된 元陽을 回한다. 十二經을 通하게 하고, 三陰으로 走한다. 氣血을 理하게 하여 寒濕을 구축하고 자궁을 暖하게 하며, 諸血을 멎게 하고, 中을 溫하게 하며, 鬱을 開하고, 胎를 按하게 하며, 吐衄 崩帶, 腹痛冷痢, 霍亂轉筋을 治한다. 蛔를 殺하며 癬을 治한다(苦酒로 煎服한다). 이로써 灸하면 능히 諸經으로 透하여 百病을 治한다. 血熱病者에게는 禁用한다.

이상의 諸說에 의하건대, 이 약은 溫性 收斂性 지혈약으로서 강장작용을 겸하는 것이라고 할 수 있다.

12. 當歸芍藥散에 관한 師論 註釋

부인이 懷孕하여 腹中이 疠痛하는 것은 當歸芍藥散으로 이를 主治한다.

(婦人懷孕, 腹中疠痛, 當歸芍藥散主之－『金匱要略』)

(註) 懷孕은 임신의 뜻이며, 疠痛의 疠는 강직하다는 뜻이므로, 부인이 임신하여 腹內가 攣痛하는 것은 本方으로 主治한다는 뜻이다. 그러나 此症이 반드시 本方의 主治는 아니므로 아마도 腹中疠痛의 위에 有其證이라는 3字가 생략된 것이 아닌가 싶다.

부인腹中의 諸 疾痛은 當歸芍藥散으로 이를 主治한다.

(婦人腹中諸疾痛, 當歸芍藥散主之－『金匱要略』)

(註) 부인으로서 腹內에 諸種의 급통이 있는 것은 本方의 主治라는 뜻이지만, 此症이 반드시 本方의 主治는 아니므로, 이것 역시 有其證의 3字가 생략된 것 같다.

1) 當歸芍藥散方

當歸, 芎藭 각 1.0
茯苓, 朮 각 1.3
澤瀉 2.3
芍藥 4.8

이를 細末로 하여 1일 3회 分服하거나 혹은 2배 이상으로 증량하여 물 2合 4勺을 붓고 1合이 되게 달인 다음 去滓하여 1일 3회로 나누어 온복하다(단, 복통이 심하지 않거나, 下痢가 없는 자는 芍藥을 증량하지 않는다).

2) 腹 證

仲景師는 本方을 부인의 복통에 적당하다고 한 데 불과하지만, 本方의 용도는 그렇게 협소한 것이 아니다. 적어도 그런 腹證만 있다면 남녀노소나 병증 여하를 막론하고 널리 이를 쓸 수 있는 것으로, 실로 하루도 없을 수 없는 要方이다. 나의 경험에 의하면 本方은 芎歸膠艾湯과 유사하고 그 主治도 역시 相似하지만, 그것은 當歸, 川芎 이외에 地黃, 阿膠, 艾葉을 함유하고 있으므로 지혈작용이 매우 유력한데, 이것은 當歸, 川芎이 있을 뿐이므로 그 작용이 비교적 微力하다.

그러나 이것은 茯苓, 朮, 澤瀉를 함유하고 있으므로 冒眩, 心悸, 心下悸, 肉瞤筋惕, 小便不利를 治하는 특능이 있다. 이 점이, 本方이 뇌, 신경, 근육, 心, 腎, 자궁질환 등에 주효하는 所以이다. 腹證도 역시 그것과 酷似하지만, 이것은 원래 水毒의 停蓄으로 인한 것이므로 복부에는 그것에 비하면 한층 연약하고 반드시 胃內에 停水가 있다. 또한 他體部에도 停水의 징후를 인정할 수 있으므로 이것이 그 구별점이다.

3) 선배의 論說·治驗

『三因方』에,

當歸芍藥散은 임신으로 인한 腹中絞痛, 心下急痛 및 산후의 血暈, 內虛氣乏, 崩中久痢를 治한다. 常服하면 혈맥을 通暢시켜 癰瘍이 생기지 않으며, 痰을 消하고 胃를 養하며, 눈을 밝게 하고 진액을 生養시킨다.

(註) 血暈은 뇌빈혈, 崩中은 자궁출혈, 痰은 위내정수, 明目은 약시를 治하는 뜻이다.

『元和紀用經』에서 이르기를, 본래는 六氣經緯圓으로서 능히 風을 袪하고, 勞를 補하며, 眞陽을 養하고 邪熱을 退하며 中을 완화하고, 神志를 安和시키며, 容色을 윤택케 하고, 邪寒, 溫瘴, 時疫을 散한다. 安期 先生이 李少君에게 久餌藥으로서 준 것을, 후에 仲景이 증감하여(용량을 증감했다는 뜻-我註), 婦人懷孕 복통의 本方으로 삼았다.

(註) 勞를 補한다는 것은 本方이 폐결핵 疑似症을 治한다는 뜻이고, 容色을 윤택케 한다는 것은 本方이 빈혈을 治하는 작용이 있는 결과이다. 그리고 陳言 씨가 邪熱을 退하고, 溫瘴, 時疫을 散한다고 하였지만 나의 경험에 의하면, 本方의 해열작용은 현저하지 못하고 다만 미열을 治할 수 있을 뿐이므로 妄信할 바가 못된다.

『續建珠錄』에,

藝州의 某人이 복통으로 선생을 찾아와서 연신 제 손으로 배를 按하면서 한참만에 하는 말이, 내가 이 병에 걸린 이래 사방으로 醫者를 찾아다니면서 吐下鍼灸 기타 각종 치료를 다 받아보았으나 百事가 無效인 채 7년이 되었는데, 이제 선생에게 一診을 청하매 죽는다 해도 怨이 없을 것이라 하였다. 선생이 이를 診하니, 臍傍에서 胸下에까지 攣急疞痛함이 주야로 間斷이 없었다. 이에 當歸芍藥散을 투여하기 3일 만에 沈痾가 頓去하였다.

我說. 일본에서 此方을 처음 쓴 분이 南涯 씨인데, 내가 이를 쓰게 된 것도 씨의 治驗의 덕택이다.

한 부인이 나이는 23세였는데, 左足의 攣急症이 百日이 되었었다. 하루는 上攻하여 토하고 언어불능이 되었다. 醫者는 이를 脚氣로 보고 치료하였으나 고치지 못하였다. 선생이 이를 診하니 胸腹에 動悸가 있고, 小腹에서 胸下에 이르기까지 攣急하고, 소변이 不利했다. 이에 當歸芍藥湯(本方의 煎劑－我註)을 투여하였다. 2첩을 쓰자 上攻이 약간 이완되고 언어가 회복되었으나, 복통은 여전하였다. 그래서 消石丸(大黃芒硝의 丸方－我註)을 투여하였더니 食頃이 지나서 二便을 쾌통하고 尿色은 혈색과 같았다. 諸證이 漸除되더니 月餘만에 全癒하였다.

我說. 小腹에서 胸下에 이르는 攣急은 左腹直筋攣急의 뜻이며, 尿色이 혈색과 같은 것은 어혈이 비뇨기를 통하여 배설된 증거이다.

한 부인이 足趾의 동통으로 보행이 불능했다. 하루는 腹中攣急症이 心으로 상충하여 졸도하고 인사불성이 되었는데 수족이 溫하고 맥은 數하며 兩便이 불통하였다. 곧 當歸芍藥湯을 투여하니 소변이 快利해지고, 尿色이 혈색과 같더니 얼마 지나지 않아 諸證이 頓除되었다.

我說. 이는 仲景師가 이른바 厥陰病으로서, 즉 뇌빈혈의 극렬한 증상이다.

『成績錄』에,

한 남자가 복통을 앓기를 7년이 되었는데, 胸背로 上迫하는 것을 치료해 달라고 선생에게 청했다. 當歸芍藥湯을 15, 6첩 복용시키니 黑血을 下하고 癒하였다.

浪華의 한 남자가 6, 7년래 복통을 앓았는데 湯液丸散, 鑱石橋引(鑱石은 치료용 砭鍼, 橋引은 導引으로서 안마의 뜻-我註) 등 쓰지 않은 것이 없었으나 寸效도 없었다. 선생에게 치료를 구하매, 선생이 이를 診한즉 腹中攣急으로 俛仰이 불능하고 동통이 胸背로 땅기면서 복부는 찌르는 듯하고 胸背는 깨무는 것 같았다. 이에 當歸芍藥湯을 쓰고, 때로 消塊丸을 調下하여 漸癒하였다.

肥前의 한 沙門이 鼓脹症을 앓았는데 한 醫者가 大黃劑로 攻했으나 脹症은 여전하고 短氣 복통하며 병환이 前日보다 배나 더 심했다. 선생이 이를 診한즉, 脹은 胸肋에서 생겨 心下小腹에까지 파급되어 있었으며, 그 氣는 沸騰하여 搶胸의 勢가 激波와 같았다. 日晡潮熱(日晡發熱의 잘못 같다-我註)하며, 大便秘結하고 혹은 咳하며 혹은 眩하고 음식은 평소와 다름 없었다. 塾生을 시켜 이를 診하게 하니 모두 그 治法은 大黃, 芒硝를 써야 한다고 했다. 그런데 선생은 當歸芍藥散을 투여하고 이르기를, 莞蓄之氣를 散하고 滯瘀之血을 疎散하면 병이 반드시 癒한다 하였다. 환자는 약을 받아가지고 가서 복용 3일 만에 수회 瀉下했는데 水를 약 5, 6升이나 泄하였다. 수일이 지나자 脹은 반감하였지만 迫氣는 아직 제거되지 않았다. 계속 前方을 쓰고 消塊丸을 겸용한즉 얼마 지나지 않아 癒하였다.

我說. 證이 實한 듯하면서도 허한 것이 있고, 허한 듯하면서도 實한 것이 있다. 그러므로 自特의 城에 도달하지 못하면 왕왕 정곡을 잃기 쉬운고로 修學者는 항상 정진하지 않으면 안 되는 것이다.

한 부인이 하루에 식사를 30여차나 하면서도 한 번에 먹는 양은 한두 숟가락에 불과하였다. 脚 이하의 부위가 不遂한 지 이미 2년여가 되었고, 胸下가 攣急하며 때때로 心下에까지 핍박하였다. 선생이 當歸芍藥散을 투여하여 癒하였다.

한 남자가 현훈하여 서 있을 수가 없고, 胸下가 급통하며 肩背는 강하고 대변이 秘結하였으나 음식은 如常하였다. 선생이 當歸芍藥湯을 투여하니 諸證이 頓治되었다.

我說. 肩背의 强急은 반드시 葛根湯의 主治만은 아니라는 것을 알아야 한다.

浪華의 한 상인이 길을 걸을 때 불의에 발을 밟혀서 마침내 跛躄(절름발이)이 되었다. 사람들이 모두 脚氣라고 하였으나 선생이 이를 診한즉, 短氣 倚息의 證은 없고, 腹中의 동통이 上迫하여 때때로 上竄하며 神氣가 안정되지 않았다. 이에 當歸芍藥湯을 쓰니 尿가 쾌통했는데 색깔이 皁角汁과 같더니 躄도 따라서 癒하였다.

『險症百問』에,

兩脚 혹은 一脚이 갑자기 大酸痛을 일으켜 보행할 수 없는 증상이 2, 3일 혹은 10여일이 되어, 약을 쓰면 멎고 약을 쓰지 않아도 멎는다. 그러나 매년 한두 차례는 발작하며 마침내 沈痾가 되는 것이다. 선생이 이르기를, 한 부인이 상기 증상으로 보행이 불능한 지 수개월이 되었는데, 동통이 마침내 胸腹에 이르니 腹攣痛하고, 음식을 모두 토하며, 小便不利, 脣口乾燥하고, 短氣急迫하며, 인사불성하였고, 心下에서 小腹에 이르기까지 손을 댈 수가 없었다. 醫者가 이를 각기라고 하여 약을 數劑나 썼지만 촌효도 없었다.

내가 이를 診한즉, 胸中의 動悸는 없고, 短氣 완급하였다. 이는 脚氣冲心의 증상이 아니다 하고 當歸芍藥散을 탕액으로 하여 투여하였다. 3服만에 동통이 退하고 腹中이 雷鳴하더니 소변이 快利하여 색깔이 紫黑色이었으며, 홀연히 사람을 알아보고, 好飮 不吐하였다. 이튿날은 腹滿하여 대변이 불통하매 消塊丸을 겸용하니 대변에 黑血을 下하고 腹滿이 頓退하였다. 前劑를 복용하기 10여일 만에 행보가 평소와 같게 되었다.

『青州醫談』에,

當歸芍藥散의 腹候는, 臍傍에 急攣이 있고, 그 동통은 右를 누르면 左로 이전하고, 左를 누르면 右로 이전하며, 동통이 心下 혹은 背部의 7, 8椎에 徹한다.

(上略)- 當歸芍藥散은 무엇보다도 面色이 痿黃하고, 복부에 물체가 있는 것 같으면서도 塊는 아니며, 뭔지 모르게 물체가 있는 듯한 腹證에 奇效가 있다. 이는 필경 血滯로 인하여 水滯가 된 것이리라. 世稱 勞瘵라고 하는 것의 正症에는 효과가 없지만, 심히 疑似한 증상에는 効가 많다. 임신 중의 保胎 등에도 좋다. 모두 탕으로 쓰는 일이 있다.

我說. 青州 씨는 南涯 옹의 문인이므로 다소 그 용법을 알고는 있지만 그의 說을 모두 믿을 수는 없다. 다만 음미할 만한 내용이 있으므로 深思할 것이다.

『類聚方廣義』本方條에,

임신, 산후, 下利腹痛, 小便不利, 腰脚痲痺로 無力한 자 혹은 眼目赤痛을 治한다. 만약 下利가 멎지 않고 오한하는 자에게는 附子를 加하고, 만약 下利하지 않고 대변이 秘結한 자에게는 大黃을 加한다.

我說. 비록 下利가 멎지 않고 오한을 하는 자라고 해도 경솔히 附子를 加해서는 안 된다.

부인이 월경이 끊어진 지 3, 4개월이 되었는데 이를 診한즉, 腹中이 攣急하고 胎는 감촉되지 않았으며, 혹은 腹中이 疞痛하고 血瘕와 유사해서 임신 여부를 판단하기 곤란한 경우가 있다. 此方에 大黃을 加해서 쓰면 2便이 快利하고 10일을 지나지 않아서 腹中이 鬆軟해진다. 만약 임신한 자는 胎氣가 속히 張한다. 또 임신하여 수개월이 경과했는데도 胎가 萎縮되어 자라지 않고 腹中이 拘急한 자에게도 역시 此方이 좋다.

부인의 血氣痛 및 소변이 不利한 자에게도 此方이 좋은 경우가 있다.

我說. 부인의 胃 및 자궁경련에는 本方을 써야 할 경우가 많으며 奇效를 얻을 수 있다.

眼目赤痛症으로 心下에 支飮이 있고, 頭眩 涕淚하며 腹急攣하는 경우 역시 此方이 좋다.

我說. 여기서 말하는 眼目赤痛症은 다만 赤痛流涕할 뿐이지 담증이 심한 경우가 아님을 알아야 한다.

탈항으로 腫痛하며 出水가 멎지 않는 자에게 奇效가 있다.

我說. 탈항이 만약 胃腸筋 弛緩의 一分症이라면 出水가 없더라도 本方을 써서 奇效가 있다.

13. 黃土湯에 관한 師論 註釋

下血하되, 먼저 便하고 후에 하혈하는 것은 이를 遠血이라 하며 黃土湯으로 이를 主治한다. 토혈 衄血도 역시 主治한다.

(下血, 先便後血, 此遠血也. 黃土湯主之 亦主吐血, 衄血－『金匱要略』)

(註) 소화기 혹은 비뇨기의 출혈로서 먼저 대소변이 있고, 다음에 출혈하는 것은 深部의 출혈에 기인하는 것으로서 本方의 主治症이라는 뜻이다. 그러나 출혈이 深部에서 유래하건 淺部에서 유래하건 下記의 腹證만 있다면 모두 이를 쓸 수 있다. 왜냐하면 내가 일찍이 本方을 써서 痔出血을 治한 경험이 있기 때문이다. 토혈, 衄血, 혈뇨, 자궁출혈도 마찬가지로 치료가 가능했다.

1) 黃土湯方

甘草, 地黃, 朮, 附子, 阿膠, 黃芩 각 5.0
竈中黃土 12.0

이를 細剉하여 물 2合 5勺을 붓고 1合이 되게 달인 다음 去滓하여 1일 3회로 나누어 온복한다.

2) 腹 證

本方證은 裡虛하여 陰陽이 상반한 것이므로, 복부는 軟弱無力하고 심장 및 腹部大動脈은 虛悸하고(黃土의 證), 心下는 痞滿(黃芩의 證)하지만, 臍下는 不仁하고 無力하며(地黃,

附子의 證), 外表에는 煩熱, 오한 혹은 煩熱(地黃의 證)과 오한(附子의 證)이 交互하고, 四肢 특히 手掌, 足蹠部는 煩熱, 厥冷하고 혹은 煩熱과 厥冷이 交互하며, 尿利는 감소되고(地黃, 朮, 附子의 證), 瀉下하기 쉽고 常時的으로 諸種의 출혈(地黃, 阿膠, 黃芩, 黃土의 證)을 나타내는 것이며, 대개 諸病의 경과 중이거나 혹은 출혈이 持久한 후에 此證을 초래하는고로 일반적으로 빈혈쇠약의 징후가 있다. 맥도 역시 이에 준하여 대개는 沈弱하다.

3) 선배의 論說 · 治驗

『方機』 本方의 主治에,

· 하혈로서 四肢不仁하고 혹은 冷痛하는 자를 治한다.
· 하혈로서 수족이 煩熱하고, 心煩하여 得眠할 수 없는 자를 治한다.
· 토혈, 衄血은 역시 前症이 있으면 此湯으로 主治한다.

『續建珠錄』에,

한 부인이 兩脚이 疲痛하여 膕으로부터 膝臏에 이르기까지 紫色의 筋이 보였다. 환자가 말하기를, 臍下의 悸가 때때로 胸間을 上突하여 심할 때는 精神變亂을 일으키고, 그때는 前述한 筋의 紫色은 홀연히 사라졌다가 홀연히 나타난다고 하였다. 선생이 곧 黃土湯을 投與하니, 하혈하고 질환이 全解하였다.

我說. 止血劑가 도리어 驅血劑로 변하는 것이 신묘하지 않은가!

『成績錄』에,

한 남자가 나이는 20여세였는데, 喘咳하기를 수일, 때때로 객혈하고 脇下가 結硬하며 臍傍에 動咳가 있었다. 선생이 이를 診하여 黃土湯을 투여하였더니 4, 5일 만에 지혈은 됐으나 咳는 아직 解하지 않았다. 이에 小柴胡湯을 투여하니 諸患이 이미 癒하였다. 그후 咳가 재발하였으므로 苓甘薑味辛夏仁湯을 투여하니 완전히 癒하였다.

我說. 小柴胡湯을 투여한 것은 誤治였다.

한 남자가 久咳 數月 만에 胸中이 동통하고 때때로 약간의 토혈을 하며, 巨里部位에 動悸가 심하였고 약간 盜汗을 하며 하혈을 2, 3차 하더니 안면에 혈색이 없고 羸瘦骨立하였다. 선생이 黃土湯과 赤石脂散을 겸용시키니 癒하였다.

『用方經驗』本方條에,

부인의 血崩이 멎지 않고, 남자의 하혈이 오래 癒하지 않으며, 혈색이 痿黃하고 掌中이 煩熱하며, 瓜甲이 乾色(腿色의 잘못이 아닐까—我註)으로 되고 脈數 胸動하며, 혹은 微腫을 나타내는 자에게 효과가 있다. 이는 禁血劑이니 漫投해서는 안 된다.

我說. 여하한 方劑라 할지라도 漫投해서는 안 되며, 附子劑는 특히 그러하다.

『類聚方廣義』本方條에,

토혈과 하혈이 오래 멎지 않고, 心下痞, 身熱惡寒, 面靑體瘦, 脈弱, 舌色刷白 혹은 腹痛下利 혹은 微腫하는 자를 治한다. 臟毒, 치질, 농혈이 멎지 않고 腹痛濡瀉하며, 小便不利, 면색이 痿黃하여 날로 羸瘠하며 혹은 微腫하는 자를 治한다.

『橘窓書影』에,

佐伯候의 醫員인 知補甫仙의 처가 傷寒으로 수일을 앓았으나 낫지 않았다. 하루는 하혈을 數行하였는데 혹은 豚肝과 혹은 漆黑과 같은 數塊를 脫下하여 사지가 厥冷하고, 汗出하며 喘鳴으로 기절할 듯하였다. 내가 黃土湯을 투여하니 하혈이 멎었다. —(하략)

神田多町의 한 부인이 暑疫으로 수일을 앓았으나 낫지 않았다. 虛羸煩熱하고 맥은 微細하며, 수족이 微冷하고 음식을 들 수가 없어 미음을 소량 마실 뿐이었다. —(중략)— 원기가 조금 회복되고 음식도 다소 할 수 있게 되었는데, 하루는 黑血을 과다하게 下하고, 舌上이 건조하며 身熱을 發하여 정신이 황홀해져서 위독한 지경에 이르렀다. 내가 黃土湯을 지어 복용시키기를 1주야 만에 하혈이 멎고 정신도 상쾌해졌다.

我說. 위의 2治驗例는 '티푸스'성 장출혈의 극렬한 증상이었는데, 本方이 그처럼 속효가 있었으니 洋醫들은 무어라 할 것인가?

4) 黃土의 醫治效用

『本草備要』에,

伏龍肝(竈中黃土의 별명으로서, 重澁한 약성으로 調中, 止血, 燥濕, 消腫의 효능이 있다)은 辛溫하며, 調中 지혈 去濕 消腫하고, 咳逆反胃 吐衄 崩帶 尿血遺精 腸風癰腫(醋로 調塗한다)를 治하며, 催生 下胎의 효능이 있다. 釜心多年의 黃土이다.

『腹證奇覽』에,

황토의 眞物을 얻으려면 다음과 같이 해야 한다. 山野僻地의 민가에서 他土를 섞지 않고, 生土로써 竈(부뚜막)를 만들어 매일 불을 지펴 20여년 동안 계속하여 그 색깔이 紫色으로 된 것이 좋다. 이것을 일곱 번 水乾하여, 砂石灰를 제거하고 淸澄하게 하여 쓴다. 위와 같은 황토 一味를 龍肝散이라 하며, 그 功能은 下記와 같다.

〈龍肝散의 功能〉 心痛, 反胃, 中惡症에 좋다. 액취에 자주 바르면 좋다. 小兒臍瘡에도 역시 좋다. 소아의 重舌에는 醋에 和하여 바르고, 또 産後惡血이 攻心하여 동통하는 자는 2錢을 酒服한다. 崩漏 帶下 토혈 咳血을 治하고 催生과 胞衣를 下하는 데 大效가 있다.

『子玄子産論』에,

病候 心下로 逼迫하여 구토하는 자
治法 虎翼飮[1]을 伏龍肝汁으로 煎服한다.

한 부인이 産月에 임하여 구토가 멎지 않았다. 선생을 청하여 診治와 조산을 요청하였다. 선생은 먼저 伏龍肝汁을 투여하니 다시는 구토하지 않았다. (하략)

이상의 諸說에 의하건대, 本藥은 溫性 收斂藥으로서 鎭嘔止血의 特能이 있다고 할 수 있다.

---

1) 虎翼飮은 小半夏加茯苓湯에 靑皮를 加한 것이다.

III

少陰病篇

少陰病에 관한 師論 註釋

少陰病은 맥이 微細하고 다만 寐하려 하는 것이다.

(少陰之爲病, 脈微細, 但欲寐也－『傷寒論』)

(註) 山田正珍 씨의 말.

'但' 字 밑에 '惡寒' 2字가 탈락된 것이나 마땅히 이를 보충해야 할 것이다. 왜냐하면 '但'이란 말은 他事가 없음을 가리키는 말이기 때문이다. 예컨대 '但頭汗出 餘無汗'이라든가, '不惡寒 但熱'이라든가, '溫瘧은 身無寒但熱(金匱瘧疾篇)' 등에서의 '但' 字의 뜻을 참조해야 할 것이다.

少陰病을 어찌 다만 欲寐하는 1證만으로 설명할 수 있겠는가. 만약 단지 欲寐하는 것을 소음병이라고 한다면, 소위 太陽病으로 10일이 지나서 맥이 微細하면 嗜臥하는 증상도 역시 少陰病이라 할 수 있겠는가. 이는 闕文임이 분명하다. 그러므로 '但' 字 밑에 '惡寒' 2字를 보충하지 않으면 안 되는 것이다. 그리고 여기서 惡寒이란 소위 열이 없이 惡寒하는 것을 말하는 것이다. 그러므로 麻黃附子細辛湯條에서 이르기를, "少陰病을 처음 얻어, 도리어 발열한다" 하였고, 通脈四逆湯條에서 이르기를, "少陰病으로 도리어 惡寒하지 않는다"고 한 것을 보아도 열이 없이 惡寒하는 것이 少陰의 本證임을 알 수 있다.

무릇 外邪가 인체를 손상함에 있어서 實熱에 속한 증상은 發하여 太陽病으로 되고 虛寒에 속하는 증상은 發하여 少陰病으로 되는 것이다. 비록 그 寒熱이 서로 다르지만, 모두 外感의 初證이다. 그러므로 '太陽篇'에서 이를 분별하여 이르기를, "발열하고 惡寒하는 것은 陽에서 發하는 것이요, 無熱하면서 惡寒하는 것은 陰에서 發하는 것이다"라고 하였는데, 여기서 '發' 字는 初證임을 가리키는 것이다. 각설하고, 이제 邪가 그 虛寒에 따라서 化하는고로 맥이 미세하며 다만 惡寒하고 欲寐하는 것이다. 麻黃附子甘草湯을 투여하여 微하게 汗을 發하는 것이다(山田 씨가 麻黃附子甘草湯 云云한 것은 少陰病의 表證이 있는 경우를 말한 것이지, 少陰病 전체의 治法을 말한 것이 아니므로 오해하지 말아야 할 것이다－我註).

위의 說은 매우 타당하므로 '但' 字 밑에 惡寒 2字를 첨가하여 해석해야 할 것이다. 따라서, 本條는 少陰病은 맥이 미세하고 다만 惡寒하며 欲寐하는 것이라고 봐야 한다. 가령 여하한 병증이든지 적어도 이러한 徵候만 있으면 모두 少陰病으로 보아 이를 施治해야 할 것이며, 이하의 諸方도 이 定義를 벗어나지 않는 것이다. 그러나 그 證이 극렬한 경우는 厥陰病을 兼發하는 일도 없지 않음을 잊어서는 안 된다.

> 少陰病은 토할 것 같으면서 토하지 않고, 心煩하여 다만 欲寐하며, 5, 6일 때에 自利하고 渴하는 자는 少陰에 속한다. 虛하기 때문에 引水自救한다. 만약 小便色이 흰(白) 者는 少陰의 病形을 모두 갖춘 것이다. 小便色이 흰 것은 하초가 虛寒하여 制水의 능력이 없어서 色이 희게 되는 것이다.
>
> (少陰病, 欲吐不吐, 心煩, 但欲寐, 五, 六日, 自利而渴者, 屬少陰也, 虛, 故引水自救, 若小便色白者, 少陰病形悉具, 小便色白者, 以下焦虛有寒, 不能制水, 故令色白也－『傷寒論』)

(註) 本條는 仲景師의 正文이 아닌 것 같으나 少陰病의 病形을 잘 가리키고 있으므로, 이에 게재하는 것이다. 무릇 陰病은 新陳代謝 機能이 沈衰된 것이므로 만약 此病으로서 점차 高度에 달할 때는 더욱더 그 기능의 減衰를 초래하므로 尿中의 고형성분이 적어지고, 따라서 尿色이 淸白하게 되는 것이다.

1. 附子湯에 관한 師論 註釋

少陰病을 얻어 1, 2일에 口中이 和하고, 그 背가 오한하는 자는 마땅히 이에 施灸할 것이며, 附子湯으로 이를 主治한다.

(少陰病, 得之一, 二日, 口中和, 其背惡寒者, 當灸之, 附子湯主之 -『傷寒論』)

(註)『醫宗金鑑』에,

背部의 오한은 陰陽症, 모두 있는 증상이다. 만약 陽明病으로서 大熱이 없고, 口燥渴 心煩 背微惡寒하는 것은 白虎加人蔘湯證이다. 이제 少陰病으로 단지 欲寐하고 이를 얻어 2, 3일 만에 口中이 燥하지 않고 和하며, 그 背部가 오한하는 것은 少陰陽虛의 背惡寒이지 陽明熱蒸의 背惡寒과는 다르므로 마땅히 施灸하고, 다시 附子陽으로 이를 主治하는 것이다.

魏荔彤 씨의 말.

少陰病이라는 3字 중에는 脈이 沈細하고 微한 것과 다만 欲寐하는 증상을 나타내고, 발열하지 않으며 단지 背惡寒하는 증상을 포괄하는 뜻이며, 이는 少陰裡證의 確據이다. 少陰病 全篇도 역시 此句를 보아 표적으로 삼아야 할 것이다.

我說. 위의 2說이 모두 옳지만, 口中이 和하다는 것은 미각 기타 口內가 平常과 다름이 없다는 뜻을 附加해야 한다.

少陰病으로 신체가 동통하고 수족이 寒하며, 골절이 동통하고 맥이 沈한 자는 附子湯으로 이를 主治한다.

(少陰病, 身體痛, 手足寒, 骨節痛, 脈沈者, 附子湯主之－『傷寒論』)

(註) 太陽病으로 身體骨節이 동통할 때는 반드시 맥이 浮하는데, 이제 신체골절이 동통하더라도 수족이 寒하고 맥이 沈하므로, 이는 少陰病이며, 本方의 主治가 된다는 뜻이다.

1) 附子湯方

附子 5.0
茯苓, 芍藥 각 7.0
人蔘 5.0
朮 9.5

이를 細剉하여 물 2合 5勺을 붓고 1合이 되게 달아서 去滓한 다음 1일 3회로 나누어 溫服한다.

2) 선배의 論說 · 治驗

東洞 옹의 말.

附子陽은 身體攣痛, 小便不利, 心下痞硬 혹은 복통하는 자를 治한다.

我說. 身體攣痛을 治하는 것은, 附子 · 芍藥 · 朮이고, 小便不利를 療하는 것은 附子 · 茯苓 · 朮이며, 心下痞硬을 醫하는 것은 人蔘의 작용이다.

附子湯方은 眞武湯에서 薑을 제거하고 滲을 加한 것이다. 眞武湯證에 心下悸, 頭眩, 身瞤動의 증상이 있으므로 此湯證에서 이 증상이 脫落되었음이 分明하다.

我說. 本方證에 心下悸, 頭眩, 身瞤動의 증상이 있어야 한다는 것이지만, 그것은 客證에 불과하므로 仲景師가 언급하지 않는 것이리라.

『方機』 本方의 主治에,

· 맥이 微細하고 背部가 오한한 자,
· 신체동통하고 手足이 冷하며 골절이 동통하고 맥이 沈한 者(應鐘),
· 신체동통하고 小便不利하며(仲呂), 心下悸 혹은 痞硬하는 자를 治한다.

『成績錄』에,

한 남자가 兩脚이 동통하여 屈伸할 수가 없고, 수족이 寒하며 복부가 拘攣하고 食事가 격감되며 羸瘦가 尤甚하였다. 때때로 2, 3升의 痔血이 流出되며 다른 고통은 없었다. 선생이 附子湯을 투여하니 동통이 消退하고, 拘攣이 緩解되었으며, 음식도 섭취할 수 있게 되고 행보도 가능하게 되었으나, 治血만이 여전하였다. 이에 黃連解毒散을 투여하니 멎었다.

『古方便覽』의 本方條에,

一僧이 나이는 36세였는데, 나에게 診治를 청하며 말하기를, "제가 20세 전후에 2, 3년 동안 임질을 앓은 일이 있었습니다. 그것이 愈한 후부터 諸證이 雜出하여, 腰下가 마치 氷雪 중에 있는 것처럼 냉하고, 여름에도 綿衣를 껴입어야 할 정도입니다. 발작시에는 언제나 心腹이 동통하여 손을 움직일 수도 없고, 腰脊이 通經하여 反側할 수도 없습니다. 심할 때는 숨도 제대로 쉴 수가 없으며 또 忽忽히 少氣하여 終夜토록 安臥하지 못합니다. 대개 매일 밤 必發합니다. 또 어릴 때부터 痔漏가 있었으며 寒溫을 만날 때마다 발작합니다. 벌써 이런 증세가 14년이나 경과하였습니다"라고 하였다. 내가 診한즉 心下가 悸하고 痞硬하였으며 腹皮가 拘攣하였다. 이에 附子湯 및 平水丸을 복용시키고 때때로 紫圓으로 攻하였더니 반 년 만에 諸症이 全癒하였다.

한 부인이 나이는 50여세였는데, 胸痺를 앓아서, 음식맛이 없고 신체가 尫羸하여 반 년이 되도록 낫지 않았다. 내가 이를 診한즉 心下가 痞硬하고 心悸하며 소변이 소량이었다. 이에 人蔘湯 및 三黃丸을 지어 20여일을 飮服시켰으나 효과가 나타나지 않았다. 조바심이 난 부인은 他醫를 청하여 臍傍에 뜸(灸)을 떴다. 그러자 홀연히 心腹이 切痛하여 下利를 數十行이나 하였으며 臭穢 때문에 근접할 수 없을 지경이었다. 부인은 거의 죽을 지경이 되어 다시 나를 찾았다. 그래서 大承氣湯으로 下하기를 5, 6일 만에 諸症이 頓退되고 飮食이 倍前하였다. 이렇게 7, 8일이 되니 小便이 不利하고, 全身이 洪腫하며, 心下가 痞硬하고

腹皮가 急攣하였다. 내가 또 附子湯과 平水丸을 복용시키기 30일 만에 諸症이 全癒하였다.

열 살난 한 남아가 脊梁이 굽어서 傴僂가 되고, 兩脚이 攣急하여 일어설 수가 없었다. 이렇게 2년이 지났는데, 내가 此方과 紫圓을 써서 2개월 만에 全癒하였다.

『類聚方廣義』本方條에,

水病으로 遍身이 腫滿하고, 小便不利하며, 心下痞硬하고, 不利腹痛하며, 身體가 동통하고 혹은 마비 혹은 惡風寒하는 자를 治한다.

『金匱』妊娠病篇에,

부인이 임신 6, 7개월에 맥이 弦하고, 발열하며, 胎가 더욱 커지고(愈張) 복통오한하며 小腹이 扇과 같이 되는 所以는 자궁이 開하기 때문이다. 마땅히 附子湯을 써서 子臟을 溫하게 해야 한다. 按컨대 扇은 扉이다. 『正字通』에 이르기를, "戶의 開閤이 鳥羽의 翕張하는 것과 같다. 그러므로 戶와 羽를 取하여 扇으로 쓴다고 하였다. 이제 상기 증상을 徵驗하건대 임신 6, 7개월 사이에 小腹이 때때로 縮張하고 동통하는 자는 대개 발열오한하고 小便不利한다. 附子湯, 當歸芍藥散을 撰用하면 곧 小便이 快利해지고, 脹痛은 속히 낫는다. 또 按컨대 더욱 커진다는 것(愈張)은 翕張의 誤記일 것이다. 此條는 張씨의 문투같지 않은데, 이를 쓰면 효과가 있다. 修學者는 이를 시험해 볼 일이다.

2. 眞武湯에 관한 師論 註釋

> 太陽病으로 汗을 發하여 汗出해도 不解하고, 其人이 계속 발열하며, 心下悸, 頭眩, 身瞤動하며, 振振하여 僻地하려 하는 자는 眞武湯으로 이를 主治한다.
>
> (太陽病, 發汗, 汗出不解, 其人仍發熱, 心下悸, 頭眩, 身瞤動 振振欲擗者 眞武湯主之－『傷寒論』)

(註) 山田正珍 씨의 말.

擗地의 2字는 諸說이 분분하여 아직 定說이 없는 형편이다. 按컨대 －(중략)－ 『字典』에서 擗의 뜻은 倒라 하였고, 『類篇』에서는 仆라 하였으며, 『正字通』에서는 躄은 辟과 通한다고 했다. 또 『字典』의 擗 字 註에서는 辟과 通한다고 했다. 이들을 綜合하여 考察컨대 '擗' '躄' '辟'의 3字는 통용된다고 할 수 있으니 소위 擗地는 躄地이다. 무릇 글자란 音으로써 本을 삼고, 形은 이에 버금하는 것이다. 만약 音이 같다면 互相通用하여 字義에 구애하지 않는 것이다. 拒 字가 距와 통하는 것도 역시 마찬가지다. 또 按컨대, 『脈經』에서는 仆地라고 썼다. 字는 다르지만 뜻은 같은 것이다. 宋版의 註에서는 擗을 僻으로 썼는데, 이는 同音이므로 통용하는 것이다. －(중략)－

此條에 말하는 太陽病은 麻黃, 靑龍 등으로 汗을 크게 發하면 其人이 충실한 경우는 마땅히 平常으로 회복될 것이다. 만약 허약한 자는 汗出하여 表證은 罷하였으나 병은 아직 不解하여 發熱, 心下悸, 頭眩, 身瞤動하여 땅에 쓰러지려고(仆地) 한다. 이것은 汗出이 많아서 亡陽하기 때문이다. 발열이 있어도 그것은 表證이 不解했기 때문에 오는 발열이 아니고, 虛火炎上의 발열이며, 後世의 소위 眞寒假熱인 것이다.

心下悸는 胃가 陽虛하여 水飮이 停蓄된 것이고, 頭眩은 頭中의 陽虛에 기인하는 것이다. 『靈樞』 衛氣篇에서 이른바, 上虛卽眩이라는 것이 바로 이것이다. 身瞤하며 쓰러지려고 하는 것은 經中의 陽虛에 기인하는 것이다(頭眩, 身瞤欲仆하는 것이 陽虛에 기인함은 물론이지만, 水毒의 侵襲에 起因하는 面도 크다-我註). 茯苓桂枝白朮甘草湯條에서 이른바, 汗을 發하면 經을 動하고, 신체가 振振搖한다는 것이 바로 이것이다. 이것은 表裡上下가 모두 허한 징후이므로 眞武湯을 써서 그 陽을 회복시키고, 水를 순행시키는 것이다.

『類聚方廣義』 本方條에,

擗地를 『脈經』에서는 仆地라고 썼다. 仆는 곧 倒의 뜻이다.

我說. 太陽病 患者로서 身體가 허약한데 잘못하여 과다하게 발한시켰거나 혹은 신체가 壯實하더라도 誤汗했기 때문에 汗出해도 병이 아직 退去치 않고 병자가 계속 발열(表證의 발열이 아니고, 少陰의 발열이다)하고, 心下悸하며, 신체도 역시 肉瞤筋惕하고 振顫하며 地上에 넘어지려 하는 경우는 表裡가 모두 허하여 이미 少陰病으로 陷入한 것이니 本方의 主治라는 뜻이다. 傷寒으로 토하거나 下한 후에, 心下逆滿하고, 氣가 胸으로 上衝하여 일어서면 頭眩하고, 맥이 沈緊하며, 발한하면 經을 動하고 신체가 振振하게 搖하는 자는 茯苓桂枝白朮甘草湯으로 主治한다는 증상과 相似하지만 陰陽虛實의 구별이 있으니 그르치지 말도록 注意해야 할 것이다.

> 少陰病이 2, 3일이 되어도 낫지 않고, 4, 5일에 이르러, 복통하고 小便不利하며 四肢가 沈重疼痛하고 自下利하는 자는 水氣가 있는 탓이다. 其人이 혹은 咳하고 혹은 소변이 利하며 혹은 下利하고 혹은 嘔하는 자는 眞武湯으로 이를 主한다.
>
> (少陰病, 二, 三日不已, 至四, 五日腹痛, 小便不利, 四肢沈重疼痛, 自下利者, 此爲有水氣, 其人或咳, 或小便利, 或下利, 或嘔者, 眞武湯主之-『傷寒論』)

(註) 尾臺 씨의 말.

『王函』에서는 '或小便利'를 '或小便自利'라고 썼다. 按컨대 '或下利'도 마땅히 '或不下利'라고 써야 할 것이다. 그렇지 않으면 上文의 '自下利'라는 말과 상응하지 않기 때문이다. '혹' 이하의 4症도 역시 모두 本方의 主治이다.

此說이 옳으므로, '혹' 이하는, "혹은 咳하고 혹은 小便自利하며 혹은 下利하지 않고 혹은 嘔하는 자는 眞武湯으로 이를 主治한다"고 간주해야 할 것이다. 餘他는 해석할 필요가 없을 것이다.

1) 眞武湯方

茯苓, 芍藥, 生薑 각 11.0
朮 7.0
附子 3.5

煎法 · 용법은 同前.

2) 선배의 論說 · 治驗

『傷寒緖論』에,

不得眠者는 모두 陽이 盛한 탓이다. 절대로 溫劑를 금한다. 다만 汗吐下 후에 虛煩하고 맥이 浮弱한 者는 津液內竭로 인한 것인즉 마땅히 權道를 좇아 眞武湯으로 이를 溫해야 한다.

『醫史』櫻寧生傳에,

宋可與의 처가 하절에 身冷하여 自汗하고, 口乾, 煩躁하여 泥水 중에 누우려 하였다. 伯仁이 그 脈을 診한즉 浮數하고, 이를 重按한즉 豁然하게 虛散하였다. 이에 이르기를 -(중략)- 이는 陰이 盛하여 陽을 隔하는 것이며, 生冷物을 飮食하고, 風露에 坐臥했기 때문에 득병한 것이라 하여, 眞武湯을 달여서 이를 冷飮시키니, 一服하고 汗이 멎었으며, 二服하니 煩躁가 去하였고, 三服하니 平復되었다.

『易簡方』에,

眞武湯은 다만 陰證傷寒에 復用할 뿐만 아니라, 虛勞한 사람이 憎寒壯熱하고, 咳嗽下痢하면 모두 이를 服用해서 좋다. 그러므로 固陽湯이라고 이름을 바꾸었다.

我說. 虛勞人의 憎寒壯熱, 咳嗽下痢症일지라도 陰虛證임을 認定할 수 없으면 漫然히 本

方을 쓸 수 없다.

東洞 옹은 本方을 定義하여,

心下悸와 身瞤動하고 振振하여 擗地하려 하며, 복통, 小便不利 혹은 嘔하고 혹은 下利하는 자를 治한다고 하였다.

『方機』本方의 主治에,

- 腹痛(消塊), 小便不利, 四肢沈重疼痛, 下利하며 혹은 咳하고 혹은 嘔하는 자,
- 心下悸, 頭眩(應鐘) 身瞤動하며 振振하여 擗地하려 하는 자,
- 舌上이 乾燥하여 黑胎가 생기고, 口中에 진액이 있으며 身熱하고, 頭眩하며 수족이 振振하고 혹은 下利하는 자(紫圓)를 治한다.

我設. 陽證으로 舌에 흑태가 있으면 舌上이 건조함과 함께 口中도 역시 건조해지고, 결코 진액이 있을 리가 만무하다. 이로써 陰陽虛實을 판별해야 한다.

『成績錄』에,

京師寺町의 一僧이 나이는 30세 정도였는데, 胸中이 煩悶하기를 수일 만에 黑血을 吐下하였다. 이를 診한즉, 맥이 沈微하고 服滿하며 소변이 難하였고, 수족이 浮腫하여 不仁 沈重하였으며, 대변이 매일 2, 3행되었고, 默默하여 음식을 들려 하지 않았다. 음식을 取하면 胸間에 停滯하고, 복부에 들어가면 氣急하며, 服滿이 특히 심하였다. 그 모양이 세상에서 말하는 소위 黃胖病과 같았다. 선생이 眞武湯을 투여하니 百患이 모두 癒하였다.

한 부인이 복통 硬滿 攣急하며 때때로 발열하고, 小便不利, 手足微腫, 微咳, 目眩하였다. 이렇게 앓기를 百餘 日이 되었는데, 한 醫者가 大柴胡湯을 투여하더니 諸證이 날로 심해지고 열도 역시 더욱 熾盛해졌다. 선생이 이를 診하여 眞武湯을 투여하니, 1, 2일 만에 열이 退하고 利가 멎었다. 5, 6일을 경과하여 소변이 快利해지고 부종도 따라서 제거되었으며 음식 역시 進行되고, 복통과 目眩도 사라진다. 다만 硬滿攣急만이 여전하였으므로 當歸芍藥散을 겸용하니 諸證이 全癒하였다.

『古方便覽』本方條에,

한 남자가 나이는 42세였는데, 下疳瘡을 앓은 후에 좌반신이 불수가 되고 수족이 顫掉하여 擲地하려 하였다. 또, 癎症을 겸하여 10일이나 5일 만에 반드시 발작하였다. 식사는 남이 대신 떠넣어 주어야 했으며 蓐上에 仰臥하기를 이미 3년이 되었다. 내가 이를 診한즉, 小腹으로부터 心下에 걸쳐서 硬滿하고 心悸하며 拘攣했다. 이에 此方 및 三黃丸을 지어 투여하고 또 때때로 備急圓을 써서 이를 攻하였다. 이렇게 1개월을 치료하니 癎症이 발작하지 않았으며, 또 七寶丸을 지어 매월 한 차례씩 복용하기를 7次 거듭하여 全癒하였다.

我設. 小腹으로부터 心下에 걸쳐 硬滿하다는 것은 곧 石腹直筋攣急을 말하는 것이다.

『類聚方廣義』 本方條에,

痿躄病으로 腹拘攣, 脚冷不仁, 小便不利 혹은 不禁함을 治한다.

요통, 복통, 오한하며 不利를 매월 數行씩 하고 야간에 더욱 심한 자는 이를 疝痢라 하며, 此方이 좋다. 또, 久痢하며, 浮腫을 일으키거나 혹은 咳하고 혹은 嘔하는 자에게도 역시 좋다.

産後에 下利하며, 腸鳴腹痛하고, 小便不利, 肢體酸軟 혹은 마비하며, 水氣가 있고 오한발열하며, 해수 不止하여 점차 勞狀을 이루는 자는 매우 난치인 바 此方이 좋다.

『方伎雜誌』에,

深川仲町의 某人이 나이는 40세쯤 되었는데 診治를 청하며 말하기를 2, 3年 이래 기분이 이상하게 舒暢하지 않으며 밥맛도 없고, 밤에는 제대로 잠들지 못한다고 하였다. 이를 診한즉, 면색이 靑黑하고 悸身에 滋潤의 氣가 없으며 약간 水氣가 있었고, 舌色은 刷白하고 聲嘶息迫하며, 맥은 浮하지도 않고 沈하지도 않고 다만 無力하여 솜(綿)과 같았으며, 소위 遊魂行尸라고 일컫는 중환이었다. 내가 이 병의 위중함을 설명하니 當者도 이미 必死의 각오가 있다고 하였다. 먼저 眞武湯을 투여하기 반 년 만에 기력이 조금 생기고, 息迫도 다소 완화되었고 聲音도 조금씩 나오기 시작하였다. 그러자 겨울이 되니, 요통이 發하고 脚으로부터 小腹에 걸쳐 마비되며 다시 호흡이 급박해졌다. 그래서 八味丸料로 轉方하여 1년 만에 全快하였다. 이 치험으로 미루어 보건대 아무리 난치증이라 할지라도 힘을 다하여 치유하면 治할 수 있는 것이다. 醫者는 시술에 있어서 勉勵해야 함을 통감하는 바이다.

『勿誤藥室方函口訣』本方條에,

此方은 내부에 水氣가 있다고 하는 것을 목적으로 함이 다른 附劑와의 차이점이다. 水飮으로 인하여 心下悸하며, 身瞤動하여 振振 擗地하려 하는 증상 혹은 痲痺不仁하고, 수족의 牽引을 느끼며, 혹은 水腫으로 小便不利하며, 그 부종이 虛濡無力하고 혹은 복부 이하에 부종이 있고 臂 肩 胸 背가 羸瘦하며, 그 맥은 微細 或은 浮虛하며 크게 心下가 痞悶하고 밥맛이 없는 자 혹은 사지가 沈重疼痛하고 下利하는 자에게 써서 효과가 있다. 方名은 『千金』 및 『千金翼』에 따라 玄武라고 해야 할 것이다.

『橾窓書影』에,

芝高輪의 三劦屋兼吉이라는 사람이 行旅 후에 溫疫에 걸렸다. 醫者의 치료를 받았으나 數十 日이 지나도 不解하고 미열과 水氣가 있으며, 맥은 沈微하고, 사지가 微冷하며 정신이 황홀하여 다만 臥寐하려 하였다. 내가 이를 診하여 이르기를, 병이 少陰에 있다고 하고, 眞武湯加人蔘을 투여하였다. 2, 3일 만에 精氣가 크게 회복되고 미열도 緩解되었으며 식욕도 좋아졌으며 調理한 지 數旬 만에 癒하였다.

나는 언제나 如斯한 증상을 만나면, 熱의 有無를 가리지 않고 眞武加人蔘을 투여하여 주효하였다. 或者가 이해할 수 없다는듯이 묻기를, 仲景師의 취지와 다르지 않느냐 하지만, 나는 대답하여 이르기를, 다만 그것이 少陰病임을 인정하면, 眞武湯, 附子湯 등이 少陰病의 正方이므로 투여하는 것이다. 하물며 발열의 一證은 眞武湯 중에 具載되어 있지 않으냐고 하였다.

小梅邑의 小笠原長信의 모친이 나이 70에 이르렀는데, 봄에서 여름에 걸쳐 頭眩이 멎지 않고, 심할 때는 嘔逆欲絶하였으며, 맥은 沈微하고 兩足이 微腫하였다. 두세 사람의 醫者가 이를 치료했으나 癒하지 않았다. 내가 眞武湯을 妙香散과 겸용하여 투여하였더니 數日 만에 目眩이 크게 감퇴되고 起居가 平安하게 되었다. -(하략)

3. 通脈四逆湯에 관한 師論 註釋

少陰病으로, 淸穀을 下利하고 裡寒外熱하며, 수족이 厥逆하고 脈微 欲絶하며, 身은 도리어 오한하지 않고 其人의 안면은 赤色이고 혹은 乾嘔, 혹은 咽痛하며, 혹은 利가 멎고 맥이 不出하는 자는 通脈四逆湯으로 이를 主治한다.

(少陰病, 下利淸穀, 裡寒外熱, 手足厥逆, 脈微欲絶, 身反不惡寒, 其人面赤色, 或腹痛, 或乾嘔, 或咽痛, 或利止, 脈不出者, 通脈四逆湯主之 -『傷寒論』)

(註) 本條의 病症에 關한 山田正珍 씨의 말.

이것 역시 少陰·厥陰을 兼病하는 것으로서 寒邪가 太盛하고 陽氣가 虛脫한 것이다. 대개 四逆湯證의 한층 深劇한 증상이다. '身反不惡寒'의 5字는 少陰病에 대하여 이를 말한 것이다. 此證은 외부에 비록 한층 발열이 있더라도 表에 實邪가 있는 것이 아니다. 즉 後世方書의 소위, 無根의 虛火가 泛上한 것이다. 이 탕을 써서 그 虛脫을 구하면 곧 瘥한다. '或' 字 이하는 兼發하는 客說일 따름이며, '裡寒外熱'의 4字는 그 원인을 설명한 것이지, 그 증상을 설명한 것은 아니다.

上記의 說과 같이 이는 四逆湯證의 한층 극심한 것인데, 궁극적으로는 該湯의 증상으로서 急迫과 虛脫이 공히 극심한 것이므로 역시 四逆湯과 마찬가지로 甘草를 主用하고, 또한 乾薑을 증량한 本方을 쓰는 것이다. 캄퍼 주사를 남용하는 서양의사들은, 한방의 강심요법이 緩和無害한 甘草를 主用하여 그로써 心力을 회복시킴과 동시에 下利淸穀, 手足厥逆, 腹痛, 乾嘔 등을 併治함을 깊이 음미해야 할 것이다.

下利淸穀하고, 裡寒外熱하며, 汗出하고 厥하는 자는 通脈四逆湯으로 이를 主治한다.

(下利淸穀, 裡寒外熱, 汗出而厥者, 通脈四逆湯主之 -『傷寒論』)

(註) 本條도 역시 少陰病으로 厥陰病을 兼發한 것이며, 汪씨가 이르기를,

下利淸穀은 利寒의 所致이며, 外熱은 身微熱을 뜻한다. 여기에 汗出을 겸하는 것은 眞陽의 氣가 外走하여 탈출하려 하는 것이다.

라고 말한 바와 같이 虛脫로 인하여 脫汗하는 것이므로 맥이 微하고 끊어지려는 징후가 있음이 분명하다.

1) 通脈四逆湯方

甘草, 乾薑 각 4.8
附子 2.4

煎法・용법은 四逆湯과 같음.

2) 선배의 論說

『心法附錄拔萃』에,

附子理中湯(本方을 가리킴 - 我註)은 중풍으로 無汗하고 身凉한 증상을 治한다.

東洞 옹은 本方을 定義하여,

四逆湯證으로서 吐利와 厥冷이 심한 자를 治한다.

『方機』 本方의 主治에,

吐利, 汗出하고 발열오한하며 四肢厥冷하고 맥이 微하며 欲絶하는 자, 혹은 腹痛하고 혹은 乾嘔하며 혹은 咽痛하는 자는 通脈四逆湯으로 이를 主治한다.

『類聚方廣義』本方條에,

通脈四逆湯은 이를 四逆湯에 비하면 그 증상이 한층 重症이며, '面赤色' 이하는 곧 兼症이다. 그리고 '其人' 밑에 '或' 자가 탈락된 것 같다.

『霍亂治略』에,

(하략)— 下利가 심하고 嘔하며 腹中에서 水鳴하고 혹은 腹痛하며 小便不利하고 사지가 냉하거나 攣痛하는 자는 眞武加半夏湯(眞武湯과 小半夏湯의 合力)을 쓴다.

下利가 멎지 않고, 厥冷 煩躁하며 사지가 轉筋되고 腹拘急하며 面靑肉脫하고 眼凹 聲嘶하는 자는 四逆湯을 쓰며, 증상에 따라서 四逆加人蔘湯도 쓸 수 있다.

下利와 轉筋이 더욱 심하고 厥冷이 臂膝을 지나며, 정신이 쇠약하고, 脫汗이 구슬같이 맺히고, 맥이 微細하거나 혹은 沈伏하여 보이지 않는 자는 通脈四逆湯을 쓰며, 前症으로서 心胸이 氣閉하고 乾嘔가 심하며 혹은 吃逆을 發하는 자는 通脈四逆加猪膽汁湯이 좋다(猪膽이 없을 때는 최상품의 熊膽도 좋다). 此症은 대부분 죽는다. 만약 下利, 乾嘔가 공히 멎고, 厥冷 煩躁, 轉筋 自汗, 吃逆이 멎지 않으며, 소변이 不利한 者는 茯苓四逆湯이 좋다. 此症도 역시 대부분은 죽는다. 그러나 此方을 써서 소변이 通利되고 대변이 黃色을 띠게 되면 諸症이 漸退하여 회생할 수 있다.

4. 白通湯 및 白通加猪膽汁湯에 관한 師論 註釋

少陰病으로 下利하고 脈微한 자에게는 白通湯을 투여하라. 利不止하며 厥하여 無脈하고 乾嘔를 煩發하는 者는 白通加猪膽汁湯으로 이를 主治한다. 탕을 복용하고 맥이 暴出하는 자는 죽고, 微續되는 자는 生한다.

(少陰病, 下利脈微者, 與白通湯, 利不止, 厥逆無脈, 乾嘔煩者, 白通加猪膽汁湯主之. 服湯, 脈暴出者死, 微續者生－『傷寒論』)

(註) 少陰病으로서 下痢하며 맥이 微한 자에게는 白通湯을 투여해야 하는데, 이 탕을 복용하고도 아직 下利가 멎지 않고 사지가 厥逆하며 맥이 沈微하여 觸知하기 어렵고, 乾嘔하며 煩躁한 자는 白通加猪膽汁湯의 主治이다. 그리고 이 탕을 복용한 후에 맥이 갑자기 나타나면 必死하고, 微하게 나타나서 지속되는 경우는 회생한다는 뜻이다.

尾臺 씨의 말.

按컨대, 此條는 '下利'의 다음에 '복통'이 脫落되었고, '利下止' 다음에 '若' 字가 빠진 듯하다. 此方의 症을 四逆湯症에 비하면 下利가 약간 緩하며 또한 淸穀과 大汗, 四肢拘急 등의 급박한 증상이 없으므로 甘草를 쓰지 않는다. 葱白은 陶弘景이 이르기를, "傷寒頭痛을 治한다"고 했고, 陳子良은 이르기를, "陰毒腹痛을 멎게 한다"고 하였다.
此說이 옳으므로 따를 것이다.

1) 白通湯方

葱白 6.8

乾薑, 附子 각 2.8

煎法 · 용법은 同前.

2) 白通加猪膽汁湯方

葱白 6.8
乾薑, 附子 각 2.8
猪膽(또는 熊膽) 0.8

이를 細剉하여 물 1合 5勺을 붓고 5勺이 되게 달여서 去滓한 다음 猪膽을 和하여 頓服한다.

※ 以上의 2方은 元來 人尿(童便)를 加하는 것이 原方이지만, 現今에는 이를 제거하여 처방한다.

3) 선배의 論說

『活人書』에,

病人에게는 譫語를 하는 자와 鄭聲을 발하는 자가 있다. 鄭聲은 허에 기인하는 것으로서 마땅히 溫藥을 써야 하며 白通湯으로 이를 主治한다. 譫語는 實에 기인하는 것으로서 마땅히 調胃承氣湯으로 이를 主治해야 한다.

我說. 譫語는 반드시 調胃承氣湯으로 主治해야 하는 것만은 아니다.

『名醫方考』에,

白通加人尿猪膽汁湯(이는 즉 白通加猪膽汁湯이다-我註)은, 오래 濕地에 앉아 있어서 腎을 傷하고, 腎이 傷하면 短氣, 腰痛, 厥逆下冷하며, 陰脈이 微하게 되는데, 그런 자에게 此方이 좋다.

東洞 옹은 此 2方을 定義하여,

· 白通湯은 下利 복통하며 厥하고 두통하는 자를 治한다.
· 白通加猪膽汁湯은 白通湯證으로서 厥逆, 乾嘔 煩燥하는 자를 治한다.

『餐英館治療雜話』의 白通加猪膽汁湯의 訣에,

大吐瀉 後에 面色眼彩가 虛寒에 속하여 厥冷하고 그 冷이 指裏로부터 발하며, 虛寒證이 틀림없고, 心下가 膨滿하며 煩躁한 증상은 하절의 곽란증에 간혹 있으며 맥은 微하여 絶하려 하고 혹은 완전히 絶하는 경우가 있다. 世醫들은 이런 증상에 附子理中湯 등의 回陽藥을 쓸 줄은 알지만, 心下의 膨滿을 治해야 함을 忘却하므로 약효를 얻지 못한다.

이러한 때에 마땅히 此方을 써야 하는 것이며 蔘附理中보다 10倍의 効가 있다. 각설하고 大吐瀉 후에는 어째서 心下가 痞塞하는 것인지 그 病源을 究明하건대, 大吐瀉로 인하여 脾胃가 갑자기 虛해지고 虛氣가 餘邪와 搏結되어 心下에 結聚하기 때문이다. 그러므로 此方을 써서, 附子, 乾薑으로, 陽을 회복시키고, 猪膽으로는 痞塞을 壓하며, 葱白으로는 下元을 溫하게 하고, 人尿와 같은 鎭墜下行하는 약품을 써서 腎中의 飛騰하려고 하는 陽氣를 끌어서 歸源시키는 것이니, 一方으로서 네 가지 효능을 갖추었다.

仲景의 製方이 정밀하기가 이와 같다. 세상의 庸盲한 醫者들이 어찌 이를 관찰하지 않을 수 있겠는가! 此方은 다만 곽란토사증뿐만 아니라 중풍졸도, 小兒慢驚, 기타의 일체 暴卒病, 脫陽症 등에 奇効가 있는 것이다. 그렇지만 목적이 없는 데는 쓸 수 없는 것인즉, 心下가 중요한 목표이다. 어쨌든 一方으로써 여러 증상에 쓴다는 것이 긴요하다. 이제 여기에는 다만 그 일부만을 例擧했을 뿐이니 圓機活方은 각자에게 달려 있다.

4) 葱白의 醫治効用

『本草備要』에,

葱 生葱은 辛散하고 熟葱은 甘溫하며, -(중략)- 그러므로 발한 解肌하며, 上下의 陽氣를 통하게 하고 傷寒의 복통을 治한다. -(중략)- 陰毒腹痛을 治하며, 眼睛을 돕고, 이명을 利하게 하며 2便을 通利한다. 氣가 통하면 血治가 되므로, 토혈, 衄血, 便血, 痢血, 折傷의 출혈, 乳癰風痺를 治하며 通乳 安胎한다. 부인 임신의 傷寒에 葱白一物湯은 발한 安胎

의 효능이 있고, 生薑을 加해도 좋다. 氣를 통하게 하므로 능히 解毒作用을 하여 藥毒·魚肉의 독·蚯蚓의 독을 解하며 狂犬咬傷에도 바른다. -(하략)

此說로 볼 때, 이 약은 溫性 亢奮藥으로서 진통, 살충살균작용이 있다고 할 수 있다.

5) 熊膽의 醫治効用

『本草備要』에,

熊膽 苦寒하며 凉心, 平肝, 明目, 살충의 效能이 있고, 驚癎 瘈瘲을 治한다. 通明한 것이 良品이며 약성은 능히 辟塵을 한다. 물 위에 먼지를 뿌려 놓고 熊膽을 米粒 정도로 가하면 豁然히 開한다.

『一本堂藥選』에,

熊膽 癥瘕 疝痞 痃癖 心胸痛 복통 傷食不吐不下 癲狂 학질 이질을 療하며, 蟲을 殺하고 구토를 멎게 하며, 痘瘡을 發하게 하고, 疳疾 驚癎 妊娠腹痛 산후복통을 治하며 催生의 効가 있고 點眼하여 翳를 제거하고, 치질에 발라서 동통을 멎게 하며, 일체의 急病에 써서 元氣를 喚起시키고 蔽塞을 개통한다.

以上의 諸說 및 나의 실험에 의하면, 本藥은 유력한 亢奮藥으로서 鎭痙 진통 해독 등의 특능이 있고, 또 때로는 鎭嘔 催吐 완하의 작용을 나타낸다. 실로 각 가정에 하루도 빼놓을 수 없는 要藥이다.

5. 桃花湯에 관한 師論

少陰病으로 下利하며 膿血을 배변하는 자는 桃花湯으로 이를 主治한다.

(少陰病, 下利, 便膿血者, 桃花湯主治-『傷寒論』)

(註) 本條의 病症에 관한 汪씨의 말. 此條는 곧 少陰病의 中寒으로 인한 下利證이다. 下利하며 膿血을 배변하는 자 가운데는 協熱이 많지만, 여기서 말하는 少陰病의 下利는 반드시 맥이 微細하며 다만 臥寐하려 하며 또 下利하는 것이다. 下利를 오래하여 膿血을 배변하기에 이른 것은 裡寒이며 滑脫하는 것이다.

錢씨의 말.

少陰病으로써 下利하는 것은 陰寒의 邪가 利에 있고, 濕이 하초에 停滯하여 大腸이 손상을 받은 때문이다. 그러므로 皮折 血滯하고 변하여 膿血이 되어 滑利下脫하게 된다. 그러므로 中을 溫하며 脫을 고정하는 桃花湯으로 이를 主治한다.

尾臺 씨의 말.

便膿血은 腸垢(粘液을 가리킴-我註)이며, 血과 같이 나오는 것으로서 病源痢候 중에 이른바 膿涕이다. 腸癰의 下利와는 달리 眞膿血은 아니다.

이상의 說과 같이, 대장점막(下行結腸 이하)이 糜爛破潰되어 粘血便을 下痢하기 때문에 쇠약하고 맥이 미세하며 다만 臥寐하려 하는 病情이 있는 것이다.

少陰病으로서 2, 3일에서 4, 5일에 이르기까지 복통하여 小便不利하고, 下利가 멎지 않으며 血膿을 배변하는 자는 桃花湯으로 이를 主治한다.

(少陰病, 二, 三日至四, 五日, 腹痛, 小便不利, 下利不止, 便膿血者, 桃花湯主之-『傷寒論』)

(註) 本條의 病症에 관한 錢씨의 말.

2, 3일에서 4, 5일에 이르기까지 陰邪가 裡에 있으면 氣가 腸間에 停滯하는고로 복통하는 것이다. 하초에 火가 없으면 氣가 化하여 순행하지 못하므로 소변이 下利한 것이며, 또한 下利가 멎지 않으면 소변이 대변을 따라 頻出하여 방광에 瀦蓄될 수 없으므로 소변으로 分利될 수 없는 것이다. 下利가 멎지 않으면 氣가 停해져서 고정되지 않으므로 大腸이 滑脫하게 되는 것이다. 膿血을 배변하는 것은, 邪가 下焦에 있고 氣가 停滯되고 순행하지 않으므로 大腸이 손상되는 것이다. 이는 陰寒 虛利에 속하는고로 滑을 濇하게 하고, 脫을 固定시키며, 中을 溫하게 하고, 虛를 補하는 桃花湯으로 이를 主治한다.

此說과 같이, 腹痛은 腸의 糜爛部位가 병적 産物에 刺戟되어 일어나는 것이며, 小便不利는 下利가 멎지 않은 결과 체액을 亡失한 데서 기인하는 것이고, 下利下止란 腸管의 마비로 인한 것이므로 溫性 收斂劑인 本方을 써서 이를 主治하는 것이다.

〔참고〕 下利하며 膿血을 배변하는 자는 桃花湯으로 이를 主治한다.
(下利 便膿血者 桃花湯主之-『金匱要略』)

1) 桃湯花方

赤石脂 6.4
乾薑 0.4
粳米 4.0

이를 細剉하여 물 1合 5勺을 붓고 5勺이 되게 달여서 去滓한 赤石脂末 4.0을 加하여 頓服한다. 만약 一服으로 癒하면, 나머지는 복용하지 말아야 한다.

2) 선배의 論說

東洞 옹은 本方을 定義하여,
腹痛下利, 便膿血者를 治한다고 하였다.

『方輿輗』本方條에,

此方은 膿血痢가 오래 멎지 않은 자에게 쓰며, 便膿血하고, 小腹이 동통하는 자에게 좋다(本方證은 대장 점막의 糜爛에 기인하는 것이므로 동통이 小腹部에 있는 것이다-我註).

按컨대 膿血痢에는 陰症과 陽症의 구별이 있다. 陽症에는 蘗皮湯(後世方-我註), 白頭翁加甘草阿膠湯을 쓰고, 陰症에는 桃花湯을 쓴다. 前記의 蘗皮湯條에도 粗辯한 바와 같이 桃花('湯' 字가 省略된 것이다-我註), 赤禹(赤石脂禹餘糧湯의 略語-我註)는 小腹에 동통이 있다. 이는 본래 裡熱이 있던 자가, 동통이 小腹으로 下及하여 이미 裏寒이 되어 腸滑 등을 일으켰을 때가 바로 桃花湯의 陰症인 것이다.

그러므로 이질의 동통이 小腹에 있는 자는 비록 裡熱이 있더라도 赤石脂나 阿片類로써 이를 멎게 하는 것이 좋다(裡熱이 있을 때는 비록 동통이 小腹에 있더라도 赤石脂, 阿片等屬을 쓸 수 없는 것이다-我註). 이때 熱勢가 크게 감퇴되고 渴하지 않으며 다만 膿血이 심한 자는 桃花湯을 쓴다. 膿血의 下利가 심하지 않고, 下利가 아직 멎지 않는 자는 赤石脂禹餘糧湯이 좋다. 이때 만약 잘못하여, 陽症인 蘗皮湯을 써야 할 경우에 陰症인 桃花, 赤禹를 쓰면 다시 腹滿이 加重되며 혹은 腫氣를 이루고, 혹은 塊를 이루며, 혹은 痿躄, 鶴膝 等症을 초래하게 된다.

자세히 판별하여 착오가 없도록 해야 한다. 이는 내가 시험한 바이다. 그런데 후에 本事方을 閱讀한즉 이러한 사실이 기재되어 있었다. 아울러 참조해야 할 것이다. 그런데 本事方에서는 이 탕을 환으로 하여 썼다. 나도 일찍이 이를 환으로 하여 써 본 바가 있었으나 그 효험이 遲鈍하였다. 역시 論에 따라서 탕으로 써야 할 것이다. 그리고 本方은 의외로 복용하기 곤란한 약이다. 되도록 輕劑로 하여 복용하는 것이 좋을 것이다.

이질이 오래되어 陰症과 같은 경우에 그 동통이 大腹에 있는 것은 理中, 四逆, 白通 등의 主治이다. 赤禹類를 쓰지 말아야 한다.

또 오래되었으나 腸滑은 없고 다만 眞膿血을 下하는 자는 桃花湯의 正症이다(此方은 粘血便을 목적으로 하는 것이지 眞膿血을 主治하는 것이 아니다－我註). 통상의 하혈에는 농도 없고 동통도 없는 것이니 이로써 알 수 있다. 下重은 裡寒에도 있는 것이므로 下重症을 통틀어 熱이라고는 볼 수 없다. 대개 이질로서 시종 동통이 없는 자는 독을 逐出할 것인지, 下利를 멎게 할 것인지를 결정하는데, 下利를 멎게 해야 할 증상에는 後重이 있고(但, 下重이라 할 정도의 것도 있는 것이다), 또 遺尿한다(遺尿란, 10차에 2, 3차 遺尿함을 말한다). 그러므로 後重症이 있고 또 遺尿하는 자는 이를 遏止하는 것이 좋다. 그리고 대개 陽症에는 赤物이 많고 白物이 적다. 裡寒으로서 赤石脂를 쓸 증상에는 白物이 많다. 이를 腸滑이라 하는 것이며, 後重하지 않는다.

『類聚方廣義』 本方條에,

按컨대, 乾薑의 분량이 심히 적어서 의심스럽다. 『外臺』에 阮氏桃花湯方이 실려 있는데, 거기에는 赤石脂 8兩, 粇米 1升, 乾薑 4兩으로 되어 있다. 나는 대개의 경우 此方을 쓴다.

吳儀洛이 이르기를, 복용시에 또 末 寸方匕를 加하는 것은 留滯시켜 腸胃를 固定하는 것이다.

이질로서 累日 후에 熱氣가 이미 退하고 맥이 遲弱 혹은 微細하며 복통하고 下利가 멎지 않으며, 便膿血하는 자는 此方이 좋다. 만약 身熱 脈實하고, 嘔渴하며, 裡急後重 등의 증상이 아직 남아 있는 자는 마땅히 먼저 그 증상에 따라 疏利之劑를 써서 熱毒을 구축하고 腸胃를 蕩滌해야 한다. 만약 腹痛下利, 便膿血의 증상을 取하여 此方 및 禹餘糧湯 등을 쓰는 것은 문을 잠그고 도둑을 기르는 것과 같으니, 그 변을 예측할 수 없을 것이다. 修學者는 이를 명심해야 한다.

我說. 此說에 일리가 있으니 믿어도 좋다.

『勿誤藥室方函口訣』 本方條에,

此方을 『千金』에서는 환으로 하여 썼는데 이는 지극히 편리하다. 膿血下利는 此方이 아니고서는 治할 수 없다. 대개 後重症이 있으면 此方을 쓰지 않고 白頭翁湯을 써야 한다. 後重症이 있고 大腹痛이 있는데 이를 쓰면 해가 된다. 또 此方은 赤石脂禹餘糧湯에 비하면 그보다 약간 輕하고 病邪가 윗쪽에 있는 것이다. 병이 오로지 하초에 있어서 腸滑이라고도 할 수 있는 증상에는 赤石脂禹餘糧湯이 좋다.

3) 赤石脂의 醫治効用

『本草備要』에,

赤石脂 甘味溫性이다. 그러므로 益氣 生肌 調中의 효능이 있고, 酸澁하므로 收濕 지혈 固下의 작용이 있으며 陽澼泄痢 崩帶遺精 腸痔를 療하고, 潰瘍 收口 長肉 催生 下胞의 効가 있다.

本藥은 硅酸類로 鐵을 함유한 陶土의 일종으로서 收斂 지혈 지사작용이 있음은 분명하지만, 益氣 生肌 催生 下胞의 효능이 있을 리는 없다. 따라서 이를 取捨하지 않으면 안 될 것이다.

6. 赤石脂禹餘糧湯에 관한 師論

傷寒으로 湯藥을 복용하여 下利가 멎지 않고, 心下가 痞硬하며, 瀉心湯을 복용하고 다시 他藥으로써 이를 下하여 利가 멎지 않으며, 醫者가 理中을 이에 투여하면 利가 더욱 심해진다. 理中이란 中焦를 理하는 것이며, 此利는 하초에 있는 것이다. 赤石脂禹餘糧湯으로 이를 主治한다. 그래도 利가 멎지 않는 자는 마땅히 그 소변을 利해야 한다.

(傷寒, 服湯藥, 下利不止, 心下痞硬, 服瀉心湯已, 復以他藥下之, 利不止, 醫以理中與之, 利益甚, 理中者, 理中焦, 此利在下焦, 赤石脂禹餘糧湯主之. 復利不止者, 當利其小便 -『傷寒論』)

(註) 人蔘湯條에 있음.

1) 赤石脂禹餘糧湯方

赤石脂, 禹餘糧 각 6.0

이를 細剉하여 물 1合 5勺을 붓고 5勺이 되게 달여서 去滓하여 頓服한다.

2) 선배의 論說

『幼科發揮』에,

大腸으로부터 오는 것은 곧 변화하여 마침내 屎를 이룬다. 다만 結聚되지 않고 下하는 곳은 모두 酸臭가 난다. 禹餘糧湯(이는 곧 本方을 가리킨 것이다-我註)이 좋다.

『內科摘要』에,

赤石脂禹餘糧湯은 大腸腑로부터 咳를 發하고(이는 荒唐無稽한 說이다-我註) 咳하면서 遺屎하는 것은 治한다. 東洞 옹은 本方을 定義하여,

毒이 臍下에 있고 利가 멎지 않는 자를 治한다고 하였다.

『方機』 本方의 主治에,

· 下利하며 小便不利한 者,

· 小腹痛하고 小便不利하며 혹은 下利하는 者를 治한다.

『百疢一貫』에,

일종의 腸滑症으로서 下利가 계속되고, 腸胃가 失固된 此症으로 독이 없고, 臍下에 微痛이 있음을 목적으로 하여 赤石脂禹餘糧湯을 투여한다.

『類聚方廣義』 本方條에,

腸澼滑脫하여 맥이 弱하고 무력하며, 대변이 膿과 같이 粘稠한 자를 治한다. 만약 腹痛乾嘔하는 자는 桃花湯이 좋고, 또 2方을 合用해도 역시 妙効가 있다.

3) 禹餘糧의 醫治効用

『本草備要』에,

禹餘糧 甘味 平性이며 性은 澁하다. -(중략)- 固下 催生의 효능이 있고, 咳逆下痢 血閉血崩을 治한다.

此說로 볼 때, 本藥에 收斂作用이 있음은 분명하다.

IV

厥陰病篇

厥陰病에 關한 師論

厥陰病은 소갈하고, 氣가 心으로 上撞하여, 心中이 疼熱하고, 飢해도 식욕이 없으며, 먹으면 곧 吐蛔하고, 이를 下하면 利가 멎지 않는다.

(厥陰之爲病, 消渴, 氣上撞心, 心中疼熱. 飢而不欲食, 食則吐蛔, 下之利不止－『傷寒論』)

(註) 吉益南涯 씨의 말.

厥은 頓이요, 發石이며, 그 병이 暴迫함을 이르는 것이다. 혈기가 暴迫하여 內位로 上攻하는 것을 厥陰이라 한다. 소갈, 氣上撞心, 心中疼熱, 飢而不欲食 등은 그 징후이다. 陽明과 厥陰은 다같이 暴急한 것이다. 厥이 起하여 上行하여서 곧 內位에 존재하고, 외부로 氣가 순행하지 않고 사지가 厥逆하는 것은 陰氣가 暴劇하는 증상으로서 이름하여 厥陰이라 하는 것이다. 陽明이란 陽氣가 明實한고로 陽明이라 하는 것이며, 明陽이라고는 하지 않는다. 厥陰이란 厥하며 陰狀이 있으므로 厥陰이라 하는 것이며, 陰厥이라고는 하지 않는다.

吉益羸齊 씨의 말.

裡가 極하여 實狀을 나타내지 않는 것은, 表裡의 位에는 이미 혈기가 不行하여 厥狀을 이루고 內位의 기혈이 外位로 순행하지 않으므로 上迫하며, 上迫이 極하면 혈기가 停止하지 못하여 도리어 下行하며 下利症을 나타내어 陽狀을 이루는 것이다. 그러므로 厥陰篇을 설정하여, 極한 것이 외길로 實하지 않고 上迫하여 陽狀을 나타내는 수가 있음을 가리킨 것이다.

上說과 같이, 陰證이 極하여 병독이 상반신, 특히 두뇌로 上迫하여 소갈(渴하여 비록 물을 마셔도 尿利가 증진되지 않는 것), 心中疼熱(두뇌가 熱痛하는 것)의 증상을 나타내게 하며, 또한 공복을 느껴도 식욕은 나지 않고 억지로 먹으면 회충을 토하게 되니, 이를 잘못 下하면 下痢가 마침내 멎지 않는 것으로서, 한 마디로 요약하면, 陰虛證으로서 上熱下寒이 극렬한 것을 厥陰病이라 하는 것이다.

> 傷寒으로 맥이 遲한 지 6, 7일에, 도리어 黃芩湯을 투여하여 그 열을 徹한다. 脈遲는 寒으로 된다. 이제 黃芩湯을 투여하여 도리어 그 열을 제거할 때는 腹中이 마땅히 냉할 것이며 음식을 피할 수 없게 될 것이다. 이제 도리어 能食하는 자는, 이를 除中이라 하며, 반드시 죽는다.
>
> (傷寒脈遲, 6, 7日, 而反與黃芩湯徹其熱, 脈遲爲寒, 今與黃芩湯復除其熱, 腹中應冷, 當不能食, 今反能食, 此名除中, 必死－『傷寒論』)

(註) 山田正珍 씨의 말.

傷寒遲脈의 다음에 마땅히 '발열'의 2字가 있어야 下文의 "도리어 黃芩湯을 투여하여 그 열을 撤한다"는 말과 상응할 수 있을 것이다. 대개 黃芩湯은 원래 太陽·少陽의 合病을 治하는 方인데 어찌 발열이 없는 자에게 쓸 수가 있겠는가. 徹은 撤과 통한다. 『韻會小補』의 '撤' 字 註에서 이르기를, 音은 直列切로서 제거의 뜻이라고 했다. 『經典』에서는 모두 '撤'字로 되어 있다. －(중략)－ 除中이란 中氣가 翦除된 것을 말하는 것이다. －(중략)－

除中으로서 도리어 能食하는 것은 胃氣가 곧 絶하려 하여 引食함으로써 自救하려는 현상이다. 이를 비유컨대, 부자가 갑자기 가난해져서, 억지로 驕奢를 부림으로써 일시의 쾌락을 취하는 것과 같다. 불쌍하기가 이보다 더 큰 것은 없을 것이며, 죽을 수밖에 없을 것이다. 易에서 이르기를, 枯楊에서 꽃이 핀다고 해서 어찌 그 나무가 오래 살 수 있겠느냐고 하였다.

이상의 說과 같이 맥이 遲하고 발열하는 것은 陰證의 발열이며 소위 眞寒假熱의 증상이므로, 잘못하여 黃芩湯으로 그 열을 除去할 때는 腹中이 냉각하여 음식불능하게 되는 것이 당연한 일인데, 이제 반대로 음식이 능한 것은 除中이라고 하는 것으로서, 흡사 燈火가 꺼지기 직전에 한때 도리어 반짝하고 밝음을 더하는 것과 같은 것으로서 반드시 죽는다는 뜻이다.

> 무릇 厥하는 것은 陰陽의 氣가 서로 順接하지 않으므로 곧 厥이 되는 것이다. 厥이란 수족이 厥冷하는 것을 말한다.
>
> (凡厥者, 陰陽氣不相順接, 便爲厥, 厥者, 手足厥冷是也－『傷寒論』)

(註) 山田正珍 씨의 말.

陰陽의 氣가 서로 順接하지 않는다는 것은 혈기가 否塞하여 능히 升降하지 못하는 것을 말하며, 소위 天地가 交感하지 않음을 이르는 것이다. 네덜란드의 인체해부학 서적을 보면, 인체혈행의 길은 두 가지로서, 그 하나는 심장에서 起하여 전신을 순행하는 소위 동맥이고, 또 하나는 동맥이 주행한 끝에서 起하여 동맥의 血을 받아 逆行하여 심장으로 되돌아 들어가는 血脈(정맥)이 있다고 하였으며, 이것이 다시 나왔다가 되돌아가는 것이, 마치 고리(環)에 끝이 없는 것과 같다고 하였다. 그러므로 만약 한곳에 痞塞하는 곳이 있으면 곧 나온 것은 다시 되돌아가지 못하고, 들어간 것은 다시 나오지 못하게 된다. 厥逆이 이렇게 되어 發하는 것이며, 脈道가 두절되고 마침내 죽음에 이르는 것이다. 소위 陰陽의 2字는 추측컨대 동맥과 血脈(정맥)을 말하는 것이다.

> 병자가 수족이 厥冷한데, 나는 結胸이 아니라고 말하며, 小便이 滿하고 이를 按하면 동통하는 것은 冷結이 膀胱關元에 있는 것이다.
>
> (病者, 手足厥冷, 言我不結胸, 小腹滿, 按之痛者, 此冷結在膀胱, 關元也－『傷寒論』)

(註) 本條는 下說에 의거하여 해석해야 할 것이다.

『金鑑』에,

병자가 수족이 厥冷한데 나는 結胸이 아니라고 하는 것은 大腹이 滿하지 않고 다만 小腹이 滿하며 이를 按하면 동통하는 것이다. 論中에서 小腹이 滿하고 이를 按하면 동통하며, 小便自利하는 자가 있다. 이것은 血이 방광에 結한 證이며, 소변이 不利한 자는 水가 방광에 結한 證이고, 수족에 열이 있고 소변이 赤澁한 자는 열이 방광에 結한 證이라고 되어 있다. 그런데 이는 수족이 냉하고 소변이 數白한 것이므로 냉이 방광에 結한 證임을 알 수 있다.

程씨의 말.

發厥하여 結胸하지는 않더라도 小腹이 滿하고 實하면 痛結을 이루는 것은 下해야 할 증상과 흡사하다. 그러나 하초의 結에는 냉이 많고, 上焦의 結에는 열이 많은 것과는 비교가 안 되는 것이다. 하물며 수족이 厥하고, 上焦는 結하지 않으며, 다만 방광 關元의 부위가 結한 것이니 판이한 것이다. 冷結이라 하는 것이다.

錢씨의 말.

關元은 임맥의 혈로서 臍下 3寸 부위에 있다.

我說. 本條는 厥陰病으로서 방광에 冷結이 있지마는 瀉下할 수 없음을 암시한 것이며, 아울러 桃核承氣湯 抵當湯證의 어혈이 방광에 結한 증상과 大黃甘遂湯證의 水와 血이 방광에 結한 증상, 大承氣湯證의 열이 방광에 結한 증상과의 감별법을 默示한 것이다.

> 傷寒으로 발열 下利하며 厥逆하고 躁하여 臥할 수 없는 자는 死한다.
>
> (傷寒, 發熱, 下利厥逆, 躁不得臥者, 死-『傷寒論』)

(註) 陰證이 極하여 裡寒外熱하고 下利 厥逆하는데다가 躁하여 安臥할 수 없는 증상은 반드시 죽는다는 뜻이다.

> 傷寒으로 發熱하며 下利가 매우 심하고 厥이 멎지 않는 자는 死한다.
>
> (傷寒, 發熱下利, 至甚厥不止者, 死-『傷寒論』)

(註) 厥이 멎지 않는다는 것은 복약해도 효과가 없다는 뜻이니 죽음에 이르는 것은 필연적이다.

> 傷寒 6, 7일에 便이 不利하다가 발열하여 利하며, 汗出이 멎지 않는 자는 死한다. 陰은 있되 陽이 없기 때문이다.
>
> (傷寒六, 七日 不利便 發熱而利 其人汗出不止者 死 有陰無陽故也－『傷寒論』)

(註) 山田正珍 씨의 말.

不利便은 마땅히 小便不利라고 고쳐야 할 것이며, 陰은 있되 陽이 없기 때문이다(有陰無陽故也)라는 말은 後人의 加筆일 것이다.

我說. 此證은 옳다.

> 傷寒 5, 6일에 結胸하지 않고, 腹이 濡하고, 맥이 허하며 또 厥하는 자는 下해서는 안 된다. 이는 亡血이며 이를 下하면 死한다.
>
> (傷寒, 五, 六日, 不結胸, 腹濡, 脈虛, 復厥者, 不可下, 此爲亡血, 下之死－(『傷寒論』)

(註) 山田正珍 씨의 말.

'濡' 字를 程應旄은 '滿' 字로 고쳤는데, 그것이 옳다. 만약 腹이 濡하고 맥이 허하며 厥하다면 모두 下할 리가 없으므로 '不可下'라는 말을 구태여 할 리가 없는 것이다.

我說. 此說이 옳으므로 믿어야 한다.

> 傷寒으로 맥이 促하여 수족이 厥逆하는 자는 이를 灸해야 한다.

(傷寒脈促, 手足厥逆者, 可灸之-『傷寒論』)

(註) 山田正珍 씨의 말.

灸함으로써 陽氣를 만회해야 하며, 이어서 四逆類를 쓰는 것이 좋다.

我說. 此說 역시 믿을 수 있다.

傷寒 4, 5일에 腹中이 동통하며 만약 轉氣가 下하여 小腹으로 趣하는 자는, 自利하려 하는 것이다(成本에는 趣를 趨로 썼다).

(傷寒四, 五日, 腹中痛, 若轉氣下小腹者, 此欲自利也-(『傷寒論』)

(註) 山田正珍 씨의 말.

이는 心下에 水가 있어서, 腸中으로 漬入하여 利가 되려는 징조이다. 按컨대, 厥하며 心下悸하는 條(傷寒으로 厥逆하며 心下悸하는 자는 먼저 水를 治하는 것이 좋다. 마땅히 茯苓甘草湯을 복용해야 한다는 條를 가리킴-我註)를 계승하여 發하는 것이다. 속담에 "腸鳴하는 자는 반드시 下한다"는 말이 있는데, 이는 일에는 반드시 前兆가 있다는 뜻을 비유해서 한 말이다. 이에 本條의 뜻으로서 166조의 生薑瀉心湯證에서 말한 脇下에 水氣가 있고 腹中이 雷鳴하여 下利한다는 것과 같으며, 이는 水가 있어서 雷鳴하는 것이다.

『金匱』에서 이르기를, 腹中에 寒氣가 있어서 雷鳴切痛하는 것은 附子粳米湯으로 이를 主治한다고 하였는데, 이런 증상에는 역시 粳米湯을 써야 할 것이지 生薑瀉心湯을 써서는 안 된다. 왜냐하면 水는 같은 水라고 해도 동통의 有無가 다르기 때문이다.

上說과 같이, 傷寒에 罹患되어 4, 5일이 지나서 腹內가 동통하고 水鳴이 上方으로부터 하복부로 下走하는 것은 반드시 下痢를 할 前兆라는 뜻이며, 附子粳米湯證은 山田正珍 씨의 말과 같지마는, 此湯과 生薑瀉心湯과는 다만 동통 有無의 차이에 그치지 않고, 陰陽虛實이 있는 것으로서 이를 추가하지 않으면 안 된다.

> 下利하고 수족이 厥冷하며 맥이 없는 자로서 이를 灸해도 不溫하고 혹은 맥이 돌아오지 않으며, 도리어 微喘하는 자는 死한다.
>
> (下利, 手足厥冷, 無脈者, 灸之, 不溫, 若脈不還, 反微喘字, 死 -『傷寒論』)

(註) 本條는 下利, 手足厥冷, 無脈者로서 이를 灸하여 따뜻해지지 않고, 혹은 白通加猪膽汁湯을 복용하여도 맥이 돌아오지 않으며 도리어 微喘하는 자는 죽는다는 뜻으로 보고 해석해야 할 것이다.

> 下利淸穀하면 表를 攻해서는 안 된다. 汗出하면 반드시 脹滿한다.
>
> (下利淸穀, 不可公表, 汗出必脹滿 -『傷寒論』)

(註) 山田正珍 씨의 말.

下利淸穀하는 것은 裡寒이 심하기 때문이니 四逆湯을 투여하여 이를 溫하게 해야 하며, 비록 表證이 있더라도 발한해서는 안 된다. 汗出하면 곧 表裡가 공히 虛하여 中氣가 宣通하지 못하는고로 환자로 하여금 脹滿(腹脹滿을 말함 - 我說)하게 하는 것으로서 역시 四逆湯證이다.

> 下利한 후에 맥이 絶하고 수족이 厥冷하다가, 晬時에 맥이 돌아오고 수족이 溫해지는 자는 生하고, 맥이 돌아오지 않은 자는 死한다.
>
> (下利後, 脈絶, 手足厥冷, 晬時脈還, 手足溫者生, 脈不還者死 -『玉函』, 『千金』에는 不還 다음에 不溫 二字가 있다 -『傷寒論』)

(註) 本條는 下利한 후에 맥이 絶하고 수족이 厥冷하여, 通脈四逆湯을 복용하고 晬時에,

맥이 돌아오고 수족이 溫해지는 자는 살며, 맥이 돌아오지 않고 수족도 溫해지지 않는 자는 죽는다고 간주하여 해석해야 할 것이며, 晬時란 『證類本草』에서 弘景이 말하기를, 周時와 같다고 하였다. 오늘 아침에서부터 내일 아침에 이르기까지의 시간을 말하는 것이다. 또 方有執 씨는, "晬의 音은 醉이고 晬時는 周時이다"라고 말한 바와 같이, 一晝夜의 뜻이다.

傷寒으로 下利를 하루에 10餘行씩 하면서 맥은 도리어 實한 자는 死한다. (傷寒下利, 日十餘行, 脈反實者, 死－『傷寒論』)

(註) 『金鑑』에서 이르기를 傷寒으로 下利를 하루에 10餘行씩 한다면 正氣가 허하게 된다. 그러므로 그 맥이 마땅히 허할 것인데, 이제 도리어 實하다는 것은 邪氣가 盛한 所致이다. 正氣가 虛하고, 邪氣가 盛한고로 죽는 것이라고 하였다.

山田正珍 씨의 말.

『素問』의 玉機眞藏論에서 이르기를, 泄하면서도 맥이 大하고, 脫血하면서도 맥이 實한 것은 모두 難治라고 되어 있다.

嘔家로서 癰膿이 있는 자는 嘔를 治할 수 없다. 膿이 盡하면 自癒한다. (嘔家有癰膿者, 不可治嘔, 膿盡自癒－『傷寒論』)

(註) 『金鑑』에,

心煩하고 嘔하는 것은 內熱의 嘔이다. 渴하여 欲水하고 嘔하는 것은 停水의 嘔이다. 이제 嘔하여 거기에 농이 섞여 있음은 내부에 癰膿이 있기 때문이다. 그러므로 嘔를 治할 수 없는 것이며, 농이 盡하면 嘔는 자연히 癒한다.

此說과 같이 체내에 화농성 질환이 있어서 농즙을 구토하는 것은 결코 진토시켜서는 안 되며, 適方을 써서 배농시키고, 농이 盡하면 구토는 자연히 치유된다는 뜻이다.

> 傷寒으로 噦하고 腹滿하면 그 前後 변을 보아 何部의 不利인지를 알아서 이를 利하면 곧 癒한다.
>
> (傷寒, 噦而腹滿, 視其前後, 知何部不利, 利之則癒－『傷寒論』)

(註) 吃逆으로 인하여 腹滿한 자는 그 병자의 前(소변)과 後(대변)를 보아 어느 것의 不利에 기인하는 것인지를 알아서 적당한 처방으로 그 不利를 利하게 하면, 吃逆·腹滿은 모두 저절로 낫는다는 뜻이다. 그러나 噦하고 腹滿하다는 것은, 아마도 腹滿하여 噦한다는 말의 잘못이 아닐까? 왜냐하면 腹滿으로 인하여 吃逆하는 경우는 있어도, 吃逆으로 인하여 腹滿할 리는 없기 때문이다. 또한 腹滿을 主症으로 하고, 吃逆을 客症으로 하지 않는다면, 本條의 "그 前後를 보아 何部의 不利인지를 알아서 이를 利하게 되면 곧 愈한다"는 數句는 전연 무의미하게 되는 것이다.

1. 烏梅圓에 관한 師論 註釋

傷寒으로 맥이 微하고 厥하며 7, 8일에 이르러 膚冷하고 其人이 躁하여 잠시도 안정하지 못한 자는 이를 藏厥이라 하며 蚘厥은 아니다. 蚘厥은 으레 其人이 蚘를 토하고 병자가 안정하다가 다시 때때로 煩하게 된다. 이는 藏寒이며, 蚘가 上迫하여 膈으로 들어가는 것이다. 그러므로 煩하는데 잠시 후에 다시 멎었다가 식사를 하면 嘔하고 또 煩하는 것은, 蚘가 食臭를 맡고 나오기 때문이며, 其人은 으레 蚘를 自吐하는 것이다. 蚘厥者는 烏梅圓으로 이를 主治하며, 또 久利를 主治한다.

(傷寒, 脈微而厥, 至七, 八日, 膚冷, 其人躁, 無暫安時者, 此爲藏厥, 非爲蚘厥也, 蚘厥者, 其人當吐蚘, 今病者靜而復時煩, 此爲藏寒, 蚘上入膈, 故煩, 須臾復止, 得食而嘔, 又煩者, 蚘聞食臭出, 其人當自吐蚘, 蚘厥者, 烏梅圓主之, 又主久利方－『傷寒論』)

(註) 成無已 씨의 말.

藏厥者는 죽는다. 陽氣가 絶하기 때문이다. 蛔厥者는 비록 厥하여 煩하더라도 蛔를 토해버리면 곧 안정된다. 藏厥로서 躁하여 잠시도 안정할 수 없는 것과는 다르다. 病人이 藏寒으로서 胃가 虛하여 蛔가 動해서 上膈하여 食臭를 맡고 나오므로 蛔를 토한다. 烏梅圓을 투여하여 藏을 溫하게 하고 蟲을 안정시킨다.

希哲 씨의 말.

"此爲藏寒 蛔上入膈 故煩"의 10字가 1句이다. －(중략)－ 藏寒이란 胃寒이다. 古書에는 腑를 가리켜 藏이라고 한 것이 있는데 구애될 것은 없다.

『醫宗金鑑』에,

傷寒으로 맥이 微하여 厥하는 것은 厥陰의 脈證이다. 7, 8일이 되어도 회복되지 않고 수족이 厥冷하며, 게다가 전신의 피부까지 냉하고 躁해서 잠시도 안정할 수 없는 것은, 이를 厥陰陽虛陰盛의 藏厥이라 하며 陰陽이 錯雜한 蛔厥이 아니다. 만약 蛔厥이라면 其人이 마땅히 蛔를 토할 것이다. 이제 병자가 안정하다가 또 때때로 煩하는 것은, 藏厥이 蛔하여 잠시도 안정할 수 없는 것과 같지 않으므로, 蛔가 膈上으로 오름을 알 수 있다. 그러므로 그 煩은 잠깐이며 다시 멎는 것이다. 식사를 하면 토하고 또 煩하는 것은, 蛔가 食臭를 맡고 나오기 때문에 또 煩하는 것이다. 식사를 하면 蛔가 動하여 嘔하게 되고, 蛔가 구토로 인하여 나오는고로 이르기를, 其人이 으레 스스로 蛔를 토할 것이라 하였다. 蛔厥을 主治하는데 烏梅圓을 쓰고 또 久利를 主治하는 것은 此藥의 성미가 酸苦辛溫하여 寒熱을 병용하면 능히 陰陽錯雜, 寒熱混淆의 邪를 解할 수 있기 때문이다.

喩씨의 말.

맥이 微하고 厥하면 곧 陽氣가 衰微하다는 것을 알 수 있다. 그러나 그것만으로는 아직 그것이 藏厥인지 蛔厥인지를 決定할 수 없다. 오직 膚冷하며 蛔하고, 잠시도 안정할 수 없을 것은 곧 藏厥이다. 四逆湯 및 灸法을 써도 그 厥이 회복되지 않는 자는 死한다.

위의 4說을 참조하여 本條의 뜻을 알 수 있다.

1) 烏梅圓方

烏梅, 細辛, 附子, 桂枝, 人蔘, 黃蘗 각 12.0
乾薑 20.0
黃連 32.0
當歸, 蜀椒 각 8.0

이를 細剉하여 蜂蜜 및 米糊로서 환을 만들어 1회에 4.0씩 1일 3회 복용한다.

2) 선배의 論說 · 治驗

『內科摘要』에,

烏梅丸을 胃府(腑)로부터 咳를 發하고 咳하며 嘔하고, 嘔가 심하면 長蟲(蛔)이 나오는 증상을 治한다.

『聖濟總錄』에,

烏梅丸은 산후 冷熱劑로서, 오랫동안 下가 멎지 않는 증상을 治한다.

『方輿輗』 本方條에,

吐蛔症은 先哲이 이를 논하기를 혹은 寒으로 보고, 혹은 熱로 보았으며, 그 治方은 此丸으로부터 分山하였는 바 각기 確見이 있는 것 같지만, 내 생각으로는 此藥은 一寒一熱이 錯綜하여 方을 이룬 것이 그 立方의 妙旨라고 할 수 있다. 그러므로 나는 언제나 故規를 지키고 舊慣에 따라서 一味의 去加도 하지 않고 누차 巧驗을 얻었다. 이에 한두 예를 들어 이를 증명하고자 한다.

20여세된 某人이 오랫동안 蟲積腹痛을 앓았는데 醫者를 數人 바꿔 치료를 받았으나 효험이 없이, 위로는 嘔하고 아래로는 瀉하여 羸因이 尤甚하였다. 내가 此丸을 料로 하여 10여 첩을 복용시키니 愈하였다. 그런데 此丸을 料로 하여 쓴다는 것은 책에도 씌어 있지 않고 또 世醫들이 그렇게 하는 것을 보지도 못했다. 그러나 얼마 전에 『幼幼集成』을 다시 읽어보니, 烏梅丸方을 분말로 하여 10분지 1로 水煎하여 써도 좋다는 說이 있었다. 이는 책을 읽기 전에 내가 먼저 그 뜻을 알았던 셈이다.

『百疢一貫』에,

烏梅丸은 煎劑로서도 효과가 있다. 蛔는 藏寒에 기인한다고 하지만 열병에도 있으며, 病末에 蛔를 토하는 것은 난치로서 대개는 죽는다. 이 경우에는 理中安蛔湯을 쓰는데, 이는 후세방이며 古方으로는 烏梅圓이다.

『類聚方廣義』 本方條에,

反胃와 噤口痢에 때때로 此方이 適宜한 경우가 있는데, 生薑汁湯으로 送下하는 것이 좋다.

『勿誤藥室方函口訣』本方條에,

此方의 蛔厥은 전적으로 냉한 것이다. 동통이나 煩은 발작하다가 멎는 것인데, 경증에서는 起할 때만 厥한다. 柯琴은 蛔厥만이 아니라 모든 厥陰의 主方이라 하였다. 대개 厥陰은 寒熱錯雜의 症이 많으므로 茯苓四逆湯, 吳茱萸湯 이외의 경우에는 널리 此方을 운용하여 주효하는 일이 많다. 그러므로 따로이 蛔蟲의 징후가 없어도 胸에 刺痛이 있는 경우에 此方을 쓴다. 또 反胃의 壞症에 此方을 半夏乾薑人蔘丸料로써 送下하면 奇効가 있고, 또 능히 오랜 下利를 治하는 것이다.

3) 烏梅의 醫治効用

『本草綱目』에,

烏梅(梅實을 熏製한 것－我註)

氣味 酸溫平濇하며 무독하다(杲曰, 寒하며 猪肉을 忌한다)

主治 氣를 下하고, 熱을 除하며, －(중략)－ 肢體痛, 偏枯, 不仁 死肌를 멎게 하며, 靑黑痣를 去하고, 惡肉을 蝕한다(『本經』).

痺를 去하며, 근맥을 利하고 下痢를 멎게 한다. －(상략)(『別錄』)

(상략)－ 傷寒煩熱을 治한다(『弘景』).

渴을 멎게 하고 調中하며, 거담하고 瘧瘴을 治하며, 吐逆霍亂을 멎게 하고, 冷熱痢를 除한다(『藏器』).

虛勞骨蒸을 治하고 酒毒을 消하고, －(중략)－ 休息痢를 治함에 大驗이 있다(『大明』).

폐를 斂하고 腸을 濇하며, 久嗽 瀉痢, 反胃噎膈, 蛔厥吐利를 멎게 하고 腫을 消하며, 담을 漏하고 蟲을 殺하며, 魚毒 馬汗毒 硫黃毒을 解한다(『時珍』).

위의 諸說로 보건대 本藥은 淸凉性 收斂藥으로서, 겸하여 살충 살균 贅肉腐蝕作用이 있다고 말할 수 있다.

2. 當歸四逆湯에 관한 師論 註釋

수족이 厥寒하고 맥이 細하여 끊어지려 하는 자는 當歸四逆湯으로 이를 主治한다.

(手足厥寒, 脈細欲絶者, 當歸四逆湯主之－『傷寒論』)

(註) 和久田 씨의 말.

이것은 평소 기가 허한 사람이 外邪가 心胸에 침입하여 正氣가 이로 인해 억압되어 사지로부터 厥逆하고 맥이 細하여 끊어질 듯한 경우에 此方을 써서 心胸間의 寒邪를 배제하고, 水氣를 아래(下)로 인도하여 正氣를 舒暢케 하면 厥寒이 다시 溫해지며, 맥에 陽氣를 띠고 癒하는 것이다.

三味의 四逆湯과 다른 점은, 그것은 이미 病邪가 내부에 있어서 下利淸穀의 증상을 나타내는 것이다. 그러므로 사지에 있어서도 厥冷이라고 하는데, 냉은 차갑다는 뜻으로서 內에 속하는 말이다. 寒이란 춥다는 뜻으로서 밖(外)으로부터 오는 氣의 추위를 느끼는 것이며 외에 속하는 말이다. 寒이란 춥다는 뜻이므로 밖(外)으로부터 오는 氣의 추위를 느끼는 것이며 外에 屬하는 말이다. 此證은 病邪가 心胸間에 있어서 아직 腹內의 病變을 나타내지 않는다. 따라서 厥寒이라고 써서 그 차이점을 나타낸 것이다. 細란 幅이 없는 실(絲)과 같은 맥이다. 그러므로 欲絶이라 하여 끊어질 것 같다는 표현이다.

下利하고 脈大한 자는 虛하다. 强하게 下하였기 때문이다. 만약 맥이 浮革하고, 그로 인해 腸鳴하는 자는 當歸四逆湯에 속한다.

(下利脈大者, 爲虛, 以强下之故也. 設脈浮革, 因爾腸鳴者, 屬當歸四逆湯－『傷寒論』)

(註) 和久田 씨의 말.

맥이 大하다는 것은 소위 洪大無倫함을 말하는 것이다. 淺按하면 大하고 幅이 있지만, 深按하면 細하여 마치 蜘蛛絲와 같은 脈狀이다. 革은 弦大하며 芤한 맥을 말하며, 芤는 속이 비어 있어서 葱의 切口에 손가락을 대는 것과 같다고 하였으며 虛寒의 징후이다. 그런데 여기에서 말하는 "下痢하고 脈大한 자는 허하다"는 구절은 例이고, "강하게 이를 下하였기 때문이다" 이하가 此方의 證을 말한 것이다. 다시 말하자면, 무릇 下利하고 脈大한 것은 虛寒의 例이다. 이제 病人이 이를 강하게 下한고로 胃腸이 쇠약해지고 만약 脈狀이 浮革하다면 實이라 할 수 없는 것이다.

"그로 인해(因爾)"란, 강하게 下함으로 인하여란 뜻이다. 강하게 下함으로 인하여 비록 下利는 하지 않더라도 맥이 浮革하고 腸 中에 水鳴이 있는 것은 허실이며 此方으로 이를 主治한다. 此證은 前 章과 비교하여 맥의 細大는 相反하지만 그 歸하는 바는 동일하다. 그리고 此脈은 前 章의 細脈보다 한층 더 심한 虛症이다.

愚案하건대, 무릇 虛寒證으로서 맥이 浮大한 것은 腹候에 動氣가 心下로 핍박하여 浮大한 狀이 되는 것이다. 陽證으로 잘못 알아서는 안 될 일이다. 또 案컨대, 三味의 四逆湯은 下함으로 인하여 下利淸穀을 일으키는 것이고, 此方은 下함으로 인하여 다만 腸鳴하며, 맥에 虛症이 나타나는 것으로서 역시 內外의 차이가 있는 것이다.

1) 當歸四逆湯方

當歸, 桂枝, 芍藥, 細辛, 大棗 각 5.5
甘草, 通草 각 3.5

이를 細剉하여 물 2合 5勺을 붓고 1合이 되게 달여서 去滓한 다음, 1일 3회로 나누어 溫服한다.

2) 선배의 論說·治驗

『傷寒六書』에,

傷寒少陰病으로 다만 厥하고 汗이 없는 증상을 억지로 이를 발한시키면 반드시 그 血을

動하게 하여 혹은 耳目口鼻로부터 出하는 下厥上竭로 되어 난치증이 된다. 또 인후가 閉塞되면 汗을 해서는 안 된다. 만약 발한하면 곧 토혈하고 기절하려 하며, 수족이 厥冷하고 踡臥하여 自溫하지 못한다. 또 맥이 약한 자는 汗을 發해서는 안 된다. 만약 이를 발한시키면 곧 寒慄하여 自還할 수 없다. 이상의 症은 모두 當歸四逆湯으로 이를 主治한다.

『幼幼集成』에,

當歸四逆湯은 소아가 血虛하고 體弱하여 寒邪가 榮血을 상함으로써 안목이 毻上하고, 신체가 反張하게 되는 것을 治한다. 대개 太陽은 筋病을 主治하기 때문이다.

我說. 本方은 太陽病을 主治하는 것은 아니지만, 桂枝湯의 去加方이므로 그렇게 말한 것이다.

『續建珠錄』에,

浪華에 사는 어떤 奴僕이 나이는 10여세였는데, 寒疾을 앓게 되었다. 처음 2, 3일 동안 약을 복용하고 발한시켰으나 不解하고 도리어 열이 前日의 倍로 올라서 眼中이 붉게 되고, 短氣 躁煩하며, 수족이 厥冷하고, 대변이 秘澀하였다. 衆醫들이 한결같이 이를 元氣가 허한 탓으로 보고, 蔘附 및 白朮 등이 아니면 그 허를 補할 수 없다고 하면서 理中湯을 투여하였으나 병은 더욱 진행되었다.

그래서 선생에게 診治를 구하매, 선생이 이를 診하여 이르기를 이는 소위 厥陰症으로서 혈기가 내부에 핍박한 所致이라 하면서 이에 桃仁承氣湯[1]을 투여하였더니 그 이튿날 下利가 매우 심하였다. 계속하여 數貼을 복용시키니 厥冷이 심하여 곧 죽을 것 같은 상태가 되었다. 그래서 다시 當歸四逆湯을 투여하니 厥冷이 곧 癒하였다. 다시 前方을 투여하여 請疾이 全癒하였다.

我說. 下利가 매우 심하고 厥冷이 심하여 곧 죽을 것 같은 증상을 일으킨 것은, 桃仁承氣湯을 써서 강하게 下했기 때문에, 기존의 本方症이 돌연히 擡頭한 것이다. 前記한 仲景師論과 대조하여 보면 그 뜻을 알 수 있을 것이다.

1) 桃仁承氣湯은 陽明病의 治劑로서 厥陰病을 主治하는 것이 아니지만, 만약 그 증상이 극심할 때는 왕왕 厥陰病과 유사한 증상을 발하니 주의해야 한다.

『方輿輗』에,

當歸四逆湯은 純血痢로서 혈변만을 下하는 자에게 쓴다. 傷寒의 하혈은 惡候라고는 해도 痢의 하혈은 아니다. 가히 此湯으로써 癒할 수 있는 것이다.

和久田 씨의 말.

腹皮의 拘攣이 桂枝加芍藥湯이나 小建中湯의 腹狀과 비슷하며, 또한 좌측의 臍傍 天樞(臍의 幅을 1寸으로 定하고 臍端에서 좌우로 각 1寸 부위에 있음－我註)가 상하로 攣痛하는 것이 當歸芍藥散과 當歸建中湯의 證과 유사하며, 우측의 小腹腰間에 結聚가 있고, 수족이 냉하며 맥이 細하고 힘이 없는 것이 當歸四逆湯의 證이다. 案컨대 此方은 桂枝湯方 中의 生薑을 去하고 그 대신 細辛을 加하고, 또 當歸, 通草를 加하고 大棗를 증량한 것이다.

그리고 또 此症은 하초의 寒氣가 上迫하여 心下에 있어서 正氣가 抑塞되어, 肌表에 충만하지 못하고 사지에도 미치지 못하며, 혈맥이 澁滯하여 駃流의 勢가 없는 것이 목표이다. 細辛은 능히 中焦의 냉기를 散하고, 胃口에 抑塞된 水氣를 배제시키며, 通草는 능히 그 水를 끌어 소변으로 通利하게 하고 관절을 통하여 陽氣를 誘導케 한다. 나머지는 혈맥을 和하게 하고 正氣를 滋達케 하는 효능이 桂枝湯의 旨意와 같다. 다만 當歸는 이것이 主가 되어 芍甘 二味를 和하여 腹中의 結血攣引을 解하는 효능이 있다.

『百疢一貫』에,

· 休息痢(下痢와 변비가 交作되는 것을 말함－我註)가 疝으로부터 유래하는 경우가 있는데, 이런 증상에 當歸四逆 등이 듣는다.
· 黑便에 혈이 섞여서 下하는 데 當歸四逆湯이 유효하다.
· 五更瀉(下痢가 주간에는 없다가 심야에 發하는 것－我註)에는 當歸四逆, 眞武 등이 유효한데, 이 2方으로도 효과가 없는 증상은 死症이다.

『餐英館治療雜話』 本方條에,

此方證은 熱手로써 按하면 蛙鳴과 같은 소리가 나고, 또 腹中의 좌 혹은 우측에 病人이 냉을 자각하게 되고 혹은 腰로부터 足股部位 혹은 전체 좌족에 냉을 자각하게 되는데 이것이 此方을 쓰는 模準이다. 이러한 증상은 지병으로서 5년, 10년의 오랜 기간 동안 癒하지 않고, 때로는 발작하고 때로는 멎으며, 數年의 질환치고는 형태나 起居가 그다지 衰하지 않고, 평생 괴로워하는 자가 많다.

『類聚方廣義』 本方條에,

· 疝症으로서 발열 오한하며, 腰腹攣痛하고 腰脚이 拘急하며 수족이 寒하고 소변이 不利한 자를 治하며, 消塊를 兼用한다.
· 부인의 血氣痛 腰腹拘攣하는 자를 治한다.
· 經水不調, 腹中攣急, 四肢酸痛 혹은 전신이 習習하게 벌레가 기어가는 것 같으며, 주간에 두통하는 자를 治한다.

『勿誤藥室方函口訣』 本方條에,

此方은 厥陰表寒의 厥冷을 治하는 약이지만 원래는 桂枝湯의 變方이므로, 桂枝湯의 症으로서 血分이 閉塞되는 자에게 써서 효과가 있다. 그러므로 先哲은 厥陰病만이 아니라, 寒熱이 勝復한 수족의 냉에 써야 한다고 했다. 또, 加吳茱萸生薑湯은 後世의 疝積의 常套劑로 되었다. 陰癩(鼠蹊헤르니아-我註)의 經症에 此方을 써서 치유된다.

淸川玄道 씨의 말.

凍風은 凍傷·凍瘡이다. 『外科正宗』에서, 凍風은 肌肉에 寒이 極하여 氣血이 不行하고 肌가 死하는 질환이라고 하였다. 凍風에는 諸家의 갖가지 治方이 있는데, 그것들이 모두 효과가 없는 것이라고는 할 수 없으나, 아직 신묘한 治方이 있음을 듣지 못했다. 내가 壯年時에 西遊를 할 때, 遠州見付驛의 古田玄道 옹을 방문한 일이 있다. 옹은 仲景의 방법을 尊信하여(傷寒論類辨의 저서가 있다) 傷寒은 물론이고 기타의 雜病에 이르기까지 오직 『金匱』, 『傷寒論』으로써 規矩를 삼았다. 옹이 凍風을 治하는 데 當歸四逆湯을 써서 속효를 거두는 것을 보고 내가 그 所以를 물은즉, 옹이 이르기를 "『傷寒論』의 厥陰篇에 이르지 않았는가! 수족이 厥寒하고 脈이 細하여 끊어질 듯한 것은 當歸四逆湯으로 이를 主治한다고" 하였다. 나는 이로 인해 크게 얻은 바가 있었으며, 그후 30여년 동안 凍風에는 언제나 此方을 써서 반드시 효과를 보았다.

庚申 2년에는 數奇屋町의 30세쯤 되는 한 歸人을 診治한 바 있는데, 좌족의 拇指와 中指가 紫黑色으로 潰爛하여 부종이 趺上에서 脚膝에까지 미쳐 寒熱煩疼하여 주야로 苦楚하고 침식이 불능하였다. 一醫가 이를 脫疽의 類症으로 오인하여 여러 가지 치법을 썼으나 효험을 보지 못하자, 그 주인이 倉徨하여 나를 청했다. 내가 診하여 묻기를, 왕년에 凍風을 앓은 일이 없느냐고 하였더니, 대답하기를 다년간 凍風을 앓은 일이 있다고 하였다. 그래서 내가 이르기를, 이는 결코 脫疽의 類가 아니며, 凍風이다. 지금까지의 진료는 완전한 誤治였으므로 이렇게 악화된 것이라고 하여, 當歸四逆湯을 투여하고, 또 破敵中黃膏를 외용으로 첩부하여 1개월여 만에 全癒하였다. 이는 凍風으로서도 가장 중한 경우였다. 만약 보통의 紫班 痒痛하는 증상에는 前方을 4, 5첩만 써도 곧 주효하는데, 이는 북채가 북에 닿으면 곧 소리가 나는 것처럼 속효를 나타내는 것이니 가히 神方이라고 할 수 있다.

참고로 말하거니와, 當歸四逆湯은 『傷寒溯源集』이나 『傷寒論註』 이하의 諸 註家들이 方中에 薑附가 없는 것을 의심하여 구구한 論說을 벌였지만, 내 생각으로는 모두가 四逆의 方名에 拘泥되어 그 病候를 오인한 것 같다. 대개 厥寒이란, 寒이 表에 있어서 이를 候하면 外冷하고 其人이 寒을 자각하는 것을 말하는 것이고, 厥冷이란 寒이 裡에 있어서, 이를 候함은 氷冷하고 其人이 스스로 느끼지 못하는 것을 말한다. 무릇 수족이 厥寒하고 맥이 細하여 끊어지려는 것은 太陰病에서 分岐된 것이다. 太陰 제2조(宋版의 各號에 따름)에 이르기를, 自利하고 渴하지 않는 자는 太陰에 속한다. 그 臟에 寒이 있기 때문이다. 四逆湯類를 복용함이 좋다고 하였는데, 이는 太陰 中篇 第10條 小青龍湯에서 分岐한 것이다(小青龍湯條에서 이르기를 傷寒으로 表症이 不解하고 心下에 水氣가 있다 운운하고 혹은 判한다 하였다). 이로 미루어 보건대 當歸四逆湯은 桂枝湯의 加減方으로서 오로지 寒邪를 外發시킬 뿐이며, 다른 四逆湯과 같이 오로지 裡寒을 구하는 劑가 아니다. 어찌 方中에 薑附가 없음을 괴이하게 여길 필요가 있겠느냐, 내가 이제 감히 古人을 비방하려는 것은 아니다. 다만 仲景師의 方劑를 활용한다면 만병을 治할 수 있다는 뜻의 一端을 述하고자 할 따름이다.

3. 當歸四逆加吳茱萸生薑湯에 관한 師論 註釋

> 수족이 厥寒하고 맥이 細하여 欲絶하는 자는 當歸四逆湯으로 이를 主治한다. 만약 其人의 內에 久寒이 있는 자는 當歸四逆加吳茱萸生薑湯으로 이를 主治한다.
>
> (手足厥寒, 脈細欲絶者, 當歸四逆湯主之. 若其人內有久寒者, 宜當歸四逆加吳茱萸生薑湯主之 -『傷寒論』)

(註) 다음을 참조하여 本條를 意解해야 할 것이다.

和久田 씨의 말.

久寒은 水毒이 寒을 이룬 것을 말하는 것으로, 하초의 虛寒, 疝毒, 宿飮 등이 胃口에 모여서 陽氣를 抑塞하여 飮食克化의 利를 妨碍하는 것을 말하는 것이다. 此證을 다만 久寒이라고 하여 그 증상을 詳說하지 않았으므로 혹은 吐利를 가리킨다는 說이 있다. 그러나 내가 시험한 바에 의하면, 혹은 宿食이 中焦에 停滯하여 吐酸 呑酸 등의 증상을 이루는 것, 혹은 냉기가 衝逆하여 心下로 핍박해서 胸脇을 攻하고, 乾嘔하여 涎沫을 토하는 것, 혹은 복통, 혹은 吐利, 혹은 轉筋, 부인의 積冷 血滯 經水短小 腹中拘攣하고 때때로 心下와 脇下에 핍박하며, 肩背强急 頭項重痛하는 等證은 대개 久寒의 所致이다. 그 脈證을 詳審하여 외부와 수족이 寒하고 맥이 細한 것을 알면 本方을 써서 효과가 없을 리가 없는 것이다.

吐利의 一證에만 유효한 것이 아니다. 吳茱萸, 生薑, 細辛은 힘을 胸膈의 宿飮 停水를 배제시키고 胃口를 豁하게 하며, 냉기를 散하고, 衝逆을 下하며, 그 작용을 利하게 하는 것이라고 봐야 한다. 湖南 老翁이 浪華의 堂州에 僑居하고 있을 때, 어느날 밤에 轉筋을 앓았는데, 그 증상은 胸腹이 急急하고, 背膊이 强直하며, 두뇌가 동통하고 口舌이 건조하였다. 舌을 弄하여 脣을 濡하려고 하면 갑자기 轉筋, 强直하여 죽을 지경이었다. 곁에 있던 門生을 시켜 桂枝加芍藥湯, 혹은 括蔞桂枝湯을 지어 복용했으나 寸効도 없었다. 그래서 鷄屎白 2錢을 복용해 봤으나 역시 효험이 없었다.

근린에 湯村生이라는 자가 있어서 그를 초청하여 診하게 한즉, 生이 이르기를 맥이 澁하여 轉筋한 것이니 當歸四逆加吳茱萸生薑湯을 써야 한다고 하면서, 口舌이 燥한 것은 舌筋이 轉함으로써 血分이 動하여 진액을 건조시키기 때문이며, 이를 熱候로 보아서는 안 된다고 하였다. 이에 本劑를 지어 복용시키고, 또 鍼治를 加하여 병세가 약간 감퇴하였으며, 계속 1주야를 복용하니 다음날 저녁에는 癒하여 평상으로 회복되었다. 옹이 크게 湯村生의 偉効를 稱嘆하여 나에게 말하였으므로 이 일을 부기하니 참고하기 바란다.

1) 當歸四逆加吳茱萸生薑湯方

當歸, 桂枝, 芍藥, 細辛, 大棗 각 3.5
甘草, 通草 각 2.5
吳茱萸 12.0
生薑 9.5

이를 細剉하여 水酒 각 1合 3勺을 붓고 1合이 되도록 달여서 去滓한 다음 1일 3회로 나누어 溫服하거나, 혹은 當歸四逆湯처럼 水煎溫服한다.

2) 선배의 論說・治驗

『千金方』에,

四逆湯(本方을 말함－我註)은 곽란, 多寒, 手足厥冷하여 맥이 絶하려 하는 자를 治한다.

『續建珠錄』에,

京師三條에 사는 상인의 노복이 하루는 두통을 앓았는데 그 증상이 感冒와 같았으며, 그 다음날에 이르자 譫語 煩躁하여 得眠할 수 없었고, 또 다음날에는 전신이 厥冷하였다. 선생에게 診治를 구하매, 선생이 이를 診한즉 맥이 微細하여 곧 끊어지려 하였고, 眼中이 붉으며 사지가 强直하고, 말을 할 수 없었으며 구토를 하였다. 이에 當歸四逆加吳茱萸生薑

湯을 투여하니 食頃을 지나서 嘔가 멎고 諸證이 약간 差하였으나 다만 心下가 돌과 같이 硬하여 이를 按하면 동통하여 손도 대지 못하게 하였다. 그래서 다시 桃仁承氣湯 2첩을 투여하니 대변이 쾌통하고 硬痛이 頓除하였다. 그래서 다시 前方을 투여하여 수일 만에 全癒하였다.

한 丈夫가 오한신열하며 嘔하고 腰가 동통하며, 口가 乾燥하였다. 첫날에는 振寒發熱하고 汗出하여 渴하는 것이 瘧狀과 같았으며, 아침과 저녁·밤에 連發하였다. 맥이 緩하고 오한하다가 그후에는 嘔症이 멎었으나 身熱, 요통, 口乾燥는 여전하였다. 5, 6일이 되니 振寒이 재발하여 그 증상이 처음과 같았다. 곧 當歸四逆加吳茱萸生薑湯을 투여하니 諸證이 약간 감퇴하였다. 8, 9일을 지나자, 懸癰症을 發하여 동통을 참을 수 없었다. 이에 大黃牡丹皮湯을 투여하니 膿潰하고 수일 만에 癒하였다.

한 남자가 처음에는 두통오한하고, 수족이 隋痛하였으며, 乾嘔하여 不能食하였는데, 4, 5일에 이르러 手足이 寒하고, 喘急食迫하여, 全身에 冷汗出하고, 下利를 하루에 4, 5行하였으며, 脈이 微細하고 臥寐하고자 하였다. 곧 當歸四逆加吳茱萸生薑湯을 투여하니 이를 복용하기 旬餘만에 諸證이 모두 癒하였다.

한 남자가 惡寒 身熱하고, 두통하며 四肢가 隋痛하고 황홀하여 꿈을 꾸는 것만 같았다. 微渴 微嘔하고, 胸肋이 攣急하며 胸下가 引痛하고, 해수하며 담혈을 토하였다. 그래서 當歸四逆加吳茱萸生薑湯을 쓰고 解毒散(黃連解毒散의 略稱－我註)을 겸용하여 諸證이 완전히 癒하게 되었다.

『成績錄』에,

한 남자가 寒熱하기를 6, 7일 만에 譫語하고 不大便하게 8, 9일에 이르러 昏冒하여 언어불능하였고 舌上이 黑色을 띠고 腹이 硬滿하여 이를 按하면, 동통을 참을 수가 없으며, 乾嘔하여 음식이 不下하였고, 사지가 동통하여 굴신할 수 없었다. 선생이 이를 診하고 當歸四逆加吳茱萸生薑湯을 쓰고 桃仁承氣湯을 겸용하였다. 그랬더니 대변이 快利해지고 黑物을 크게 下하고 舌의 흑태가 제거되었으며 神氣가 회복되고 諸證이 癒하였다.

한 장부가 疫病을 앓아서 사지가 隋痛하고 身熱惡風하며, 乾嘔하여 음식불능하였고 頭汗出하며, 腹이 攣急하여 이를 按하면 동통하였다. 선생이 當歸四逆加吳茱萸生薑湯을 투여하여 5, 6일을 경과해도 대변이 불통하고 소변은 주야에 겨우 1行으로서 3, 4合 정도였으며 譫語 煩悶하고 喘咳·潮熱하며 心下가 硬滿하고 舌上에 흑태가 있었다. 이에 大柴胡加

芒硝湯을 투여하여 마침내 全治하였다.

『方輿輗』本方條에,

내부에 久寒이 있는 것은, 남자의 경우는 疝瘕이고 부인의 경우는 帶下의 類症이다. 이들 병으로서 동통이 臍腹腰胯로 땅기는 자는 此湯이 매우 좋다. 戴씨도 이미 그의 『證治要訣』에서 이르기를, 陰癩가 斗와 같이 커서 諸藥이 무효인 자를 治한다고 하였으나 내가 생각하기로는, 本方이 일반적인 疝瘕를 치료하는 것이지, 癩가 이미 크게 된 증상에는 효험이 의심스럽다.

『類聚方廣義』本方條에,

當歸四逆湯證으로서 胸滿 구토하고 복통이 극심한 자를 治한다.

産婦로서 惡露가 綿延不止하며, 신열 두통하고, 腹中이 冷痛하며, 嘔하고 微利하며, 腰脚이 酸麻하거나 혹은 微腫하는 자를 治한다.

『方伎雜誌』에,

(상략)- 水癩(陰囊水腫-我註)는 침으로써 取水함을 상책으로 삼는다. 그런데 한 번에 낫는 경우도 있으나, 두 번, 세 번 取하지 않으면 낫지 않는 경우도 있다.

腸癩(헤르니아 hernia-我註)는 침을 쓸 수 없다. 여기에는 當歸四逆加吳茱萸生薑湯 · 大黃附子湯 · 芍藥甘草湯의 合方類로써 小腹을 柔軟하게 하는 것이 좋다. 그러나 㿗下가 만성인 자는 治할 수 없으니, 비록 姑息的이나마 紐帶를 매고 고통을 덜어 주는 수밖에 없다. 그렇게 하면 步行起居를 平人과 다름이 없이 할 수 있다.

我說. 本方이 반드시 헤르니아(hernia)의 특효약이 되는 것은 아니다. 妄信하지 말 것이다.

『橘窓書影』에,

나이 19세의 한 처녀가 傷寒을 앓아서 尼崎의 醫員에게 10여일간 치료를 받았으나 효과가 없었다. 내가 볼 때의 증상은, 정신이 황홀하고, 舌上은 無苔하고, 건조하였으며, 5, 6일 동안이나 절식하여 사지가 微冷하고 맥이 沈細하였으며, 그 복부를 按한즉 心下로부터 臍傍의 좌변에 걸처 拘急하였고, 重按하면 동통이 있는 것 같았다. 혈기는 枯燥되어 마치 죽은 사람 같았다. 내가 厥陰의 久寒證으로 보고, 이에 當歸四逆加吳茱萸生薑附子湯(本方에 附子를 加한 것이다－我註)을 투여하였다. 이를 복용하기 1주야 만에 心下가 크게 완화되고 비로소 粥食이나마 들 수 있게 되었다. 3일이 되니 정신이 명료해졌고, 계속해서 一方을 복용하여 全癒하였다. 후일 尼崎의 醫員이 나에게 그 비방을 가르쳐 주기를 원했을 때, 나는 웃으면서 이르기를 이는 결코 나의 創方이 아니라 古書에 있는 것이며, 小川雄齋의 書에서 보았다고 하였다. 實로 古方의 묘가 이와 같은 것이다.

한 부인이 수년 동안 두통을 앓았는데, 발작하면 苦淸水를 토하고 藥食을 咽下할 수 없었다. 이렇게 고뇌하다가도 2, 3일이 지나면 두통이 저절로 멎고, 음식도 여상하게 먹을 수 있었다. 이런 일이 한 달에도 두세 차례 거듭되었으므로 두 사람의 醫者에게 번갈아 치료를 받았으나 무효였다. 내가 이를 診하고 이르기를, 이는 濁飮이 上逆하여 일으키는 두통이다. 그래서 飮蓄하면 발작하고, 飮涌하면 멎는 것이다. 마땅히 그 飮을 制해야 한다고 하였다. 그리하여 當歸四逆加吳茱萸生薑湯을 투여하고 半硫丸(半夏·硫黃 二味의 丸方이다－我註)을 겸용시키니 1개월 만에 발병하지 않게 되었고, 2, 3년의 계속 치료에 의하여 積年의 두통을 면하게 되었다.

3) 通草(木通)의 醫治効用

『本草綱目』에,

通草(釋名 木通)

氣味 辛味이고 平性이며 무독하다(微寒하다『權』).

主治 脾胃의 寒熱을 제거하고, 九竅, 혈맥, 관절을 通利하며, －(중략)－ 惡蟲을 去한다(『本經』).

脾疸로서 항상 欲眠하여 心煩함을 療하고, 음성을 내게 하며, 耳聾을 治하고, 癰腫·諸結不消를 散하며 金瘡·惡瘡鼠瘻·齆鼻息肉을 治하고, 胎를 墜하며 三蟲을 去한다(『別錄』).

五淋을 治하고 소변을 利하며, －(중략)－ 多睡를 治하고, 水腫·脈浮大를 去한다(『甄權』).

心을 安하고, 煩을 除하며, 渴을 止하고, 열을 退하며, 이목을 밝게 하고, 鼻塞를 治하며, 小腸을 通利하고, 水를 下하며, 積聚 血塊를 破하고, 膿을 배제하며, 瘡癤을 治하고, 동통을 止하며, 催生·上胞하며, 여인의 血閉·月經不調를 治한다. －(중략)－ 頭痛目眩·羸劣乳結을 治하며, 乳를 下한다(『藏器』).

諸瘻瘡·喉痺咽痛을 主治하는데, 濃煎하여 含嚥한다(『王句』).

經을 통하게 하고, 竅을 通利하며, 小腸火를 導한다(杲).

『本草備要』에,

木通(古名 通草) 甘淡輕虛하여 心包로 上通해서 心火를 降하며, 肺熱을 淸하고, 진액을 化한다. 下로는 大小腸·방광으로 통하여 諸濕熱을 소변으로 導出한다. 九竅·혈맥·관절을 通利하고, 胸中煩熱·全身拘痛·大渴引飮(中焦之火)·淋瀝不通(下焦之火)·耳聾目眩·口燥舌乾·喉痺咽痛·鼠䶊失音·脾疸好眠을 治한다. 煩을 除하고 열을 退하며, 농을 배제하고, 동통을 止하며, 經을 流行하게 하고 乳를 下하며, 竅를 통하고 催生의 効能이 있다. 다만 汗이 많은 자에게는 禁用한다.

以上의 諸證로 보건대, 본약은 소염성 이뇨약으로서 진통·배농·통경작용을 겸하는 것이라고 할 수 있다.

4. 四逆加人蔘湯에 관한 師論 註釋

오한 脈微하고 또 利하며 利가 止함은 亡血이다. 四逆加人蔘湯으로 主治한다.

(惡寒脈微而復利, 利止亡血也, 四逆加人蔘湯主之－『傷寒論』)

(註) 本條는 霍亂病篇에 게재되어야 할 것이지만, 厥陰病이므로 여기에 게재한 것이다. 『金鑑』에서, '利止'는 마땅히 '利不止'로 쓰고, '亡血'은 마땅히 '亡陽'이 되어야 한다. 利가 멎고 亡血하는데 어찌 大熱補藥을 쓸 수 있겠는가.

此說이 옳으므로, 本條는 "오한 脈微하고 또 利하며, 利가 멎지 않는 것은 亡陽하기 때문이다. 이는 四逆加人蔘湯으로 이를 主治한다."고 해석해야 한다.

또 '復利'는 山田正珍의 말에 의하면, "그 利가 잠시 멎었다가 다시 利하는 것이다."라고 하였다.

1) 四逆加人蔘湯方

甘草 4.8
乾薑 3.6
附子, 人蔘 각 7.0

煎法·용법은 四逆湯과 같다.

2) 선배의 論說

『景岳全書』에,

四味回陽飮(本方을 가리킴－我註)은 元陽이 虛脫하여 命在頃刻한 자를 治한다.

『衛生寶鑑』補遺에,

四逆加人蔘湯은 傷寒陰證으로 身凉하고 額上과 手背에 冷汗이 있는 자를 治한다.

東洞 옹은 本方을 定義하여,
四逆湯證으로서 心下痞硬한 자를 治한다.

我說. 此說로써 本方의 腹證을 알 수 있다.

『方機』本方의 主治에,

下利 오한하고 맥이 微하며, 수족이 厥冷하고 혹은 心下가 痞硬하는 자를 治한다.

『方輿輗』本方條에,

血脫하여 手足逆冷에 이른 자는 －(중략)－ 빨리 四逆加人蔘湯을 투여해야 한다. 만약 지연시키면 구할 수 없다.

『類聚方廣義』本方條에,

此方은 自下利脫證을 主治하고, 茯苓四逆湯은 汗下脫症을 主治한다. 그러나 執匕家(醫者)는 반드시 이에 拘泥될 필요는 없다. 오직 자유자재로 조종할 수 있으면 되는 것이며, 諸方이 모두 그러한 것이다. 按컨대 此條에는 아마도 脫誤가 있지 않은가 한다.

『勿誤藥室方函口訣』本方條에,

此方은 亡血·亡津液을 목적으로 한다. 후세에서는 蔘附라 하여 합쳐서 말하지만, 仲景은 陰虛에는 附子를 主로 하고, 陽虛에는 人蔘을 주로 했다－(하략).

5. 茯苓四逆湯에 관한 師論 註釋

발한하거나 만약 이를 下하여 병이 아직 不解하고 煩躁하는 자는 茯苓四逆湯으로 主治한다.

(當汗若下之, 病仍不解, 煩躁者, 茯苓四逆湯主之-『傷寒論』)

(註) 本條는 다음의 說에 의하여 해석해야 할 것이다.

『金鑑』에,

大靑龍證은 汗出하지 않은 煩躁이다. 즉 아직 汗下하지 않은 煩躁로서 實에 속한다. 此條는 병이 不解한 煩躁이며, 즉 汗下 후의 煩躁로서 虛에 속한다. 그러므로 맥의 浮緊과 沈微로써 이를 구별할 수 있는 것이다.

山田正珍 씨의 말.

발한 혹은 下한 후에 아직 평상으로 회복되지 않고 도리어 煩躁하는 자는 亡陽假熱(亡陽假熱은 陰虛라고 함이 좋다-我註)의 煩躁로서 乾薑附子湯의 煩躁와 같다(같다기보다는 비슷하다고 하는 것이 옳다-我註). 그리고 이를 乾薑附子湯에 비하면, 그 증상이 약간 다르다. 大靑龍湯條에서 이르는 汗多亡陽으로 마침내 虛하여져서 惡風 煩躁하는 것이 바로 이것이며, 實熱의 煩躁가 아닌 것이다. 따라서 마땅히 茯苓四逆湯을 투여하여 陽氣를 회복시켜야 할 것이다.

按컨대, 乾薑附子湯條는 汗下를 모두 범한 證이며, 이것은 汗이나 下 가운데 하나를 범한 證이다. '만약(若)'이라는 字를 봐서 이를 알 수 있는 것이다. 成無已가 이를, 汗下를 모두 범한 證으로서 解한 것은 잘못이다. 이는 대개 四逆證湯(四逆加人蔘湯證이 옳다-我註)

으로서 煩躁를 겸할 뿐이다. 무엇을 四逆湯證이라 하느냐 하면 下利淸穀 혹은 下利腹脹滿 혹은 自利不渴 혹은 大汗出하며 腹內拘急하고, 四肢厥逆하며 오한하고, 혹은 吐利汗出하고 발열오한하며, 四肢拘急 · 手足厥冷하고 혹은 膈下에 寒飮이 있어서 乾嘔하고, 혹은 大汗大下利하여 厥冷하는 것 등이 바로 此證이다. 脈狀으로 此證을 말하자면, 혹은 浮하고 遲하며 혹은 弱하고, 혹은 沈하며 혹은 微하여 끊어지려는 따위가 그것이다.

1) 茯苓四逆湯方

茯苓 4.8
人蔘 1.2
甘草 2.4
乾薑 1.8
附子 1.2

이를 細剉하여 1合을 붓고 5勺이 되도록 달여서 去滓하여 頓服한다.

2) 선배의 論說 · 治驗

『聖濟總錄』에,
平胃湯(本方을 가리킴－我註)은 곽란 및 臍上이 築悸하는 者를 治한다.

東洞 옹은 本方을 定義하여,
四逆加人蔘湯證으로서 悸하는 자를 治한다.

我說. 四逆加人蔘湯證으로서 茯苓의 證이 있는 자를 治한다고 고쳐야 한다.

『方機』 本方의 主治에,
· 수족이 厥冷하여 煩躁하는 자,
· 肉瞤筋惕하고 수족이 厥冷한 자,

・心下가 悸하고 오한, 腹拘急, 下利하는 자를 治한다.

『類聚方廣義』 本方條에,

四逆加人蔘湯證으로서 心下悸하고, 小便不利하며, 身瞤動 煩躁하는 자를 治한다.

我說. 此證은 東洞 옹의 定義에 비하여 한층 더 구체적이다.

霍亂의 重證으로 토사한 후에 厥冷 筋惕, 煩躁, 無熱不渴하며, 心下痞硬하고 小便不利하며 맥이 微細한 자에게는 此方을 써야 한다. 此方을 복용하고 소변이 利한 자는 고칠 수 있다.

諸久病으로 精氣가 衰憊하고 乾嘔下食하며 腹痛溏泄하고 오한하며, 面部四肢에 微腫이 발하는 자를 治한다. 산후의 조섭을 잘못한 자에게 흔이 이런 증상이 많다.

慢驚風으로 搐搦上竄하고 下利가 멎지 않으며 煩躁 怵惕하고 小便不利하며 맥이 微數한 자를 治한다.

『勿誤藥室方函口訣』 本方條에,

此方에서 茯苓을 君藥으로 한 것은 煩躁가 목적이기 때문이다. 『本草』에서 '茯苓主煩躁也'라고 했는데, 古義라고 할 수 있다. 四逆湯證(四逆加人蔘湯證이라고 해야 한다－我註)으로서 汗出하고 煩躁가 멎지 않는 자는 此方이 아니고서는 이를 구할 수 없다.

『橘窓書影』에,

上州侯臣 某의 딸이 역병을 앓기 8, 9일 되어 땀을 몹시 흘리고 煩躁하여 잠을 잘 수가 없었으며, 맥은 虛數하고 사지는 微冷하였다. 衆醫들이 모두 속수무책이었는데, 내가 이에 茯苓四逆湯을 투여하니 1, 2일 만에 汗이 멎고 煩悶이 去하였으며 足도 微溫하였다. －(하략).

40여세된 한 부인이 經水가 漏下하였는데 하루는 數個의 血塊를 下하고, 정신이 昏憒하며 사지가 厥冷하고, 맥이 沈微하며 冷汗이 물 흐르듯 하였다. 衆醫들이 속수무책인 것을 내가 茯苓四逆湯을 투여하니 厥이 癒하고 精神도 平常으로 회복되었다. －(하략)

6. 通脈四逆加猪膽汁湯에 관한 師論 註釋

> 吐下는 이미 斷하였으며 汗出하고 厥하며, 사지가 拘急하며 不解하고 맥이 微하여 欲絶하는 자는 通脈四逆加猪膽汁湯으로 이를 主治한다.
>
> (吐下已斷, 汗出而厥, 四肢拘急不解, 脈微欲絶者, 通脈四逆加猪膽汁湯主之 -『傷寒論』)

(註) 吐下已斷이란, 吐下할 수 있는 것은 이미 전부 吐下하여, 吐下가 저절로 멎는 것을 말한다. 汗出하고 厥한다는 것은, 체액을 거의 다 吐下한 후에 다시 脫汗함으로써 체액을 亡失하여 혈액을 더욱 濃稠하게 해서 그 순환을 장애하기 때문에 厥冷하게 된 것이다. 사지가 拘急하며 不解하다는 것은, 사지근육의 攣急이 通脈四逆湯을 복용해도 아직 解하지 않는다는 뜻이며, 맥이 微하여 欲絶하는 것은 바로 위에서 말한 血行障碍의 應徵이다.

1) 通脈四逆加猪膽汁湯方

甘草, 乾薑 각 4.8
附子 2.4
猪膽(또는 熊膽) 0.8

이를 細剉하여 먼저 물 1合 5勺으로 3味를 5勺이 되게 달여서 去滓한 다음, 膽을 넣고 和해서 頓服한다.

2) 선배의 論說

東洞 옹은 本方을 定義하여,

通脈四逆湯證으로서 乾嘔, 煩躁하여 편안치 못한 자를 治한다.

『類聚方廣義』本方條에,

곽란으로 토하가 大甚한 후에 脫汗이 구슬 같고, 氣息이 미미하며 厥冷 轉筋하고 乾嘔不止하며 煩憒躁擾하고, 맥이 微하여 끊어질 듯한 자는 생사의 기로에 있는 것으로서, 此方이 아니고서는 그 命을 구할 수 없다. 此方을 복용한 후에 說汗 煩躁가 모두 멎고 소변이 利하는 자는 길조이다. 또 猪膽이 없으면 熊膽으로 이를 대용할 수 있다.

무릇 四逆湯證은 그 증상이 모두 위독하며, 이는 最重極因한 증상이다. 마땅히 査照參究하여 그 뜻을 터득해야 할 것이다.

子炳이 이르기를, 慢驚風으로 위독한 증상에 此方이 유효하다고 했는데 가히 믿을 만하다. 단, 猪膽 대신에 水銀·鉛丹·金汁 등을 쓰면 도리어 유효하다고 한 말은 잘못이다.

『勿誤藥室方函口訣』通脈四逆湯 및 本方條에,

2方 공히 四逆湯證의 중증을 治한다. 후세에서는 薑附湯·蔘附湯 등의 單方을 쓰지만, 甘草가 있다는 데 妙旨가 있다. 다량의 薑附를 混和하는 힘이 있으므로 通脈이라 부르게 된 것이고 地麥(地黃·麥門冬의 略－我註)이 滋潤을 분포하므로 復脈이라 하는 것이다. 慢然한 명칭이 아니다. －(하략)

V

補遺篇

이 篇名은 내가 命名한 것으로서,
本篇에는 仲景師의 方劑이면서도
臨床上 그다지 긴요하지 않은 것과
仲景方이 아니라고 의심되는 것만을 集錄한다.

1. 葵子茯苓散에 관한 師論 註釋

임신으로, 水氣가 있어 身重하며 소변이 不利하고 洒淅하게 오한하며, 일어서면 곧 頭眩하는 자는 葵子茯苓散으로 이를 主治한다.

(姙娠有水氣, 身重, 小便不利, 洒淅惡寒, 起則頭眩, 葵子茯苓散主之－『金匱要略』)

(註) 洒淅하게 오한한다는 것은 물을 끼얹은 것처럼 오한하는 것을 뜻하며, 일어서면 頭眩한다는 것은 茯苓의 主治로서 苓桂朮甘湯證과 유사하지만 그것처럼 上衝症이 없고 다만 현훈할 뿐이다.

1) 葵子茯苓散方

葵子 20.0
茯苓 12.0

이를 細末로 하여 1회에 4.0씩 1일 3회 복용한다. 소변이 利하면 곧 癒한다(혹은 2배 이상으로 증량하여 煎劑로 해서 써도 좋다).

2) 선배의 論說

東洞 옹은 本方을 定義하여,
小便不利하고 心下悸하며 腫滿하는 자를 治한다.

『類聚方廣義』 本方條에,

부인이 임신할 적마다 水腫하고 墜胎하는 자가 있다. 만약 다른 逐水劑를 쓰기 곤란한 경우에는 此方을 煎服하는 것이 좋으며, 喘咳하는 경우에는 甘草麻黃湯을 겸용하는 것이 좋다.

3) 葵子의 醫治効用

『本草備要』에,

冬葵子 甘寒 淡滑하며, 燥를 潤하게 하고 竅를 利하게 하고, 營衛를 통하게 하고 기맥을 滋하며, 진액을 流行시키고 2便을 利하게 하며, 水腫을 消하고 關格을 통하게 하며, 乳를 下하고 胎를 滑하게 한다.

上說로 보건대, 本藥은 粘滑性 이뇨약으로서 완하작용을 겸하는 것 같다.

2. 蒲灰散에 관한 師論

> 小便不利는 蒲灰散으로 이를 主治한다. 厥하고 皮水하는 자는 蒲灰散으로 이를 主治한다.
>
> (小便不利, 蒲灰散主之. 厥而皮水者, 蒲灰散主之－『金匱要略』)

1) 蒲灰散方

蒲灰 10.5, 滑石 12.0

이를 細末로 하여 1회에 4.0씩 1일 3회 복용한다.

2) 蒲灰의 醫治効用

本藥은 香蒲草의 黑燒이므로 아래에 原植物의 醫治効用을 게재한다.

『本草綱目』에,

香蒲

氣味 甘味이고 平性이며 무독하다.

主治 熱燥를 제거하고 소변을 利한다(『寗原』). 中을 補하고 氣를 益하며 혈맥을 和한다(『正要』). 汁을 擣服하면 임부의 勞熱 煩躁, 胎動 하혈을 治한다(『時珍』).

上說에 依하건대, 本藥은 소염성 이뇨 겸 지혈약인 것 같다.

3. 滑石白魚散에 관한 師論

小便不利는 蒲灰散으로 이를 主治한다. 滑石白魚散, 茯苓戎鹽湯도 아울러 이를 主治한다. (小便不利, 蒲灰散主之. 滑石白魚散, 茯苓戎鹽湯並主之－『金匱要略』)

1) 滑石白魚散方

滑石, 亂髮霜, 白魚(오늘날에는 鯉魚로서 대용함) 각 4.0

이를 細末하여 1회 4.0씩 1일 3회 복용한다.

2) 亂髮霜의 醫治効用

『本草備要』에,

髮(일명 血餘) 髮은 血의 餘로서 苦味 微寒하며, 少陰·厥陰으로 들어가서 陰을 補하고 瘀를 消하며, 諸 血疾을 治한다(능히 心竅의 血을 去한다). 불에 태워서 灰로 만들어 吹鼻하여 止衄하며, 계란 노른자위와 합하여 煎해서 水로 하면 소아의 驚癇을 療하며, 諸藥에 합하여 膏로 하면 血을 凉하고 瘀를 제거하며 肉을 長한다.

此說로 보건대 본약은 淸凉性 지혈약인 것 같다.

3) 鯉魚의 醫治効用

『本草備要』에,

鯉魚 甘味 平性으로서, 水氣를 下하고 소변을 利하며 喘嗽, 脚氣, 腫脹黃疸을 療한다.

『叢桂亭醫事小言』에,

鯉魚湯은 脚氣로서 上氣하여 渴하며 脈大한 자를 治한다. 水腫에도 이를 쓰며, 光艶이 있는 어떠한 腫이라도 治한다.

生鯉魚(一尺의 것을 去腸洗淨한다)

이를 물 6合을 붓고 3合이 되게 달여서 去鯉하고 1合을 복용한다. 낮에 두 번, 밤에 한 번 복용하는데, 漆器를 쓴다. 生柚皮, 獨活芽, 山椒 등을 口味에 따라 加用하기도 하는데, 이들이 鯉魚의 腥臭를 없애기 때문이다.

『方輿輗』에,

왕년에 伊勢屋治郎 左衛門의 하인으로 與兵衛라는 사람이 癆病 중에 脚氣腫滿을 앓았는데, 諸藥이 듣지 않아 衆醫들이 모두 불치증이라 하였다. 나도 역시 이를 診한즉 篤疾이 交加하여 참으로 살리기가 어려웠다. 그러나 腫은 消할 수 있다고 말하고, 엄격히 음식을 戒愼하도록 이르고 鯉魚湯을 투여하니, 소변이 약간 通利하고 腫脹이 漸消退하였다.

가족들이 크게 좋아하였는데 10여일을 지난 하루아침에 그 尿가 다시 短少하게 되었다. 내가 그 이유를 알 수 없어서 간병인에게 반복하여 물으니 잠시 동안 생각한 끝에, 病人을 양호하는 일은 종전과 다른 점이 없었으나, 다만 근자에 약으로 달이고 남은 鯉魚를 그대로 버리기가 아까와서 豆油로써 再煮하여 부식물로 먹었다고 말하는 것이었다.

이에 내가 이르기를, 물은 능히 배를 뛰우기도 하지만 능히 배를 뒤집어 엎기도 하는 것이다. 食도 이와 마찬가지로 그 法을 그르치면 어찌 무해할 것인가 하였다. 그 후 더욱 더 음식을 戒愼토록 하고 前方을 連進하니, 소변이 다시 通利하고 腫도 완전히 消去하였다. 그런데 속담에, "학질을 앓고나서 평소에 가지고 있던 諸疾을 떼었다"는 말이 있듯이, 이 사람도 水病이 癒함으로 해서 勞病이 사라졌으니 이 역시 어찌 기이하지 않으리요?

이상의 諸說에 의하건대, 본약은 일종의 이뇨약이라고 할 수 있다.

4. 茯苓戎鹽湯에 관한 師論 註釋

小便不利는 蒲灰散으로 이를 主治한다. 滑石白魚散, 茯苓戎鹽湯도 아울러 이를 主治한다. (小便不利, 蒲灰散主之. 滑石白魚散, 茯苓灰鹽湯並主之－『金匱要略』)

(註) 和久田 씨의 말.

茯苓戎鹽湯은 소변이 淋瀝하여 難通하거나 혹은 소변불통인 자를 治한다. 渴하여 鹽味를 즐기는 자에게 此方은 妙効가 있다.

1) 茯苓戎鹽湯方

茯苓 24.0
朮 6.0
戎鹽 7.0

이를 細剉하여 물 2合으로써 먼저 2味를 1合이 되도록 달여서 去滓한 다음, 鹽을 加하여 1일 3회로 분복한다.

2) 선배의 論說

東洞 옹은 本方을 定義하여,
心下悸하며 小便不利한 자를 治한다.

3) 戎鹽의 醫治効用

『本草綱目』에,

戎鹽(釋名 胡鹽, 青鹽)

集解(當之日) 戎鹽은 味苦臭하다. 이는 海潮水가 오랜 기간 바위를 스쳐 鹽이 응결되어 위에 부착된 것을 取한다. 北海의 것은 청색이고, 南海의 것은 적색이다.

氣味 鹹味이고 寒性이며 무독하다.

主治 水臟을 助하고 精氣를 益하며, 五臟의 癥結, 心腹의 積聚, 痛瘡疥癬을 제거한다(『大明』).

上說에 의하건대, 本藥은 일종의 解凝性 이뇨약인 듯하다.

5. 麻黃醇酒湯에 관한 師論 註釋

> 千金麻黃醇酒湯은 황달을 治한다.
>
> (千金麻黃醇酒湯, 治黃疸－『金匱要略』「黃疸病脈證並治篇」)

(註) 仲景은 이로써 황달을 治한다고 했지만 매우 막연하므로, 東洞 옹은 이에 定義를 내려, "喘하면서 發黃하거나 혹은 身微痛하는 자를 治한다" 했는데, 此說이 합당하다.

1) 麻黃醇酒湯方

麻黃 36.0

이를 細剉하여 酒 2合을 붓고 1合이 되도록 달여서 去滓한 다음, 1일 3회로 나누어 溫服한다.

6. 半夏麻黃丸에 관한 師論 註釋

> 心下悸하는 자는 半夏麻黃丸으로 이를 主治한다.
>
> (心下悸者, 半夏麻黃丸主之-『金匱要略』「驚悸 吐衄 下血 胸滿 瘀血病證 並治篇」)

(註) 心下悸하는 자는 반드시 本方의 主治가 되는 것은 아니므로, 東洞 옹은 이를, "心下悸하고 喘하며 嘔하는 자를 治한다"고 定義하였다.

1) 半夏麻黃丸方

半夏, 麻黃 각 等量

이를 細末로 하여 蜂蜜로써 丸을 만들어 1회에 4.0씩 1일 3회 복용한다.

7. 赤丸에 관한 師論 註釋

> 寒氣厥逆은 赤丸으로 이를 主治한다.
>
> (寒氣厥逆, 赤丸主之－『金匱要略』)

(註) 寒氣厥逆만으로서는 너무 落漠하므로, 東洞 옹은 本方을 "心下悸하여 痰飮이 있고, 嘔하며 腹痛惡寒 혹은 微厥하는 자를 治한다"고 정의하였다.

1) 赤丸方

茯苓, 半夏 각 8.0
烏頭 4.0
細辛 2.0

이를 細末로 하여 朱(眞朱)를 넣어 붉게 한 다음, 蜂蜜로써 作丸하여 1회 4.0씩 1일 3회 酒服한다.

2) 선배의 論說

『方機』 本方의 主治에,
厥逆惡寒하며 心下悸하는 자를 治한다.

『類聚方廣義』 本方條에,

疝患者로서 脇腹이 攣痛하고 惡寒하며 腹中에서 꼬르륵 소리가 나며, 嘔하고 眩悸하는 증상이 완만한 자는 此方을 常用함이 좋다. 만약 酒服할 수 없는 자는 白湯으로써 送下해도 좋다.

8. 蜀漆散에 관한 師論 註釋

瘧疾로서 寒이 많은 것을 牡瘧이라 하며, 蜀漆散으로 이를 主治한다.

(瘧多寒者, 名曰牡瘧, 蜀漆散主之－『金匱要略』)

(註) 牡瘧은 牝瘧의 誤記이며, 全文의 뜻은, 말라리아 發作時에 發熱이 적고 惡寒을 많이 하는 것을 牝瘧이라 하며, 本方의 主治라는 것이다.

1) 蜀漆散方

蜀漆, 雲母, 龜骨 각 等量

이를 細末로 하여 발작 전에 醋 약간을 물에 和하여 2.0을 頓服한다.

2) 선배의 論說

東洞 옹은 本方을 定義하여,
寒熱發作이 때때로 있고, 臍下에 動悸가 있는 자를 治한다.

『類聚方廣義』 本方條에,

牝瘧으로 7, 8일 혹은 10여회 발작한 후에 병세가 漸衰하는 자는 발작이 시작되기 한 시간(옛날의 한 시간은 현재의 두 시간을 뜻함－我註) 전에 酢水等量 혹은 新汲水로써 1錢 7(4.0에 해당)을 복용하면 곧 물을 토하고 癒한다. 按컨대 牡는 牝의 誤記인 듯하다.

3) 雲母의 醫治効用

『本草備要』에,

雲母 甘味이고 平性이며, -(중략)- 폐로 들어가서 氣를 下하고 中을 補하며, 肌를 堅하게 하고, 續絶의 効가 있고 勞傷瘧癖·瘡腫癰疽를 治한다.

此說로 보건대 本藥은 다소의 살충살균 작용이 있는 것 같다.

9. 礬石湯에 관한 師論 註釋

> 礬石湯은 脚氣衝心을 治한다.
>
> (礬石湯, 治脚氣衝心-『金匱要略』)

(註) 仲景師는 脚氣衝心을 治한다고 했지만, 이는 외용제에 불과하므로 단독으로 주효하는 것이 아니라 內治를 보좌하는 데 그치는 것이 아닐까 한다.

1) 礬石湯方

礬石 16.0

이를 細剉하여 물 1升 2合과 醋 3合으로 달여서 浸脚한다.

2) 선배의 論說

東洞 옹은 本方을 定義하여, 脚氣로서 痿弱不仁하고 上迫搶心하는 자를 治한다.

『古方便覽』 本方條에, 脚氣腫滿等證 혹은 脚痛, 중풍, 痛風, 혹은 腰痛等證은 모두 此湯으로 脚을 浸洗하거나 혹은 腰湯을 해야 한다.

3) 礬石의 醫治効用

礬石은 明礬의 별명인 바, 收斂 소염 催吐 방부의 제 작용이 있음은 분명하다.

10. 消石礬石散에 관한 師論 註釋

黃疸證으로 日晡時에 발열하고 도리어 오한하는 것은 女勞로 인한 것이다. 방광이 急하고 小腹이 滿하며, 全身이 黃色이고 額上은 黑色이며, 足下가 熱하여 黑疸가 된다. 그 腹脹이 水狀과 같고, 대변은 반드시 흑색이 되며 때때로 溏泄한다. 이는 女勞病이며 水病이 아니다. 腹滿하는 자는 난치이다. 消石礬石散으로 이를 主治한다.

(黃家, 日晡所發熱, 而反惡寒, 此爲女勞得之. 膀胱急, 小腹滿, 身盡黃, 額上黑, 足下熱, 因作黑疸. 其腹脹, 如水狀, 大便必黑, 時溏, 此女勞之病, 非水病也. 腹滿者, 難治, 消石礬石散主之－『金匱要略』)

(註) 『雜病辨要』에서,

색욕으로 내부를 상하여 額上이 검게 되고 微汗이 나며, 手足中熱이고 저녁에 發하며, 방광이 急하여 소변을 自利하는 증상을 이름하여 女勞疸이라 한다. 그 腹脹함이 水狀과 같고, 대변이 반드시 검고 때때로 溏泄하는 者는 消石礬石散으로 이를 主治한다.

本條는 上說에 의해서 해석해야 할 것이로되, 유독 此症만이 아니라 전신빈혈, 복부팽만이 흡사 腹水가 극심한 것과 같아서 흑변을 배출하며, 또 때때로 緩下痢하는 증상도 역시 本方으로 능히 治할 수 있다. 그러므로 本方을 협의로 해석해서는 안 될 것이다.

1) 消石礬石散方

消石, 礬石 각 等量

이를 細末로 하여 大麥竹汁으로써 4.0씩 1일 3회 복용한다.

2) 선배의 論說

東洞 옹은 本方을 定義하여,
전신이 黃色으로 되고 腹脹이 水狀과 같으며, 대변이 검고 때때로 溏泄하는 자를 治한다.

『類聚方廣義』本方條에,

· 蘇恭이 이르기를, 大麥은 腹滿을 療한다고 했다.
· 黃胖病(일종의 빈혈증이다-我註)으로 腹滿하며 有塊하고, 胸膈이 跳動하며 短氣하여 起步不能인 자는 此方이 좋다. 또 鐵粉을 加하여 作丸해서 쓰는 것도 역시 좋다.
· 消礬散의 證으로서 痰喘咳嗽하고 氣急息迫하여 臥起가 불능하며 面身이 媒黃色인 자가 있는데, 이는 극히 惡候이다. 麻杏甘石湯, 木方已湯 등을 選用하되 此方과 交互로 써야 한다. 만약 능하는 자는 치유가 가능하다.

3) 消石의 醫治効用

硝石(消石)은 硝酸칼륨이므로 소염, 이뇨, 解凝作用이 있음은 분명하다.

11. 礬石丸에 관한 師論 註釋

부인이 經水가 閉하여 不利하고 臟의 堅癖이 不止하고, 中에 乾血이 있고 白物을 下하는 증상은 礬石丸으로 이를 主治한다. (婦人經水閉而不利, 臟堅癖不止, 中有乾血, 下白物, 礬石丸主之－『金匱要略』)

(註) 沈淋이 이르기를, "臟은 곧 자궁이요, 止는 마땅히 散으로 써야 할 것이며, 堅癖不散하는 것은 자궁에 乾血이 있기 때문이고, 白物이란 소위 白帶이다"라고 하였다.

이는 매우 옳은 견해이다. 그러므로 本條는, 부인이 경수가 閉하여 不利하고 臟堅癖이 不散하며 白物을 下하는 것은 中에 乾血이 있기 때문이다. 礬石丸으로 이를 主治한다는 뜻으로 간주하여 해석해야 할 것이다. 臟堅癖이란, 자궁 내에 있는 堅硬한 瘀血塊를 말한다. 그러나 本方은 다만 白帶下를 治할 뿐, 그 원인인 乾血에 작용을 하지는 못하므로 반드시 내복약을 병용해야 한다.

1) 礬石丸方

礬石 15.0
杏仁 5.0

이를 細末로 하여 蜂蜜로서 膣球를 만들어 질내에 삽입한다. 극심한 경우는 하루에 두 번 이를 삽입한다.

2) 선배의 論說

東洞 옹은 本方을 定義하여,
經水下利하여 白物을 下하는 자를 治한다.

『類聚方廣義』 本方條에,

礬石丸과 蛇床子散의 2方을 합하여 樟腦를 加해서 煉蜜로 和하여 길이는 1寸 정도로 하고 크기를 小指 만하게 만든 다음, 다시 白粉으로 爲衣하여 綿囊에 넣어 질내에 삽입하면 좋다.

我說. 此法에 따라 煉蜜은 카카오酪으로 대용해서 膣球를 만들어 쓰면 오히려 간편하다.

12. 蛇床子散에 관한 師論

蛇床子散은 陰中을 溫하게 하는 좌약이다.

(蛇床子散方, 溫陰中, 爲坐藥－『金匱要略』)

1) 蛇床子散方

蛇床子仁

이를 細末로 하여 白粉(鉛粉) 소량을 加하여 前方처럼 膣球로 만들어 쓴다. 자연히 溫해진다.

2) 선배의 論說

東洞 옹은 本方을 定義하여,
白物을 下하고 陰中이 瘙痒하거나 혹은 小瘡이 있는 者를 治한다.

我說. 此說이 옳으므로, 仲景師論과 此說에 依據하여 本方을 運用해야 한다.

3) 蛇床子仁의 醫治效用

『本草備要』에,

蛇床子 辛苦하며 溫性이다. －(중략)－ 寒을 散하고, 風을 袪하며, 濕을 燥한다. 陰痿囊濕과 여자의 陰腫陰癢 및 子藏虛寒을 治한다. －중략－ 帶下脫肛, 喉痺齒痛, 濕癬惡瘡, 風濕의 諸病을 治한다. 前湯으로 해서 沐浴하면, 風癢을 제거한다.

此說로 보건대 本藥은 溫性의 수렴적 소염약인 듯하다.

13. 葦莖湯에 관한 師論 註釋

千金葦莖湯은 亥하고 微熱이 있으며, 煩滿하고 胸中이 甲錯함을 治한다. 이를 肺癰이라 한다.

(千金葦莖湯, 治咳有微熱, 煩滿, 癰中甲錯. 是爲肺癰-『金匱要略』)

(註) 煩滿이란 胸腔 內의 充滿感을 自覺해서 煩悶하는 것이다.

1) 葦莖湯方

葦莖 14.5
薏苡仁 11.0
瓜瓣(冬瓜子로 대용한다) 8.5

이를 細剉하여, 먼저 물 6合으로 葦莖을 3合이 되도록 달여서 去滓한 다음, 다른 藥을 넣고 1合이 되도록 달여서 1일 3회로 分服한다. 再服하면 마땅히 膿과 같은 것을 吐할 것이다.

2) 선배의 論說

『類聚方廣義』 本方條에,

- 마땅히 膿血臭淡을 吐하는 증상을 目的을 삼아야 할 것이다. 그러나 多日多服하지 않으면 그 效果를 보기 어렵다. 또한 7일, 10일마다 白散 혹은 梅肉丸으로써 吐下시키면 좋다.
- 瓜辨은 오늘날 冬瓜子로 代用한다.

· 胸中甲錯이란 胸膈의 肌膚가 枯腊하여 血液이 滋하지 않은 것을 말한다.

『勿誤藥室方函口訣』 本方條에,

此方은 平淡하면서 意外의 效가 있는 것이다. 微熱과 胸中甲錯을 목적으로 삼아야 하며, 胸中甲錯은 蓄血이 있기 때문이다. 蓄血이 없더라도 咳血하는 데 좋다.

3) 葦莖의 醫治效用

『本草綱目』에,

蘆(莖葉)－(『釋名』 葦, 葭)

氣味 甘味이고 寒性이며 無毒하다.
主治 霍亂嘔逆, 肺癰煩熱, 癰疽를 治한다－(하략)(『時珍』)
金瘡을 治하고, 生肉, 滅瘢한다(徐之才).

既記의 諸論과 此說을 參照하건대, 本藥은 消炎性 排膿藥이라고 할 수 있다.

14. 當歸生薑羊肉湯에 관한 師論 註釋

寒疝으로 腹中이 疼痛하고 脇痛裡急하는 자는 當歸生薑羊肉湯으로 이를 主治한다.

(寒疝, 腹中痛, 及脇痛裡急者, 當歸生薑羊肉湯主之 -『金匱要略』)

(註)『類聚方廣義』本方條에,

老人疝痛, 婦人血氣痛으로서 血燥液枯에 속하는 者는 此方이 좋다. 烏附劑와는 판이하게 다른 점이 있으므로 診治時에는 마땅히 主意해야 한다. 羊肉을 얻기 어려우므로, 한국산의 乾牛肉을 대용해도 좋다.

産後에 腹中이 疞痛하는 것은 當歸生薑羊肉湯으로 이를 主治한다. 아울러 腹中寒疝, 虛勞不足을 治한다.

(産後, 腹中疞痛, 當歸生薑羊肉湯主之. 併治腹中寒疝. 虛勞不足 -『金匱要略』)

(註) 本方의 主治症은 當歸芍藥散과 酷似하지만, 그것은 水毒을 겸하는 症狀인데 反하여, 이것은 水毒을 겸하고 있지 않은 差異가 있다.

1) 當歸生薑羊肉湯方

當歸 5.5, 生薑 5.5, 羊肉(또는 牛肉) 29.0

이를 細剉하여 물 2合 5勺으로 1合이 되게 달여서 去滓하고 1일 3회로 나누어 溫服한다.

15. 栢葉湯에 관한 師論 註釋

吐血이 멎지 않는 자는 栢葉湯으로 이를 主治한다.

(吐血不止者, 栢葉湯主之-『金匱要略』)

(註) 토혈이 멎지 않는 者란, 다른 지혈제를 복용해도 아직 멎지 않는다는 뜻이다.

1) 栢葉湯方

栢葉, 乾薑 각 3.0
艾 6.0

이를 細剉하여 물 1合 5勺으로 5勺이 되게 달여서 去滓하고 頓服한다.

2) 선배의 論說

『千金方』에,

토혈 內崩하고 上氣하여 面色이 土色과 같은 것을 治하는 方이다(此方은 本方에 阿膠를 加한 것이다).

『類聚方廣義』 本方條에,

咳血 乾嘔, 煩熱 복통하고 맥이 微하며 無力한 자를 治하며, 또 능히 衄血을 멎게 한다.

3) 栢葉의 醫治效用

『本草備要』에,

側栢葉 苦澁微寒하며, -(중략)- 무엇보다도 血分을 淸하게 하고, 補陰의 要藥이 된다. 吐衄 崩痢 一切의 血症을 멎게 하고, 冷風寒痺 歷節風痛을 除去하며, 生肌·殺蟲의 效用이 있다. -(中略)-

此說로 보건대, 本藥은 收斂性 止血藥이라 할 수 있다.

VI

拾綴篇

이 篇名도 역시 내가 명명한 것으로서,
本篇에 所載한 諸方의 과반은 모두
東洞 옹이 지은『古方兼用』丸散方 중에서 채택한 것이다.
(이 篇을 拾綴이라고 한 것은 東洞 옹이 後世方 및
和方 民間方 중에서 선택하여
丸散方으로 만들었기 때문이다-我註)

1. 巴頭鷓鴣菜丸

巴豆 5.0
大黃 8.0
鷓鴣菜 10.0

이 3味를 각각 따로 細末하여 이를 섞어서 米糊로써 作丸하여 0.4~1.0을 頓服한다.

主治 蛔蟲이 있어서 때때로 心腹이 急痛하고 大便이 閉하는 자를 治한다.

2. 疥癬搨藥

巴豆, 大黃, 萆麻子, 黑胡麻, 각 等量

위의 4味를 細剉하여 麻布에 이를 싸서 熱酒에 담궜다가, 이것으로 患部를 자주 두드리면 약 1시간 만에 麻疹 같은 것이 肌表에 發하는 바, 곧 湯水로 이를 씻어서는 안 된다. 이렇게 6, 7일 정도 지나서 湯으로 씻으면 疹이 하얗게 되어 떨어지고 낫는다.

主治 疥癬은 新久를 不問하고 반드시 奇效가 있다(단, 面部, 兩乳 및 前後陰邊은 이것으로 두드려서는 안 된다.

3. 前七寶丸

輕粉, 牛膝 각 10.0
土茯苓 5.0
鷄舌香 2.5(鷄舌香은 丁子를 말하는 것이며, 이는 作末하기 어려운 것이니 白米를 7, 8粒 넣고 갈면 作末할 수 있다)
大黃 4.0

위의 5味를 각각 따로 細末하여 米糊로써 細粒으로 作丸하여 1.0~1.5를 1일 3회로 分服한다.

主治 瘡毒(매독－我註)의 骨節疼痛 등 陳痼한 毒을 治한다.

4. 續七寶丸

水銀 3.5
礬石, 芒硝 各 6.0
鹽 2.0

위의 4味 가운데 먼저 礬石·芒硝를 粉碎하여 거기에 나머지 2味를 합한 다음 瓦盆 中에 넣고 사발로 뚜껑을 하여 泥封해서 火上에 案架하여 굽는다. 半日쯤 지나서 사발에 附着된 霜을 取하여 이를 棗肉으로써 細粒作丸한다. 용량은 前七寶丸과 같다.

主治 前七寶丸을 써서 效를 보지 못한 자를 治한다.

1) 선배의 治驗

『建珠錄』에,

京師岩上의 상인 某씨가 매독을 앓고 난 후에, 鼻粱이 壞陷하여 양 볼과 평평하게 되었다. 선생이 七寶丸을 服用시키니 코가 도리어 腫脹하여 平人의 3倍가 되었다. 그러나 2劑를 다 쓰니 약간 수축되고 이어서 정상으로 되었다.

『續建珠錄』에,

한 남자가 頭痛을 크게 앓고 心下가 堅滿하였는데, 이를 按하면 동통하며 때때로 嘔하려 하고, 眼中이 붉고 眩하여 물체를 볼 수 없었으며 舌上에 黑苔가 끼고, 대변을 10여일이나 못 보고 전혀 식욕이 없었다. 이에 大柴胡湯을 투여하니 대변이 쾌통해지고 諸症이 약간 감퇴하였으나 두통만은 여전하였다. 그래서 七寶丸을 겸용하여 全癒하였다.

我說 七寶丸을 겸용하므로써 두통이 全治된 것으로 보아, 此症은 腦梅毒이었던 것이 분

명하다.

『生生堂治驗』에,

越前松山의 某人이 나이는 30세였는데, 매독을 앓고 兩耳가 聾塞하며 인후가 赤爛하였는데, 그 會厭의 좌변에 一竅가 생겨서 臭膿이 계속 나왔다. 衆醫가 百有餘方이나 施療하였으나 모두 효험이 없어, 스스로 죽기만을 기다리고 있던 차에 선생의 醫名을 듣고 불원천리하고 찾아왔다.

診治를 구하여 이르기를, 積年의 誤治로 이 지경에 이르렀으니 이미 죽을 것을 각오한 터이나, 선생의 診治를 한 번 받아 볼 수 있다면 비록 저승에 가더라도 후회하지 않을 것입니다. 하물며 살 수 있게 된다면 어떤 靈이 있어서 이보다 더 할 수 있겠습니까 하였다.

선생이 이를 診한즉 맥이 沈實하였다. 그래서 이르기를 이는 巴豆, 輕粉이 아니면 治할 수 없다고 하니, 그 사람이 놀라는 기색이었다. 그래서 선생이 輕粉을 복용해도 무해하다는 것을 환자로 하여금 직접 확인시킨 다음, 七寶丸을 법대로 복용시키니 諸症이 약간 감퇴하였다.

이에 다시 續七寶丸으로써 이를 下하고(續七寶丸은 下劑가 아니므로, 이는 後七寶丸의 착오인 듯하다. 後七寶丸은 巴豆, 鷄舌香 각 5.0, 大黃 8.0의 三味로써 이루어진 丸方이다－我主) 혹은 四賢丹으로써 口內를 洗하기(四賢丹은 汞毒口內炎을 治하는 含嗽劑이다－我註) 무릇 月餘만에 全癒하였다.

『梅瘡治方論』에,

西貞邑의 某 부인이 처음에 咽痛腫塞를 앓았는데, 수일 만에 漸快하였으나, 그후부터는 항상 인후가 爛痛하여 참을 수가 없으며, 뜨거운 것을 먹을 수가 없어서 비록 겨울이라도 냉수에 밥을 말아 먹어야 했다. 이러기를 이미 5년여가 되었으나 諸藥이 무효하였다.

내가 診하고 七寶丸을 지어(낮에 두 번, 밤에 한 번씩 每服 三分), 이를 복용시키기 7일 만에 口中이 腐爛하고 數升의 涎을 吐하였다. 다시 後方丸을 지어(後七寶丸의 略 － 我註) 이로써 그 動搖하는 독을 瀉下시켰다. 이렇게 40여일을 치료하여 諸患이 快然해져서, 이후로는 常人과 다름없이 鹽醬酢酒 및 熱飮을 능히 取할 수 있게 되었다.

5. 生生乳

水銀 5.0
砒石 3.0
硝石 16.0
礬石 12.0
綠礬 18.0
雲母, 食鹽 각 15.0
青鹽 3.5

이를 각각 따로 擣篩하여 분말을 만들어 그것을 다음과 같이 調合하여 甕中에 넣고 밀봉해서 10旬 이상 蓄積하였다가 꺼내어 태운다. 단, 1燒石의 藥末은 80g 정도로 하며, 燒法과 丸法은 續七寶丸과 같다(복용법은 胡麻子 크기로 만든 것을 長砂로 爲衣하여 砂糖湯으로 1환 혹은 2환을 送下한다).

生生乳의 燒法은, 方과 같이 약을 분말로 만들고, 雲母는 唐雲母를 鹽水에 담갔다가 暗乾하여 作末해서 7味를 和合하여 乳鉢에 넣고, 거기에 水銀을 加하여 침을 뱉아 넣으면서 찧으면, 水銀이 諸藥과 잘 조화된다. 唾液 대신 梅酢를 써도 좋다. 약이 반짝거리지 않을 정도로 찧어서 질그릇(陶器)에 넣어 이를 단단히 다져서 그대로 방치하면, 諸藥의 氣味가 잘 觸和되어 堅硬하게 된다. 그 때 이것을 燒製하는데, 절후로는 5, 6, 7월경이 적당하다.

陶器(질그릇)는 화분형으로 높이는 鯨尺으로 4寸 정도, 구경은 3寸 5分 정도의 것을 쓰고, 뚜껑은 항아리에 꼭 끼게 만들어 주변에는 3개소의 구멍을 뚫어 銅線으로 칭칭 감고, 그 위에 흙과 소금을 섞어 밀봉하여 건조시킨다. 그리하여 뜰의 흙을 파고 항아리를 거꾸로 묻는데, 항아리의 바닥에 약간 노출되도록 하여, 그 위에 炭(숯)을 約 500兩 정도 올려놓고 태운다. 그리고나서 항아리를 파내어 거꾸로 둔 채 火氣가 식기를 기다려, 去土하고 항아리의 몸체를 들어 옮기면 뚜껑의 내부에 乳가 束針처럼 부착되어 대략 12, 3刃은 된다. 그리고 細末 같은 것도 역시 12, 3匁이 나온다. 상품으로 제조한 것은 대개 水銀을 중량하여 乳를 많게 한 것이어서 효과가 적은 것이 많다(『方伎雜誌』에 의거).

主治 肺痿, 肺癰, 瘰癧 諸 瘡毒이 胸膈에 結한 것을 治한다.

1) 선배의 論說 · 治驗

『叢桂亭醫事小言』에,

生生乳는 下疳뿐만 아니라, 噎嗝 중풍 水腫 脚氣 勞瘵 血積 寒疝 痰喘 小兒馬脾風 및 기타의 雜病에 配用하여 奇驗이 있다. 일일이 다 말할 수 없을 정도이다. 다만 黴(梅)毒과 달리 瞑眩이 빠르고, 먼저 發熱眩暈 등을 하는 수가 있는데, 빨리 냉수로써 그 독을 解해야 한다. 분량은 2, 3厘 정도를 쓰며, 하루 걸러 쓰기도 한다.

『梅瘡治方論』 本藥條에,

예컨대, 此方은 능히 沈潛固滯의 독을 破逐한다. 그러므로 傳에 이르기를, 소위 肺痿 肺癰 혹은 梅瘡의 壞證 및 諸 痼毒 혹은 소위 積聚 疝癥 혹은 소위 癩風을 治한다고 하였다.

또, 同書에 이르기를,

城北板野郡 東貞方邑에 사는 七右衛라는 남자가 소위 肺癰을 앓았는데, 諸藥이 모두 무효였다. 나에게 診治를 청하여 이를 診한즉, 그 증상은 맥이 沈遲하고, 喘咳上氣하며 날마다 數升의 膿沫을 토하고, 羸痩가 특히 심하였다.

내가 生生乳를 만들어 이를 투여하니 한 醫生이 나를 힐난하며 이르기를, "그대는 不仁이 너무나 심하오. 此病이 비록 不治必死의 證으로서 명이 旦夕에 걸렸다 할지라도 이제 그러한 극약을 쓰면 命期를 재촉하게 된 것이오. 더구나 生生乳는 매독환자의 주약이지 他病을 治하는 약품이 아니지 않소. 무릇 醫는 인술인데, 그대는 소년의 객기로써 病因을 詳審하지 않고, 증상을 詳察하지 않은 채 함부로 刻毒한 약제를 투여하여 사람을 刀圭之間에 살상하니 不仁이 이보다 더할 수 있느냐"고 하였다.

내가 답하여 이르기를, "나는 일찍이 死生은 有命인데 하늘이 정하는 것이다. 그러므로

仁으로도 生을 연장시킬 수 없고, 勇으로도 生을 뺏을 수 없으며, 智로도 그것을 예측할 수 없는 것이고, 醫로도 그것을 구할 수 없는 것이다. 오직 질병으로 인하여 죽음에 이르게 하는 것은 결코 하늘이 정해준 명이 아닌 것이라고 들었다. 내가 비록 不敏하기는 하나 古方을 篤信하며 此言을 深重히 지킨다. 그러므로 나는 질병으로 因하여 죽음에 이르는 자를 좌시할 수 없는 것이다. 그리고 그대가 生生乳를 오로지 매독의 要藥으로만 알고 있는 것은 잘못이다. 무릇 乳의 효능은 沈潛 固滯한 독을 熔化함에 있는 것이다. 그러므로 東洞 옹이 이르기를, 肺痿 肺癰과 諸 瘡毒이 胸膈에 있는 자를 治한다고 한 것이다. 또한 『礜石[1]傳』에 이르기를, 死肌를 活하고 胸中의 열을 제거하며, 소갈을 멎게 하고, 心腹의 積聚 및 飮食不下를 療한다고 하였다. 이로써 生生乳의 효능을 알아야 할 것이며, 이것이 비단 濕毒 질환의 主藥일 뿐만 아니라 근본적인 효능은 沈潛 固滯한 독을 熔化하는 것이다. 그대는 이러한 제반 사항을 察知하라"고 하였다.

그리고 환자에게 이를 계속 복용시켰는데, 대략 10일간을 복용하고는 停服하여 桔梗白散으로 하루 걸러 이를 攻하였다. 이렇게 70일쯤 치료하니 諸症이 全癒하여 平人과 다름없이 강건하게 되어 농사에 힘쓰고 있다.

化毒丸은 積滯 凝固의 독을 熔化한다. 그러므로 梅瘡結毒, 壞敗證을 治하며, 겸하여 偏枯反胃, 일체의 痼毒, 腹痛不止와 소위 積聚 疝瘕 等證을 療한다.

我說. 化毒丸은 山脇東洋 씨가 『梅瘡秘錄』의 方을 裁酌한 것으로서 薰陸 3錢, 大黃・雄黃・亂髮霜 각 9錢, 生生乳 3錢으로 이루어진 것인데, 生生乳는 실로 그 主藥이다. 그러므로 化毒丸의 醫治效用은, 즉 本藥의 醫治效用이 되는 것이다.

『春林軒의 丸散便覽』에,

化毒丸은 독기가 强劇한 것을 治하는 方이다. 무릇 結毒痼疾을 治하는 方으로, 독기가 輕한 경우에는 端的丸(川芎, 黃芩, 檳榔, 大黃, 黃檗, 樸木, 忍冬, 土茯苓, 荊芥, 連翹, 烏蛇, 苦蔘, 百物, 朱砂로 이루어진 雜駁한 丸方이다-我註)을 쓰고, 독기가 강한 경우에는 此方을 쓴다고 알아두면 된다. 瘡毒이 비록 初發한 것일지라도 그 독기가 상당히 극렬한 경우에는 반드시 此方을 쓰며, 輕粉劑를 써서 도리어 骨痛하는 자 등에도 모두 此方을 쓴다.

---

1) 옛날에는 生生乳를 제조하는 데 礜石을 썼지만, 지금은 이를 구할 수 없으므로 砒石으로 대용한다.

『栗園雜纂』에,

化毒丸을 쓰는 목적은 병독이 凝結하여 고질이 되려 한다든가 또는 부패하여 治하기 곤란한 자에게 쓴다. 七寶丸은 독이 散漫하여 塊物[2] 등을 이루는 자에게 쓴다. 이것이 2方의 판별법이니 잘 알아 두어야 할 것이다.

膝 이하의 정강이 부위의 骨이 융기되어 마치 만두모양을 이루는 증상이 있는데, 이는 化毒丸이 잘 듣는다.

2) 塊物이란, 護謨腫의 類이다.

6. 梅肉散

輕粉, 巴豆 각 1.0
乾梅肉, 山梔子 각 2.0(此 2物을 霜으로 해서 쓰면 능히 惡肉惡血을 解한다).

위의 4味를 각각 분말로 만들어 합하여 散이 된다. 만약 散劑로 복용할 수 없으면 糊丸으로 해서 써도 좋다. 용법·용량은 巴豆鷓鴣采丸과 같다.

主治 惡毒의 난해한 者를 治한다(一方을 보면, 諸 惡瘡, 結毒 및 下疳瘡을 治한다고 되어 있다).

1) 선배의 論說

『百疢一貫』에,

선생이 이르기를 "임질의 중증에는 輕粉보다 나은 것이 없다. 中神右內 씨에 의하면 梅肉丸을 쓴다고 되어 있다"고 하였다.

『方輿輗』 本方條에,

疳瘡으로 독이 맹렬하여 동통이 극심한 자는 此散으로써 급히 峻下해야 하며, 만약 遲疑하면 독이 깊이 침입하여 방어할 수 없게 된다. 다만, 此劑는 너무나 준열하여 병자가 이를 감내할 수 없는 경우가 있으며, 또 그 용법을 잘못하면 의외의 해를 입는 수도 있다. 그 점만 주의한다면 諸 結毒에 此劑를 널리 運用할 수 있다.

『春林軒 丸散便覽』에,

梅肉散은 諸 瘡毒이 連綿하여 癒하지 않은 경우에 써서 이를 下하는 것이다. 무릇 臁瘡

(穴瘡) 혹은 陰瘡 등이 大瘡을 이루지 않으면서 連綿하여 잘 癒하지 않는 증상에 쓴다. 매독의 경우도 瘡을 이루어 낫지 않는 증상에 쓴다. 此方을 쓰면 그 익일에 반드시 砂仁瘡과 같은 발적이 나타난다. 風毒腫 등의 여독이 남아서 농즙이 나오는 증상과 疳瘡에도 此方을 쓴다.

京師 富小路二條街의 商人, 煙草屋壓兵衛라는 남자가 매독을 앓았는데 五寶丹 數劑를 복용하고 瘥하였다. 그후 1년쯤 지나서 固毒이 재발하여 또 다시 前劑를 복용하였더니 諸證이 漸退하였으나 유독 結候의 좌측 人迎部位를 돌아서 腐爛膿漏하여 악취가 나서 접근을 할 수가 없었다. 그러기를 이미 6년이나 되었는데, 어느날 나에게 診治를 청해 왔다. 그래서 먼저 葛根加朮附子湯을 써서 그 痼毒을 運動시키고, 따로 이 伯州散을 복용시키고, 때때로 梅肉散으로써 이를 攻하였다. 치료한 지 百餘旬 만에 全癒하고 다시는 재발하지 않았다.

『栗園雜纂』에,

疳瘡으로 동통이 심하고 출혈이 멎지 않아서 고통하는 자에게는 鷄卵左突(이는 膏藥名이다－我註)을 첩부하고 梅毒丸으로 峻下해야 한다. 그렇지 않으면 갖가지 變이 발생하게 된다.

粉劑(輕粉劑의 略－我主)를 써서 여독이 남아 있을 경우에는 大劑로 해서 써야 한다.

梅肉丸은 便毒이 初期에 환자가 壯實하며 起脹이 난한 자에게는 內消의 諸方이 좋지만, 만약 그 毒勢가 맹렬하여 小腹으로 連한 자에게는 此方으로써 이를 下하여 후환을 예방하는 것이 좋다.

7. 龍葵散

輕粉, 巴豆 각 3.0
龍葵 10.0(霜으로 하여 쓴다)

이를 梅肉散과 같은 製法, 용법, 용량으로 쓴다.

主治 전신에 發瘡하여 痒痛 혹은 동통하는 자를 治한다.

1) 선배의 治驗

『方伎雜誌』에,

江戶芝浦 魚物店의 아기가 선천적으로 脆弱하였다. 家人이 이르기를, 5, 7일 이래 젖을 조금도 먹지 않고, 다만 감자, 계란 등을 먹어서 겨우 연명하고 지내는데, 乳兒이기 때문에 어디가 아프냐고 물을 수도 없어서 근처의 醫者에게 보였으나, 病證을 알지 못하였습니다. 어째서 젖을 먹지 않는지 알고 싶다고 하면서 선생에게 진찰을 청하였다.

선생이 이를 診한즉 아무런 이상을 발견할 수가 없었다. 그러나 더 숙고한 결과, 會厭이 굳어서 氣道의 開閉가 평소와 같이 민첩하지 못하였으므로 젖을 쉽게 넘길 수가 없어서 嚥下의 속도가 느린 감자, 계란 같은 것만 먹게 된 것이라고 가족들에게 일렀다.

乳兒이므로 煎藥을 많이 복용할 수 없을 것으로 보고 龍葵丸을 매일 4, 5차씩 먹이게 하였더니 4, 5일 만에 平常과 같이 되었다. 이는 원래 腫도 痛도 아니고, 다만 肩疑症과 같은 증상이었으므로 쉽게 愈하였다.

8. 解毒散(이 方名은 내가 붙인 이름이다)

川芎, 大黃 각 20.0
甘汞 4.0
金硫黃 5.0

이를 각각 粉末하여 混和해서 1.0~1.5를 1일 3회로 分服한다.

主治 本方은 亡師 和田先生의 創製로서 매독성 諸症을 治함에 奇效가 있다. 이것이 類方과 다른 점은, 方劑가 매우 平和溫健하므로 陰陽虛實의 各 證에 통용되며, 汞毒性 구내염 등의 부작용이 없는 것이다.

9. 伯州散

反鼻(蝮蛇)霜 · 津蟹(河蟹)霜(現今에는 鼴鼠霜으로 代用한다－我註) · 角石(鹿茸) 霜(現今에는 鹿角霜으로 대용한다－我主) 각 等量

이를 각각 분말로 하여 混和한 다음 2.0~4.0씩 1일 2회~3회 복용한다(단, 酒客은 술로 복용해도 좋다).

主治 惡毒이 發出하기 곤란한 자를 治한다(一方을 보면, 일체의 타박상, 학질, 瘡毒 동통 혹은 諸瘡의 內攻症을 治한다고 되어 있으며, 또 一方을 보면, 毒腫 또는 농이 있는 자를 治한다고 되어 있다).

我說. 此散은 亢奮性 溫藥이므로 내장에 급성 염증이 있는 경우는 비록 以上의 적응증이 있을지라도 결코 이를 써서는 안 된다. 만약 잘못 이를 투여하면 도리어 염증을 조장하니 마땅히 주의해야 한다.

1) 선배의 論說 · 治驗

『德本遺稿』에,

排膿黑散

鷄 · 脹中의 穢物을 제거하고 肉, 骨, 腹, 背의 黑霜 5錢, 58霜 · (反鼻霜의 별명) 2錢 5分, 花錢 · (水銀을 硫黃으로 제조한 것) 2錢 5分, 鹿角霜 · 鼴鼠霜 · 蘩蔞草霜 각 2錢).

主治 諸痼廢症, 梅毒給毒 혹은 惡瘡, 痔漏, 瘰癧, 鶴膝風, 痘瘡黑陷症에 좋다. 內托排膿의 效가 神妙하다.

我說. 此散이 이러한 諸證에 유효한 것은 本藥이 함유되어 있기 때문이니, 가히 그 작용을 알 수 있으리라.

排膿散

反鼻霜, 鹿茸霜, 鼴鼠霜 각 2錢
土茯苓 5錢

위의 4味를 散劑로 만든다.

主治 諸 腫毒, 頑瘡, 無名惡瘡에는 모두 排膿散이 좋다.

我說. 此散의 主藥이 곧 本藥이니 가히 그 효용을 알 수 있을 것이다.

『松原家藏方』에,
枕香解毒散은 癰腫 및 일체의 瘡腫을 治한다. 이미 化膿이 되었거나 안 되었거나 此藥을 쓰면 능히 해독·消腫·止痛·成膿·生新肉·止腐潰의 작용이 있다.

我說. 枕香解毒散은 本藥에 沈香을 가한 것(향기를 부여할 목적이다)인데 그 작용의 광범함이 이와 같으니 이로써 본약의 성능을 알 수 있는 것이다.

沈香解毒散은 瘡癰의 潰後에 小腹이 脹痛하고 쾌차하지 않는 자를 主治한다.
沈香解毒散은 치루가 오랫동안 낫지 않고, 薄膿이 멎지 않는 자 및 腐牙癰을 主治한다.

『方輿輗』에,

超世散(일명 黑龍散이며 沈香解毒散과 同方이다－我註)은 癰에 應試歷効하니 그 묘하기를 형언할 수 없다. 또, 疔瘡·痘瘡乳瘡·下疳·便毒·脫疽·瘰癧 등 일체의 無名腫毒에까지 널리 효과가 크다. 이는 일본에서 上古로부터 전해 내려오는 神方으로서, 『大同類聚方』에서는 伯耆藥이라고 불렀다. 그래서 伯州散이라고도 흔히 말하는 것이다.

다만, 諸家의 所傳에 의하면, 津蟹·角石·五八霜의 3味뿐이고, 沈香이 없다. 沈香을 加하며 4味로 하고 白芷 등을 加해서 7味로 한 것은 瀧佰耆의 家傳이라는 등의 전설도 있어서 이들이 모두 경험방임을 말해 준다. 此散은 吾門의 試效에 의하면 世醫들의 사용에 비하여 한층 더 공이 있었으므로 특히 이를 超世散이라 이름하게 된 것이다.

『百灰一貫』에,

鶴膝風이 심하여 綿으로 足을 감싸도 냉하고, 게다가 鶴膝에 腫物과 같은 것이 發하는 경우에 芍藥甘草附子湯과 伯州散을 겸용하는 수가 있다. 또, 濕毒 後에 足趺이 냉한 경우가 있는데, 이때도 앞의 方과 伯州散을 겸용한다.

만약 濕毒이 오래 경과하여 足에 腫物을 발하는 경우에는 伯州散을 쓰면 腫이 潰하고 癒한다. 또, 伯州散은 일체의 瘡瘍에 겸용할 수 있는 바, 이미 화농한 것은 膿潰되고 아직 화농하지 않은 것은 內消시키니, 실로 외과의 聖方이라 할 수 있다. 乳癰·乳岩 ·瘰癧 등에도 겸용한다.

『梅瘡治方論』에,

下疳의 초기에 陰頭에 細瘡이 생기는 증상은 漸次 變證을 초래하게 된다. 葛根湯으로 이를 主治한다. 만약 爛痛하거나 혹은 瘙痒症이 있는 증상은 葛根加大黃湯으로 이를 主治한다. 만약 膿汁이 유출되면 葛根加桔梗湯으로 이를 主治하여 겸하여 伯州散을 복용한다. 소위 魚口(便毒과 같은 것으로서, 現今의 橫痃이다-我註)에는 大黃牧丹皮湯 혹은 葛根加大黃湯을 증상에 따라 투여하고, 겸하여 伯州散을 쓰며 때로 梅肉散으로써 이를 攻한다.

『溫知堂雜著』에,

소위 '外科倒'라는 것은 본명이 伯州散이라는 散藥의 異稱이며, 爛瘍·腫氣 등 瘍科(漢方外科를 말함-我註)의 약이다. 그 異稱이 붙은 사유는 뒤에서 밝혀질 것이다. 伯州散이란 명칭은 우연하게도 伯州醫學會의 명칭·지명과 합치되므로 내가 감히 本會에 나가서 그 說을 演述하여 諸君의 耳膜을 刺戟하고자 하는 것이다.

바라건대 諸君은 이를 참고 들어주기 바란다. 本方은 四味의 배합으로 이루어진 것이지만 실은 反鼻를 主藥을 삼는다. 그러므로 反鼻는 '外科倒'의 骨髓라고도 말할 수 있는 것이다. 대개 特種의 물체에는 特種의 효용이 있는 법이다.

이제 反鼻의 효용을 설명하고자 한다. 反鼻를 飯匕라고도 하는데, 薩隅地方에서 일컫는 '하부'라는 것은 아마도 反鼻를 말하는 것 같다. 예컨대 '하부'도 反鼻의 일종일 것이다. 反鼻 또는 飯匕라는 명칭은, 형상에서 취한 명칭으로서 그 본명을 蝮蛇라 한다. 곧 독사(살무사)를 말하는 것이다.

本品은 실로 奇藥에 속하는 것이지만, 나의 狹識 탓으로, 중국의 醫籍들이 이를 많이 다룬 것을 보지 못했다. 『本草綱目』의 蝮蛇條에서 이를 술로 熔化하여, 癩疾·諸瘻·心腹痛 및 惡瘡·瘰癧·皮膚頑痲·半身枯死 등 症을 治한다고 되어 있고, 또 복용법에서 이르기를, 活蛇 1枚를 取하여 器中에 넣고 醇酒 1升을 부어 封定하여 馬尿所에 묻었다가 滿 일년을 지내고 개봉하면 蛇는 이미 소화되어 酒味만 남아 있다.

諸證을 앓는 자는 불과 1合 정도의 복용으로 벌써 몸이 習習함을 자각하고 癒할 것이다. 그러나 小毒이 있으므로 頓服해서는 안 된다고 하였다. 그리고 그 主治는 현재 응용하고 있는 바와 相合되는데, 心腹痛 및 瘰癧·痲痺不仁에는 내가 아직 이를 시험해 본 바가 없고(만약 上症으로서 陰虛證이라면 本藥이 奇效가 있다-我註), 陰虛諸屢症에는 도리어 유해한 것 같다(本藥을 써서 유해한 것은, 급성 염증이 있는 자에게 썼기 때문이지 결코 本藥의 죄는 아니다-我註).

癩疾에는 古來로부터 大楓子에 烏蛇·白蛇를 配伍하여 특효약으로 삼았지만 역시 反鼻를 配伍한 것만 같지 못하다고 古老들이 말하고 있지만, 나는 아직 癩疾을 많이 다루어 보지 못하였으므로 경험이 없다. 중국의 醫籍들에게는 이 酒製 이외에는 다른 用方을 찾을 수 없는 점으로 미루어 중국에서는 이를 쓰는 醫者가 적은 것 같다. 오히려 本品을 사용하여 그 功效를 넓힌 것은 일본의 近世醫師들로서, 吉益東洞·山脇·東洋·松原才助 등 數家이다(이들에 앞서 甲斐의 德本이 이미 本藥을 많이 사용하였다-我註). 이들은 모두 2백여년 전의 사람들이다. 그 중에서도 伯州散을 써서 가장 명성을 떨친 사람은 東洞 씨가 으뜸 간다. 아래에 그의 治驗 數例를 들어 참고에 供하고자 한다.

京師室衙의 井筒屋辛助라는 자가 때때로 左臂痛이 發作하여 잠깐 사이에 凸起하였다. 심할 때는 동통이 指頭까지 미쳐서, 밤낮 침식을 폐하고 어쩔 줄을 몰랐다. 그리고 그 발작은 언제나 3일 혹은 5일 만에 멎었으며, 동통이 멎으면 凸所 역시 消散되어 平人과 다름이 없었다. 이러기를 수년이 경과하여 선생이 이를 진한즉, 그 색이 紅赤하여 마치 血瘤와 같았다. 이에 大黃牡丹皮湯 및 伯州散을 투여하여 1百 劑를 쓰자 全癒하였다(藤田 씨가 예거한 東洞 씨의 治驗例는 이 밖에도 1例가 더 있으나, 이 책에서 이미 例擧한 바 있으므로 이를 생략한다-我註).

이상의 東洞 씨의 治驗例는 伯州散이 가장 주효한 症例이다. 大黃牡丹湯을 병용하는 것은 東洞流의 慣用手段으로서 일리가 있어서 유효한 경우도 있지만 언제나 이를 병용해야 하는 것은 아니다(大黃牡丹皮湯證이 있으면 이를 병용해야 하고, 그렇지 않으면 이를 병용해서 안 된다는 것을 東洞 옹도 熟知하고 있었으나 결코 그의 慣用手段으로 쓴 것이 아니다. 藤田 씨의 說이 그릇된 것이니 따를 수 없다-我註).

그 奏效는 결국 反鼻의 功效로 귀착되는 것이다(反鼻의 功效가 비록 위대할지라도 그 奏效를 다만 反鼻의 功만으로 돌릴 수 없는 일이다-我註). 伯州散은 角石·津蟹霜·沈香·反鼻의 四味를 等量으로 하여 만든 散劑로서 그 奇效가 이렇게 많았으므로 그 무렵의 京師사람들이 東洞의 '外科倒'라고 하여 경탄해 마지 않았다고 전해진다. 이런 연유에서 伯州散을 '外科倒'라는 異名으로 불러, 일본에 있어서 外療의 상용약으로 삼게 된 것이다. 나도 역시 이를 많이 經驗했는데, 催膿에도 消散에도 功效가 많다. 현재와 같이 외과요법이 정교해진 때에도 本方의 성가는 결코 떨어질 수 없는 것이라고 믿는 바이다.

『松原方函』에는 伯州散을 沈香解毒散이라 이름하여 擁腫과 일체의 瘡腫을 治하며, 화농여부를 불문하고 이 약을 쓰면 능히 해독·消腫할 수 있으며, 경우에 따라서는 화농시키고 腐潰를 멎게 한다고 하였다.

또, 片倉玄周의 『黴癩新書』 伯州散條에서는 이르기를, 此方은 원래 伯耆國의 민간에서 나온 것으로서 舊名은 黑龍散이며, 癰疽·疔腫·癩瘰·乳癰과 下疳이 潰爛하여 난치인 증상·痔漏·脫疽 등 症을 主治한다. 衆人이 누차 시험하여 效가 있었으므로 세상에서 널리 伯耆妙藥이라 칭하고, 그 方名을 부르지 않았으므로 黑龍이란 方名이 마침내 없어졌다고 한다.

나는 疔腫·下疳·痔漏에는 아직 이를 시험해 보지 못했다. 한 번은 大脫疽에 이를 투여했더니 환자가 發狂 후에 意覺이 과민해졌었는데, 이 약에는 독이 있어서 전신으로 그 독이 퍼진다고 하면서 續服하지 않았다. 이는 酒製法에서 말한, 身이 習習함을 자각한다는 것이었으리라고 본다. 그 후로는 脫疽를 치료해 보지 못했기 때문에 언젠가 다시 한 번 시험해 볼 수 있는 기회를 기다리고 있다.

一醫는 伯州散을 乳의 妙藥이라고 했는데, 과연 諸症에 速驗이 있어서 그 말이 허언은 아닐 것이다. 그런데 이를 癌症에는 아직 시험해 보지 못하였다. 山脇 씨의 發明은 再造散과 赤小豆湯의 2方인데, 이들은 모두 한방에서 인용하고 또 反鼻를 加한 것으로서 出脇

씨의 新製方은 아니다. 再造散은 鬱金·皂角刺·大黃·牽牛子·反鼻의 5味로써 이루어진 散劑로서, 그의 主治하는 바는 大風 및 梅毒·久痳 등인데 大風은 즉 癩病을 말하는 것이다.

痳에도 역시 나는 아직 이를 시험해 보지 못했는데, 이를 肌膚腐爛의 증상에 쓰면 奇效가 있으며, 經久者에게 오히려 速驗이 있는 것 같았다(經久者에게 오히려 速驗이 있는 것은, 급성염증이 이미 사라지고 만성으로 이행되었기 때문이다－我註). 赤小豆湯은 赤小豆·商陸·麻黃·桂枝·大黃·生薑·反鼻의 7味로 된 煎劑로서(赤小豆湯보다 麻黃連軺赤小豆湯加反鼻를 쓰는 것이 좋다－我註), 臍瘡 특히 疥癬內攻 水腫을 治함에 利水의 效가 至速하다.

또, 내가 淺田宗伯의 문하에 있을 때 선생을 찾아온 한 환자가 있었는데, 頑癬이 전신에 만연되어 肢體에 성한 곳이 거의 없었다. 수년간 諸治를 두루 거쳤으나 癒하지 않아서 마지막으로 선생을 찾아온 환자였다. 선생이 이를 診하고 活血解毒湯에 反鼻를 加하여 투여하니 겨우 5주간 만에 全治되었다(活血解毒湯加反鼻를 쓴 것은 變則이며, 葛根加反鼻大黃湯에 桂枝茯苓丸을 合用하거나 혹은 葛根加大黃湯 桂枝茯苓丸의 合方에 伯州散을 겸용하는 것이 正則이다－我註). 活血解毒湯은 淺田 씨의 家方으로서 癩病에 쓰는 약이다.

鳥取寺町, 伊吹 씨의 12, 3세된 여식이 전신에 頑癬이 발하고 게다가 頭瘡을 겸하여 오래 되도록 낫지 않으매, 上嶋龍沖 옹이 東洋赤豆湯을 투여하여 며칠 되지 않아서 全治한 일이 있다.

또 淺田 씨의 治驗錄에, 館林候의 신하인 安藤小一 右衛門이 失心狂走하고 妄語罵詈가 심하였는데, 그 증상을 치료한 후에 건망증이 繼發하고 神志가 默默하여 하루종일 마치 木偶人과 같았다. 그래서 反鼻交感丹을 복용시켜 며칠 안 가서 全治하였다는 治驗이 기재되어 있다. 本方은 茯苓·香附子·乾薑·反鼻의 四味를 煎劑한 것이며, 그 主治는 失心健忘이다. 이것 역시 일본의 製方으로서 매우 效가 있는 약이다. 이는 외과 이외의 영역에도 따로 그 효용이 있다는 증례이다.

또, 原南陽의 『醫事小言』 痘瘡條에서, 釀膿하는 데는 反鼻가 가장 좋다. 古書에 기재된 것은 아니지만, 이제 葛根湯에 加해서 사용한즉 神驗이 있었다. 또, 諸 惡瘡·癰疔을 治할 때에 伯州散을 겸용하니 陷凹를 脹起시키는 效가 速하였다. 그래서 글을 써서 四方에 있는 友人·同學들에게 보고하였는데, 실로 다른 약이 미치지 못하는 것이라 하였다. 나도 역시 2, 3例의 奇驗을 얻은 일이 있다.

八橋郡 瀨戶村의 소학교 교원인 竹信某라는 자가 나이는 20餘세였는데, 右大腿의 外側

에 腫痛이 發하였다. 그래서 漢洋方의 醫治를 두루 거쳤으나 30여일이 지나도록 전혀 應效가 없고 도리어 고뇌만 더했다.

그러던 차에 나를 찾아와 診治를 구하매 이를 診한즉, 그 사람이 원래 허약한 稟質인데다가 수일간의 煩悶으로 신체가 크게 羸瘦하고 빈혈증이 나타났으며 脈力이 연약하였다. 또 그 환부를 보니, 腿의 외측이 크게 漫腫하여 赤色은 조금도 없고 深底에 이르러서 약간의 流動(波動-我註)이 指下에 느껴졌다. 이는 불원 화농할 징조로서 지난한 증상이다.

그러나 빨리 膿泄을 시키지 않으면, 미구에 위험에 빠질 염려가 있었으므로 釀膿을 催促해야 할 수밖에 다른 방책이 없다고 이르고, 補益劑(托裏消毒散)에 反鼻를 加하여 煎服시켰다(症에 따라서 방을 선택하여 거기에 反鼻를 加하든가 혹은 이에 伯州散을 겸용할 때는 托裏消毒散加反鼻가 필요 없다). 이를 7, 8일간 복용하니, 처음의 목적과는 달리 화농이 이루어지지 않고, 腫痛이 완화되고 기타의 諸症도 나날이 경쾌해져서 겨우 20여일 만에 全治되었다. 의외의 행운이라고 할 만한 것이며, 추측컨대 이것 역시 反鼻의 功이었으리라.

그 후 얼마 지나지 않아서 또 이와 유사한 한 환자를 본 일이 있다. 18세의 남자로서, 성격이 허약하고 腰骨部의 橫腹 근처에 漫腫이 발하여 焮熱疼痛하였는데, 諸藥이 모두 무효였고 20일쯤 경과하니 맥이 虛數하고 身熱 疲勞하며, 舌이 微黃하고 食味不進하며 시시로 오한하고 발열 盜汗하며, 腫上이 약간 융기하여 동통이 더욱 甚해졌다. 화농이 되려는 징후였다.

쇠약한 후에 如斯한 징후를 나타내는 것은 별로 좋은 징조가 아니라고 생각하면서 때마침 前例가 떠올라서, 强壯의 一方(桂耆湯)에 反鼻를 加하여 투여하니(證에 따라 適方을 撰用하면 桂耆湯加反鼻는 필요 없다-我註) 2, 3일 만에 腫痛이 漸減하고, 4, 5일이 되자 발열 盜汗도 멎고 점차 輕爽하게 되었으며, 10여일 만에 腫勢도 근소해졌다. 그래서 反鼻를 제거하고 前方을 계속 7, 8일간 투여했더니 하루는 환자가 나에게 말하기를, 근래에는 前日에 此하여 消散의 效가 적어졌으니 어찌 된 일이냐고 하였다. 그래서 다시 反鼻를 加하여 투여하였더니 4, 5일 만에 漸快해지고 얼마 안 가서 全治하였다.

내가 종래에 反鼻를 사용한 것은 주로 催膿을 목적으로 삼았는데, 이러한 腫瘍에 消散의 效가 있음을 以上의 2人의 治驗으로써 확인하게 되었다.

작년 여름에 한 환자를 보았는데, 나이는 30여세 되는 여인이었다. 右經部의 耳下에서 結喉까지의 사이가 焮熱하며 腫痛이 심하고 身熱도 있어서 도저히 消散시킬 수는 없을 것 같았다.

伯州散을 투여하니 며칠 사이에 화농되었는데 頸動脈前部가 가장 심했다. 침으로 이를 破하려고 시험삼아 按壓해 보니 築動이 매우 심했다. 부위도 다르고 膿中에 동맥이 있을 리도 없었으므로 頸動脈의 波響일 것이라고 생각했으나 아무래도 마음이 내키지 않아서 刺鍼을 주저하였다. 또한 피부에 약간의 주름이 잡히고 膿氣도 충만되어 있지 않음을 확인하고 다시 병증의 경과를 심문하니, 그저께에 비하면 점차 軟低해진 것 같다고 하였다. 혹시 消散될는지도 모르겠다고 생각하여 다시 前方을 투여하고 그냥 보냈더니 다시 찾아오지 않았다.

후일에 그의 남편된다는 사람이 찾아와서 사례하며 말하기를, 破鍼을 두려워하고 있었는데 다행히 自潰하지도 않고 곧 消散되어 瘢痕을 남기지 않게 되었으니 참으로 행복을 얻었다고 하였다. 이는 요행이라고 할 수도 있겠지만 실로 이것 역시 反鼻의 功力이었던 것이다. 그후로도 여러 번 消散을 목적으로 前方을 썼더니 매번 효험이 있었다.

大人의 腋瘍과 幼童의 股瘍은 輕症이지만 잘 消散된다. 침을 무서워하는 자에게는 대단히 편리한 것이다. 또 便毒으로 아직 赤色을 나타내지 않은 자에게 再造散을 連用시켜서 消散한 후에 조금도 殘害가 없는 자도 있다. 이미 焮赤을 일으킨 자에게는 催膿의 效가 빠르다(나의 경험에 의하면, 橫痃으로 아직 赤色을 나타내지 않은 자 및 이미 焮痛을 일으킨 자에게 葛根加大黃湯 혹은 大黃牡丹湯에 伯州散을 겸용하면, 대부분 화농되기 전에 消散되었다. 그러므로 나는 再造散의 필요를 인정하지 않는다－我州). 또, 피부의 各 部가 심히 糜爛한 자에게도 효과가 있다(此症도 역시 伯州散으로 可하다).

30세 가량의 한 부인이 右脚에 腫痛이 發하여 처음에는 나의 친우인 某君의 치료를 받아 截割한 후에 크게 경쾌해졌으나 그 후에 醫者를 바꾸어 고뇌하고 있다는 소식을 들었다. 그런데 어느날 돌연히 그 부인이 찾아와 膏藥을 청하면서 하는 말이, 여러 醫者들의 치료를 거쳐 봤으나 일단은 효험이 있는 듯하다가도 얼마 지나지 않아서 다시 재발하곤 하여 全治의 희망을 포기한 상태일 뿐만 아니라 가세도 빈곤하여 치료를 더 계속할 수 없는 형편이어서 오랫동안 방치해 두고 있었는데, 아무래도 그냥 견딜 수가 없어서 고약이나마 붙여서 고통을 조금이라도 면해 보려 한다는 것이었다.

初發 이후 이미 1년이나 지난 이 부인이 하도 가엾어서 상세히 診視하여 보니, 이미 焮腫의 단계를 넘어서 右膝部에서 髁骨邊에 이르는 사이의 거의 前脚이 腐爛匐淫하여 膿汁이 泌出해서 臭氣가 코를 찔렀다. 약간의 동통이 있고 때로는 가려워서 견딜 수 없는 형

편이라는 것이었다. 이에 내가 간곡히 이르기를, 나는 지금 그 독성이 어떠한 것인지를 알 수는 없지만, 如斯한 惡瘡에는 이런 고약을 가지고는 도저히 效를 거둘 수 없는 것이오. 나의 一方을 쓰면 반드시 效가 있을 것이니 치료비를 염려하지 말라고 이르고, 東洋再造散을 지어 주었다.

이를 복용하기 10數日이 되니 벌써 應驗이 있었다. 그 부인도 역시, 이번에는 그 乾處의 피부색이 前日과 달라서 크게 淡薄한데다가 매우 경쾌한 느낌이 든다고 하였다. 이것은 반드시 全癒할 징조 같다고 하면서 前方을 계속해서 열심히 복용하였는데 1개월이 지나지 않아서 오랜 患苦를 비로소 잊은 듯하게 되었으며, 이후로는 다시 재발하지 않았다.

그 밖에도 경험한 바는 많지만 대개 비슷하므로 일일이 소개할 필요가 없다고 생각되므로 나의 治驗例는 이 정도로 그친다.

위에서 例擧한 나의 경험을 고인의 諸說에 의거하여 이를 고찰하건대, 反鼻는 기사회생의 효능이 있는 稀有의 良藥으로서 '外科倒'라는 이름에 부끄럽지 않은 것이다. 그래서 더욱 이의 功用을 확충하는 일에 힘쓰고자 한다. 그러나 나는 화학적 시험을 해 볼 수 있는 그 방면의 지식이 없어서 스스로 유감스럽게 여겨진다. 이를 확연히 밝혀 詳說할 수 없음을 안타깝게 생각하는 것이다. 아무쪼록 諸君이 열심히 연구하여 그 功用을 완전하게 立證하여 衆人을 苦厄에서 구하여 주길 바란다-(하략).

10. 伯州膏

伯州散, 黃蘗末 각 等量
硼酸軟膏 적당량

이를 調和하여 膏藥으로 해서 외용한다.

主治 本方은 나의 新製로서 이를 창상면 및 糜爛潰瘍部에 첩용하면 능히 진통·지혈·배농 등의 작용을 하고, 또 良性 肉芽의 新生을 촉진한다.

11. 雄黃散

雄黃末 0.6
乳糖 適當量

이를 3分하여 1일 3회 복용한다.

主治 毒性蟲蛇 등의 咬傷을 治하는 데 奇效가 있으며, 그 경미한 증상에는 이를 다만 외용해도 좋다.

12. 腋臭慴藥

輕粉 2.0
爐甘石, 礬石 각 4.0

위 3味 가운데, 먼저 爐甘石과 礬石을 분말로 하고, 거기에 輕粉을 합하여 腋下에 바른다.

13. 藭黃散(일명 應鐘散)

大黃 10.0
芎藭 6.0

위 2味를 각각 분말로 하여 합쳐서 散으로 쓴다. 복용법은 每服에 2.4~2.8을 酒服하되, 듣지 않으면 4.0까지 증량하여 下함을 한도로 한다. 또 病證에 따라서는 每夕에 이를 복용해야 한다.

主治 病證이 轉變하여 治할 수 없는 것을 治한다(一方에는, 瘡 및 頭上의 毒을 治한다고 되어 있다).

1) 선배의 論說

『方輿輗』本方條에,

此方의 출처는 不明이다. 『揚氏家藏方』에 芎黃圓이라는 것이 있는데 아마도 이것이 原方이 아닌가 싶은데, 약품이 겨우 2味뿐이면서도 매우 妙義가 있는 방이다. 良出 옹(後藤良山)도 此方의 組合을 크게 歡賞했다고 한다. 두통·赤眼痛·일체 頭面頸部 諸毒 및 下疳·便毒·農淋 혹은 打撲傷類에까지 效가 있으며 혹은 酒査鼻·鼻痔 鼻瘡 등을 治하는데는 此方에 百草霜(반드시 이를 加할 필요는 없다) 10錢을 가하여 淸酒 혹은 美淋酒로써 送下하면 매우 奇效가 있다. 上部에 독이 있는 證은 芎黃散의 主治이다.

『春林軒 丸散便覽』에,

應鐘散(本方)은 難治諸證으로서 上衝하고 不大便하는 자를 治한다.

此方은 소위 芎黃散으로서 主治는(이 主治라는 것은 前記 東洞 옹의 主治를 가리켜 말하는 것이다－我註), 확정적인 것으로서 말하기는 곤란하다.

此方은 諸毒이 上衝하여(이 上衝은 桂枝의 上衝과 비슷하지만 다르다－我註) 治하기 難하며, 대변이 불통하는 자를 治한다. 方中의 大黃을 반드시 酒製해서 써야 하며, 生用해서는 안 된다(生用해도 좋다. 반드시 酒製할 필요는 없다－我註).

14. 承氣丸

大黃 4.0
芒硝 6.0

위의 2味를 각각 분말하여 糊丸한다. 이의 복용법은 梧桐子大의 丸을 每服 3.2~3.6씩, 枳實 2.4, 厚朴 4.0의 煎湯으로서 복용한다. 즉 大承氣湯으로서 大黃·芒硝를 丸으로 하여 병자로 하여금 복용하기 쉽게 한 것이다. 또 다만 복용을 용이하게 할 뿐만 아니라, 이렇게 하면 陳久한 병을 쉽게 解할 수 있는 것이다.

主治 腹中에 堅塊가 있고 대변이 불통한 자를 治한다. 이는 大黃芒硝丸이다. 또 一方을 보면, 腹滿 혹은 燥屎不痛者를 治한다고도 되어 있다((이는 芒硝와 硝石을 혼동한 것으로 잘못이니 따를 수 없다-我註).

1) 선배의 論說

『德本遺稿』에,

裡 證

潮熱秘閉 黑苔譫語 發熱無寒 胸腹滿痛 大渴煩躁 下利臭穢 自汗惡熱

무릇 맥이 沈數한 자는 裡證이다. 만약 身이 厥冷한데 옷을 벗으려고 하는 자는 熱이 骨髓에 들어간 것이다. 병이 裡에 있는 자는 寒時가 없고, 혹은 腹滿하여 이를 按하면 疼痛하며, 혹은 大便結 혹은 下利臭穢 혹은 面色如醉하며 譫語發狂하고 舌苔黃黑者는 順氣丸(本方을 말함-我註)과 解毒丸(黃連解毒丸을 말함-我註)을 和服해야 한다.

15. 三物浮石丸

大黃, 浮石,[1] 桃仁 각 等量

위의 3味를 각각 분말하여 糊丸해서 1회 4.0씩 1일 3회 복용한다.

主治 服滿하지 않은데, 환자는 服滿하다고 말하는 자 및 腹中(小腹)에 堅塊·膿血이 있는 자를 治한다(腹中에 堅塊·膿血이 있는 자는 원래 浮石丸[2]의 주치이지만 本方의 主治도 되므로 여기에 게재한 것이다—我註).

16. 硝石大圓(일명 夾鐘圓)

大黃 80.0
芒硝 60.0
甘草, 人蔘 각 20.0

위 4味를 각각 분말하여 먼저 大黃을 식초 3合으로 煮하여 2合으로 減하면, 甘草·人蔘을 넣고 다시 煮하여 飴狀으로 만든 다음 불에서 내려, 이에 芒硝를 넣고 저어서 丹으로 만든다. 용법 용량은 同前.

主治 腹中結毒·心下痞硬을 治한다.

---

1) 浮石은 海中의 浮石으로서, 鹹味를 띤 것이 진품이다. 鹹味가 없는 것은 火山焦石이 河海에 유출된 것이다.

2) 浮石丸은 大黃·赤石脂·浮石의 3味 等量으로 이루어진 丸劑이다.

17. 人蔘大黃丸(일명 大族丸)

大黃 10.0
黃芩, 人蔘 각 5.0

위 3味를 각각 분말하여 糊丸한다. 용법・용량은 同前.

主治 心下痞硬・大便難을 治한다.

18. 鐵砂大黃丸

剛鐵砂, 蕎麥 각 6.0
大黃 12.0

위 3味를 각각 분말하여 糊丸한다. 용법・용량은 同前.

主治 發黃, 短氣한 자를 治한다(發黃은 黃疸이 아니고, 일종의 빈혈을 뜻한다-我註).

19. 薏苡仁圓

大黃 5.0
土茯苓 20.0
薏苡仁 10.0

이 3味를 각각 분말하여 蜂蜜로써 作丸한다. 용법·용량은 同前.

主治 小兒 頭瘡 및 胎毒諸瘡을 治한다. 大人에게도 쓸 수 있다. 瘡毒楊梅가 頭上에 發하여 전신으로 퍼진 자에게는 輕粉 1.6 혹은 2.0을 加하여 數人에게 써서 奇效가 있었다. 또, 小兒 頭瘡 胎毒者에게는 輕粉 0.4 혹은 0.8을 加하여 이를 全治했다. 반드시 알아두어야 할 일이다.

20. 平水丸(일명 檳榔丸)

甘遂 1.0~2.0
芒硝, 芫花 각 3.0
商陸 4.0
吳茱萸 5.0

위의 5味를 각각 분말하여 糊丸해서 2.0을 頓服한다.

主治 水腫, 小便不利, 胸中이 煩하고 喘하며 下部에 질병이 있는 자를 治한다(一方을 보면, 脚氣腫滿하여 大便不通하는 자를 治한다고도 되어 있다).

1) 선배의 論說

『春林軒 丸散便覽』에,

檳榔丸은 脚氣로서 疼痛하고, 小便不利하며 大便不通하는 자를 治한다.

此方은 소위 平水丸으로서, 오로지 臍 이하의 水를 제거하는 약이다. 따라서 음낭이 腫하고 혹은 足이 크게 腫하고, 腰가 重한 자에게 모두 이를 쓴다. 다만 此方을 쓰면 반드시 복통을 일으키므로 먼저 그런 사실을 일러두고 써야 한다.

21. 滾痰丸(일명 南呂丸)

甘遂 2.0

大黃 8.0

黃芩, 靑礞石 각 5.0

(燒礞石法은 礞石·芒硝 각 等量을 土鍋에 놓고 밑에서 燒하되 黃金星이 나타날 때까지 태운다. 火氣는 마땅히 熾盛해야 한다. 그렇지 않으면 약효가 떨어진다. 요즘 약포에서 말하는 金礞石이라는 것이 가장 良品이다. 『萬病回春』에서 말하는 金星礞石이 바로 이것이다).

主治 胸中이 苦煩하며 痰喘하는 자를 治한다.

1) 선배의 論說

『春林軒 丸散便覽』에,

此方은 소위 袞痰丸(『萬病回春』의 袞痰丸을 가리킴-我註)을 加減한 方이다. 姑洗丹을 쓸 정도로 水毒이 심하지는 않지만, 心下가 凝滯되어 痞硬한 듯하지만 痞硬은 아니고, 凝滯되어도 掣痛하지 않고, 다만 心下가 凝拒하여 喘咳하는 것을 목적으로 此方을 쓴다.

22. 控涎丹(일명 姑洗丹)

甘遂, 大戟, 白芥子 각 等量

이 3味를 각각 분말하여 蜂蜜에 和해서 丹을 만든다. 용법・용량은 同前.

主治 痰喘하여 胸中이 편안치 않거나 혹은 背痛하는 자를 治한다.

1) 선배의 論說

『春林軒 丸散便覽』에,

姑洗丹은 胸膈에 독이 있어서, 涎沫을 자주 토출하고, 咳唾 掣痛하는 자를 治한다.

此藥은 소위 控涎丹으로서 胸膈間에 있는 독을 제거하는 약이다. 그 증상은 喘氣가 있고 혹은 胸膈部位가 掣痛하며, 혹은 心下硬滿하고 혹은 인후에서 찍찍하는 소리가 나며 涎沫을 토출하고 反胃가 같은 경우가 있다. 이는 모두 飮(水毒을 말함－我註)인고로 此方을 水腫에도 쓴다.

대개 水氣가 쌓이면 반드시 喘을 發하게 되는고로 喘하는 자는 모두 此方으로 主治하는 것은 아니지만, 반드시 痰을 吐出하는 것을 목적으로 此方을 쓰면 유효하다. 吐出하지 않던 자도 속히 痰을 吐하게 된다. 무엇보다도 痰을 吐出하며 喘咳하는 것이 목적인고로 哮喘에도 이를 쓰는 것이다.

23. 如神丸(일명 仲呂丸)

大黃 6.0
牽牛子, 甘遂 각 3.0

이 3味를 각각 분말하여 糊丸한다. 용법・용량은 同前.

主治 腹脹水腫, 小便不利를 治한다.

1) 선배의 論說

『春林軒 丸散便覽』에,

仲呂丸은 腫滿, 小便不利, 大便不利, 腰痛 등을 治한다.

此方은 소위 如神丸으로서 實腫의 腸滿 및 복부에 有物하여 2便이 불통하는 것 혹은 요통 등의 증상이 있는 자에게 쓴다. 보통의 水腫이라도 實腫으로서 복부에 有物하여 대변이 10일이나 불통하는 자에게는 이를 쓴다.

此方은 下하는 功이 있지만 복통이 없으므로, 부득이 水를 급히 빼고자 할 때, 姑洗丹은 上部에 작용하고, 平水丸(蕤賓丸)은 복통이 심하므로 此方을 쓰는 것이 좋다. 그러므로 婦人轉胞에 此方을 쓰면 매우 좋다.

24. 五物大黃湯

大黃, 芎藭, 桂枝, 地黃, 甘草 각 7.2

이 5味를 細剉하여 물 4合을 붓고 2合이 되도록 달여서, 절반은 1일 3회로 分服하고 나머지 절반은 浸指한다(甘草・芎藭을 去하고, 茯苓・黃芩・桔梗・石膏를 加하여 쓰면, 口舌腐爛 혹은 牙齒疼痛에 奇效가 있다. 혹은 大黃을 제거하여 六物桂枝湯이라고도 부른다).

主治 瘭疽를 治한다.

25. 桃花大黃湯

桃花 8.0(當年의 花를 取한다)
大黃 4.0

위의 2味를 細剉하여 물 1合을 붓고 5勺이 되도록 달여서 去滓하여 頓服한다.

主治 水氣가 정체되어, 小便不利, 身腫脹하는 것을 治한다.

1) 선배의 治驗

『生生堂治驗』에,

50여세된 한 남자가 신체가 洪腫하고 短氣하며 小便이 不通하고, 맥이 沈하며 힘이 있었다. 이에 桃花加芒硝湯을 투여한즉 심하게 瀉下하였고, 이튿날에는 腫의 과반이 감퇴하였다. 이를 30여첩 복용하여 腹故하였다.

我說. 桃花加芒硝湯은 本方의 大黃을 芒硝로 대용한 것에 불과하므로, 이로써 本方의 治效를 가히 推想할 수 있을 것이다.

70여세된 한 부인이 5년 동안이나 脹滿을 앓았는데, 돌과 같이 硬하여 이를 튀기면 마치 북처럼 소리가 났다. 선생이 이를 診한즉 맥이 沈緊하였다 이에 桃花加芒硝湯을 투여하니 下利를 20일이나 하고나서 脹滿이 반감하였다. 그러자 俗醫들의 말을 듣고 약을 5일 동안 끊었으므로 脹滿이 다시 前과 같이 되었다. 이에 이르자 비로소 선생을 신임하고 약을 열심히 복용하니 5, 6개월 만에 점차 腹皮에 주름이 잡히면서 脹滿症이 消退하였다.

30여세되는 한 남자가 兩脚 이하에 紫斑이 발하였다. 그래서 一醫가 下廉·上廉 등의 경혈에 施灸하였다 그러자 兩脚이 痲木되고 紫斑은 없어지지 않았다. 그 醫者에게 이를

告하니, 그것은 명현이라고 하면서 灸治가 듣는 징조이니 걱정하지 말라 하고 더욱 灸火를 계속하였다.

결국 일어설 수도 없게 되어, 선생에게 診治를 구하니, 선생이 桃花湯을 투여하였다. 3첩을 쓰자 峻瀉를 數行하였고, 이튿날에 이를 다시 보니 이미 병이 癒하였다.

30세쯤 되는 한 남자가 하혈로 고생하기 10여일이 되었는데, 그 사람이 평소에 술을 좋아했으며 신체가 특히 肥豊하였다. 선생이 진맥한즉 대단히 힘이 있었고, 心下를 按한즉 悸가 있었다. 이에 桃花湯 1첩을 복용시키니 3, 5行을 瀉하고 쾌차하였다.

我說. 甘遂는 어혈이 완전히 水化[1)]되어 한곳에 凝結된 것을 主治하고, 桃花는 아직 완전히 水化하지 못하고 전신에 散漫되어 있는 것을 主治한다. 이것이 本方이 하혈·肥胖病을 兼治하는 이유이며, 甘遂가 포함되지 않은 所以이다.

1) 古人이 이르기를 血이 오래 되면 물로 化한다고 했는데, 이는 깊이 음미할 만한 말이다.

26. 石膏黃連甘草湯

石膏 20.0
黃連 4.0
甘草 3.2

이를 細剉하여 물 2合 5勺을 붓고 5勺이 되도록 달여서 去滓한 다음 頓服한다.

主治 心煩하여 大渴하는 자를 治한다.

1) 선배의 治驗

『建珠錄』에,

한 관원이 煩悶하고 短氣하며 渴하였다. 또한 그 脊骨이 7推에서 11推에 이르기까지 아파서 견딜 수가 없었다. 衆醫들이 모두 이를 虛라고 보아 獨蔘湯(人蔘 1味의 煎劑로서 後世方이다-我註)을 썼으나, 6일이 되어도 效가 없었다. 선생이 이를 診하고 石膏黃連甘草湯을 매 貼當 35錢重으로 지어 복용시키니 동통이 곧 멎고, 약 50일 만에 완전히 회복하였다.

越中에 사는 한 醫生의 아들이 나이는 30이었는데, 발광하여 고함을 지르며 물불을 가리지 않고 妄走하였다. 醫生이 자기의 術을 다하여 이를 구해 보려 하였으나 도무지 효과가 없었다. 그러던 차에 선생의 명성을 듣고, 그 證候를 상세히 적어 보내면서 治方을 구했는데, 그 證候란 것이 胸膈煩悶, 口舌煩燥하며 물을 쉴새없이 마시려고 한다는 것이었다. 선생이 이에 石膏黃連甘草湯 및 滾痰丸이 좋을 것이라고 일러 주었다. 그래서 百餘劑를 복용하고 완전히 平復되었다.

『成績錄』에,

某 부인이 胸中이 灼烙하듯이 熱하며 때때로 발작을 일으켰는데, 발작하면 마치 미친 것과 같았다. 물을 대야에 붓고 胸部를 적시면 잠깐 사이에 물이 温煖해질 정도였다. 선생이 이를 診하여 石膏黃連甘草湯을 투여한즉 癒하였다.

27. 蓖麻子의 醫治效用

(以下 諸項은 單方藥(一味方)을 말한다-譯者 註)

『本草綱目』에,

蓖麻(子)

氣味 甘辛味이고 平性이며 小毒이 있다.

主治 水癥에는, 20枚를 水研하여 복용하면 惡沫을 토출한다. 30枚까지 增量하되 3일에 一服하고, 瘥하면 곧 中止한다. 또 風虛寒熱·身體瘡痒浮腫·尸疰惡氣를 主治한다. 기름을 짜서 바른다(『唐本』).

갈아서 瘡痍疥癩에 바른다. 수족의 心에 바르면 催生한다(『大明』).

瘰癧을 治하는데, 子를 取하여 抄熟 去皮하고 每 臥時에 2, 3枚를 嚼服하되 점차 증가하여 10枚에 이르면 效가 있다(『宗奭』).

偏風不遂·口眼喎斜·頭風耳聾·舌脹喉痹·齁(鼻息)喘 脚氣·毒腫丹瘤·湯火傷·鍼針入肉·女人胎衣不下·子腸(子宮) 挺出을 主治하며, 關竅經絡을 개통하고, 능히 諸痛을 멎게 하며, 消腫·排膿·拔毒의 效가 있다(『時珍』).

本藥은 蓖麻子油의 원료이므로 瀉下作用이 있음은 분명하지만, 上說로 보건대 刺戟誘導·살충살균 작용을 겸하는 것이라고 할 수 있다.

28. 黑胡麻의 醫治效用

『本草備要』에,

胡麻 甘味이고 平性이다. 補肺氣·益肝腎·潤五臟·塡精髓·堅筋骨·明耳目·耐饑渴·利大小腸·逐風濕氣·涼血·해독의 효능이 있다. 生嚼하여 소아의 頭瘡에 바른다. 麻油는 胎를 滑하게 하며 瘡을 療한다. 熬膏로 하여 涼血·止痛·生肌에 많이 쓴다. 皮肉 共히 검은 것이 上品이다.

上說에 의하건대, 本藥은 强壯性 粘滑藥으로서 緩下解毒의 작용을 겸하며, 이를 외용하면 消炎治瘡의 효능이 있는 것이라고 할 수 있다.

29. 輕粉의 醫治效用

本藥은 鹽水第一水銀이므로, 살충·살균·解凝·驅梅作用이 있음이 분명하다.

30. 牛膝의 醫治效用

『本草備要』에,

牛膝 苦酸味이고 平性이며, -중략- 益肝腎·强筋骨의 효능이 있고, 腰膝骨痛·足痿筋攣·陰痿失尿·久瘧下利·傷中少氣를 治한다. 生用하면 惡血을 散하고 癥結을 破하며, 心腹諸痛·淋痛尿血·經閉産難·喉痺齒痛·癰腫惡瘡·金瘡傷折(이상은 모두 惡血을 散한 功이다)을 療한다. -중략- 그런데 性이 下하여 竅를 滑하게 하므로, 夢遺失精 및 脾虛下陷으로 인하여 腿膝이 腫痛하는 자에게는 쓸 수 없다.

이상의 說로 보건대 本藥은 일종의 驅瘀血藥이라고 할 수 있다.

31. 土茯苓의 醫治效用

『本草備要』에,

土茯苓 甘淡味이고 平性이다. 陽明(胃, 大腸)의 主藥으로서 脾胃를 健하게 하여 風濕을 제거한다. 脾胃가 健壯하면 營衛가 이에 따라 건전하고, 風濕이 제거되면 근골이 利한다. 小便을 利하고 설사를 멎게 하며, 筋骨拘攣·楊梅瘡毒·瘰癧瘡腫을 治한다.

上說로 보건대 本藥은 解凝性 이뇨약이라 할 수 있다.

32. 水銀의 醫治效用

本藥에 살충, 살균, 解凝, 驅梅作用이 있음은 말할 나위도 없다.

33. 砒石 및 綠礬의 醫治效用

砒石의 주성분은 砒素이며, 綠礬은 黃酸銅이므로 마땅히 洋方의 약물학 서적에 의하여 그 작용을 알 수 있다.

34. 食鹽의 醫治效用

洋方의 약물학 서적에 의거하여 이를 알 수 있다.

35. 梅肉의 醫治效用

本藥의 작용은 烏梅와 대동소이하다. 烏梅의 醫治效用을 참고할 것.

36. 龍葵의 醫治效用

『本草綱目』에,

龍葵(苗)

氣味 苦微甘滑하며 無毒이다.

主治 이를 食하면 勞를 解하고 잠을 적게 하며, 虛熱腫을 제거한다(『唐本』)
風을 治하고, 남자의 元氣·부인의 敗血을 補益한다(『蘇頌』)
熱을 消하고, 血을 散한다(『時珍』).

이상의 說로 보건대, 本藥은 일종의 强壯性 소염약인 듯하다.

37. 甘汞 및 金硫黃의 醫治效用

두 가지 모두 洋方의 약물학 서적에 의거하여 그 작용을 알 수 있다. 다만 金硫黃, 즉 五黃化 안티모니(Antimony)는 砒素와 同屬으로서 대략 同效異質인 안티모니의 黃化物임을 알아두어야 한다.

38. 反鼻霜의 醫治效用

나의 경험에 의하면, 本藥은 亢奮强壯性 溫藥으로서 鎭痛鎭痙·止瀉止血·排膿治創 등의 제 작용을 겸하므로 그 응용범위가 대단히 광범하다. 그러나 원래 溫藥에 속하여 염증을 조장하는 성질이 있으므로, 염증이 外表에 있는 경우에는 且置하고 내장에 급성 염증(舌苔·발열 등의 징후가 있는 것)이 있는 경우에는 반드시 이를 쓰지 말아야 한다.

39. 鼴鼠 및 鹿角霜의 醫治效用

此 2藥은 그 治效가 反鼻霜과 거의 비슷하지만, 그 작용이 비교적 緩弱한 점이 약간 다르다.

40. 雄黃의 醫治效用

『本草備要』에,

雄黃 辛味이고 溫性이며 유독하다. -(중략)- 百毒을 殺하고 鬼魅를 辟하며, 驚癇痰涎·頭痛眩暈·暑瘧澼痢·泄瀉積聚를 治한다. 또 능히 血을 水로 化하고, 燥濕·살충의 效가 있고, 勞疳·瘡疥·蛇傷을 治한다.

本藥은 黃化砒素이므로 그 작용은 砒石과 大差가 없지만, 그것에 비하여 독성이 약간 미약한 점이 다르다. 그리고 上記의 治效는 주로 그 살충 살균작용의 귀결인 것이다.

41. 爐甘石의 醫治效用

『本草綱目』에,

爐甘石

氣味 甘味이고 溫性이며 無毒하다.

主治 止血·消腫毒·生肌·明目去翳·退赤·收濕·除爛의 효능이 있고, 龍腦와 마찬가지로 目中의 일체 諸病을 제거한다(『時珍』)

上說로 보건대 本藥은 收斂性 소염약이라고 할 수 있다.

42. 浮石의 醫治效用

『本草備要』에,

浮石(일명 海石) 鹹味는 下를 潤하고, 寒性은 水를 下한다. 色이 희고 體가 가벼워서 폐로 들어가서 그 上源(肺는 水의 上源이다)을 맑게 한다. 止渴・止嗽・通淋・軟堅의 효능이 있고, 上焦의 痰熱을 제거하며 瘿瘤結核을 消한다. 水沫이 오래 되어 결성된 海中의 것으로 鹹味를 띤 것이 더욱 좋다.

上說로 보건대, 本藥은 일종의 소염성 이뇨약이라고 할 수 있다.

43. 鐵砂의 醫治效用

洋方의 약물학 서적으로 그 작용을 알 수 있을 것이다.

44. 蕎麥의 醫治效用

『本草備要』에,

蕎麥 甘味이고 寒性이다. 降氣 · 寬腸의 효능이 있고, 腸胃沈積 · 泄痢帶濁을 治한다. -(중략)- 脾胃가 虛寒한 사람은 복용을 금한다.

上說로 보건대, 本藥은 冷性 緩下藥이라고 할 수 있다.

45. 靑礞石의 醫治效用

『本草備要』에,

礞石 甘鹹味이고 유독하다. 體가 무거워 沈墜하고 色이 靑하여 肝으로 들어간다. 硝石으로 製하니 능히 平肝 · 下氣 · 治驚 · 利痰의 聖藥이 된다. 氣가 약하고 脾가 허한 자는 복용을 금한다.

上說로 보건대, 本藥은 沈降性 利水藥(소화관을 거쳐서)이라고 할 수 있다.

46. 白芥子의 醫治效用

『本草備要』에,

白芥子 辛味이고 溫性이며 肺로 들어가서 經絡을 통행하여 汗을 發하여, 寒을 散하고, 中을 溫하게 하며, 開胃·利氣·豁痰·消腫·止痛(痰行하면 腫이 消하고, 氣行하면 疼痛이 멎는다)의 효능이 있다. 咳嗽反胃·痲木脚氣·筋骨諸痛을 治한다. 久嗽肺虛者에게는 사용을 금한다.

上說로 보건대, 本藥은 溫性 刺戟藥으로서 이뇨작용을 겸하는 것이라고 할 수 있다.

47. 牽牛子의 醫治效用

『本草備要』에,

牽牛 辛烈하고 유독하다. 火에 屬하며 善走하여 肺經으로 들어가서 氣分의 濕氣를 瀉한다. -(중략)-下焦의 鬱遏 및 大脹의 風秘 氣秘를 通하고, 대소변을 利하며, 水를 逐하고, 痰을 消하며, 蟲을 殺하고, 胎를 墜한다. 水腫喘滿·痃癖氣塊를 治하며, 濕熱이 血分에 있는 자 및 脾胃가 허약한 사람에게는 禁用한다.

上說로 보건대, 本藥은 峻下藥(주로 水瀉) 으로서 이뇨작용을 겸하는 것이라고 할 수 있다.

48. 桃花의 醫治效用

『本草綱目』에,

桃(花)

氣味 苦味이고 平性이며 무독하다.

主治 疰惡鬼를 殺하고, 사람으로 하여금 顏色을 곱게 한다(『本經』).

人面을 悅澤하게 하고, 水氣를 제거하며, 石淋을 破하고, 대소변을 利하게 하며, 三蟲을 下한다(『別錄』).

腫滿을 消하고 惡氣를 下한다(『蘇恭』).

心腹痛 및 禿瘡을 治한다(『孟說』).

宿水 淡飮 積滯를 利하고 風狂을 治한다. 硏末하여 頭下肥瘡·手足瘑瘡에 바른다(『時珍』).

上說과 나의 경험에 의하건대 本藥은 峻下藥(주로 水瀉)임이 분명하다.

□ 譯者 略曆

出生地 咸南, 北靑

現住所 서울特別市 城北區 彌阿同 528-14

1939年 昭和工業學校 卒業

1956年 漢醫師 國家考試에 合格

1957年 東洋醫藥大學 漢醫學科 卒業

1957年 청화당 漢醫院 開設

1962年 首都醫科大學에서 豫防醫學 漢醫師 補修敎育

1963年 首都醫科大學에서 豫防醫學 漢醫師 補修敎育 修了

1963年 漢醫師 指定業務(公醫) 忠淸北道 配置

1964年 忠淸北道 漢醫師 指定業務(公醫) 任期了

1977年 韓國東洋醫學會 副會長

□ 譯書

『皇漢醫學』 Ⅰ・Ⅱ・Ⅲ 湯本求眞 著

『萬病回春』上・下 龔延賢 著

國譯 皇漢醫學 (제 3 권) 값 33,000원

1975년 9월 15일 1판1쇄 발행
2020년 4월 30일 2판3쇄 발행

역 자 : 주 갑 덕
발 행 인 : 주 영 일
발 행 처 : 계 축 문 화 사

서울특별시 종로구 통일로12길 16-17
우편번호 110-091
TEL : 735-2257・738-9746
FAX : 723-9025
1973. 10. 31 등록번호 제300-1973-8호
ISBN 978-89-5629-147-5 94510
ISBN 978-89-5629-144-4 (전3권)